本书由大连市人民政府资助出版

Illust of CT/MRI Applied Anatomy
Neck & Chest
CT/MRI 应用解剖学图解
颈部和胸部

主　编　韩玉成　孙传恕　赖声远

副主编　张　清　戴　威　孙红霞　翟方兵

陕西新华出版传媒集团

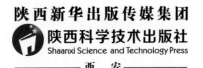

陕西科学技术出版社
Shaanxi Science and Technology Press
————西　安————

图书在版编目（CIP）数据

CT/MRI 应用解剖学图解．颈部和胸部 / 韩玉成，孙传恕，赖声远主编．— 西安：陕西科学技术出版社，2022.7
ISBN 978-7-5369-8434-9

Ⅰ．① C… Ⅱ．①韩… ②孙… ③赖… Ⅲ．①计算机 X 线扫描体层摄影—应用—颈—人体解剖学—图谱②计算机 X 线扫描体层摄影—应用—胸—人体解剖学—图谱③核磁共振成象—应用—颈—人体解剖学—图谱④核磁共振成象—应用—胸—人体解剖学—图谱 Ⅳ．① R322-64

中国版本图书馆 CIP 数据核字 (2022) 第 071392 号

CT/MRI 应用解剖学图解·颈部和胸部
CT/MRI Yingyong Jiepouxue Tujie·Jingbu He Xiongbu
主编　韩玉成　孙传恕　赖声远

责任编辑	潘晓洁　曾　珂
封面设计	萨木文化

出 版 者	陕西新华出版传媒集团　陕西科学技术出版社
	西安市曲江新区登高路1388号陕西新华出版传媒产业大厦B座
	电话（029）81205187　传真（029）81205155　邮编710061
	http://www.snstp.com
发 行 者	陕西新华出版传媒集团　陕西科学技术出版社
	电话（029）81205180 81206809
印　　刷	西安市久盛印务有限责任公司
规　　格	889mm×1194mm　16开本
印　　张	24.25
字　　数	490千字
版　　次	2022年7月第1版
	2022年7月第1次印刷
书　　号	ISBN 978-7-5369-8434-9
定　　价	285.00元

编委会

总策划　韩玉成　孙传恕

主　编　韩玉成　孙传恕　赖声远

副主编　张　清　戴　威　孙红霞　翟方兵

参编人员 (按姓氏拼音排序)

邴　晶	大连市中心医院放射科
蔡兆诚	大连大学附属中山医院放射科
陈　速	盘锦市中心医院放射科
程绍玲	大连医科大学附属第二医院放射科
戴　威	盘锦市中心医院放射科
都兴麟	大连瓦房店市第三医院病案室
范鸿禹	大连大学附属中山医院放射科
盖　鸿	盘锦市中心医院放射科
郭振浩	大连瓦房店第三医院放射科
韩松岩	盘锦市中心医院放射科
韩玉成	大连市中心医院放射科 (兼排版和美术创意)
鞠振录	盘锦市中心医院放射科
赖声远	大连医科大学附属第二医院放射科 (兼美术创意)
刘　健	大连瓦房店第三医院放射科
吕长福	盘锦市中心医院放射科
马得壮	大连瓦房店第三医院放射科
孟兆清	大连市中心医院放射科
沈　晶	大连大学附属中山医院放射科

沈晓速　　　盘锦市中心医院放射科

孙传恕　　　大连医科大学附属第二医院放射科

孙红霞　　　大连瓦房店第三医院放射科

孙虹越　　　盘锦市中心医院放射科

孙晓明　　　盘锦市中心医院放射科

王　冰　　　大连瓦房店第三医院放射科

王　勇　　　大连市中心医院放射科

杨　昱　　　大连瓦房店第三医院放射科

于　晶　　　大连大学附属中山医院放射科

翟方兵　　　大连医科大学附属第二医院放射科

张　清　　　大连大学附属中山医院放射科

张国庆　　　大连市结核病医院放射科

张喜友　　　大连医科大学附属第二医院放射科

主编简介

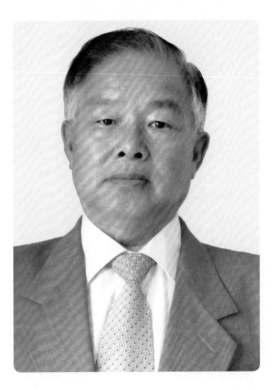

韩玉成

　　1968 年毕业于第四军医大学临床医学系六年制本科。1981 年毕业于中国医学科学院北京协和医学院研究生院，医学硕士。曾就职于大连医科大学附属第一医院等医院放射诊断科，从事医学影像学临床和教研工作 50 余年。1985 年后多次出国留学和进行学术交流。历任医师、讲师、副主任医师、教授、放射科主任兼放射学教研室主任和大连市放射学会副主任委员、辽宁省放射学会常务委员、中华放射学会胸组委员等职。先后在《中华放射学杂志》《中华肿瘤杂志》等国家核心学术期刊及国内外学术会议以第一作者发表论文 34 篇，主编《实用 CT 解剖图谱》等学术专著 5 部。

主编简介

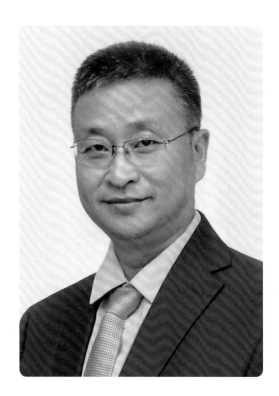

孙传恕

  1992 年毕业于大连医科大学临床医学系五年制本科。2011 年毕业于大连医科大学研究生院，医学硕士。就职于大连医科大学附属第二医院放射科。迄今已经从事临床医学和教研工作近 30 年。历任医师、助教、讲师、副教授、教授和 CT 介入医学中心主任等职。常年从事 CT 定位穿刺活检等临床诊断和治疗工作，在相关学术领域中具有丰富的临床经验和科研成果，组建起了一支深受广大患者信任与欢迎的技术团队。先后在国内外学术杂志发表科研论文 10 余篇。

主编简介

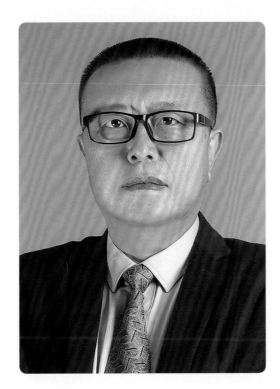

赖声远

1988 年毕业于中国医科大学医学附设卫生学校影像技术专业；1995 年毕业于大连理工大学本科。1988 年起就职于大连医科大学附属第二医院放射科；迄今从事医学影像技术工作 30 余年。历任技师、主管技师、副主任技师、CT 影像技术学组负责人等职。现任中华医学会医学影像技术分会第八届委员会传染病影像技术分会委员；中华医学会医学影像技术分会第八届委员会医学影像 AI 专业委员会委员；参与多项国家级课题；在国内外学术杂志发表科研论文多篇。

前　言

　　随着 CT/MRI 成像技术的进步，CT/MRI 图像将人类活体的解剖结构显示得越来越细致和逼真，许多解剖结构逐步从看不到变成看得到，乃至看得非常清晰，大大拓宽了医生们观察和诊断的视野。然而，CT/MRI 图像与人体解剖学文献之间在表达形式方面存在着诸多差异。首先，我们在 CT/MRI 图像上所见的解剖结构与在解剖学文献、解剖标本及术中所见的解剖结构在大小、形态、颜色和空间关系等方面均有明显差别。其次，在解剖学教科书中人体正常解剖的表现相对单一和固定，而在临床所阅读的 CT/MRI 图像上既表现出无数个体之间的千差万别，又涵盖着性别、年龄、体型、状态、生理周期和时相等多种因素所赋予的变化，其解剖内容要复杂得多、丰富得多。第三，在 CT/MRI 图像上，解剖结构是由黑白灰阶显示的，这与解剖图书、解剖标本和术中所见是完全不同的，必须理解黑白灰阶与人体解剖结构和组织成分之间的对应关系，方能读懂 CT/MRI 图像上所显示的解剖内容。进一步讲，CT 图像上的黑白灰阶代表着人体解剖结构的密度差异，MRI 图像上的黑白灰阶则代表着人体解剖结构磁信号的不同。所以，相同的解剖结构在 CT 和 MRI 图像上的表现也不尽相同，甚至会完全相反。其中 MRI 图像又因为检查序列不同而产生出不同的灰阶图像，注入造影剂后的 CT/MRI 图像又在平扫的基础上增加了因血液供应而产生的许多新信息。上述种种因素使得即便是熟知人体解剖学知识的医生在阅读 CT/MRI 图片时也常常会感到困惑，常常会讨论或自问"这个是什么？那个又是什么？"。人体解剖学知识与 CT/MRI 影像之间存在着巨大落差，迫切需要在两者之间架起一座桥梁，这座桥梁便是 CT/MRI 应用解剖学。CT/MRI 应用解剖学是在综合运用人体解剖学知识和 CT/MRI 技术的过程中所产生的一门新学科。CT/MRI 应用解剖学与人体解剖学两者相辅相成：一方面，我们阅读 CT/MRI 图像必须以人体解剖学作为理论基础；另一方面，人体解剖学知识又因为 CT/MRI 应用解剖学的出现而焕发出勃勃生机，获得延伸和发展。我们在日常读片中逐渐将 CT/MRI 影像与人体解剖学的知识融会贯通的过程也正是 CT/MRI 应用解剖学产生、积累和发展的必由之路。

　　任何疾病都是在正常人体解剖结构的基础上产生和发展的，若能对正常人体解剖结构的 CT/MRI 表现了如指掌，那么当这些解剖结构因病变而出现任何细微改变时，就能及时捕捉到病变并对其进行准确的定量和定性诊断。一本好的 CT/MRI 应用解剖学图书就应当从这一思路出发，尽量做到形式为内容服务、形式与内容统一。我曾于 1998 年 10 月在陕西科学技术出版社主编出版了《实用 CT 解剖图谱》一书，尽管书中存在诸多缺憾和不足，但读者的积极评价和热情支持还是令我们备受鼓舞。从那时起，我们就开始筹划撰写一部更贴近临床需求、内容更丰富和更便于阅读的 CT/MRI 应用解剖学图书。历经 20 年的积累和沉淀，通过主创与全体参编人员数年间的辛勤工作，全新的"CT/MRI 应用解剖学图解"系列图书终于接棒《实用 CT 解剖图谱》，陆续在陕西科学技术出版社出版。全书有"头部和面部""颈部和胸部""腹部和盆腔""脊柱和四肢" 4 个分册，每个分册对其所涵盖的解剖部位分别进行 CT/MRI 整体解剖概览和 CT/MRI 解剖要点解析。前者先建立起人体各部的整体解剖概念，后者则对重点解剖区域或结构以解剖要点 (point) 的形式更进一步细致讲述。本书在以往同类图书的基础上，试图以更适当的模式来讲述 CT/MRI 应用解剖学内容，也算是一种探索。希望这套图书能够为临床各科医师阅读 CT/MRI 图像提供帮助，与大家共同向 CT/MRI 应用解剖学的深度和广度进军。一部新书难免出现缺点和错误，我们诚恳地期待读者朋友们对书中出现的缺点或问题积极地给予批评和指正。CT/MRI 应用解剖学是一门蕴藏着强大生命力的新学科，它还在不断发展，需要解决的问题很多。"江山代有人才出，长江后浪推前浪"，让我们一起来为 CT/MRI 应用解剖学的发展添砖加瓦，沿着一条崎岖而又美丽的路奋勇向前，一代又一代。

斗转星移，苦尽甘来。回顾"CT/MRI 应用解剖学图解"系列图书的写作过程，既有"山重水复疑无路"的困惑，也有"柳暗花明又一村"的喜悦，当我们终于走过这一段路的时候，我要衷心感谢各位主创和全体参编人员所付出的艰辛努力，感谢大连市人民政府对本套丛书的支持和资助，感谢陕西科学技术出版社的全力配合。我本人还要借这部图书的出版来回报培育我的母校第四军医大学和中国医学科学院北京协和医学院，致谢每一位曾经栽培、指导过我的老师，感谢一起奋斗过的同道。最后，衷心希望本书能够成为广大读者朋友们专业成长道路上的一块小小的铺路石，期待你们的批评和指导。

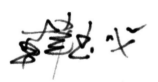

2019 年 11 月于大连

目　　录

胸部篇 ・・ 143

第 3 章　胸部 CT/MRI 解剖概览 ・・・・・・・・・・・・・・・・・・・・・ 145

颈 部 篇

颈部呈圆柱状，位于头面部与躯干之间。颈部的上界毗邻面部和后颅窝底这2个部分，颈部的下界毗邻胸出入口部和两侧肩部。颈部以颈椎作为支架并在肌肉和韧带的辅佐下连接头面部与躯干和上肢，同时支撑和运动头面部。行经颈部的呼吸道、消化道、血管、神经和脊髓则维系着头面部与躯干和四肢之间的联系。颈部在人体解剖和生命活动中占有极为重要的地位。

颈部分为颈前区和颈后区。颈前区以内脏和血管为主，故也被称为内脏血管区。颈后区以骨骼、神经和肌肉为主，也可以称骨骼肌肉区或运动区。颈前区中央的内脏区是肿瘤和炎症性疾病的好发区域，两侧的颈动脉鞘区既是血管病变和神经病变的好发区域，也是肿瘤淋巴转移时需要重点观察的区域。颈后区的骨骼肌肉区则是在发生运动和外伤性疾病时需要重点观察的区域。颈部的神经结构既缺乏密度和信号的对比，也没有明显的造影增强改变，是颈部 CT/MRI 解剖学观察的难点，对于迷走神经、喉返神经和膈神经等细小的神经，应当侧重观察其走行的路径；而对于颈丛、臂丛和交感干等比较粗大的神经干结构，则应重点掌握其解剖方位和毗邻关系。总之，在颈部解剖的学习中深刻领会颈部各区的好发疾病等临床应用内容，有助于在颈部 CT/MRI 应用解剖知识的学习中抓住重点。

学习颈部 CT/MRI 解剖要特别注意颈部的境界和分区。解决颈部的境界和分区这两个问题可以在临床诊断和治疗中更准确地对病变进行定位和定量分析。确定颈部上界和下界时，要注意点、线、面的结合。其中每个具体解剖标志点的识别和确定是基础，而进一步在这些点之间建立头部和颈部以及颈部和胸部之间的交界线和交界面则可达到颈部境界划分的更高水平。学习颈部分区时，要在传统的颈部三角分区法的基础上，对更适合在 CT/MRI 断面图像上进行观察的颈部筋膜分区法进行深入学习掌握。既要正确理解颈部解剖结构的三维立体解剖关系，也要通过对颈部解剖三维立体概念的建立，不断提高通过普通 CT/MRI 断面图像来分析病变的解剖位置和毗邻关系的能力。这些知识对于提高对颈部疾病的精准定位和定量分析的能力十分重要。

在本篇的第 1 章中，我们将以颈部 CT/MRI 的横断面、冠状面和矢状面的序列图像按层面顺序对颈部进行粗线条的解剖浏览，建立起颈部的整体解剖概念。在第 2 章中，我们将颈部的 CT/MRI 解剖内容划分成头颈交界、颈部分区、颈部脏器、颈部血管和神经、颈部淋巴结和颈部肌肉 6 节，逐一进行深入地解剖要点解析和讨论。

颈部 CT/MRI 解剖概览
Chapter 01

颈部 CT/MRI 解剖概览包括颈部 CT/MRI 横断面观察、颈部 CT/MRI 冠状面观察和颈部 CT/MRI 矢状面观察这些我们在日常临床工作中所使用的常规断面图像。CT 因为扫描速度快，成像时间短，我们可以用 ≤ 1mm 的层厚快速完成横断面扫描后再分别进行冠状面和矢状面的图像重建。MRI 则是以目前所能应用的最低层厚，调整磁场的方向分别完成横断面、冠状面和矢状面等各自平面的 MRI 扫描。为更好地完成颈部 CT/MRI 解剖概览，我们在原有经验的基础上，对颈部各个平面上全部的 CT/MRI 图像以某些解剖结构为标志进行整理和分组。以便于在各个平面的 CT/MRI 解剖概览过程中，能够快捷准确地对图像的层面进行定位并对各个层面中的解剖结构快速地归纳和识别。从而提高对颈部解剖结构浏览的水平和效果，有助于整体把握颈部 CT/MRI 解剖的全貌。

1.1　颈部 CT/MRI 横断面观察

1.1.1　扫描基线与层面分组

　　横断面是最基本的 CT 和 MRI 扫描平面，也是 CT 检查时唯一使用的扫描平面。人体横断面 CT/MRI 扫描的基线是通过横切人体的平面（transverse section），该基线既垂直于床面，又垂直于人体的矢状面，无须附加角度。目前 CT 扫描可使用 ≤ 1mm 的薄层进行，可满足冠状面、矢状面等图像重建。

　　颈部横断面 CT/MRI 扫描范围要足够，自颈部上界的枕外隆凸至颈部下界的胸骨柄上缘水平。在观察时，可以将枕外隆凸、枕骨大孔（乳突）、舌骨和胸骨柄上缘作为解剖标志，对颈部全体横断面 CT/MRI 图像进行层面分组。

◉图 1.1-1　颈部 CT/MRI 横断面图像层面分组示意图

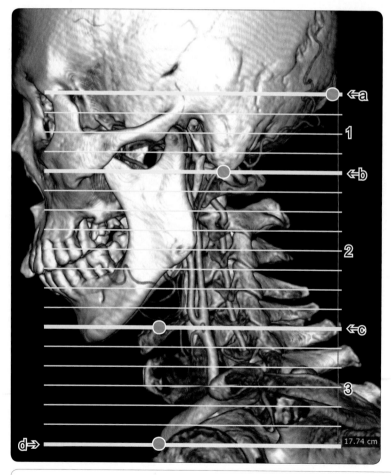

1. 枕骨大孔上组层面
2. 舌骨上组层面
3. 舌骨下组层面
a. 枕外隆凸水平
b. 枕骨大孔（乳突尖）水平
c. 舌骨（C_6 棘突）水平
d. 胸骨柄上缘水平
● . 层面分组的解剖标志点
黄线 .1cm 间隔线
绿线 . 颈部长度测量值

17.74 cm

图 1.1-1　颈部 CT/MRI 横断面图像层面分组示意图
　　上图为颈部 CTA-3DVR 左侧观图像，展示颈部横断面 CT/MRI 图像重建的范围、定位

线和层面分组。绿线显示自枕外隆凸至胸骨柄上缘的颈部长度范围约为 **18cm**，黄线显示以 **1cm** 层厚可获取 **18** 个层面的横断面图像，绿点为层面分组的解剖标志。
- 颈部的解剖标志包括枕外隆凸（上界）、枕骨大孔、舌骨和胸骨柄上缘（下界）。
- 颈部 CT/MRI 横断面图像的层面分组：○自枕外隆凸至枕骨大孔的枕骨大孔上组层面，主要显示颅骨后颅窝后方的颈部，解剖结构以头后颈部的肌肉群为主。在本组层面最下方的颈椎前方可见中线两侧的头长肌和颈动脉鞘等颈部解剖结构；○自枕骨大孔至舌骨体的舌骨上组层面，主要观察下颌下间隙、颈动脉鞘、颈椎和颈椎周围肌群；○自舌骨体至胸骨柄上缘的舌骨下组层面，主要观察喉、喉咽、颈动脉鞘、颈椎和颈椎周围肌群。

1.1.2　横断面图像的分组显示

观察颈部 CT/MRI 横断面图像时，可以将枕外隆凸、枕骨大孔、舌骨体和胸骨柄等作为解剖标志，将全部颈部横断面图像分为枕骨大孔上组、舌骨上组和舌骨下组 3 组层面进行浏览[※]。

① 枕骨大孔上组层面

本组层面位于颈部的最上方，自枕外隆凸至枕骨大孔水平。可观察枕骨后下方的颈后肌群。后颅窝的乳突和茎突向下深入至枕骨大孔水平，成为相关肌肉的附着点。在本组最下方层面的图像中，可见颈椎前方出现颈内动脉和颈内静脉等颈动脉鞘结构和头长肌等，是枕骨大孔上组层面向下方过渡的重要表现。

② 舌骨上组层面

该组层面的范围相对比较长，自枕骨大孔水平至舌骨体水平。主要观察的解剖内容除颈椎和颈椎后肌群之外，还有新出现的颈椎两侧的颈动脉鞘、下颌下间隙和会厌等喉部上区的解剖结构，其是自口咽向喉和喉咽过渡的层面。

③ 舌骨下组层面

该组层面位于颈部的最下方，其范围自舌骨体向下至胸骨柄上缘为止，其下方即颈部与胸部和两侧上肢分界和紧密毗邻的区域。主要观察内容除颈椎和颈椎周围肌群和颈动脉鞘之外，主要是增加了喉、喉咽、气管、食管和甲状腺等颈部的内脏器官。

随着层面的下移，颈部 CT/MRI 横断面图像所观察到的颈部解剖内容也逐渐增加和复杂。在上方的枕骨大孔上组层面，仅有颅骨后下方的颈后肌群；在中段的舌骨上组层面，观察内容增加了颈椎、颈椎前肌群和颈动脉鞘；在下方的舌骨下组层面，观察内容又增加了颈椎两侧的斜角肌、肩胛提肌等肌肉和颈部的内脏器官，是颈部结构最多、最复杂的一组层面。为了能够充分、详细地对颈部解剖结构包括动静脉血管进行观察，我们选择使用 CTA 图像。

[※] 以枕外隆凸、枕骨大孔、舌骨体和胸骨柄上缘等解剖标志为依据划分颈部横断面 CT/MRI 图像，分为 3 组层面进行观察具有一定的实际应用价值，可快速浏览颈部的解剖概貌。但是需要注意的是：不同个体因颈部的长度、体型和发育情况等方面的不同，上述各组层面的具体范围和所含层面数目等可能不同。另外，头 - 颈交界面和颈 - 胸交界平面均呈现不同程度的前低后高表现。本书所提出的颈部横断面 CT/MRI 图像分组方法，并非金科玉律，仅供读片时参考使用。

⊙图 1.1-2　颈部 CT/MRI 横断面图像的分组显示

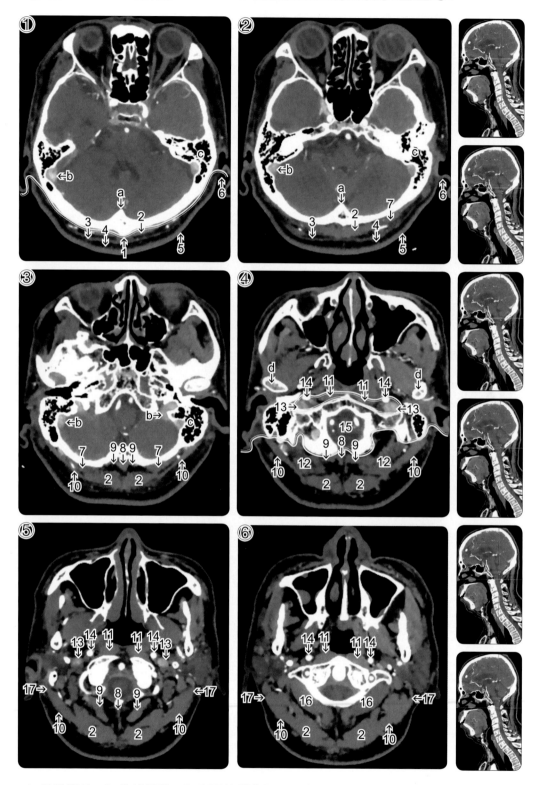

1. 枕外隆凸；2. 头半棘肌；3. 颈深筋膜浅层；4. 皮下组织（颈浅筋膜）；5. 皮肤；6. 耳根部；7. 头最长肌；8. 头后小直肌；9. 头后大直肌；10. 斜方肌；11. 头长肌；12. 头夹肌；13. 颈内静脉；14. 颈内动脉；15. 脊髓；16. 头下斜肌；17. 胸锁乳突肌；a. 枕内隆突；b. 乙状窦；c. 乳突；d. 下颌骨髁突；▨▨ . 头颈分界线

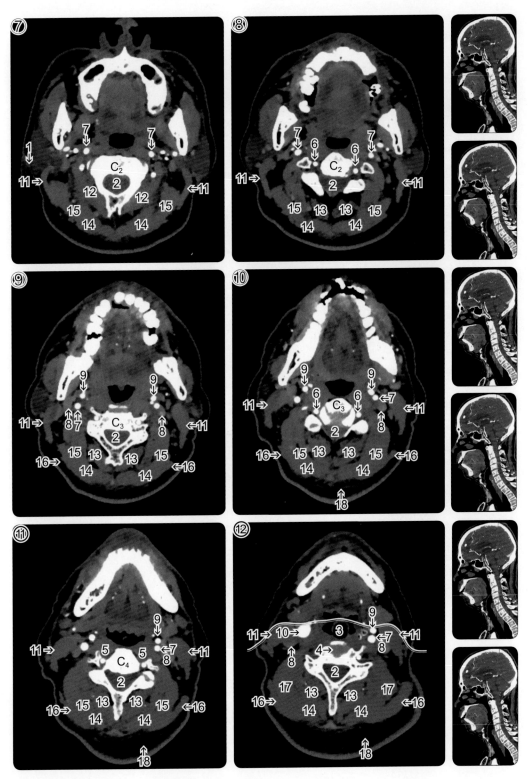

1. 右侧耳根后缘；2. 脊髓和硬膜囊；3. 声门上区和会厌；4. C_{4/5} 椎间盘；5. 颈长肌；6. 椎动脉；7. 颈内动脉；8. 颈内静脉；9. 颈外动脉；10. 颈总动脉；11. 胸锁乳突肌；12. 头下斜肌；13. 横突棘肌；14. 头半棘肌；15. 头夹肌；16. 斜方肌；17. 肩胛提肌；18. 颈深筋膜浅层；C₂. 枢椎；C₃. 第 3 颈椎；C₄. 第 4 颈椎；⬤. 头颈分界线

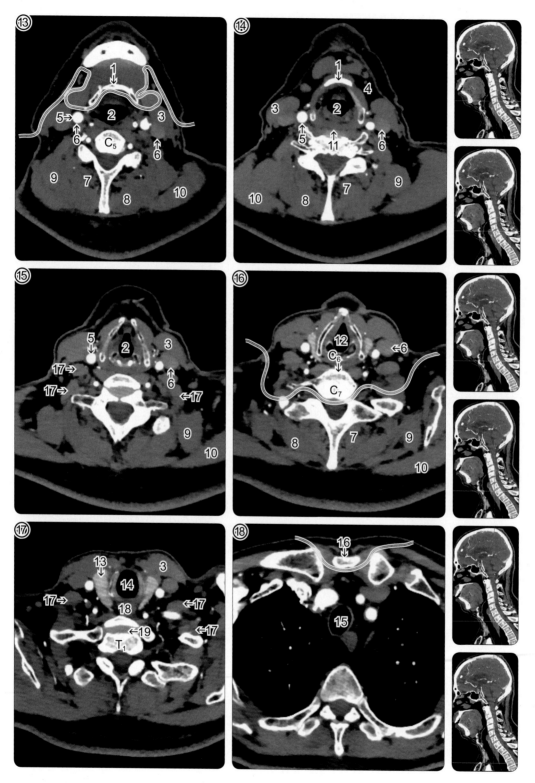

1. 舌骨；2. 喉（声门上区）；3. 胸锁乳突肌；4. 下颌下间隙；5. 颈内动脉；6. 颈内静脉；7. 横突棘肌；8. 颈半棘肌；9. 肩胛提肌；10. 斜方肌；11. 喉咽；12. 喉（声门）；13. 甲状腺；14. 喉（声门下区）；15. 气管；16. 胸骨柄（上缘）；17. 斜角肌；18. 食管；19. C_7/T_1 间的椎间盘；C_5. 第 5 颈椎；C_6. 第 6 颈椎；C_7. 第 7 颈椎；T_1. 第 1 胸椎； . 头颈分界线

图 1.1-2　颈部 CT/MRI 横断面图像的分组显示

本例颈部 CT/MRI 横断面图像以 1cm 的间隔共选择连续的 18 幅图像（其中最后两幅图像间隔约 3cm），分为 3 组层面，其中图 ① 至图 ② 为枕骨大孔上组层面的图像，图 ⑤ 至图 ⑫ 为舌骨上组层面的图像，图 ⑬ 至图 ⑱ 为舌骨下组层面的图像。

●观察颈部的横断面 CT 表现：颈部枕骨大孔上组层面、舌骨上组层面和舌骨下组层面的解剖结构既有连续性，也有各自不同的内容。

○枕骨大孔上组层面：

本例此组共包含 4 幅图像，上方的 3 幅图像仅显示枕骨后下方的颈后肌群，最下方的图像显示颈椎前方出现头长肌、颈内动脉和颈内静脉。颈椎后肌群随着层面的下移，逐渐增多。

○舌骨上组层面：

本例此组包含 8 幅图像，自枕骨大孔至会厌上缘，该组层面大致与鼻咽和口咽的高度一致。除了颈后肌群不断地增多、增厚之外，在颈椎前方有颈动脉鞘和颈椎前方的颈长肌和头长肌。内脏部分的鼻咽和口咽的后壁属于颈部，两侧壁属于面部。最下方层面出现的会厌上缘为喉的上界。再往下则为舌骨体（属于舌骨下组层面）。

○舌骨下组层面：

本例此组层面共包含 6 幅图像，除颈后肌群、颈动脉鞘等解剖结构向下延续外，最主要的解剖内容改变就是喉腔、喉咽、甲状腺、气管和食管等内脏成分的观察。另外一个重点内容就是颈部下界与两侧上肢和胸部的分界线观察。其后下界为第 7 颈椎下缘，前下界为胸骨柄和胸锁关节的上缘；前、后下界之间的连线（或面）呈后高前低状的斜线和斜面，在正中矢状面 CT/MRI 图像上最容易划分界限。

a present：舌骨在颈部解剖分区中的作用

在人体解剖学中，有人提出以舌骨为解剖标志，将整个颈部分为舌骨上颈部和舌骨下颈部。舌骨上颈部又称"上颈部"，位于后颅窝底至舌骨水平，其前方为面部。舌骨下颈部则以舌骨为界进一步分为舌骨下颈部前区和后区。据此，我们可以在正中矢状面 CT/MRI 图像或 3D-CTVR 侧面观图像上，以舌骨为中心采取"十"字划分法，将面部和颈部划分为 4 个区。前上区为面部，后上区为上颈部，前下区为下颈部前区，后下区为下颈部后区。①面部位于舌骨的前上方，其后方以下颌骨支后缘以及鼻咽和口咽的后壁为界，与上颈部毗邻和分界。其下方以下颌骨体下缘和下颌舌骨肌等为界，与下颈部前区毗邻和分界。②上颈部位于舌骨的后上方，其主要涵盖的解剖内容为后颅窝下方的颈椎和颈椎周围的肌群和韧带。其前方毗邻面部，其下方以经过舌骨体的水平划线与下颈部后区分界。③下颈部前区位于舌骨的前下方，主要包括由颏下间隙和下颌下间隙组成的软组织间隙区域。其顶壁为下颌舌骨肌，外侧壁为下颌舌骨肌附着线以下的下颌骨体内骨面，底壁为下颌下皮肤。该软组织间隙向上与口底沟通和关联，向后与喉、咽以及下颈部后区互相沟通和关联。④下颈部后区位于舌骨的后下方，为舌骨下颈部的主体。向上与上颈部相连续，向前与下颈部前区沟通，前下界为胸骨柄上缘，后下界为 C_7 棘突下缘，整个下界呈前低后高的斜线状分布，两侧下界为两侧锁骨和第 1 肋骨弓。整个颈部的下界嵌入胸廓上口和两侧肩部之间。

上述以舌骨为中心对颈部进行的解剖学分区方法具有一定的解剖和临床应用价值，便于对颈部解剖结构进行分析和观察。

⊙图 1.1-3   颈部 CT/MRI 横断面图像层面识别 TEST

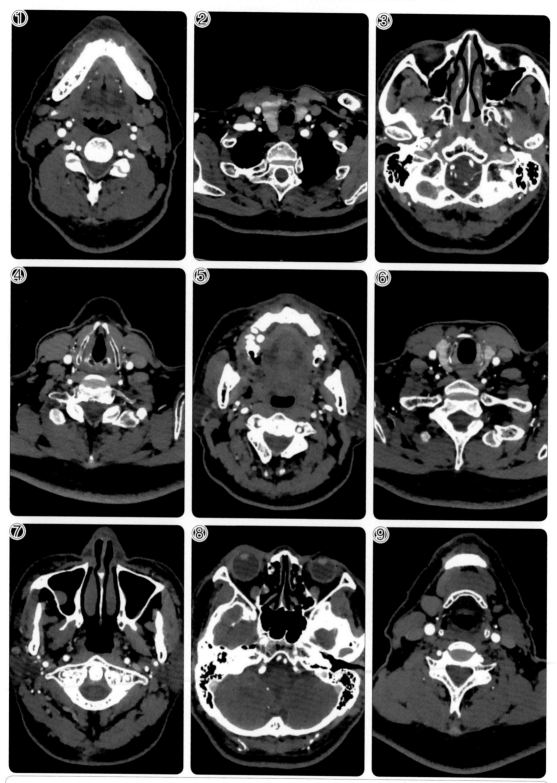

图 1.1-3   颈部 CT/MRI 横断面图像层面识别 TEST

以上 9 幅图像分别选自本例个体的颈部横断面 CT 图像，层面识别 TEST 步骤如下：

首先指出每幅图像各自属于枕骨大孔上组、舌骨上组和舌骨下组中的哪一组，然后将上述图①至图⑨按照自上而下的顺序重新正确排列。

1.2　颈部 CT/MRI 冠状面观察

1.2.1　扫描基线与层面分组

颈部 CT 冠状面图像重建和扫描的基线（base line）或平面（plane）应保持与检查床面平行或与人体的冠状面一致。为确保扫描或图像重建时采取正确的基线，需注意被检人体正确摆位以及基线准确划定这两个步骤的严格落实。注意将人体中轴线沿扫描床的正中线准确对齐，同时仰卧的人体需要尽量保持左右两侧完全对称。必要时在颈后放置适当厚度的软垫以维持颈椎前突的生理曲度。如摆位有偏差则应依据体位调整扫描或图像重建的基线。依据上述基线所获得的 CT/MRI 冠状面图像自前往后逐层观察人体颈部，故被称为"颈部 CT/MRI 冠状面图像（coronal section images）"。

◉图 1.2-1　颈部 CT/MRI 冠状面图像层面分组示意图

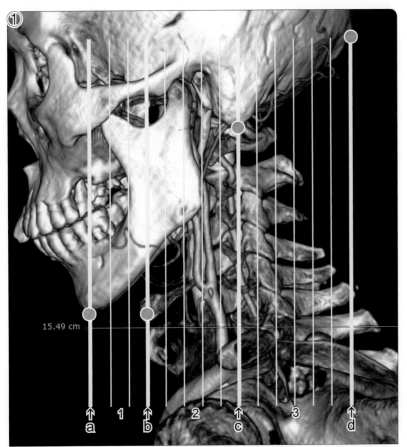

1. 舌骨前组层面
2. 舌骨后组层面
3. 乳突后组层面
a. 下颌骨颏极（颈部前界）
b. 舌骨体
c. 乳突尖
d. 枕外隆凸（颈部后界）
● . 层面分组的解剖标志
绿线 . 颈部前后径测量值
黄线 . 1cm 间隔线

图 1.2-1　颈部 CT/MRI 冠状面图像层面分组示意图
上图为同一个体颈部 CTA-3DVR 左侧面观图像，显示颈部 CT/MRI 冠状面扫描范围、1cm 间隔线和层面分组。本例颈部的前后径约为 14cm。

●颈部冠状面 CT/MRI 图像分组的解剖标志：如图中所示，下颌骨颏为第 1 个解剖标志，是颈部冠状面图像重建的起点；舌骨体为第 2 个解剖标志，是舌骨前组层面和舌骨后组层面的分界线；乳突尖部为第 3 个解剖标志，是舌骨后组层面和乳突后组层面的分界线；枕外隆凸为第 4 个解剖标志，是颈部冠状面图像重建的终点。

●颈部冠状面 CT/MRI 图像各层面组的解剖观察：○舌骨前组层面自下颌骨颏至舌骨体，主要观察舌骨下颈部前区，为下颌骨下方的软组织间隙，包括中间的颏下间隙和其两侧的下颌下间隙；○舌骨后组层面自舌骨体至乳突尖平面，主要观察舌骨体至颈椎之间的颈部内脏和颈动脉鞘；○乳突后组层面自乳突尖至枕外隆突，主要观察颈椎以及颈椎周围的肌群。其中以胸锁乳突肌为主，其上段位于后方层面，下段位于前方层面，中段居中。

1.2.2 冠状面图像的分组显示

全部颈部 CT/MRI 冠状面图像按照自前往后的顺序可划分成 3 组，即舌骨前组层面、舌骨后组层面和乳突后组[※]。

① 舌骨前组层面

自下颌骨颏至舌骨体水平。主要观察的解剖结构是位于面部下方的狭三角形软组织间隙，包括颏下间隙和下颌下间隙。该间隙的顶壁为下颌舌骨肌，外侧壁为下颌舌骨肌附着线以下的下颌骨内侧面，底壁为深筋膜的浅层。在解剖学上也称"舌骨下颈部前区"。该间隙内含下颌下腺和少量淋巴结，向后经咽喉旁间隙通往后颈部，向上通往口底和面部区域的软组织间隙。虽然间隙本身狭小且部分为潜在的间隙，但在颈部肿瘤淋巴结转移和炎症扩散等病变的定性和定量诊断方面具有重要的临床价值。

② 舌骨后组层面

自舌骨体向后至乳突尖平面。主要的观察内容为颈部的喉腔、喉咽、甲状腺、气管和食管等内脏及其两侧颈动脉鞘内的血管，故也可以称为"内脏血管层面"。

③ 乳突后组层面

自乳突尖至颈后皮肤。主要观察颈椎和其周围肌群在冠状面上的整体分布。因有颈椎生理曲度的存在，颈椎和颈椎周围肌群与前方的颈部内脏和颈动脉鞘之间存在一定重叠，在读片时需要加以注意。

总之，颈部冠状面 CT/MRI 图像便于对颈部解剖结构进行上下和两侧对比观察，可以加深对整个颈部整体对称性的理解。但是，如上所述，因颈部在体位上有一定前倾角度以及颈椎生理曲度的影响，在冠状面图像上会出现一定程度的内脏、颈动脉鞘与颈椎结构之间的重叠，是我们在读片时应当加以注意的地方。

※ 将全部颈部冠状面图像自前往后分为舌骨前组层面、舌骨后组层面和乳突后组层面 3 组是为了便于在颈部 CT/MRI 冠状面图像上对颈部解剖进行整体梳理。由于颈椎生理曲度、个体发育和摆位方面的差别等因素的影响，上述 3 组层面中的解剖结构可能会出现不同程度前后重叠，在观察中要密切结合颈椎生理曲度的改变与各个解剖结构之间的位置关系来准确识别和判断各个层面中的解剖结构。

⦿图 1.2-2　颈部 CT/MRI 冠状面图像的分组显示

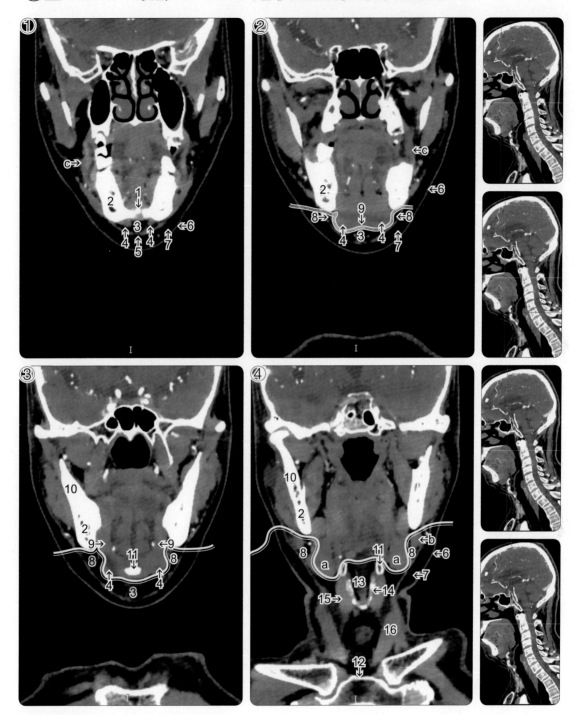

1.下颌骨颏极；2.下颌骨体；3.颏下间隙；4.二腹肌前腹；5.深筋膜浅层；6.皮肤；7.皮下组织；
8.下颌下间隙；9.下颌舌骨肌；10.下颌骨支；11.舌骨体；12.胸骨柄上缘；13.喉腔；
14.甲状软骨板；15.甲状舌骨肌；16.胸锁乳突肌；a.下颌下腺；b.下颌下间隙内淋巴结；c.颊
肌；▨.头颈分界线

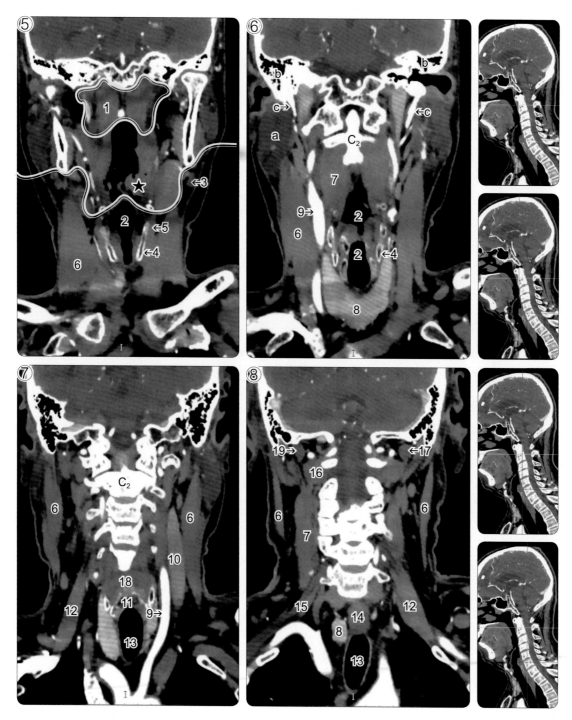

1. 头长肌；2. 喉腔；3. 下颌下间隙（含淋巴结）；4. 甲状软骨板；5. 甲状舌骨肌；6. 胸锁乳突肌；
7. 颈长肌；8. 甲状腺；9. 颈内动脉；10. 颈内静脉；11. 环状软骨；12. 前斜角肌；13. 气管；
14. 食管；15. 臂丛神经；16. 头下斜肌；17. 头上斜肌；18. 喉咽；a. 腮腺；b. 乳突；c. 茎突；
C₂. 第 2 颈椎；▨. 头颈分界线；★. 左侧扁桃体肿大

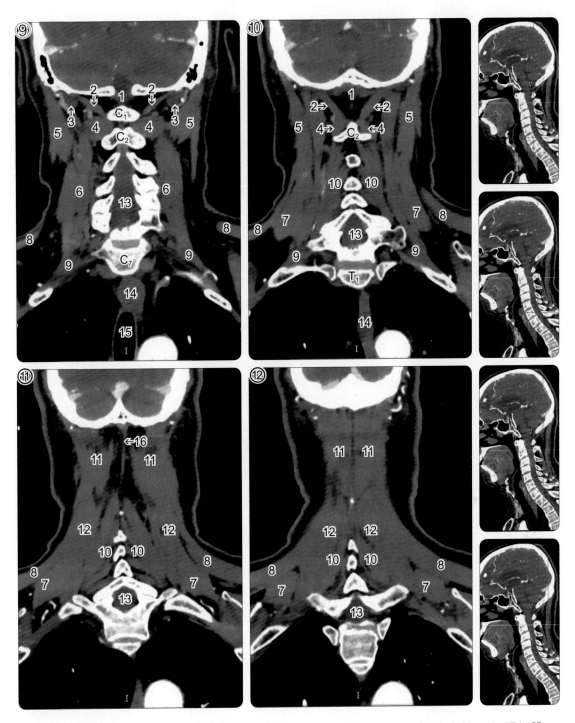

1. 头后小直肌；2. 头后大直肌；3. 头上斜肌；4. 头下斜肌；5. 胸锁乳突肌；6. 颈长肌；
7. 肩胛提肌；8. 斜方肌；9. 中（后）斜角肌；10. 横突棘肌；11. 头半棘肌；12. 颈半棘肌；
13. 椎管（脊髓）；14. 食管；15. 气管；16. 棘突韧带；C_1. 寰椎；C_2. 枢椎；C_7. 第 7 颈椎；
T_1. 第 1 胸椎

图 1.2-2　颈部 CT/MRI 冠状面图像的分组显示

　　上述图像是自下颌骨颏极向后连续以 1cm 间隔重建的冠状面 CT 图像。其中图①至图③为舌骨前组层面的冠状面重建 CT 图像，图④至图⑧为舌骨后组层面的冠状面重建 CT 图像，图⑨至图⑫为乳突后组层面的冠状面重建 CT 图像。

　　●观察舌骨前组、舌骨后组和乳突后组颈部冠状面 CT 表现：

　　○舌骨前组层面的冠状面 CT 表现：以舌骨体为解剖标志采用"十"字分区法，可以将颈部分为 4 个区，前上区为面部，前下区为舌骨下颈部前区，后上区为舌骨上颈部，后下区为舌骨下颈部后区。舌骨前组层面主要观察的就是舌骨下颈部前区。本组层面就是观察位于面部下方的颏下间隙和下颌下间隙这两个软组织间隙。a. 这些软组织间隙位于下颌骨体、下颌舌骨肌和二腹肌前腹等的下表面下方（见图②和图③中的头颈分界线）；b. 颏下间隙和下颌下间隙两者以二腹肌前腹分界，其顶部为下颌舌骨肌。故识别这些肌肉是准确划分这些软组织间隙的关键；c. 该区颈部的临床意义：此区的范围虽小，但是在解剖上，后方的舌骨上颈部和舌骨下颈部后区之间经软组织间隙的扩散或直接侵犯均可以累及整个颈部，另外向上经过舌后可以向上累及口腔，故在观察颈部时不可轻视此区域内的病变。○舌骨后组层面的冠状面 CT 表现：a. 本组层面的定位方法是依据舌骨体、茎突和乳突这 3 个解剖结构。随着层面后移，舌骨体转变为舌骨大角后，下颌下间隙和颏下间隙消失，进入舌骨后层面，向后先后显示茎突和乳突；b. 本组层面观察内容主要是颈部脏器和其两侧的颈动脉鞘结构。由于颈部脏器和颈动脉鞘两者均随颈部呈向后下方倾斜状，故在正常体位的冠状面图像上，以上方喉和喉咽在前，下方的食管和气管在后的顺序出现。在内脏后方的颈椎也是按先上后下的顺序依次呈现。○乳突后组层面的冠状面 CT 表现：本组层面所显示的解剖结构仅有颈椎的附件和颈后肌群。因为体位的原因，进行颈椎和颈后肌群的冠状面 CT/MRI 观察时需要注意各个颈椎和颈后肌群中每个颈椎和肌肉的出现顺序。其中颈椎随着层面后移自上而下逐步消失，肌肉则按颈长肌、横突棘肌（枕下三角肌群）、颈半棘肌和颈后浅肌群（斜方肌）的顺序排列。其中胸锁乳突肌比较特殊，该肌是起自胸骨柄上缘和锁骨胸骨端，向后外上方走行并附着于乳突下方和后方骨面，其显示情况与其他颈部肌肉不同。

a present：颈部的解剖位置与影像学观察

　　人体颈部的解剖位置与影像学观察是一个值得关注的问题。

　　首先，人类是宇宙中唯一可以完全直立行走和具有思维能力的高级动物，人类颈部的解剖与高级灵长类动物（猩猩）和其他哺乳动物在解剖位置和发育上均有明显区别。人类颈部的位置变化极大，是除了四肢之外活动度和位置变化最大的部位。由于功能的需要，人体的颈部可以做出许多不同的动作，摆出不同的位置和姿势。睡觉时用枕头，X 线摄片和 CT/MRI 检查时使用垫枕和头部托架，在对不同方位物体进行观察和对瞬间突发情况做出反应时，颈部动作的幅度和位置都不相同。例如，对某物的细节进行仔细观察时，颈部会不自觉地前倾或伸长，在高速奔跑如百米冲刺时，颈部是处于相对静止和尽量前屈的状态。如此看来，颈部的位置本身就是一个十分复杂且有趣的题目。

　　其次，颈部的影像学观察也有一个发展过程。在颈部正位和侧位 X 线平片时，被检者通常被摆成颈部后伸位置摄取颈部的正位片和侧位片。颈椎则可以常规摄取侧位片和双斜位片。在进行 CT/MRI 检查时，被检者是仰卧在检查床上，头部以头托固定，扫描完成后所获得的各个平面的图像上所显示的颈部在位置上与 X 线平片比较，无论是颈部的生理曲度还是颈部和颈椎前倾的程度均有所不同。在进行 CT/MRI 观察时，尤其在对各个平面重建图像的观察中，需要充分考虑到颈部生理曲度或摆位的变化带来的颈部解剖关系方面的改变。另外，在观察颈部前下界和后下界时，CT/MRI 横断面、矢状面和冠状面均有不同的表现和应用价值，其中正中矢状面图像具有最准确的判断能力。

⊙图 1.2-3　颈部 CT/MRI 冠状面图像层面识别 TEST

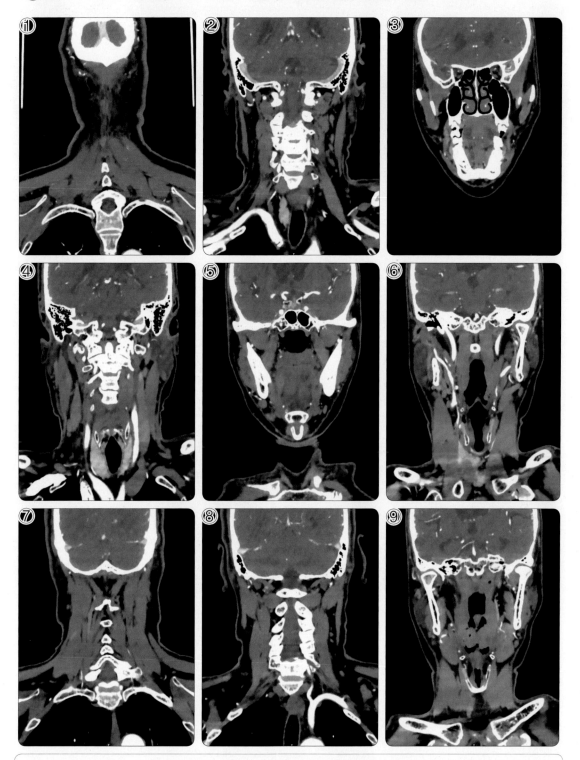

图 1.2-3　颈部 CT/MRI 冠状面图像层面识别 TEST

以上 9 幅图像分别选自本例个体的冠状面图像，层面 TEST 步骤如下：

（1）首先指出上述每幅图像各自属于舌骨前组、舌骨后组和乳突后组中的哪一组。

（2）然后按照从前往后的顺序重新排列好上述图①至图⑨全部图像。

1.3　颈部 CT/MRI 矢状面观察

1.3.1　扫描基线与层面分组

　　颈部 CT/MRI 矢状面扫描或图像重建的基线 (base line)：进行颈部 MRI 矢状面扫描或 CT 矢状面图像重建时，与头部等人体其他部位一样，是将以与床面垂直的纵向平面，即人体的矢状面作为颈部 CT/MRI 矢状面扫描和图像重建的基线。这些颈部 CT/MRI 矢状面图像看起来如同从人体的侧面方向上一层一层地观察人体颈部矢状面切面的解剖结构，故被称为"颈部 CT/MRI 矢状面图像 (sagittal section images)"。

　　颈部的两侧基本对称，故可以以茎突为解剖标志将颈部的 CT/MRI 矢状面图像分为茎突内侧组层面和茎突外侧组层面。茎突内侧组图像自正中矢状面至茎突层面，主要显示颈部的内脏、颈椎和颈动脉鞘；而茎突外侧组图像自茎突至颈部外侧的皮肤，可观察胸锁乳突肌及其外侧的肌肉、皮下组织和皮肤。

◉**图 1.3-1　颈部 CT/MRI 矢状面图像层面分组示意图**

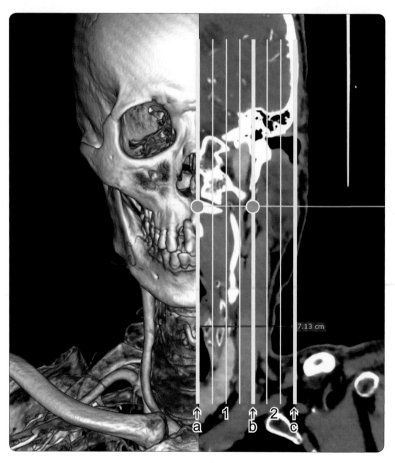

1. 茎突内侧组层面
2. 茎突外侧组层面
a. 颈部正中矢状面
b. 茎突层面
c. 颅骨外侧层面
● . 层面分组的解剖标志
黄线 .1cm 间隔线
红线 . 颈部半宽径测量值

图 1.3-1 颈部 CT/MRI 矢状面图像层面分组示意图

上图为同一个体的颈部 CTA-3DVR 正面观图像和颈动脉鞘层面颈部 CT 冠状面重建图像的组合图，显示颈部 CT/MRI 矢状面图像重建范围、定位线和层面分组。

○茎突内侧层面组：

齿状突正中线可以作为 CT/MRI 正中矢状面扫描和图像重建的基线。在正中矢状面的 CT/MRI 图像上可以观察舌骨体、会厌、寰椎前结节、寰椎后结节、枢椎齿状突、C_2 至 C_7 颈椎椎体形态和前后径、颈椎椎管前后径和各个颈椎棘突的矢状面的整体表现等。通过自正中矢状面至茎突的这一组图像主要观察颈部内脏、颈动脉鞘、颈椎、颈椎前肌群、颈椎后肌群和胸出入口上口等解剖结构的 CT/MRI 矢状面表现，颈部内脏位于颈椎的前方，颈动脉鞘位于颈椎的前外侧且与颈椎同时出现在各个 CT/MRI 矢状面图像上，详细观察上述解剖结构在矢状面图像上的相互解剖位置关系具有重要的临床参考意义。

○茎突外侧层面组：

自茎突至颈外侧皮肤的茎突外侧层面组的矢状面 CT/MRI 图像可以观察颈部外侧的胸锁乳突肌、肩胛提肌、斜方肌、皮下组织、皮肤和胸出入口侧口等颈部两侧的解剖结构。其中，胸锁乳突肌在颈部的行程长、跨度大，其上 1/3 段位于颈部的外侧和后方，下 1/3 段位于颈部的前方并靠向内侧，附着于胸骨柄上缘，与内脏和血管等有明显重叠，中间 1/3 段与颈动脉鞘外侧的颈内静脉紧密毗邻，为观察茎突外侧层面组矢状面图像最重要的标志性解剖结构。

1.3.2 矢状面图像的分组显示

颈部 CT/MRI 矢状面图像可分成为茎突内侧层面组和茎突外侧层面组[※]。

① 茎突内侧层面组

颈部的正中矢状面的 CT/MRI 图像主要观察颈部正中线上的枢椎齿状突、颈椎棘突、椎管、气管、棘突上韧带、枕外隆凸等结构，同时也可测量颈椎椎体、喉腔、气管、枕骨大孔前后径等。

茎突内侧组层面自正中矢状面至茎突平面，主要观察颈部前方的内脏，即喉、喉咽、气管、食管和甲状腺以及由颈总动脉和颈内静脉组成的颈动脉鞘，同时出现在颈部后方的是颈椎及其周围的肌肉群。茎突大约出现在距离正中矢状面 40mm 的层面上，不同个体会有差异。

② 茎突外侧层面组

自茎突至颈部外侧皮肤的颈部 CT/MRI 矢状面图像主要观察胸锁乳突肌以及其外侧的皮下组织和皮肤。上述解剖结构与颈椎基本不会出现重叠。胸锁乳突肌起自胸骨柄、胸锁关节和锁骨近端上缘，向后、外、上方附着于乳突下方和后面。其下 1/2 偏前、偏内，上 1/2 偏后、偏外，分别显示在不同层面的图像上。

※ 颈部的颈椎与内脏、颈动脉鞘均出现在颈部正中线旁 40mm 内的 CT/MRI 矢状面图像中，向外侧的 40mm 至 70mm 层面则分布有胸锁乳突肌及其外侧的皮下和皮肤。这两组层面恰好以茎突分界。虽然与头部一样，两侧颈部的解剖结构是基本对称的，但是人体两侧发育常常有不够均衡，在颈部也是如此。上述对颈部 CT/MRI 矢状面图像的分组及其每组层面图像数目等仅供读片时参考，在读片过程中一定要结合具体个体和个体所处的各种主客观条件进行仔细分析和阅读。另外，以茎突分界即可，不必拘泥于是茎突的尖部，还是茎突的根部。

⦿图 1.3-2　颈部 CT/MRI 矢状面图像的分组显示

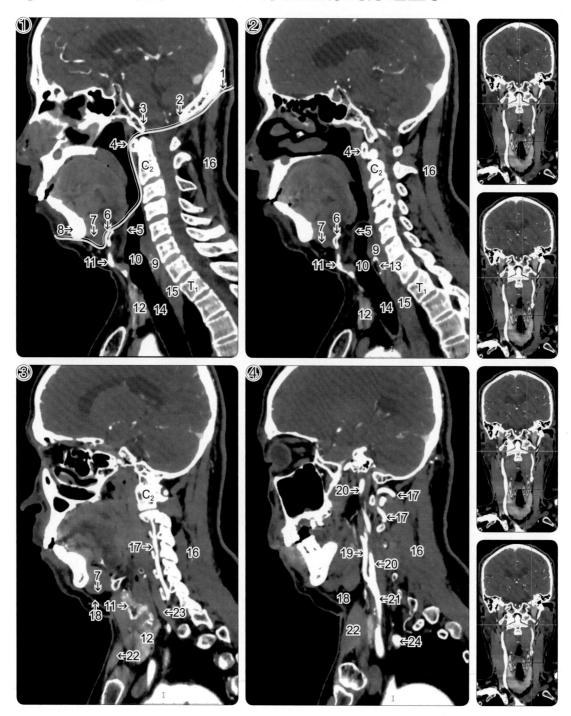

1. 枕外隆凸；2. 枕骨大孔后缘；3. 枕骨大孔前缘；4. 寰椎前弓；5. 会厌；6. 舌骨体；7. 下颌舌骨肌；8. 下颌骨颏极；9. 喉咽；10. 喉腔；11. 甲状软骨板；12. 甲状腺；13. 环状软骨；14. 气管；15. 食管；16. 颈后肌群；17. 椎动脉；18. 下颌下间隙；19. 颈外动脉；20. 颈内动脉；21. 颈总动脉；22. 胸锁乳突肌；23. 颈长肌；24. 左锁骨下动脉；C₂. 第 2 颈椎；T₁. 第 1 胸椎；■ . 头颈分界线

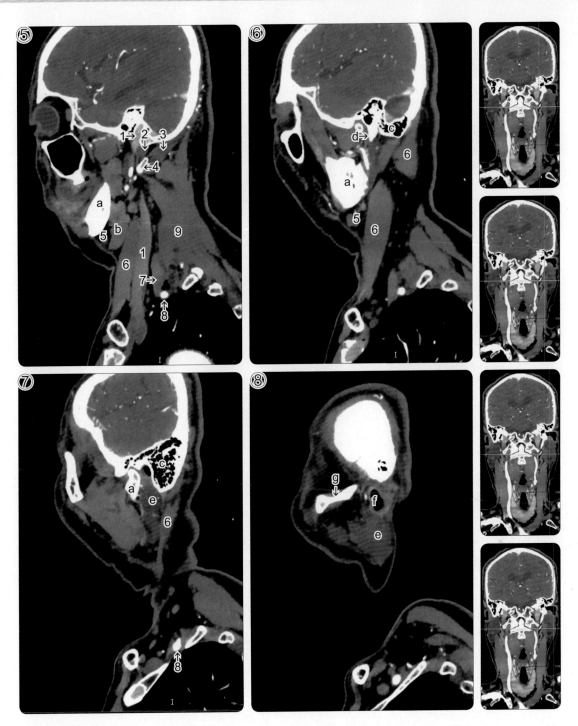

1. 颈内静脉；2. 头后小直肌；3. 头后大直肌；4.C₂横突；5. 下颌下间隙；6. 胸锁乳突肌；7. 前斜角肌；8. 左侧锁骨下动脉；9. 颈后肌群；a. 下颌骨支；b. 下颌下腺；c. 乳突；d. 茎突；e. 腮腺；f. 外耳道；g. 颧骨弓

图 1.3-2　颈部 CT/MRI 矢状面图像的分组显示

图①至图⑤为茎突内侧组层面 CT 图像，图⑥至图⑧为茎突外侧组层面 CT 图像。

●观察茎突内侧组和茎突外侧组的颈部矢状面 CT 表现：○茎突内侧组显示颈椎、内脏和颈动脉鞘及相应层面的颈后肌群，为矢状面观察的重点。特别有助于观察颈椎、椎间隙和椎管的详细排列、布局和颈椎的生理曲度表现。对喉腔、气管腔内改变一目了然。○茎突外侧组显示胸锁乳突肌等颈部外侧肌群的 CT 表现。

⊙图 1.3-3　颈部 CT/MRI 矢状面图像层面识别 TEST

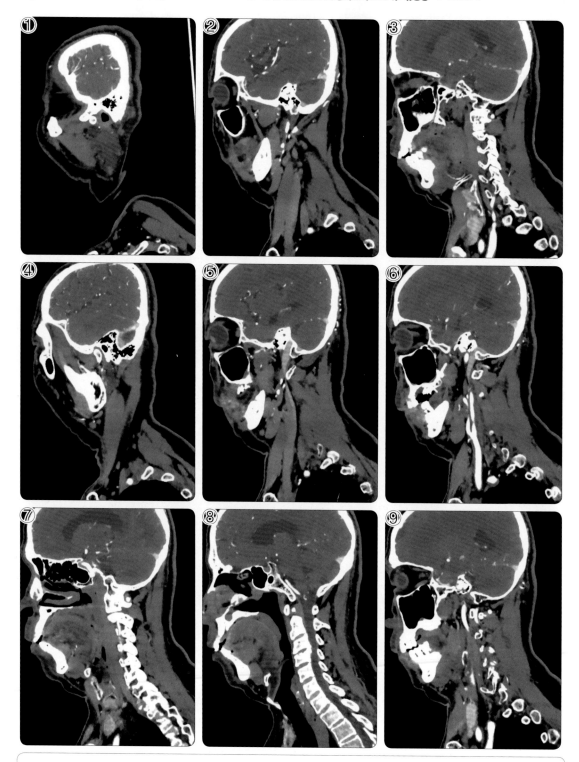

图 1.3-3　颈部 CT/MRI 矢状面图像层面识别 TEST

　　以上 9 幅图像选自本例个体的全部矢状面图像，层面 TEST 步骤如下：

　　（1）首先指出每个图像属于哪个层面分组。

　　（2）然后按照自正中矢状面向外侧的顺序将上述图①至图⑨重新正确排列好。并说出你的依据。

颈部 CT/MRI 要点解析

Chapter 02

　　本章分头颈交界、颈部分区、颈部脏器、颈部血管神经、颈部淋巴结、颈部肌肉等 6 节，对颈部重要解剖部位、器官和结构的 CT/MRI 解剖内容进行进一步深入学习。关于颈部境界和颈部解剖分区方面的内容，将在传统人体解剖学和 X 线平片等影像学概念的基础上，建立起能够在 CT/MRI 等断面图像上进行观察和分析头颈分界和颈部分区方面的新概念。

　　CT/MRI 观察平面的选择应依据所要观察解剖结构的位置与人体解剖平面之间的关系灵活安排，以获得最佳的观察效果。读者可在著者建议的基础上，通过自己读片的实践不断积累，总结出更加准确、合理和科学的观察平面的方法，以便更加准确地识别相关的解剖结构。

2.1　头颈交界

　　头颈分界的目的是为了更好地服务临床实际工作。在进行头颈部肿瘤外科学的诊断、治疗以及头颈部外科手术时，可以利用头颈分界更精准地进行肿瘤的定位和定量分析，为手术前计划的制订和手术后的随诊观察提供解剖学依据。头颈分界既包括面部与颈部之间的面颈分界，也包括颅骨与颈部之间的颅颈分界。

　　头颈分界理论是随着解剖学、临床医学和医学影像学的不断发展而进步的。站在医学影像学的角度，从既往的 X 线平片发展至今，在 CT、MRI 和超声（US）等断面影像学技术相继问世的条件下，如果继续采用两点一线或某一个平面来进行头颈分界，既无法满足临床医学的需要，也不符合当今 CT/MRI 等影像学所观察到头颈分界的实际情况。本书以 CT/MRI 等断面影像学技术为依托，将头颈分界分为颈前段、颈中段和颈后段进行观察和分析。在颈前段，可利用下颌骨颏极、下颌骨体、下颌骨角、下颌下腺和下颌舌骨肌等解剖标志来分界上方的面部与下方的颈部，也称"下颌骨段头颈分界"。此段头颈正中交界线、头颈外围交界线和头颈交界面的解剖标志主要分布在人体的横断面上。在颈中段，可利用舌骨体、会厌前间隙、会厌上缘、口咽后壁、鼻咽后壁、颈动脉鞘和胸锁乳突肌等作为解剖标志来分界前方的面部和后方的颈部，也称"咽周围段头颈分界"。此段头颈正中交界线、头颈外围交界线和头颈交界面的解剖标志主要分布在人体的冠状面上。在颈后段，可利用寰枕关节、茎突、乳突、枕骨大孔前缘、枕骨大孔后缘、枕骨鳞部、上项线和枕外隆突等作为解剖标志来分界上方的后颅窝与下方的颈部，也称"后颅窝底段头颈分界"。此段头颈正中交界线、外围交界线和头颈交界面上的解剖标志与下颌骨段一样，主要分布在人体的横断面上。

　　上述头颈交界是一个由点、线、面逐级构成的系统概念。任何一个单独的解剖标志都不能完成头颈分界。同样，单独依靠头颈正中交界线或头颈外围交界线也无法完成头颈分界。只有观察和识别好头颈交界面，才能真正完成头颈分界。下颌骨段、咽周围段和后颅窝底段的头颈正中交界线、外围交界线和头颈交界面自前往后排列呈一个台阶状表现，这些概念是我们认识头颈分界的关键点※。

2.1.1　头颈交界线

　　头颈交界线的解剖标志大致可分两群和三段。两群分别为头颈正中交界线上的解剖标志群和头颈外围交界线上的解剖标志群；三段即颈前段（下颌骨段）、颈中段（咽周围段）和颈后段（后颅窝底段）。颈前段和颈中段是面部与颈部之间的分界，颈后段是后头部与颈部之间的分界。

※ 尝试在 CT/MRI 图像上使用前、中、后三段的头颈正中交界线、头颈外围交界线和头颈交界面进行头颈分界无疑较之以往在侧位 X 线平片使用的 "头颈直线分界法" 更加准确和完整。相信随着 CT/MRI 等影像学技术的进一步发展，头颈分界的概念和方法将日臻完善，从而为临床医学，特别是临床外科手术学提供更合理的头颈分界方法。

● Point-01: 头颈正中交界线

区域解剖简析：

头颈正中交界线可分为下颌骨段、咽周围段和后颅窝底段。

①下颌骨段的解剖标志和分界线：解剖标志自前往后依次是下颌骨颏极和舌骨体前缘中点，分界线为下颌骨颏极、下颌舌骨肌中央腱和舌骨体前缘中点的连线。a. 下颌骨颏极为下颌骨段头颈正中交界线的起点，也是下颌骨在正中矢状面 CT/MRI 图像上唯一可见的解剖标志。下颌骨属于面部，故此解剖标志点位于下颌骨颏极的下缘。b. 舌骨体前缘中点为下颌骨段头颈正中交界线的终点，舌骨体为颌面部的解剖结构，该段头颈交界线至舌骨体中点的下缘为止。c. 下颌骨段头颈分界线的全程由自下颌骨颏极至舌骨体中点之间的下颌舌骨肌中央腱（联合腱）构成，后者系两侧下颌舌骨肌在正中矢状层面上交汇融合形成的腱膜样结构，类似于两侧腹直肌之间的白线样的结构。

②咽周围段的解剖标志和分界线：解剖标志依次为舌骨体前缘中点、会厌前间隙、会厌上缘和鼻咽顶后壁，分界线为舌骨体至鼻咽顶后壁的正中线，其走行方向比较复杂。a. 舌骨体前缘中点既是下颌骨段头颈正中分界线的终点，也是咽周围段正中分界线的起点。b. 会厌软骨的上缘既是咽周围段中重要的解剖标志，也是咽周围段头颈分界线之间的一个重要的转折点。c. 鼻咽顶后壁既是咽周围段头颈正中交界线的终点，也是后颅窝底段头颈正中分界线的起点。d. 咽周围段头颈分界线分会厌前段和会厌后段。分会厌前段分界线自舌骨体向后上方倾斜走行至会厌上缘，会厌后段分界线自会厌上缘沿口咽和鼻咽的后壁向上直至鼻咽顶后壁。该段头颈分界线的形态最为迂曲复杂。

③后颅窝底段的解剖标志和分界线：解剖标志依次为鼻咽顶后壁、枕骨大孔前缘、枕骨大孔后缘、枕骨鳞部外骨面和枕外隆突。a. 鼻咽顶后壁为后颅窝底段头颈正中分界线的起点，位于颅骨斜坡的顶点的下方。b. 枕骨大孔前缘中点和枕骨大孔后缘中点之间的连线构成此段分界线的前段。c. 枕骨鳞部外骨面为构成此段分界线的后段。d. 枕外隆凸为后颅窝底段分界线的终点。e. 后颅窝底段分界线整体连接形成一个凹面向上的锅底样曲线。

CT/MRI 建议观察平面：

①正中矢状面 CT/MRI 图像为观察头颈正中交界线上解剖标志的主要平面。CT 可突出大部分骨性解剖标志，MRI 可进一步观察头颈正中交界线上的软组织解剖标志。

②横断面、冠状面等多平面 CT/MRI 图像可以补充观察各段头颈正中交界线上的解剖标志。

CT/MRI 观察要点提示：

在头颈正中交界线上，逐一识别和观察下颌骨段、咽周围段和后颅窝底段的各个解剖标志是我们完成在正中矢状面上准确进行头颈分界的关键。

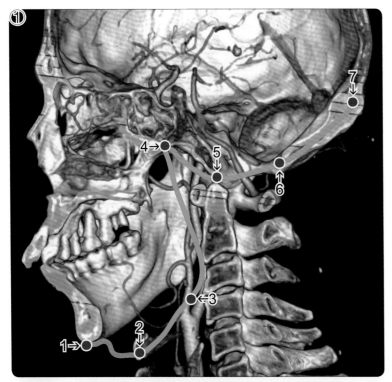

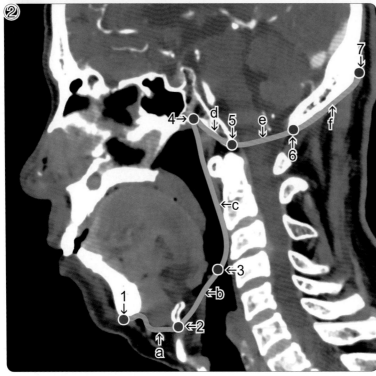

1. 下颌骨颏极
2. 舌骨体前缘中点
3. 会厌上缘
4. 鼻咽顶后壁
5. 枕骨大孔前缘
6. 枕骨大孔后缘
7. 枕外隆凸
a. 下颌舌骨肌
b. 会厌前间隙和会厌前面
c. 鼻咽和口咽
d. 斜坡外骨面
e. 枕骨大孔连线
f. 后颅窝底外骨面
● . 头颈分界解剖标志点
. 下颌骨段头颈交界线
. 咽周围段头颈交界线
. 后颅窝底段头颈交界线

图 2.1-1a　头颈正中交界线上的解剖标志和交界线

　　图①为 CT-3DVR 正中矢状面切面观图像，图②为同一个体的正中矢状面 CT 重建图像。
　　●观察头颈正中交界线上的解剖标志和交界线：
　　○解剖标志：自前往后依次为下颌骨颏极、舌骨体前缘中点、会厌上缘、鼻咽顶后壁、枕骨大孔前缘、枕骨大孔后缘和枕外隆凸。○交界线：在上述 7 个解剖标志之间，每两个点之间为一段交界线，分别是下颌骨段、会厌前间隙段、咽后壁段、斜坡段、枕骨大孔段和枕骨鳞部段；注意，会厌前间隙段可因会厌交替运动而呈现动态变化。

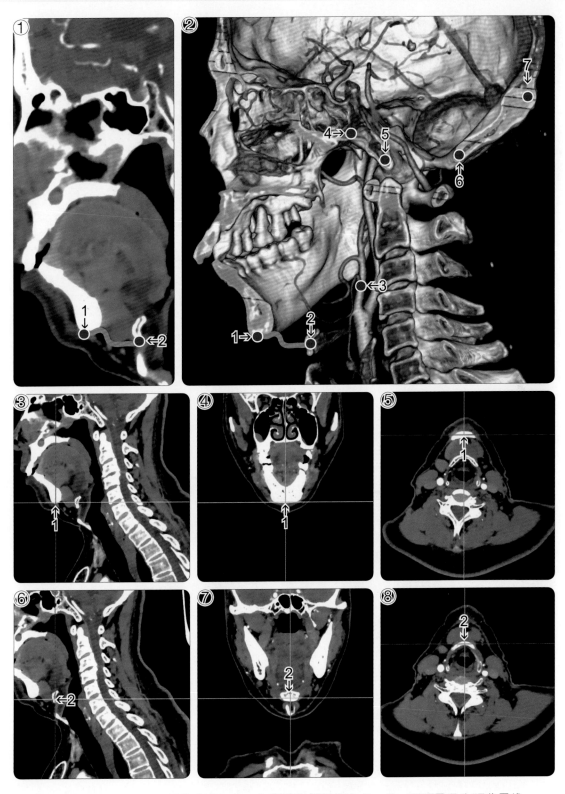

1. 下颌骨颏极；2. 舌骨体前缘中点；● . 头颈分界解剖标志点；● . 下颌骨段头颈分界线

图 2.1-1b　头颈正中交界线下颌骨段解剖标志和交界线

　　图①为 CT 正中矢状面图像，图②为 CT-3DVR 正中矢状切面图，图③至图⑧为定位片。
　　●下颌骨段头颈正中交界线上的解剖标志和交界线：○解剖标志：依次为下颌骨颏极和舌骨体前缘中点；○下颌骨段交界线：由下颌舌骨肌中心腱和肌肉构成，实际上可呈迂曲状。

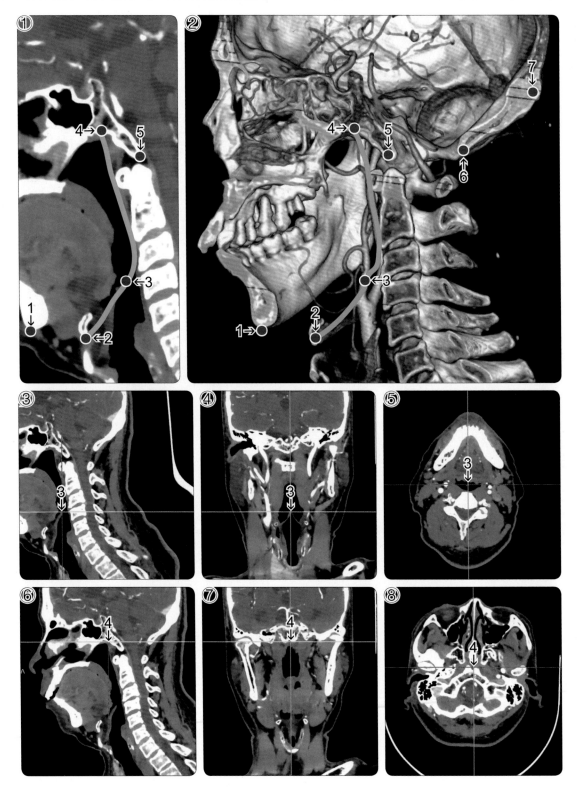

3. 会厌上缘；4. 鼻咽顶后壁；●. 咽周围段解剖标志；●. 咽周围段头颈正中分界线

图 2.1-1c　头颈正中交界线咽周围段解剖标志和交界线

　　图①为正中矢状面重建 CT 图像，图②为 CT-3DVR 正中切面，图③至图⑧为定位片。

　　●观察咽周围段头颈正中交界线上的解剖标志和交界线：○解剖标志：为会厌上缘和鼻咽顶后壁；○交界线：会厌前间隙段在倾斜与水平状态之间变换，咽喉壁段固定为上下垂直状。

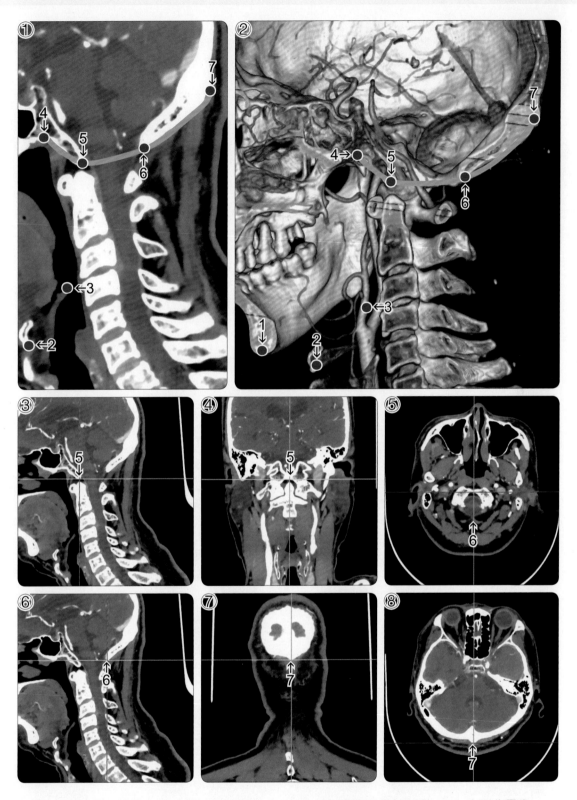

5. 枕大孔前缘；6. 枕大孔后缘；7. 枕外隆凸；●. 后颅窝底段解剖标志；●. 头颈分界线

图 2.1-1d　头颈正中交界线后颅窝底段解剖标志和交界线

　　图①为正中矢状面 CT 图像，图②为 CT-3DVR 正中矢状切面，图②至图⑧为定位片。
　　●观察后颅窝底段头颈正中交界线上的解剖标志和交界线：○解剖标志：为枕骨大孔前缘、枕骨大孔后缘和枕外隆凸；○交界线：斜坡段和枕骨鳞部倾斜，枕骨大孔段水平的直线。

a present："舌会厌谿"和"会厌前间隙"

　　舌会厌谿和会厌前间隙这两个解剖结构分布在头颈正中交界线区域，两者紧密毗邻，在进行头颈部正中交界线划分时易引起混淆。

　　①舌会厌谿（Tongue-epiglottis creek，TEC）：舌会厌谿也称"会厌谷"，位于口腔的解剖范围之内，是口腔中位于会厌与舌根之间向上方开放于口腔的一个正常的凹窝，其前壁为舌根和附着在舌根的舌扁桃体，后壁为会厌的口腔面，因口腔黏膜覆盖形成中间被舌会厌中央襞一分为二的两个基本对称的凹窝。舌会厌谿的形态和大小随吞咽活动而改变，可以充满食物，也可以完全排空。②会厌前间隙（Preepiglottic space，PES）：位于舌会厌谿下方，是会厌根部前方的一个软组织间隙，属于颈部。其上方以舌会厌谿底的口腔黏膜与舌会厌谿分隔，前壁为自上而下依次为舌骨、甲状舌骨膜和甲状软骨板，后壁为会厌软骨的前面。会厌前间隙的形态相对固定，始终存在。在吞咽时，该间隙缩短，脂肪体增厚，压迫会厌后倒，使喉口关闭。吞咽完成后恢复立起位。在喉癌或舌癌等肿瘤发生时，该软组织间隙是否受累对上述肿瘤的 TNM 分期和判定手术预后等方面均至关重要。因其在解剖和临床上与喉腔和喉癌关系尤为密切，故被视为喉的解剖范畴。

　　下面图①至图③为会厌段的头颈分界线，图④至图⑥为左侧舌会厌谿的定位片，图⑦至图⑨为左侧会厌前间隙的定位片。

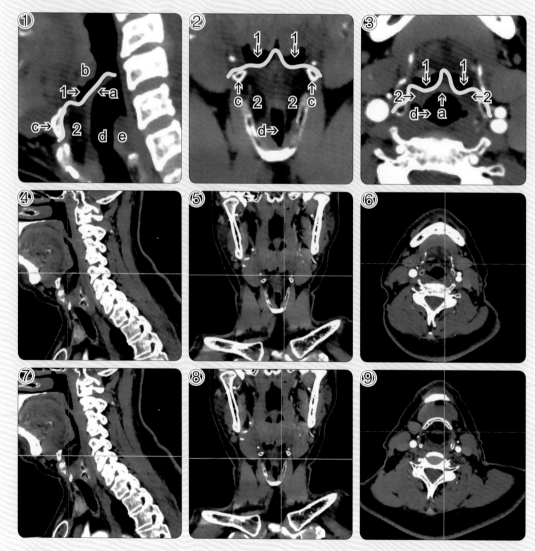

1. 舌会厌谿；2. 会厌前间隙；a. 会厌；b. 舌扁桃体；c. 舌骨；d. 喉腔；e. 会厌劈裂皱襞；
〇. 会厌段头颈交界线

● Point–02: 头颈外围交界线

区域解剖简析：

头颈外围交界线上的解剖标志和分界线位于头颈部的两侧。同样也可将之分为下颌骨段、咽周围段和后颅窝底段，但解剖内容不同。

①下颌骨段的解剖标志和分界线：a. 位于头颈部正中线的下颌骨颏极为下颌骨段外围分界线前方的起点；b. 下颌骨角位于下颌骨的后下方，是下颌骨段外围交界线的终点；c. 下颌骨段头颈外围交界线就是下颌骨体的下缘。

②咽周围段的解剖标志和分界线：a. 下颌骨角既是下颌骨段外围交界线的终点，也是咽周围段头颈外围分界线的起点。头颈外围分界线在下颌骨角处从横断面走行拐向上方的咽周围段时呈冠状面走行。b. 下颌骨髁状突位于下颌骨支的上端，是咽周围段头颈外围交界线的终点。c. 咽周围段头颈外围交界线是自下颌骨角沿下颌骨支后缘至下颌骨髁状突的连线，沿头颈部的外围走行。

③后颅窝底段的解剖标志和分界线：因外耳道、腮腺、乳突和茎突的存在，而决定后颅窝底段头颈交界线的走行。a. 外耳道位于鼻咽顶后壁的后方且与之等高，腮腺则位于外耳道的下方，在日本被称为"耳下腺"。外耳道和腮腺属于头面部。b. 乳突与茎突自颅底伸向颈部。c. 枕外隆凸为后颅窝底段颈部外围交界线的终点。d. 后颅窝底段头颈外围分界线前段沿外耳道、茎突和乳突段的表面折曲走行，后段自乳突后方沿上项线走行并终止于枕外隆凸。

CT/MRI 建议观察平面：

头颈外围交界线的走行路径与任何扫描和重建图像的平面不符，故难以像头颈正中分界线那样使用某个平面来观察和显示。头颈部 3D-VR 是观察和划分头颈外围交界线的唯一方法和手段。

①头颈部 3D-VR 图像：可以清楚显示颅骨和下颌骨等骨骼架构，故可以观察头颈外围交界线的全部骨性解剖标志，为观察头颈外围交界线的最佳检查方法。

②横断面 CT/MRI 图像：可以观察外围头颈交界线的细节表现，冠状面和矢状面图像可以作为补充观察和显示的手段。

CT/MRI 观察要点提示：

头颈外围交界线上各解剖标志的识别是确定头颈外围交界线的 CT/MRI 观察的重点和关键内容：

①下颌骨体是观察下颌骨段头颈外围交界线的主要依据。

②下颌骨支和腮腺是观察咽周围段头颈外围交界线的观察重点。

③上项线、乳突和茎突是观察后颅窝底段头颈外围交界线的主要解剖标志，在枕骨鳞部头颈交界线以上项线分界，乳突和茎突则以其骨质表面为交界面，其周围的肌肉为颈部。

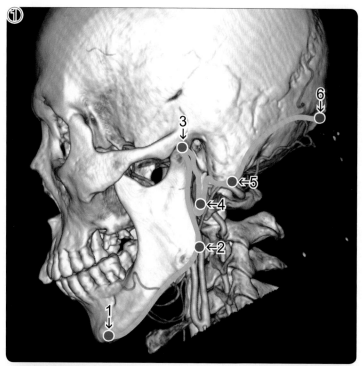

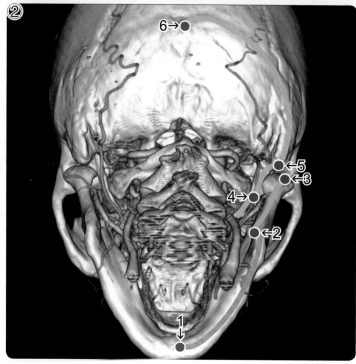

1. 下颌骨颏极
2. 下颌骨角
3. 下颌骨髁突
4. 茎突
5. 乳突
6. 枕外隆凸
● . 解剖标志点
● . 下颌骨段
● . 咽周围段
● . 后颅窝底段

图 2.1-2a　头颈外围交界线上的解剖标志

图①为头颈部的 **3D-VR** 左侧面观图像，图②为头颈部的 **3D-VR** 后下面观图像。

●观察头颈外围交界线上解剖标志和分界线的 **CT/MRI** 表现：

○头颈部的 **3D-VR** 侧面观图像显示头颈部外围交界线上的解剖标志具有较大的优势，基本上可以使头颈外围交界线上的骨性解剖结构得到很好的观察和分析。但是，在多平面重建图像上无法显示和观察各段外围交界线的完整连线。○头颈外围交界线上的下颌骨段和咽周围段的头颈分界线分别由下颌骨体下缘和下颌骨支的后缘形成，相对比较整齐，容易观察和识别。后颅窝底段前段因外耳道、乳突和茎突等骨面形成复杂的头颈分界线，后段则以上项线为头颈分界线。

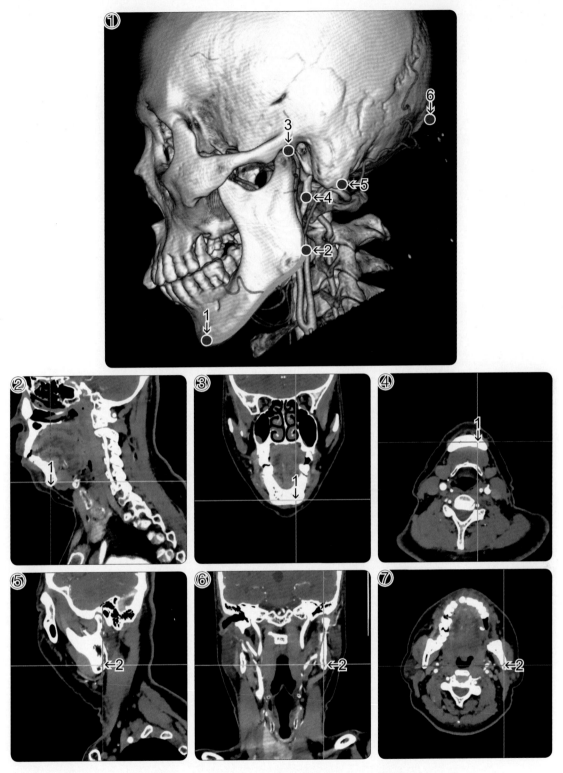

1. 下颌骨颏极；2. 下颌骨角；●. 头颈分界解剖标志；● . 下颌骨段头颈分界线

图 2.1-2b　头颈外围交界线下颌骨段的解剖标志和交界线

　　图①为 CT-3DVR 左侧面观图像，图②至图⑦分别为下颌骨颏极与下颌角的多平面定位片。
　　●观察下颌骨段头颈外围交界线上的解剖标志和交界线：○解剖标志：下颌骨颏极和下颌骨角，两者随下颌骨一起运动；○交界线：下颌骨颏极至下颌骨角之间的下颌骨下缘为下颌骨段头颈外围交界线。此段交界线随下颌骨运动而变动，但其形态不变。

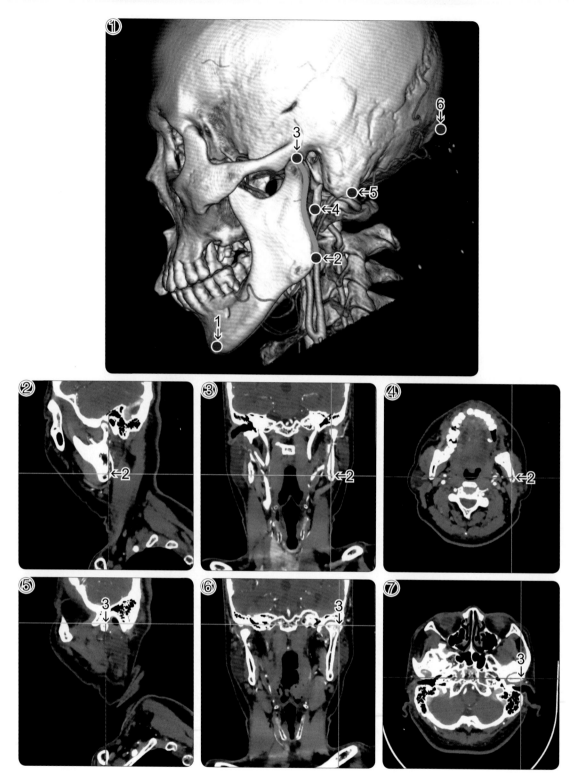

2. 下颌骨角；3. 下颌骨髁突；●. 头颈分界解剖标志；●. 咽周围段头颈分界线

图 2.1-2c　头颈外围交界线咽周围段解剖标志和交界线

　　图①为 CT-3DVR 左侧面观图像，图②至图⑦为下颌角和下颌骨髁突的多平面定位片。
　　●观察咽周围段头颈外围交界线上的解剖标志和交界线：○解剖标志：为下颌骨角和下颌骨髁状突；○交界线：自下颌骨角至下颌骨髁状突段的下颌骨支后缘为该段交界线，与下颌骨段一样，此段交界线位置可变但形态不变。

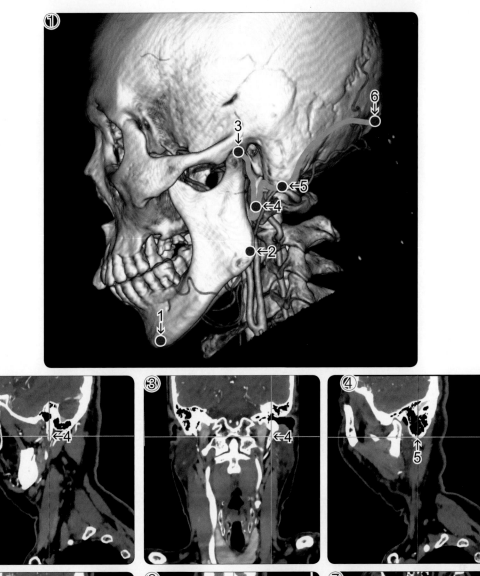

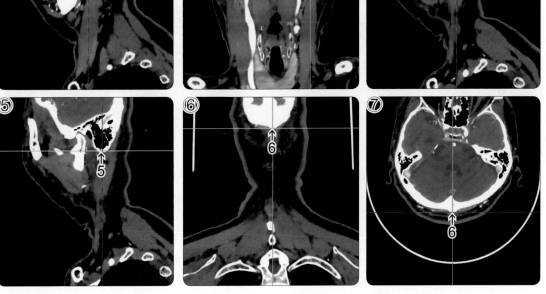

3. 下颌骨髁突；4. 茎突；5. 乳突；6. 枕外隆凸；● 和 ● . 分别为头颈分界解剖标志和分界线

图 2.1-2d　头颈外围交界线后颅窝底段解剖标志和交界线

　　图①为 CT-3DVR 左侧面观图像，图②至图⑦为茎突、乳突和枕外隆凸的多平面定位片。
　　●观察后颅窝底段头颈外围交界线上的解剖标志和交界线：○解剖标志：为下颌骨髁状突、茎突、乳突和枕外隆凸，这些解剖标志的位置均固定不变；○交界线：为沿下颌骨髁状突、茎突、乳突、上项线和枕外隆凸走行的连线。该段交界线形态复杂，但位置恒定不变。

2.1.2　头颈交界面

头颈交界面的解剖形态比较复杂，在既往的文献中尚未被详细地提及过。我们在头颈正中交界线和头颈外围交界线的基础上，在多平面的 CT/MRI 图像上勾勒出各段头颈交界面的解剖轮廓。

颈前段（下颌骨段）头颈交界面大致分布在人体的横断面上，颈中段（咽周围段）头颈交界面大致分布在人体的冠状面上，颈后段（后颅窝底段）头颈交界面也是大致分布在人体的横断面上。从左侧面 CT-3DVR 图像上观察，可见水平的下颌骨段与竖直的咽周围段构成"⌐"形状，竖直的咽周围段再与水平的后颅窝底段构成"⌐"形状，三段连接组成完整的阶梯状。

组成阶梯状的这三段头颈交界面并非简单的平面，而是由不同的解剖结构凹凸镶嵌在一起，各自构成复杂的头颈交界面。观察和认识头颈交界面比头颈正中交界线和头颈外围交界线更复杂，也更困难。

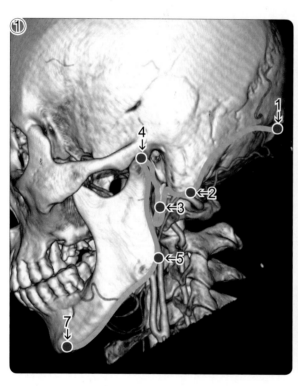 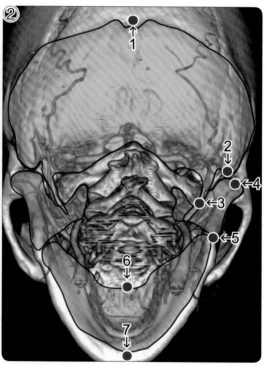

1. 枕外隆凸；2. 乳突；3. 茎突；4. 下颌骨髁突；5. 下颌骨角；6. 舌骨体；7. 下颌骨颏极；●. 下颌骨段头颈分界面；●. 咽周围段头颈分界面；●. 后颅窝底头颈分界面

图 2.1-3a　各段头颈交界面上的解剖标志及其范围

图①为头颈部 CT-3DVR 左侧面观图像，图②为头颈部 CT-3DVR 后下面观图像。

●各段头颈交界面的解剖组成：○下颌骨段头颈交界面：包括下颌骨体内侧面、两侧下颌舌骨肌的下面、二腹肌前腹和下颌下腺的下面。○咽周围段头颈交界面包括内脏区的会厌前间隙、会厌前面、口咽后壁、鼻咽后壁和鼻咽顶后壁；颈动脉鞘区包括颈动脉鞘前缘和下颌骨支后缘；胸锁乳突肌区包括胸锁乳突肌前缘和腮腺后缘。○后颅窝底段头颈交界面。包括斜坡底面、乳突表面、茎突表面、枕骨大孔边缘、枕鳞外表面。除枕骨大孔以前后缘和两侧缘连线分界头颈之外，其余骨骼结构的外表面即为此段头颈交界面。

● Point-03: 头颈交界面

区域解剖简析：

各段头颈交界面的具体形态和分布。

①下颌骨段头颈交界面：位于面部下方，大致在横断面上走行和分布。该段头颈交界面自下颌骨颏极向后延伸至舌骨体，向两侧延伸至下颌骨角，在面部下方形成"V"字形或马蹄铁形的头颈交界面。参与构成下颌骨段头颈交界面的解剖结构包括下颌骨体、下颌舌骨肌、二腹肌前腹和下颌下腺。a. 下颌舌骨肌线下方的下颌骨体内侧面为外侧部分，即"M"字的两个边；b. 下颌舌骨肌自下颌舌骨肌线向后集中附着于舌骨体前面，构成"M"字中间的"V"字，成为该交界面顶壁的主体；c. 二腹肌前腹和下颌下腺浅部位于下颌舌骨肌的下方，在"M"字的两侧下方向下凸出，前者分隔颏下间隙和两侧的下颌下间隙，后者突入两侧的下颌下间隙内。

②咽周围段头颈交界面：位于面部的后方，在冠状面上走行和分布于颈椎的前方和两侧，自舌骨体向上直至鼻咽顶后壁。中间为内脏区，向两侧依次为颈动脉鞘区和胸锁乳突肌区。a. 内脏区分会厌上段和会厌下段。会厌上段自会厌上缘向上延伸至鼻咽顶后壁，其形状和位置相对固定不变；会厌下段自会厌上缘向下延伸至舌骨体。此段的形态随会厌的运动而改变。当会厌直立时，内脏区向前凸出，当会厌后倒时，内脏区向后倾倒。b. 颈动脉鞘区自颅底向后下方走行和分布于内脏区的外侧。c. 胸锁乳突肌区的胸锁乳突肌自胸锁关节区域向两侧后外上方走行，走行和分布在颈动脉鞘的前方和两侧，终止并附着于两侧乳突。

③后颅窝底段头颈交界面：在横断面上走行和分布位于后颅窝底，分为斜坡部、枕骨大孔部、茎突乳突部和枕骨鳞部。a. 斜坡部位于鼻咽顶后壁的上方，呈倾斜状；b. 枕骨大孔部以枕骨大孔边缘的连线构成此部的头颈分界面；c. 茎突和乳突两者以骨性突起自颅底向下方突入颈部，茎突与乳突的表面构成此部的头颈交界面；d. 枕骨鳞部的外表面自枕骨大孔的两侧缘和后缘向上延伸至上项线形成锅底状，构成后颅窝底头颈交界面的主体。因构成后颅窝底段头颈交界面的解剖结构皆为骨骼，故其形态虽然崎岖，但是恒定不变。

CT/MRI 建议观察平面：

各段头颈交界面分布方向不同，故其 CT/MRI 观察的平面也不同。

①下颌骨段和后颅窝底段头颈交界面均分布在人体的横断面上，故应以冠状面和矢状面 CT/MRI 图像为主要观察平面。

②咽周围段头颈交界面分布在人体的冠状面上，故横断面 CT/MRI 图像为该交界面的最佳观察平面。矢状面 CT/MRI 图像可作为补充使用。

CT/MRI 观察要点提示：

①下颌骨段重点观察下颌舌骨肌、下颌骨体、二腹肌前腹和下颌下腺。
②咽周围段头颈交界面应分内脏区、颈动脉鞘区和胸锁乳突肌区观察。
③后颅窝底段头颈交界面应以相关骨骼的外表面作为识别的标志。

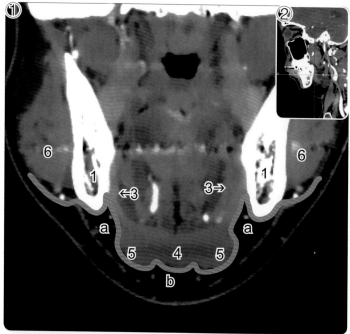

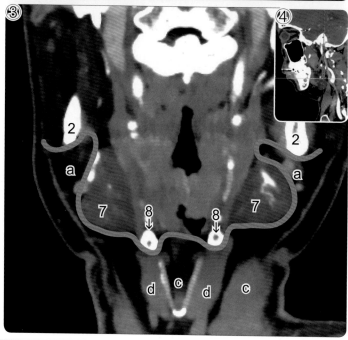

1. 下颌骨体
2. 下颌骨支
3. 下颌舌骨肌
4. 颏舌骨肌
5. 二腹肌前腹
6. 咬肌
7. 下颌下腺
8. 两侧舌骨大角根部
a. 下颌下间隙
b. 颏下间隙
c. 喉
d. 甲状舌骨肌
● . 下颌骨段头颈交界面

图 2.1-3b　下颌骨段头颈交界面 - 冠状面观察

图①和图③为下颌骨段头颈交界面冠状面图像，图②和图④为图①和图③的定位片。

● 观察下颌骨段头颈交界面的冠状面的 CT 表现：○下颌下腺前方层面的冠状面 CT 重建图像：如果仅有下颌舌骨肌形成 "V" 字形的话，那么该层面的冠状面 CT 图像会显示下颌骨段头颈交界面为典型的 "M" 字形。因为下颌舌骨肌下方的中线两侧有二腹肌前腹的存在并向下方突出，故该交界面从 "V" 字形变成 "W" 字形。在两侧二腹肌前腹之间的下方区域为颏下间隙，而二腹肌前腹两侧为下颌下间隙。注意这是活体下颌骨段头颈交界面的真实表现（见图①）。○下颌下腺层面的冠状面 CT 重建图像：在下颌下腺层面，可见位于喉头两侧的下颌下腺向下方明显突出，构成下颌骨段头颈交界面的下颌舌骨肌和颏下间隙已经消失，仅剩下两侧的下颌下间隙。此层面显示下颌骨段头颈交界面更加宽大，由两侧舌骨大角根部和下颌下腺组成一个更大的 "W" 字形的头颈交界面（见图③）。

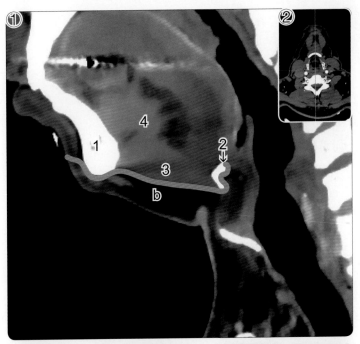

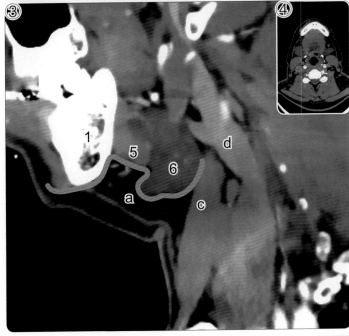

1. 下颌骨体
2. 舌骨体
3. 下颌舌骨肌 + 颏舌骨肌
4. 颏舌肌
5. 二腹肌前腹
6. 下颌下腺
a. 下颌下间隙
b. 颏下间隙
c. 胸锁乳突肌
d. 颈内静脉
● . 下颌骨段头颈交界面

图 2.1-3c　下颌骨段头颈交界面 - 矢状面观察

　　图①和图③为下颌骨段头颈交界面矢状面图像，图②和图④为图①和图②的定位片。

　　●观察下颌骨段头颈交界面的矢状面的 CT 表现：○正中矢状面 CT 重建图像：在正中矢状面重建 CT 图像上，可见下颌骨段头颈交界面自下颌骨颏极向后延伸至舌骨体，呈下缘笔直的水平面状，其上方的肌肉由下颌舌骨肌和颏舌骨肌组成，与舌肌等连接在一起。其下方为颏下间隙（见图①）。○下颌下腺层面的矢状面 CT 重建图像：在下颌下腺层面，可见下颌骨段头颈交界面前部比较平直，上方为下颌舌骨肌和二腹肌前腹，下方为下颌下间隙。下颌骨段头颈交界面后段因有一侧的下颌下腺向下方呈圆弧状凸出，与前段一起构成一个反 "5" 字形状，下颌下腺后方毗邻胸锁乳突肌的前缘（见图②）。

　　可见正中矢状面和两侧的下颌下腺层面形成完全不同的交界面轮廓，其主要原因是在侧方的下颌下腺呈不同程度的向下凸出所致。

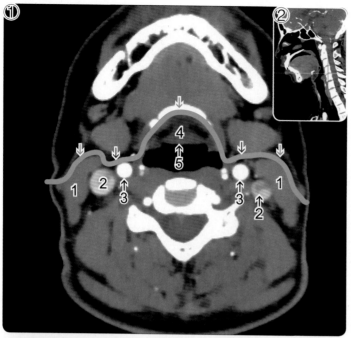

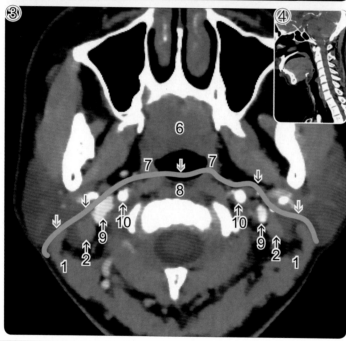

1. 胸锁乳突肌
2. 颈内静脉
3. 颈总动脉
4. 会厌前间隙
5. 会厌
6. 软腭
7. 鼻咽侧壁
8. 鼻咽后壁
9. 颈内动脉
10. 颈外动脉
●. 咽周围段头颈交界面
↓. 内脏区
↓. 颈动脉鞘区
↓. 胸锁乳突肌区

图 2.1-3d　咽周围段头颈交界面 - 横断面观察

　　图①和图③为咽周围段头颈交界面的横断面图像，图②和图④为图①和图③的定位片。

　　●观察咽周围段头颈交界面的横断面表现：横断面 CT/MRI 图像是唯一可以完整观察到咽周围段头颈交界面上的各个区域，包括内脏区、颈动脉鞘区和胸锁乳突肌区等全部解剖结构形态的平面。○喉咽层面：内脏区明显向前凸起，呈曲线状，舌骨体后方的会厌前间隙和会厌等喉部结构归属颈部，此段头颈交界面随会厌运动而变化。颈动脉鞘区的外侧部分被胸锁乳突肌区所掩盖（见图①）。○鼻咽和口咽层面：显示内脏区不再向前凸出，而是与颈动脉鞘区和胸锁乳突肌区的头颈交界面基本保持一致，并且各部之间互不遮挡。此段头颈交界面保持恒定不变（见图③）。

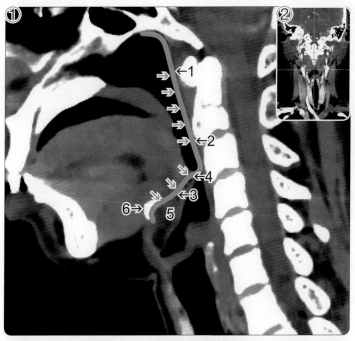

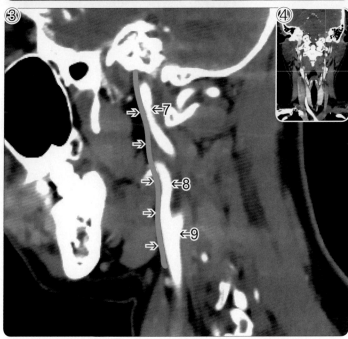

1. 鼻咽后壁段
2. 口咽后壁段
3. 会厌段
4. 会厌上缘
5. 会厌前间隙
6. 舌骨
7. 颈内动脉
8. 颈外动脉
9. 颈总动脉
● . 咽周围段头颈交界面
↓. 内脏区
↓. 颈动脉鞘区

图 2.1-3e　咽周围段头颈交界面 - 矢状面观察

图①和图③为咽周围段头颈交界面的矢状面图像，图②和图④为图①和图③的定位片。

●观察咽周围段头颈交界面的矢状面表现：矢状面 CT/MRI 图像可分别观察咽周围段头颈交界面的内脏区、颈动脉鞘区和胸锁乳突肌区的具体形态表现。○内脏区：内脏区的头颈交界面最复杂，会厌上缘以下部分的头颈交界面向前下方倾斜延伸至舌骨体后缘。当会厌后倒时，此段交界面接近水平分布。会厌上缘以上部分的头颈交界面沿口咽和鼻咽的后壁向上方略偏前直至鼻咽顶后壁，此段交界面形态固定不变（见图①）。○颈动脉鞘区：自颅底向下略偏后延伸至下颌下腺后方，其倾斜角度与咽后壁类似，内侧的颈总动脉和颈内动脉偏前，外侧的颈内静脉偏后，两者不能在矢状面图像上同时显示（见图②）。○胸锁乳突肌区：胸锁乳突肌自胸锁关节向后外上方走行，无法全部显示在一幅矢状面 CT/MRI 图像上。

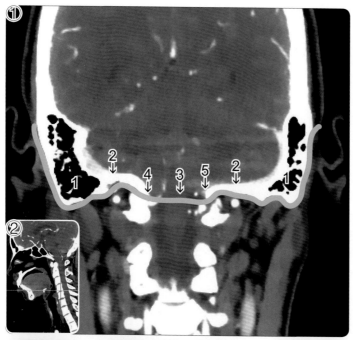

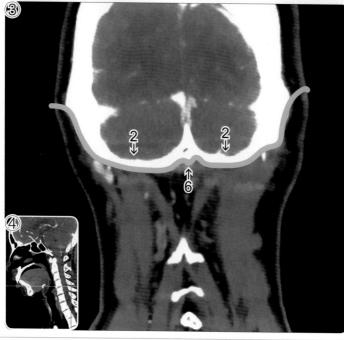

1. 乳突
2. 枕骨鳞部
3. 枕骨大孔
4. 枕骨大孔右侧缘
5. 枕骨大孔左侧缘
6. 枕外嵴
● . 后颅窝底段头颈交界面

图 2.1-3f　后颅窝底段头颈交界面 - 冠状面观察

　　图①和图③为后颅窝底段头颈交界面的冠状面图像，图②和图④为图①和图③的定位片。

　　●观察后颅窝底段头颈交界面的冠状面表现：冠状面 CT/MRI 图像可以完整观察后颅窝底段头颈交界面的平面并进行两侧对比。○前方层面：显示斜坡、茎突、乳突和枕骨大孔，其中枕骨大孔区以枕骨大孔的两侧缘之间的连线作为该区域的头颈交界面，其余全部为骨骼，可以各自的颅底骨表面为头颈交界面（见图①）；○后方层面：在枕骨大孔的两侧和后方，均为枕骨鳞部，为凹面向上的锅底形，交界面保持恒定不变（见图③）。

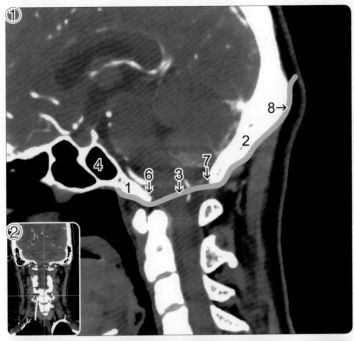
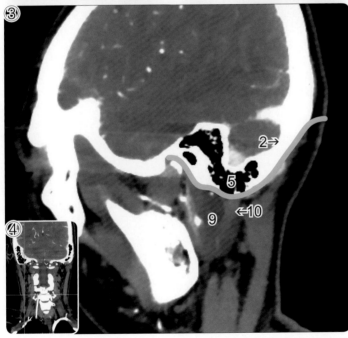

1. 斜坡
2. 枕骨鳞部
3. 枕骨大孔
4. 蝶窦
5. 乳突
6. 枕骨大孔前缘
7. 枕骨大孔后缘
8. 枕外隆凸
9. 腮腺
10. 胸锁乳突肌
●. 后颅窝底段头颈交界面

图 2.1-3g　后颅窝底段头颈交界面 - 矢状面观察

图①和图③为后颅窝底段头颈交界面的矢状面图像，图②和图④为图①和图③的定位片。

●观察后颅窝底段头颈交界面的矢状面表现：○正中矢状面图像：显示此段头颈交界面的前段为斜坡的外骨面，向前上方倾斜，与鼻咽顶后壁毗邻。中段为枕骨大孔前下缘和后下缘之间的连线。后段为枕骨鳞部正中线处的外骨面。三段连接呈平底锅状。○后颅窝底外侧矢状面图像：显示前段为乳突和茎突等凹凸不平的颅底骨结构，后段为枕骨鳞部。两者连接成尖底锅形态。前段的下方有腮腺存在，故自胸锁乳突肌之后是真正的头颈交界面。

2.2　颈部分区

颈部分区历来都是颈部解剖学的重要内容。既往文献对此已有若干描述，CT/MRI 又为颈部分区提供了新的影像学基础，通过 CT/MRI 对活体的解剖进行观察来重新审视颈部分区很有必要。颈部的解剖学分区有"三角分区法"和"筋膜分区法"。前者是按照颈部体表的解剖标志进行分区，立足于位置，大局观强，在临床外科的应用中广受欢迎。后者是按照颈部筋膜的层次进行分区，立足于深度和层次，对颈部解剖结构观察更加全面、细致和准确，在临床应用中也更加准确可靠。对于以断面图像为主的 CT/MRI 图像而言，显然筋膜分区法具有更大的优势和应用空间，使用起来也更方便自如。应以筋膜分区法作为学习的重点，同时了解三角分区法在 CT/MRI 应用中的价值和注意事项。

2.2.1　颈部三角分区法

颈部三角分区法是选择颈部的肌肉作为解剖标志进行分区的一种传统的颈部分区法。颈部三角中除颏下三角系位于中线上的单个三角外，其余三角均在颈部呈两侧对称分布。颈部三角分区法属表面分区法，在划分颈深部解剖结构方面有一定的局限性，这一点在 CT/MRI 等断面图像上更加明显。但是，因为长期以来的临床应用经验使颈部三角分区法在临床医学中占据一定的地位。我们应当在 CT/MRI 图像上对颈部三角分区法的优点和不足有一个清楚的认识。

● Point-01: 颈部三角分区概览

区域解剖简析：

颈部三角分区法将颈部划分为两部、7 区和 15 个三角。两部，即固有颈部和项部。7 区包括舌骨上区、舌骨下区、两侧胸锁乳突肌区（×2）、两侧颈外侧区（×2）和项区。15 个解剖三角区被包含在上述 7 区内。

①舌骨上区：包含位于中线上的 1 个颏下三角和其两侧的 2 个下颌下三角，颏下三角与两侧的下颌下三角之间以两侧二腹肌的前腹分界。

②舌骨下区：包含中线两侧的 2 个肌三角以及肌三角外侧的 2 个颈动脉三角，肌三角和颈动脉三角之间以同侧肩胛舌骨肌的上腹分界。

③两侧胸锁乳突肌区同时也是两侧胸锁乳突肌三角 (sternocleidomastoid triangle)。上端仅一个头附着于乳突，比较窄小。下端有锁骨内侧端和胸骨柄两个头，相对比较宽大。故胸锁乳突肌区也被称为胸锁乳突肌三角。

④两侧颈外侧区：有两侧对称分布的 4 个三角。较大的枕三角位于后上方，较小的锁骨上三角（锁骨上大窝）位于前下方。两者之间以肩甲舌骨肌下腹分界。

⑤项区（颈后区）：有两侧斜方肌构成的斜方肌三角。

15 个三角中，除 1 个颏下三角位于正中外，其余均为两侧对称分布。

CT/MRI 建议观察平面：

在 CT/MRI 图像上，无论使用哪个平面均难以准确和完整地观察到所有的颈部三角。

CT/MRI 观察要点提示：

颈部表面的相关肌肉是识别颈部三角的解剖基础。而作为解剖标志的这些肌肉均难以从 CT/MRI 多平面图像上进行完整和全面的观察，故颈部三角分区法不适合以各种形式的 CT/MRI 图像进行观察和识别。

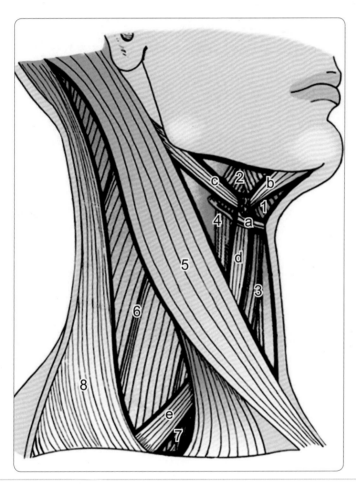

1. 颏下三角
2. 下颌下三角
3. 肌三角
4. 颈动脉三角
5. 胸锁乳突肌三角
6. 枕三角
7. 锁骨上三角
8. 斜方肌三角
a. 舌骨体
b. 二腹肌前腹
c. 二腹肌后腹
d. 肩胛舌骨肌上腹
e. 肩胛舌骨肌下腹

图 2.2-1　颈部三角分区概览图

●记住颈部三角分区法：○颈部各个三角的位置和构成：① 颏下三角：位于舌骨上区的正中线上，由两侧二腹肌前腹的内缘和下颌骨颏极的后缘构成；② 下颌下三角：位于颏下间隙的两侧，由下颌骨体下缘、二腹肌前腹外缘和后腹前缘构成；③ 肌三角：位于舌骨下区中线两侧，由舌骨体下缘、肩胛舌骨肌上腹前缘、胸锁乳突肌前缘和颈前正中线构成；④ 颈动脉三角：位于两侧肌三角的后上方，由二腹肌后腹下缘、肩胛舌骨肌上腹后缘和胸锁乳突肌前缘构成；⑤ 胸锁乳突肌三角：位于颈部两侧，由胸锁乳突肌的表面构成；⑥ 枕三角：位于胸锁乳突肌后方上段、中段和下段的 1/2 左右，由胸锁乳突肌后缘、肩胛舌骨肌下腹上缘和斜方肌前缘构成；⑦ 锁骨上三角：位于胸锁乳突肌后方下段的 1/2 左右，由胸锁乳突肌后缘、肩胛舌骨肌下腹下缘和锁骨构成；⑧ 斜方肌三角：位于项部，由斜方肌的表面构成。

2.2.2　颈部筋膜分区法

　　颈部的呼吸道、消化道、动静脉血管、颈椎以及颈部的神经和肌肉群等解剖结构基本上都是沿颈部上下走行和分布的，与之伴随的颈部筋膜群也是以上下走行为主。这样就为我们以 CT/MRI 等断面图像，特别是横断面图像观察颈部筋膜层次和分区提供便利。利用筋膜分区对颈部解剖结构进行观察和识别可以大大提高颈部病变的定位和定性效果。在 CT/MRI 应用过程中，颈部筋膜分区法的重要性也就被凸显出来。

● Point–02: 颈部筋膜分区概览

区域解剖简析：

　　颈部筋膜与全身筋膜一样，分颈浅筋膜和颈深筋膜。

　　①颈浅筋膜即皮肤下方的皮下组织，包括脂肪、疏松结缔组织、颈阔肌以及位于此处的表浅动静脉血管、淋巴管、淋巴结和皮神经等结构。颈浅筋膜的浅层以脂肪为主，又称"Camper 氏筋膜"或脂肪层。颈浅筋膜的深层含纤维成分较多，又称为"Scarpa 氏筋膜"或膜层。

　　②颈深筋膜位于颈浅筋膜的深部，是真正意义上的筋膜，又称"固有筋膜"或"颈筋膜"。它们包裹在肌肉、血管、神经和内脏器官的表面并与这些解剖结构的外膜融合，其增厚部分形成肌鞘、肌间隔、腱鞘、血管鞘等。颈深筋膜可依据部位分为浅层、中层和深层：a. 浅层毗邻颈浅筋膜，因其包裹全部颈深筋膜间隙，故又称"封套筋膜"，分别包绕颈前方的胸锁乳突肌和颈后方的斜方肌，形成肌肉夹层。b. 中层包绕颈前肌群、内脏间隙和颈动脉鞘间隙，位于封套筋膜内前 1/3 区域。颈前肌群含胸骨甲状肌、甲状舌骨肌、胸骨舌骨肌和肩胛舌骨肌等；内脏间隙含喉、下咽、气管、食管和甲状腺等颈部内脏器官，其筋膜与脏器的外膜融合成为一体；颈动脉鞘间隙位于内脏间隙的外侧，内含颈动、静脉、神经和淋巴结。c. 深层包绕颈椎及其周围肌肉群，位于封套筋膜内后 2/3 区域。包括颈椎前肌群、颈椎旁肌群和颈椎后肌群。颈深筋膜深层又被称为"椎前筋膜 (prevertebral fascia)"。

CT/MRI 建议观察平面：

　　横断面 CT/MRI 图像为观察颈部筋膜间隙的最佳平面。可以详细、准确地观察颈部筋膜分区以及各个筋膜分区内的解剖结构和毗邻关系。冠状面和矢状面分别可以观察各个筋膜间隙左右两侧和前后的整体解剖关系。

CT/MRI 观察要点提示：

　　①除深筋膜浅层（封套筋膜）可以直观地分析其实际走行和分布外，其余的筋膜间隙需依据其内所含的解剖结构来识别和分析。

　　②记住各筋膜间隙内的结构及其排列顺序，逐一进行准确观察。

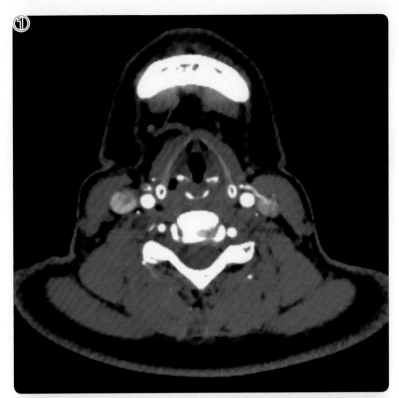

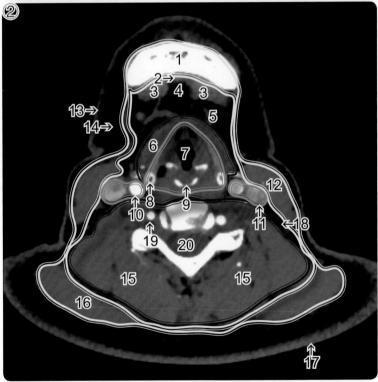

1. 下颌骨颏
2. 下颌舌骨肌
3. 二腹肌前腹
4. 颏下间隙
5. 下颌下间隙
6. 颈前肌群
7. 喉腔
8. 甲状软骨上角
9. 后连合
10. 颈内动脉
11. 颈内静脉
12. 胸锁乳突肌
13. 颈部皮肤
14. 皮下组织（浅筋膜）
15. 颈后肌群
16. 斜方肌
17. 项部皮肤
18. 咽旁间隙
19. 椎动脉
20. 椎管
○封套筋膜
●颈前肌群筋膜
●内脏筋膜
●颈动脉鞘
●椎前筋膜

图 2.2-2　颈部筋膜分区概览

　　图①为喉室层面横断面 CT 图像，图②在同一横断面 CT 图像上标记出颈部筋膜分区。

　　●颈部筋膜分区的横断面观察：○封套筋膜：黄色线条围绕在颈部肌肉、颈动脉鞘和内脏最外围的深筋膜浅层为封套筋膜，包绕两侧胸锁乳突肌和两侧斜方肌并形成 4 个夹层。其外为颈浅筋膜；○深筋膜中层：洋红、绿色和青色线条分别为深筋膜中层的颈前肌群、内脏区和颈动脉鞘区；○深筋膜深层：围绕颈椎和颈椎周围肌群的紫色线条为颈筋膜深层。

● Point−03: 颈浅筋膜和颈深筋膜浅层

区域解剖简析：

①颈浅筋膜即颈部的皮下组织，分布在颈部皮肤的下方，颈浅筋膜中包括有颈阔肌和动脉、静脉、淋巴管和皮神经等的细小分支。依据位置和组织学形态，皮下组织可分两种或两层，其中浅层部分皮下组织较厚且基本上以脂肪为主，又称"Camper（昆珀）筋膜"或脂肪层。深层部分皮下组织中出现较多的纤维结缔组织成分，又称"Scarpa（斯卡帕）筋膜"或膜层。颈浅筋膜的厚度主要取决于脂肪数量的多少，脂肪数量在不同个体及人体的不同部位可有较大差异。

②颈深筋膜浅层：a. 在概念上，颈深筋膜又称"颈筋膜"，是在组织学上真正形成膜状结构的部分。颈深筋膜浅层位于颈浅筋膜下方，是将整个颈部的肌肉、血管和内脏结构等完全包裹并封闭起来的第一层筋膜。b. 在形态和分布上，颈深筋膜浅层因位于颈深筋膜的最外围且比较完整，故又被称为"封套筋膜（investing layer）"。该层筋膜在胸锁乳突肌和斜方肌处分成内外两层（夹层），将上述肌肉包裹起来，同时还向腮腺、下颌下腺腺体器官等解剖结构的表面延伸，并与其外膜融为一体并将之包裹。这样一来，封套筋膜就与上述这些结构联系在一起，形成若干个夹层样结构。封套筋膜可向上与下颌骨体等头颈交界处的骨骼和肌肉等密切连接并融合；向下则与胸入口处的骨骼、肌肉和脏器连接、融合在一起；在颈后部的正中线上，封套筋膜与项韧带和颈椎棘突韧带等结构紧密融汇交织在一起，在颈部前面的正中线上，两侧的封套筋膜也严密地融汇在一起，这样一来，该层筋膜就以360°从最外围完整地封闭颈部，形成完整的"脖套"以保护颈部的器官、肌肉、动静脉血管和神经。

CT/MRI 建议观察平面：

横断面为最佳观察平面，可完整地观察颈浅筋膜和颈深筋膜浅层的全貌和细节。冠状面和矢状面则可补充观察到横断面无法显示的部分。

CT/MRI 观察要点提示：

识别封套筋膜之后即可确定颈浅筋膜的厚度和范围。

①封套筋膜的识别方法：首先识别两侧胸锁乳突肌和斜方肌，该筋膜在两侧胸锁乳突肌和斜方肌的表面形成夹层和包鞘，在这4条肌肉之外的区域封套筋膜沿着颈部其他肌肉、血管和内脏等解剖结构的表面形成一层相对完整的筋膜。当筋膜较薄，其自身不能显示时，则可以借助两侧胸锁乳突肌、斜方肌和其他颈部解剖结构的表面为依据判定封套筋膜的具体分布、位置及其范围。

②颈浅筋膜厚度和范围的确定：确定封套筋膜之后，在封套筋膜与皮肤之间的脂肪组织层可以代表颈浅筋膜的厚度和范围。在不同个体和不同部位，颈浅筋膜在厚度上可以表现出明显的差异。

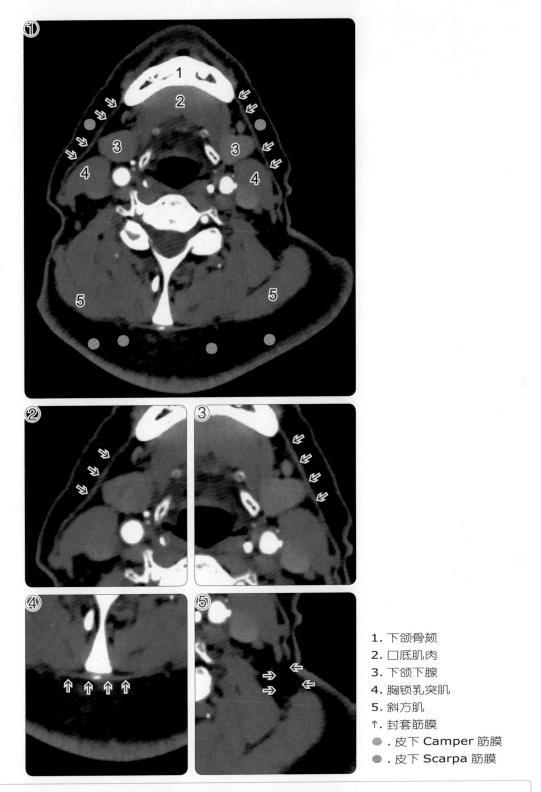

1. 下颌骨颏
2. 口底肌肉
3. 下颌下腺
4. 胸锁乳突肌
5. 斜方肌
↑. 封套筋膜
●. 皮下 Camper 筋膜
●. 皮下 Scarpa 筋膜

图 2.2-3a　颈浅筋膜和颈深筋膜浅层 - 横断面观察

　　图①为会厌层面横断面图像，图②至图⑤为图①的局部放大的 CT 图像。
　　●观察颈部颈浅筋膜和封套筋膜：○颈浅筋膜：纯含脂肪的皮下 Camper 筋膜呈一致的脂肪密度（见图①中的●）。含脂肪与纤维条索的为 Scarpa 筋膜（见图①中的●）。○封套筋膜：封套筋膜在浅筋膜深处完整地包绕在颈部内脏和肌肉的外围（见图②至④中的↑），部分较薄且不明显（见图⑤中的↑）。

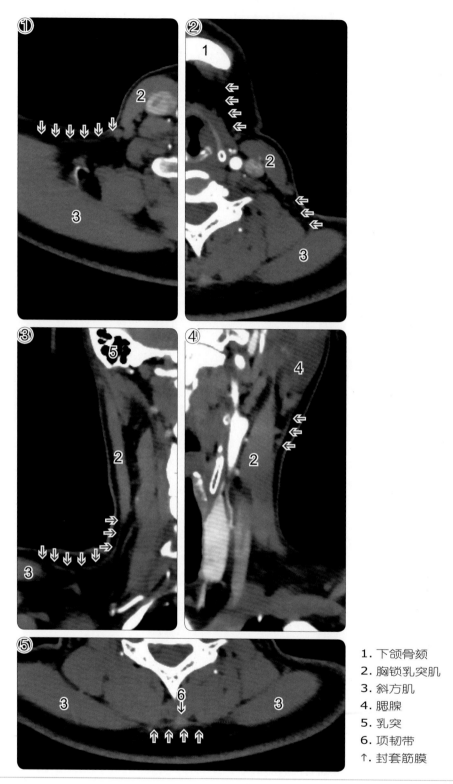

1. 下颌骨颏
2. 胸锁乳突肌
3. 斜方肌
4. 腮腺
5. 乳突
6. 项韧带
↑. 封套筋膜

图 2.2-3b　颈浅筋膜和颈深筋膜浅层 - 封套筋膜的观察

　　图①、图②和图⑤为颈部横断面 CT 图像，图③和图④为颈部冠状面 CT 图像。

　　●观察颈部封套筋膜：○识别封套筋膜：以胸锁乳突肌和斜方肌为线索可以迅速找到封套筋膜。○封套筋膜可显示的位置：a. 胸锁乳突肌与斜方肌之间（见图①、图②和图③）；b. 两侧斜方肌之间（见图⑤）；c. 胸锁乳突肌和斜方肌与周围的骨骼、器官和肌肉之间（见图②、图④和图⑤）。

● Point–04: 颈深筋膜中层

区域解剖简析：

颈深筋膜中层位于封套筋膜内的前 1/3 区域，含颈前肌群、内脏区和颈动脉鞘 3 个部分，其后方为颈深筋膜的深层。

①颈前肌群也称舌骨下肌群，由 4 条扁带状肌肉组成，在喉、气管和甲状腺等内脏的前方组成一个保护屏障。其深层为胸骨甲状肌和甲状舌骨肌，浅层为胸骨舌骨肌和肩胛舌骨肌。a. 深层肌群中的胸骨甲状肌起自胸骨柄和第 1 肋软骨的后缘，覆盖两侧甲状腺前外侧表面向内上方止于甲状软骨板斜线，呈倒 "V" 字形；甲状舌骨肌自甲状软骨板斜线向外上方止于舌骨体外侧部和舌骨大角，呈 "V" 字形。两者在内脏前方形成 "X" 字形分布。b. 浅层肌群中的胸骨舌骨肌起自锁骨内端和胸骨柄上缘，沿深层肌群的表面向内上方止于舌骨体内侧部的下缘，呈倒 "V" 字形；肩胛舌骨肌下腹起自肩胛切迹附近的肩胛骨上缘和肩胛上横韧带处，向内上方经中心腱和上腹呈 "八" 字形终止舌骨体外侧部的下缘。全程覆盖在颈动脉鞘的前方。上述肌群分布在内脏区前方，成为其屏障。

②内脏区 (visceral area) 位于颈前肌群后方的筋膜深入包围内脏，因包绕内脏成分不同按器官分别命名。a. 气管前筋膜包绕形成喉、气管周围的筋膜间隙；b. 颊咽筋膜向上包括鼻咽和口咽的后壁和两侧壁的筋膜间隙，向下包括喉咽和食管周围的更大范围的筋膜间隙；c. 甲状腺鞘包括两侧全部甲状腺和甲状旁腺的筋膜间隙。

③颈动脉鞘 (carotid sheath) 位于两侧肩胛舌骨肌的后方，是颈深筋膜中层深入包绕两侧颈总动脉、颈内动脉和颈内静脉等解剖结构所形成的鞘状筋膜间隙，内含血管、神经和淋巴链。a. 颈动脉鞘内主要血管神经包括颈总动脉、颈内动脉、颈内静脉和迷走神经，后者位于颈动静脉后方的沟内；b. 颈深淋巴结位于颈动脉鞘区域内外，也是颈部淋巴结集中分布并形成颈深淋巴链的区域。

CT/MRI 建议观察平面：

①横断面 CT/MRI 图像同样为颈深筋膜中层的主要观察平面，可观察颈深筋膜中层内的各个筋膜间隙的详细细节。

②矢状面和冠状面以及 CTA 和 MRA 等有助于进一步观察内脏区各个脏器的位置、排列关系以及颈动脉、颈静脉的整体走行和分布。

CT/MRI 观察要点提示：

颈动脉鞘的识别是分清颈深筋膜中层内三区的关键，理由有两点：

①以 CTA 检查可以识别并区分颈动脉鞘内的颈动脉和颈静脉。

②在颈部前 1/3 区域分布有颈前肌群、内脏和颈动脉鞘，三者均有筋膜鞘形成，但是在 CT/MRI 图像上我们只能以各自的解剖结构来识别和区分，筋膜鞘自身在现有的技术条件下上无法完全和准确认定。在 CTA 之后，通过识别颈动脉、颈静脉来确定颈动脉鞘，从而可以将颈动脉鞘内侧的内脏区域、颈前肌群、外围的胸锁乳突肌和后方的颈后肌群等划分得更加清楚。

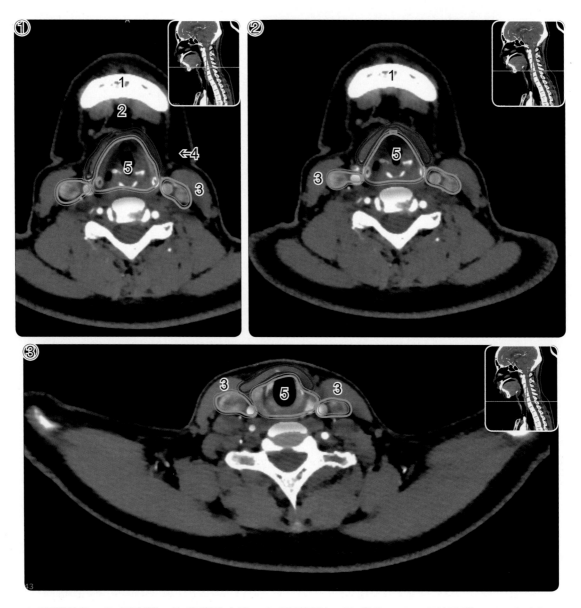

1. 下颌骨体；2. 口底肌；3. 胸锁乳突肌；4. 下颌下腺；5. 喉腔；●. 颈前肌群；●. 内脏区；●. 颈动脉鞘

图 2.2-4a　颈深筋膜中层 - 横断面观察

　　图①至图③为自上而下的颈部 CT 横断面图像，显示颈深筋膜中层的分布和表现。

　　●颈深筋膜中层的横断面 CT 表现：○颈前肌群：紧密覆盖在喉、气管和甲状腺等内脏区解剖结构前方的舌骨下肌群（图中红色区域），呈反 "V" 字形或反 "U" 字形分布，形成装甲样结构以保护颈部的内脏器官；○内脏区：位于颈椎前方正中线区域，范围基本上与舌骨下肌群一致；○颈动脉鞘：位于内脏区的两侧，其前方非舌骨下肌群，而是由胸锁乳突肌覆盖，自上而下，胸锁乳突肌逐步从颈动脉鞘的外侧、前方和内侧覆盖颈动脉鞘，其后方为颈前肌群和颈外侧肌群。

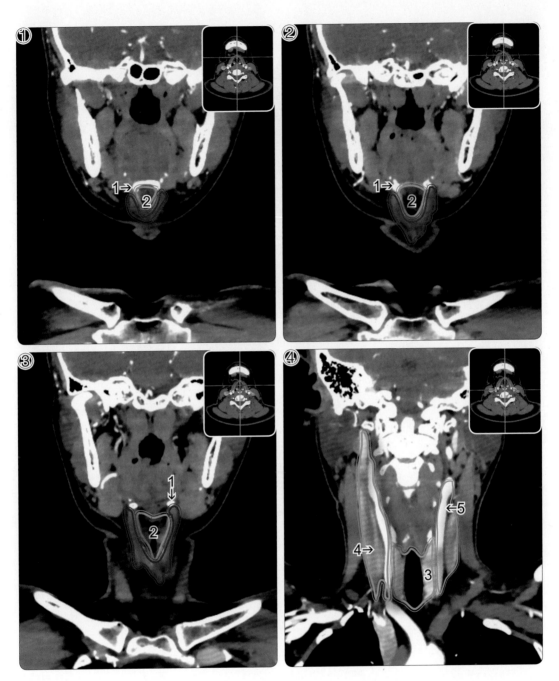

1. 舌骨；2. 喉腔；3. 左侧甲状腺；4. 右侧颈内静脉；5. 左侧颈总动脉；● . 颈前肌群；● . 内脏区；● . 颈动脉鞘

图 2.2-4b　颈深筋膜中层 - 冠状面观察

　　图①至图④为自前往后的颈部冠状面 CT 重建图像，显示颈深筋膜中层。
　　● 颈深筋膜中层的冠状面 CT 表现：○ 颈前肌群和内脏区：显示颈前肌群位于喉腔的下方和两侧，呈"V"字形和"U"字形，两者紧密相贴近。此种表现是因颈部喉腔和颈前肌群自前上方向后下方倾斜排列分布所致（见图①至图③）。○ 颈动脉鞘：颈动脉鞘位于内脏区的后方和两侧，自颅底至胸出入口，呈上下走行。颈内静脉位于外侧，颈总动脉位于内侧（见图④）。○ 冠状面图像的应用价值：冠状面图像有助于上述解剖结构的内外和上下的比较和整体观察，但是细节观察不如横断面图像。

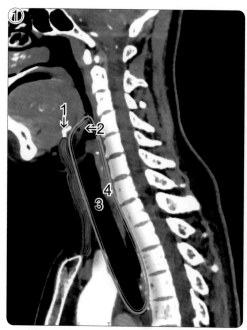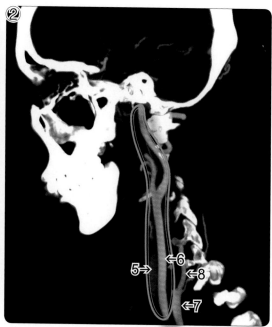

1. 舌骨；2. 会厌；3. 气管；4. 食管；5. 颈内静脉；6. 颈总动脉；7. 锁骨下动脉；8. 椎动脉；
●. 颈前肌群；●. 内脏区；●. 颈动脉鞘

图 2.2-4c　颈深筋膜中层 - 矢状面观察

图①为颈部正中矢状面 CT 图像，图②为颈椎旁矢状面 CT 图像，显示颈深筋膜中层。
●颈深筋膜中层的矢状面 CT 表现：

○舌骨下肌：舌骨下肌位于喉和气管的前方，该肌群附着于舌骨体，紧贴在喉和气管上段的前面，下段离开气管向前下方附着于胸骨柄的上缘和后方，全程位于颈部前方的皮下，形成长带状的肌肉密度影；○内脏区：位于舌骨下肌群和颈椎之间，自上而下依次为喉、喉咽、气管和食管等，内脏器官沿脊椎前方入胸；○颈动脉鞘区：在图②（厚层 CTA 图像）中显示造影强化的颈总动脉与颈内静脉伴随，全程自颅底向下走行，经颈根部进入胸腔。

● Point-05: 颈深筋膜深层

区域解剖简析：

颈深筋膜深层位于封套筋膜内后方 2/3 区域，又称椎前筋膜 (prevertebral fascia) 群，是颈部的骨骼肌肉支区。

①筋膜分布：椎前筋膜自颈椎椎体前方中线处向两侧延伸，与前方的内脏区筋膜间隙和颈动脉鞘筋膜间隙相分隔。向后方续于封套筋膜并深入颈后肌群内，最后终止于项韧带，形成完整的椎前筋膜间隙。

②内容：椎前筋膜间隙包括颈椎周围全部肌肉群，可分椎前肌群、椎旁肌群和椎后肌群 3 组。

椎前肌群有头前直肌、头侧直肌、头长肌和颈长肌。a. 头前直肌和头侧直肌为短肌，前者自寰椎侧块和横突根部至枕骨髁前缘。后者自寰椎横突至枕骨颈静脉突。b. 头长肌和颈长肌为长肌，前者自 C_{3-6} 横突前结节向上止于枕骨基部下面。后者分 3 部分分布在颈椎前面，下斜部自 T_{1-3} 椎体前面向外上止于 C_{5-6} 横突前结节，呈 "V" 字形；上斜部自 C_{3-5} 横突前结节向上内止于寰椎前弓的前外侧面，呈倒 "V" 字形；垂直部自 C_5~T_3 椎体前面至 C_{2-4} 椎体前面，在中线上形成 "1" 字形。

椎旁肌群包括前、中、后斜角肌。a. 前斜角肌自 C_{3-6} 横突前结节接近垂直向下附着于第 1 前肋内侧缘的斜角肌结节和锁骨下动脉沟前沿骨嵴；b. 中斜角肌最长，自 C_{1-7} 横突后结节前面向下止于第 1 肋骨上面肋结节和锁骨下动脉沟之间；c. 后斜角肌与中斜角肌相互融合，以菲薄的肌腱起于 C_{4-6} 横突后结节，止于第 2 肋中段外侧面。

椎后肌群有浅、中、深三群。a. 浅群的斜方肌自上项线、项韧带、枕外隆突和全部胸椎棘突向两侧止于锁骨外 1/3、肩峰和肩胛冈。b. 中群有头夹肌、颈夹肌和肩胛提肌。头夹肌自 C_3~T_3 项韧带和棘突至上项线外侧和乳突后面。颈夹肌的肌束较少，自 T_3~T_6 棘突至 C_2~C_3 横突后结节。肩胛提肌自 C_1~C_4 横突前结节至肩胛骨上角和肩胛骨内缘上部。c. 深群紧密地充填在棘突旁沟内，浅层附着于髂嵴、肋骨和棘突等处的骶棘肌，自内往外为棘肌、最长肌和颈髂肋肌。深层为附着于棘突与横突之间的横突棘肌，负责椎体旋转运动，包括半棘肌、多裂肌和回旋肌等。深群肌肉数目众多且紧密布局，有时难以具体分辨。

CT/MRI 建议观察平面：

横断面为主要观察平面，冠状面和矢状面可作为参考使用。

CT/MRI 观察要点提示：

椎前肌群和椎旁肌群范围较小，相对容易识别。

椎后肌群即使是在横断面 CT/MRI 图像上，也为颈部所有解剖结构中的观察重点和难点。肌肉层次多，彼此紧密接触，肌肉间隙不易观察。难以识别时可以依据部位大致进行划分。

a present：椎前筋膜、椎前间隙和椎前筋膜间隙

"椎前筋膜" "椎前间隙" 和 "椎前筋膜间隙" 等名称十分相似，但并非都位于椎前，在概念和内涵上具有一定差异。

① "椎前筋膜"（prevertebral fascia）："椎前筋膜" 是颈深筋膜深层的另外一个名称，是指围绕在封套筋膜内颈后 2/3 的颈椎和颈椎周围肌肉群等结构外围的筋膜。需要注意的是，该筋膜并非如其字面上的含义而仅仅位于颈椎的前方，而是环绕在颈椎及其周围肌肉群的外面达 360° 的巨大圆筒状筋膜。

② "椎前间隙"（prevertebral space）：与 "椎前筋膜" 不是一个概念，而是由椎前筋膜的一部分参与组成的一个颈部软组织间隙。椎前间隙位于颈椎椎体前表面与椎前筋膜之间，即间隙的前方为椎前筋膜，后方为颈椎，间隙内发生的病变位于颈椎椎体及其附件的前面与椎前筋膜之间，可以向外延伸至椎体两侧的附件区域，也可以沿颈椎椎体表面向上下方向延伸较大范围，累及多个颈椎骨骼及其周围的韧带和肌肉。椎前间隙不仅限于颈椎骨骼范围内，而且颈椎前肌群中的头前直肌、头侧直肌、头长肌和颈长肌等也被包含在椎前间隙中。

③ "椎前筋膜间隙"（space of prevertebral fascia）：是由椎前筋膜围成的一个颈部筋膜间隙，与 "椎前间隙" 是两个完全不同的概念。严格说，椎前间隙只是椎前筋膜间隙的一小部分，椎前筋膜间隙是由椎前筋膜自颈椎前肌群的前面向两侧和后方沿颈椎外侧肌群和颈椎后面肌群的外面包绕所形成的涵盖颈部后 2/3 区域的一个较大的颈部筋膜间隙，其内包含颈椎及其周围的诸多肌肉群。

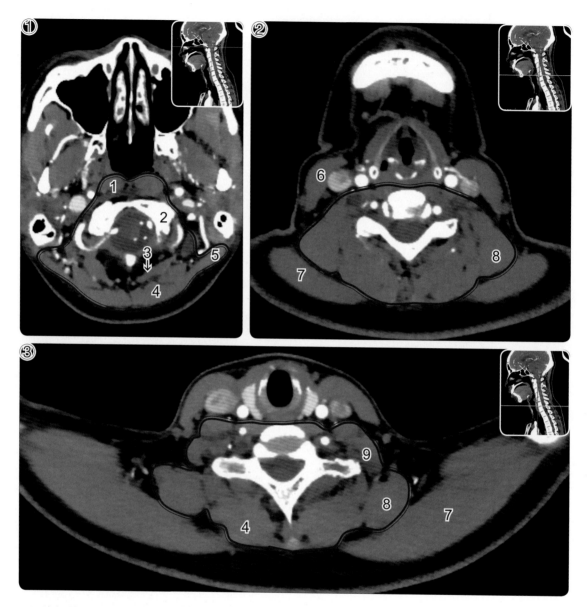

1. 头长肌；2. 左侧髁突；3. 头后大直肌；4. 头半棘肌；5. 头夹肌；6. 胸锁乳突肌；7. 斜方肌；
8. 肩胛提肌；9. 斜角肌；●. 椎前筋膜

图 2.2-5a　颈深筋膜深层 - 横断面观察

　　图①至图③为自上而下的横断面 CT 图像，显示颈深筋膜深层。

　　●观察颈深筋膜深层的横断面表现：○颈深筋膜深层的范围：颈深筋膜的深层就是椎前筋膜和椎前筋膜间隙，该筋膜除在颈椎前方正中线区域紧贴椎体前面外，其余的全部筋膜延伸围绕在颈椎周围肌群的外表面和深入至肌肉间隙，形成颈部最大的筋膜间隙；○椎前筋膜的观察：椎前筋膜间隙的解剖轮廓十分明了，但是，该筋膜紧贴在颈椎及其周围肌群的表面和深入肌肉间隙内，筋膜与肌肉紧贴在一起且密度与信号一致，故筋膜自身无法直接显示。

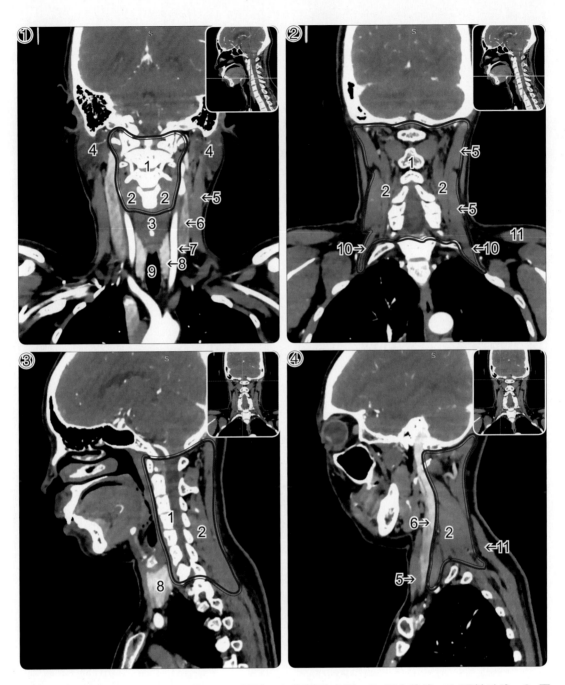

1. 颈椎；2. 颈椎周围肌群；3. 喉咽；4. 腮腺；5. 胸锁乳突肌；6. 颈内静脉；7. 颈总动脉；8. 甲状腺；9. 气管；10. 前斜角肌；11. 斜方肌；●. 颈前肌肉群

图 2.2-5b　颈深筋膜深层 - 冠状面和矢状面观察

　　图①和图②为冠状面 CT 重建图像，图③和图④为矢状面 CT 重建图像，显示颈深筋膜深层。

　　●观察颈深筋膜深层（椎前筋膜间隙）：○冠状面 CT 表现：在椎前筋膜间隙前部层面的冠状面图像上，可见椎前筋膜间隙的外侧为颈动脉鞘筋膜间隙，再往外为封套筋膜。在椎前筋膜间隙的中部层面冠状面图像上，可见椎前筋膜间隙的两侧为封套筋膜。○矢状面 CT 表现：在颈椎层面的矢状面图像上，可见椎前筋膜间隙的前方为内脏筋膜间隙。在颈椎旁层面的矢状面图像上，可见椎前筋膜间隙的前方为颈动脉鞘筋膜间隙。

2.3　颈部脏器

颈部的脏器集中位于颈前正中位置的内脏区，包括甲状腺、甲状旁腺、喉、喉咽、颈段气管和食管。除了甲状腺和甲状旁腺为内分泌器官之外，其他的脏器均为通过颈部的呼吸道和消化道的一段。喉和颈段气管是空气经口鼻进入肺之前极为重要的一段通路，其中喉兼有发声功能，气管常受到异物侵袭。喉咽和食管为吞咽和进食的关键部位。除在呼吸和消化功能上占据重要地位之外，颈段呼吸道和消化道脏器也是许多外伤、炎症和肿瘤等良、恶性疾病侵犯的靶器官。CT/MRI 等影像学技术的问世，使得颈部脏器的临床诊断和治疗取得了突破性的进展。依据 CT/MRI 图像，可以使颈部脏器的解剖位置，内部结构以及相互间的毗邻关系得到准确和细致的观察和分析，从而大大地提高了颈部脏器疾病的定性诊断和病变定量、肿瘤分期的水平。

颈部脏器的讲述将依照甲状腺、甲状旁腺、喉、喉咽、颈段气管和食管的顺序进行。除学习颈部脏器的位置、形态、构成和毗邻关系之外，还要简单介绍喉的发声以及下咽的吞咽等功能解剖。

2.3.1　甲状腺和甲状旁腺

甲状腺为人体内最大的内分泌器官。甲状腺摄取碘合成甲状腺素，可促进细胞氧化和提高机体代谢率以维持人体的正常代谢、生长发育和生理活动。甲状旁腺是调节人体钙磷代谢功能的小腺体，因其紧密附着在甲状腺侧叶后面而被称为甲状旁腺。这里主要介绍甲状腺的解剖形态特点及其毗邻关系。甲状旁腺因其体积极小而不易显示，重点是了解其分布的解剖位置。

● Point-01: 甲状腺和甲状旁腺

区域解剖简析:

甲状腺 (thyroid gland) 略小于腮腺，重为 20~30g。活体甲状腺因血运丰富而呈棕红色。正常甲状腺质地柔软而不易被触知。

①组成、位置和形状：甲状腺由侧叶、峡部和锥状叶 3 部分组成。除锥状叶外的主体位于下段甲状软骨板和上段气管的两侧和前方。甲状腺各部组成 "H" 字形。a. 甲状腺的两个侧叶是甲状腺恒定存在的部分，位于甲状软骨和气管的两侧，构成 "H" 字的两 "竖"。其上极可达甲状软骨板的中段，下极至第 5、6 气管软骨环水平，大致相当于 C_7/T_1 椎间盘的高度。侧叶长 5~6cm，宽 2~3cm，厚 1~2cm。多数右侧叶较左侧叶略大。b. 峡部为 "H" 字形中间的一 "横"，在 2~4 气管软骨环的前方连接两个侧叶，峡部长度和宽度均为 1.25~2.0cm。少数个体峡部可能缺如。c. 锥状叶出现于 50%~75% 的个体，可从一个侧叶或者两个侧叶之间的峡部沿舌骨下肌群的

下方向上爬升至舌骨水平，即在"H"字的上方再添一笔，依其位置不同而形成一"竖"、一"撇"或一"捺"，也可以自两个侧叶向上延伸成"人"字形。

②甲状腺有两层被膜。a. 假包膜 (pseudocapsule) 为外层，是由颈筋膜中层在甲状腺周围形成的"鞘"，同时在甲状腺的内侧和背面延伸至甲状软骨、环状软骨和气管的表面，形成固定甲状腺的悬韧带；b. 真包膜 (truecapsule) 被覆在甲状腺组织表面，又称"包囊" (encapsule)。其纤维可自甲状腺表面伸入腺体内，形成小叶间隔，进一步将腺体分成若干个小叶。

③甲状腺的毗邻：a. 前外侧面由浅入深依次为皮肤、浅筋膜、封套筋膜以及舌骨下肌群；b. 后外侧面为颈动脉鞘；c. 两侧甲状腺中间为气管、食管和气管、食管沟内的喉返神经；d. 甲状腺的真、假包膜可在颈动脉鞘与食管之间向后延伸，面对咽旁间隙或直接与椎前筋膜接触、融合。

甲状旁腺 (parathyroid glands) 通常为 4 个黄豆粒大小 (5mm×3mm×1mm) 的棕黄色或淡红色小体，分别位于甲状腺两个侧叶后面上方或下方的真假被膜之间，绝大多数位于甲状腺实质之外，偶尔可以位于甲状腺实质内。上方者位于两个侧叶的上、中 1/3 交界处，下方者位于两个侧叶的下 1/3 区域。甲状旁腺的位置和数目并不恒定，并且在正常个体的 CT/MRI 图像上常常是难以显示和识别的。

CT/MRI 建议观察平面：

①横断面为基本观察平面。

②结合冠状面和矢状面可进一步观察甲状腺的轮廓、范围和整体形态。

CT/MRI 观察要点提示：

①甲状腺的位置和分部是观察甲状腺的基础。

②正常甲状腺的密度和信号是均匀一致的。因含大量的碘，其 CT 值约为 118±12Hu 范围。注入含碘的造影剂后，在 CT 和 MRI 图像上均可产生显著的强化。

③甲状旁腺的识别：平扫 CT/MRI 图像常常难以识别甲状旁腺，强化后可能使得甲状旁腺"浮出水面"。记住甲状旁腺的解剖位置有助于判定起源于甲状旁腺的肿瘤。

a present ： 甲状腺构成的解剖分型

下图和数据为国人的一份关于甲状腺构成解剖分型的统计资料，依据侧叶、峡部和锥状叶这三者的不同组合，样本中的全部甲状腺构成解剖分为 4 种类型。

Ⅰ型：仅有侧叶和峡部的甲状腺约占 29.41%。

Ⅱ型：侧叶、峡部和锥状叶三者俱全的约占 56.47%，其中多数是锥状叶与甲状腺的一个侧叶相连，少数锥状叶与甲状腺峡部相连。其中Ⅱa 型约 28.24%，Ⅱb 型约 22.35%，Ⅱc 型约 5.88%。

Ⅲ型：仅有侧叶和锥状叶而没有峡部的甲状腺，约占 10.59%。其中锥状叶成"人"字形连接两个侧叶的又占绝大部分。其中Ⅲa 型约 2.35%，Ⅲb 型约 1.18%，Ⅲc 型约 7.06%。

Ⅳ型：为既无峡部，也无锥状叶，而仅有两个侧叶的甲状腺，为最少的一个类型，约占

3.53%。

文献中其他关于甲状腺构成分型的统计资料与此大同小异，分型大致如此，只是在统计数字上有所出入。另外，有人还提出一个仅有单侧侧叶的类型，并将之定为 V 型，但在统计样本中仅占 1‰。故不应作为一个类型，而应当看作是一个特例。同时，我们可以看出在甲状腺的这 3 个组成部分中，两侧侧叶是最为恒定的部分，几乎总是存在的，在本样本中占 **100%**；而峡部的出现率第二，仅次于侧叶，见于绝大多数个体，在本样本中占 **85.88%**；锥状叶的出现率居第三位，出现于多数个体，在本样本中占 **67.76%**。了解甲状腺构成所产生的这些解剖类型以及各种组合所占的比例有助于我们对正常甲状腺的整体进行 CT/MRI 观察和评估。

⬤. 舌骨、甲状软骨、环状软骨和气管软骨；　◗. 甲状腺侧叶；　◯. 甲状腺峡部和锥状叶

类型	侧叶	峡部	锥形叶	%
I	+	+	−	29.41
II	+	+	+	56.47
III	+	−	+	10.59
IV	+	−	−	3.53

I　　II a　　II b　　II c

III a　　III b　　III c　　IV

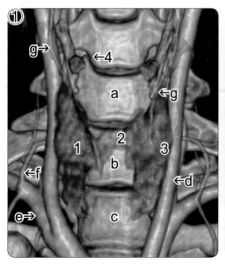
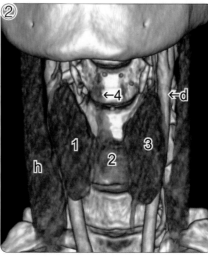

1. 甲状腺右侧叶
2. 甲状腺峡部
3. 甲状腺左侧叶
4. 甲状腺锥形叶
a. 第 7 颈椎
b. 第 1 胸椎
c. 第 2 胸椎
d. 颈总动脉
e. 锁骨下动脉
f. 甲状腺下动脉
g. 甲状腺上动脉
h. 颈内静脉

图 2.3-1a　甲状腺 -CT-3DVR 观察

图①和图②为不同个体 CT-3DVR 图像的前面观图像。

●观察两侧甲状腺的位置、形态和解剖毗邻：○ CT-3DVR 图像表现：a. 甲状腺的密度：甲状腺聚积大量碘造影剂，密度极高，在图像中显示红棕色，其密度仅次于动脉期的颈总动脉等血管，偶尔与颈内静脉的密度接近（见图②）。b. 甲状腺的形状：图①显示甲状腺的侧叶和峡部构成"H"字形，图②则显示甲状腺具有两个侧叶、峡部和起自峡部的锥形叶，是最完全的甲状腺。两侧侧叶基本对称，甲状腺的轮廓可能比较光滑或者不太光滑，可能与甲状腺包膜是否强化有关。b. 甲状腺的毗邻关系：最重要的就是颈总动脉位于甲状腺两个侧叶的外侧，侧叶的外侧缘紧密围绕颈总动脉。c. 甲状腺的血供：甲状腺上动脉自颈总动脉的内侧发出后下行至两侧侧叶的上极进入甲状腺，甲状腺下动脉自椎动脉发出后上行至侧叶中段水平，于颈总动脉后方自侧叶的外缘进入甲状腺。

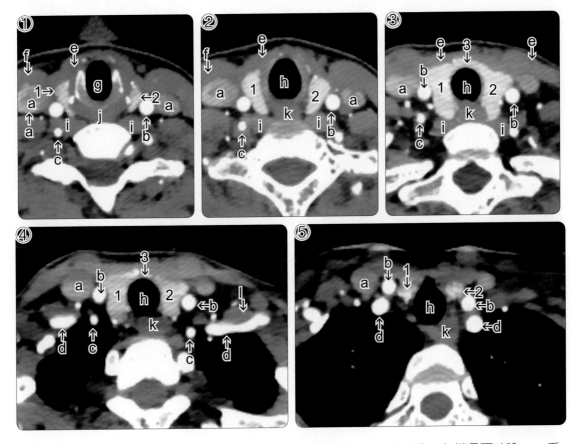

1. 右侧叶；2. 左侧叶；3. 峡部；a. 颈内静脉；b. 颈总动脉；c. 椎动脉；d. 锁骨下动脉；e. 舌骨下肌群；f. 胸锁乳突肌；g. 声门下区；h. 气管；i. 颈长肌；j. 喉咽；k. 食管；l. 前斜角肌

图 2.3-1b　甲状腺 - 横断面 CT 观察

图①至图⑤为甲状腺自上而下的横断面 CT 图像。

●观察两侧甲状腺横断面的 CT 表现：○甲状腺的横断面 CT 表现：a. 甲状腺的密度：整个腺体实质密度呈均匀一致的强化，形成仅次于动脉血管和骨骼的白色；b. 甲状腺的形状和毗邻：在横断面图像上，甲状腺的两个侧叶呈两侧对称分布的多边形。其内缘与喉和气管的毗邻处呈凹陷状，与食管毗邻处呈平直状。后缘向后内方向深入食管与颈长肌之间，呈尖突状。前缘平直，被舌骨下肌群覆盖。外缘紧密毗邻并围绕颈总动脉，被后者压迫形成局部凹窝状。甲状腺峡部位于侧叶的中段层面，于气管前方连接两侧侧叶，形成桥状的连接带。甲状腺锥状叶向上延续直达舌骨。

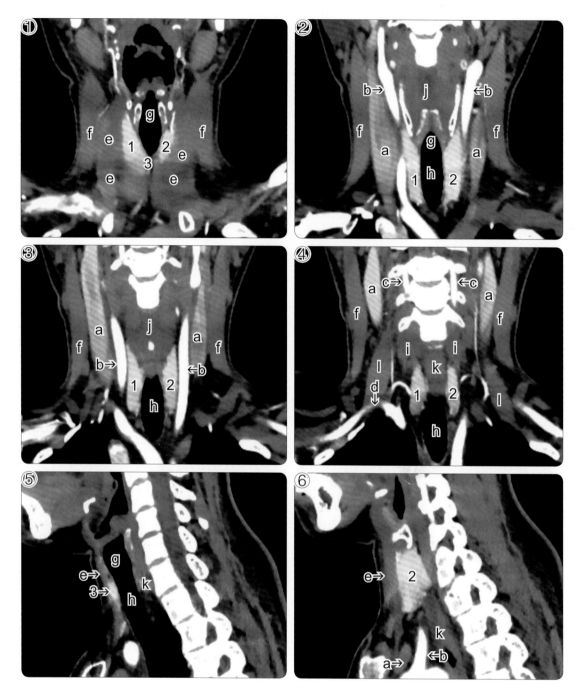

1. 甲状腺右侧叶；2. 左侧叶；3. 峡部；a. 颈内静脉；b. 颈总动脉；c. 椎动脉；d. 锁骨下动脉；e. 舌骨下肌群；f. 胸锁乳突肌；g. 喉腔；h. 气管；i. 颈长肌；j. 喉咽；k. 食管；l. 前斜角肌

图 2.3-1c　甲状腺的冠状面和矢状面 CT 观察

　　图①至图④为冠状面 CTA 图像，图⑤和图⑥为矢状面 CTA 图像。

●观察两侧甲状腺的冠状面和矢状面 CT 表现：○冠状面图像：显示两个侧叶呈上下细长的窄锥形，位于甲状软骨板下段和气管上段的两侧壁，两侧基本对称。侧叶的上下端尖削，其内侧与喉、气管、喉咽和食管之间紧密接触，几乎没有空隙。而其外侧与颈总动脉之间有清晰的低密度缝隙，代表包膜和颈动脉鞘。峡部与两个侧叶在最前方层面连接成 "U" 字形。○矢状面图像的外侧层面显示甲状腺的侧叶近似梯形，较冠状面明显增宽。矢状面图像的正中层面显示甲状腺峡部紧贴气管前壁，呈窄带状。

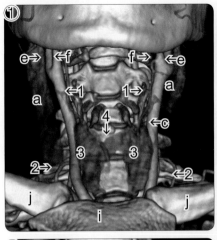
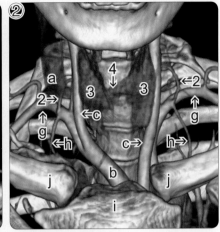
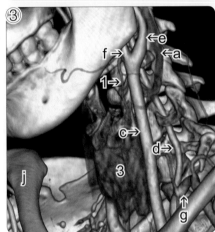
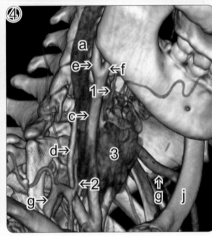

1. 甲状腺上动脉
2. 甲状腺下动脉
3. 甲状腺侧叶
4. 甲状腺峡部
a. 颈内静脉
b. 无名动脉
c. 颈总动脉
d. 椎动脉
e. 颈内动脉
f. 颈外动脉
g. 锁骨下动脉
h. 胸廓内动脉
i. 胸骨柄
j. 锁骨

图 2.3-1d　甲状腺血供 -CT-3DVR 观察

图①和图②为正面观 CT-3DVR 图像，图③和图④分别为左、右前斜面观 CT-3DVR 图像。

●观察甲状腺上动脉和甲状腺下动脉：○甲状腺上动脉起自颈外动脉的根部，沿颈总动脉的内侧和前方向下注入甲状腺侧叶的上极；○甲状腺下动脉与胸廓内动脉上下对应，发自锁骨下动脉前壁，前者向上内方向呈弧形走行至侧叶中部拐向内侧，于颈总动脉后方向内注入甲状腺中部和下部。

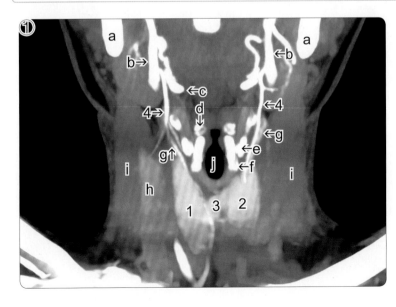

1. 甲状腺右叶
2. 甲状腺左叶
3. 甲状腺峡部
4. 甲状腺上动脉
a. 下颌骨体
b. 颈外动脉
c. 舌骨大角
d. 劈裂软骨
e. 甲状软骨板
f. 环状软骨
g. 甲状腺上静脉
h. 颈内静脉
i. 胸锁乳突肌
j. 声门下腔

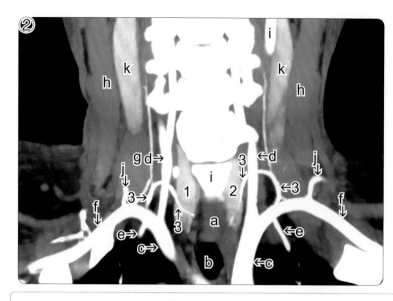

1. 甲状腺右侧叶
2. 甲状腺左侧叶
3. 甲状腺下动脉
a. 食管
b. 气管
c. 锁骨下动脉
d. 椎动脉
e. 胸廓内动脉
f. 腋动脉
g. 中、后斜角肌
h. 胸锁乳突肌
i. 颈内动脉
j. 肋颈干
k. 颈内静脉

图 2.3-1e　甲状腺血供 -CT 冠状面厚层重建图像观察

图①为甲状腺前部厚层冠状面重建 CT 图像，图②为甲状腺后部厚层冠状面重建图像。

●观察甲状腺上动脉和甲状腺下动脉：

○甲状腺上动脉：显示在前方层面的颈外动脉根部，可见甲状腺上动脉从其内侧壁发出，与甲状腺上静脉伴行向内下方走向同侧甲状腺侧叶上极并进入甲状腺实质内（见图①）；○甲状腺下动脉：显示在后方层面的锁骨下动脉近端，可见甲状腺下动脉从其上壁发出，向上方呈圆弧形拐向内侧，再向内下方走行并进入同侧甲状腺中段和下段的实质内（见图②）。

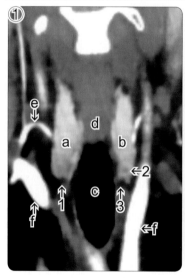
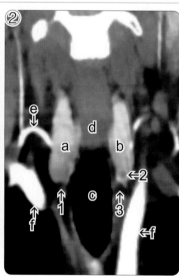
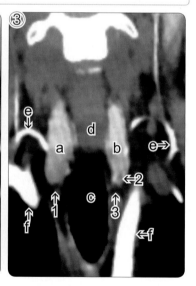

1. 右侧甲状旁腺（侧叶下极）；2. 左侧甲状旁腺（侧叶实质内）；3. 左侧甲状旁腺（侧叶下极）；a. 甲状腺右侧叶；b. 甲状腺左侧叶；c. 气管；d. 食管；e. 甲状腺下动脉；f. 颈内动脉

图 2.3-1f　甲状旁腺 -CT 冠状面观察

图①至图③为自前往后颈部冠状面 CTA 图像，显示甲状旁腺。

●观察两侧甲状旁腺：○解剖基础：甲状旁腺位于两侧甲状腺侧叶后面的中上 1/3 区域和下极区域，体积甚小而不易观察；○ CT 图像中的表现：a. 右侧甲状旁腺：在连续图像中均显示右侧甲状腺侧叶下方有一个半圆形的低密度充盈缺损影，大小为 3~5mm；b. 左侧甲状旁腺：上述连续图像中均见左侧甲状旁腺下极区有大小类似的一个圆形和一个半圆形的低密度充盈缺损影。

2.3.2　喉

喉 (larynx) 上通鼻腔和口腔，下通气管，为位于颈部上段的一段特殊形态和构造的呼吸道，兼具呼吸道启闭和发声两项功能。

● Point–02: 喉的全貌

区域解剖简析：

喉位于颈前部的上段，是形态和高度均可以发生动态变化的一段特殊的呼吸道。由软骨、肌肉和韧带等包绕构筑的不规则的桶状，酷似一个可以翻盖的"垃圾桶"。向后上方开放于喉咽和口咽，向下通向气管。

①当会厌上缘开放时，自会厌上缘至环状软骨下缘，全喉大致位于 C3~C6 椎体的水平，其上下范围约等于 4 个椎体的高度。

②当会厌关闭时，喉的高度缩短，形成一个以甲状软骨、环状软骨和弹性圆锥等围成的相对稳定、对上封闭和前后略扁的喉腔。此时，喉的高度大约减少一半，成年男性喉的上下径、横径和前后径的平均值分别为 44mm、45mm 和 36mm，在成年女性的分别为 36mm、41mm 和 26mm。

CT/MRI 建议观察平面：

①横断面有利于观察喉腔和声门。
②矢状面有利于观察喉的全貌。
③冠状面可以观察喉腔的两侧壁和喉室的形态细节表现。

CT/MRI 观察要点提示：

观察的重点是喉的全貌、位置和大体形态。

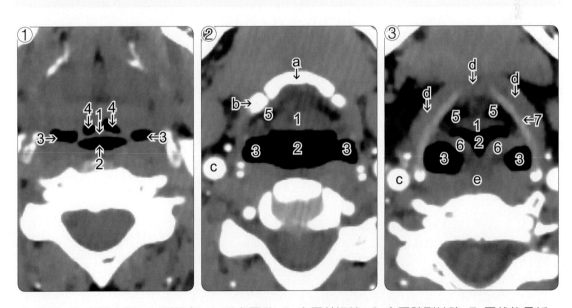

1. 会厌；2. 声门上区；3. 梨状窝；4. 舌会厌谿；5. 会厌前间隙；6. 会厌劈裂皱襞；7. 甲状软骨板；
a. 舌骨体；b. 舌骨大角；c. 颈总动脉；d. 舌骨下肌群；e. 喉咽

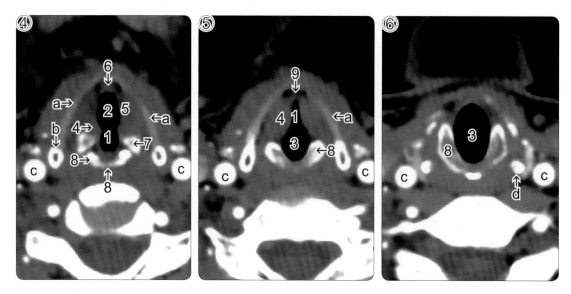

1. 声门；2. 喉室；3. 声门下区；4. 声襞（声带）；5. 前庭襞（室带）；6. 会厌根部；7. 劈裂软骨；
8. 环状软骨；9. 前连合；a. 甲状软骨板；b. 甲状软骨上角；c. 颈内动脉；d. 甲状软骨下角

图 2.3-2a：喉的全貌 -CT 横断面观察

图①至图③为声门上区层面图像，图④至图⑥为声门和声门下区层面图像。

●观察喉全貌的横断面 CT 表现：

○声门上区：声门以上的喉腔为声门上区，喉腔外部分含会厌前间隙、会厌、会厌劈裂皱襞和两侧梨状窝。a. 上方层面（图①）：声门上区呈窄扁圆形，前为会厌、舌根和舌会厌谿，后为咽后壁，两侧为梨状窝；b. 中间层面（图②）：显示声门上区开大呈椭圆形，向两侧与两侧梨状窝沟通。前方为会厌前间隙；c. 下方层面（图③）：显示声门上区呈三角形，前方为会厌和会厌前间隙，两侧以会厌劈裂皱襞与两侧的梨状窝分隔；○声门和声门下区：只有喉腔，没有喉腔外间隙。a. 声门区：图④显示声门位于后方的劈裂区域，两侧为真声带。前方的喉室向两侧开大，壁由室皱襞。图⑤显示前方为声门，两侧为声带。后方为声门下腔；b. 声门下区图⑥显示声门下腔呈宽阔的椭圆形，前壁为环甲膜，后壁为环状软骨。

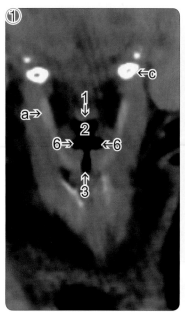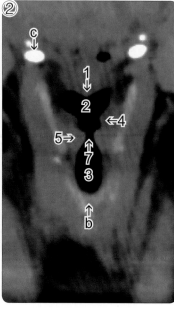

1. 会厌
2. 声门上区
3. 声门下区
4. 前庭襞（假声带）
5. 声襞（真声带）
6. 喉室
7. 声门
a. 甲状软骨板
b. 环状软骨
c. 舌骨大角

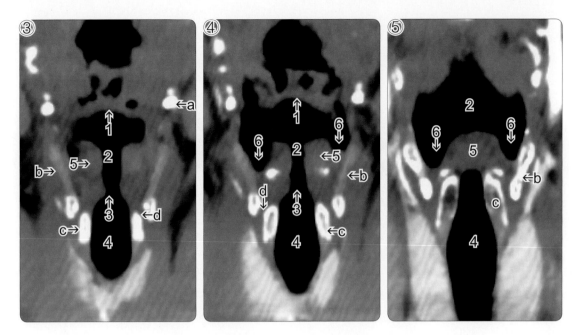

1. 会厌；2. 声门上区；3. 声门；4. 声门下区；5. 劈裂和劈裂软骨；6. 梨状窝；a. 舌骨大角；b. 甲状软骨板；c. 环状软骨；d. 环甲关节

图 2.3-2b：喉的全貌 -CT 冠状面观察

　　图①和图②为喉室层面冠状面 CT 图像，图③至图⑤为喉室后方层面冠状面 CT 图像。
　　●观察喉全貌的冠状面 CT 表现：
　　○喉室层面：前方的喉室层面主要观察喉室及其周围的解剖结构，包括喉室、前庭襞（假声带）、声襞（声带）；○劈裂层面：后方的劈裂层面主要观察劈裂、劈裂软骨、甲状软骨、环状软骨、环甲关节、喉旁间隙和梨状窝等解剖结构。

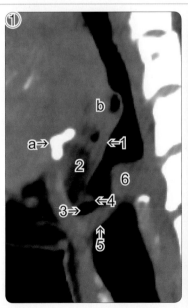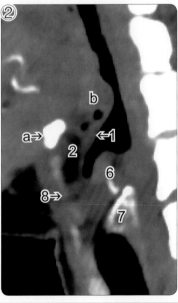

1. 会厌
2. 会厌前间隙
3. 喉室
4. 前庭襞（假声带）
5. 声襞（真声带）
6. 劈裂 + 劈裂软骨
7. 环状软骨
8. 甲状软骨板
a. 舌骨体
b. 舌扁桃体

图 2.3-2c　喉的全貌 -CT 矢状面观察

　　图①为喉室层面矢状面 CT 重建图像，图②为喉室旁层面矢状面 CT 重建图像。
　　●观察喉全貌的矢状面表现：○喉室层面矢状面图像：可以观察会厌、会厌前间隙、喉室、前庭襞、声襞和舌扁桃体；○喉室旁层面矢状面图像：可以观察劈裂、劈裂软骨和会厌劈裂皱襞等解剖结构。

● Point-03: 喉的软骨支架

区域解剖简析：

喉的软骨中，3 个较大的单块软骨是会厌软骨、甲状软骨和环状软骨，成对的小软骨分别是杓状软骨、小角软骨、楔状软骨、籽粒软骨和麦粒软骨等，籽粒软骨和麦粒软骨不一定出现且数目不定。会厌软骨、杓状软骨的声带突和尖、小角软骨和麦粒软骨等为弹性软骨且处于运动状态，不发生骨化。而甲状软骨、环状软骨和杓状软骨的大部分为透明软骨，可以发生骨化并形成骨髓腔。

①会厌软骨 (epiglottic cartilage) 位于喉入口的前方，呈上宽下窄的鞋拔状，因有丰富的神经分布而成为喉口上方可灵敏启闭的盖。会厌软骨柄被甲状会厌韧带紧密固定在喉结后下方甲状软骨板前角背侧的骨面上。

②甲状软骨 (thyroid cartilage) 在前方和两侧呈盾牌状支撑保护喉腔。a. 翼板为甲状软骨的主体，左右对称呈四边形，可防止喉癌扩散。b. 前角系翼板在颈前正中线上相交所形成的，在男性呈明显凸出的锐角或直角，在女性则比较圆钝。c. 切迹是前角上方 "V" 字形的切迹，又称喉结。是喉部手术的重要标志。d. 上角和下角系翼板向上、下方的延伸，上角自翼板后缘向上方伸出，较长，借舌骨甲状侧韧带与舌骨大角相连；下角自翼板后缘向下伸出，较短，与环状软骨外侧面形成环甲关节。e. 斜线系在翼板外侧面自后上向前下走行的骨嵴，其上附着甲状舌骨肌、胸骨甲状肌和咽下缩肌等。f. 甲状软骨的上缘以甲状舌骨膜和甲状舌骨肌与舌骨相连，下缘借环甲膜和环甲肌与环状软骨相连。

③环状软骨 (cricoid cartilage) 在甲状软骨下方构成喉的底座，是唯一呈完整环形的喉软骨，是支撑喉腔开通的主要架构，手术中应尽量保留。a. 环状软骨弓位于环状软骨的前部，较窄。在中线两侧有环甲肌附着。b. 环状软骨板位于环状软骨的后部，为四方形的骨板。环状软骨板背面的正中嵴上附着食管纵肌的部分纤维。正中嵴两侧的板凹为环杓后肌的起始处。板上部的两侧与杓状软骨构成环杓关节。前窄后宽的环状软骨酷似一枚向后摆放的 "印戒"。

④杓状软骨 (arytenoid cartilage) 也称劈裂软骨（split cartilage），为一对三角形软骨，分尖、底、两突和三面，该骨仅声带突处为弹性软骨，其余皆为透明软骨。a. 尖伸向内后方，向上与小角软骨结合。b. 底呈三角形，与环状软骨板上缘构成环杓关节。c. 两突中的声带突指向前方，细而尖，附着声带；肌突粗短而钝圆，指向外侧，附着环杓后肌、环杓侧肌、杓斜肌及杓横肌等多个肌肉。d. 三面中的后面呈三角形凹窝，内有杓横肌覆盖，前外侧面粗隆部有甲杓肌和环杓侧肌的纤维附着，前内侧面窄而光滑，为声门的软骨部，约占声门全长的 1/3。e. 气管插管可致杓状软骨向后外方向脱位，多发生在左侧，表现为拔管后喉痛、吞咽痛及声嘶等症状。

CT/MRI 建议观察平面：

①横断面图像适合观察各软骨的细节表现。

②冠状面图像和矢状面图像可进一步观察各喉软骨之间的衔接关系和喉腔的整体形态。

CT/MRI 观察要点提示：

①甲状软骨板钙化不均与骨质破坏的鉴别：甲状软骨板的钙化常边缘明显而中心缺如且随年龄俱进，而肿瘤破坏无此规律且伴随软组织肿块。

②杓状软骨的对称性改变：一侧声带麻痹可显示两侧勺状软骨的对称性和位置有异常改变；外伤或插管可导致杓状软骨脱位。

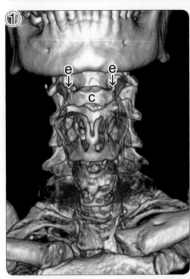
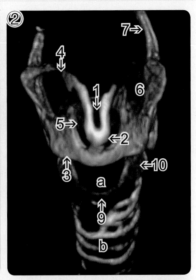
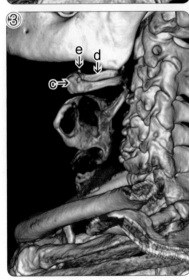
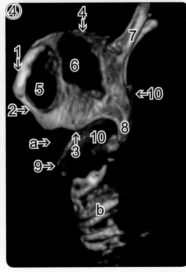

1. 甲状软骨切迹
2. 甲状软骨板前角
3. 甲状软骨板下缘
4. 甲状软骨板上缘
5. 甲状软骨前未骨化区
6. 甲状软骨后未骨化区
7. 甲状软骨上角
8. 甲状软骨下角
9. 环状软骨弓侧部
10. 环状软骨板
a. 环甲膜区
b. 气管
c. 舌骨体
d. 舌骨大角
e. 舌骨小角

图 2.3-3a　喉的软骨支架 -CT-3DVR

图①和图③为颈部 3D-VR 正、侧面观图像，图②和图④分别为图①和图③的放大图像。

●观察喉软骨支架的表现：

○本例为 64 岁男性，在 3 大喉软骨中，除会厌软骨外，甲状软骨和环状软骨的绝大部分已经骨化并勾勒出喉的基本形态，其骨化情况比较典型。整个会厌软骨、甲状软骨的中央部和部分环状软骨尚未骨化，可能不发生骨化，故未能显示，杓状软骨的钙化在此观察不到。○请注意 3D-VR 技术与 CT/MRI 断面图像比较，各有优势和不足。

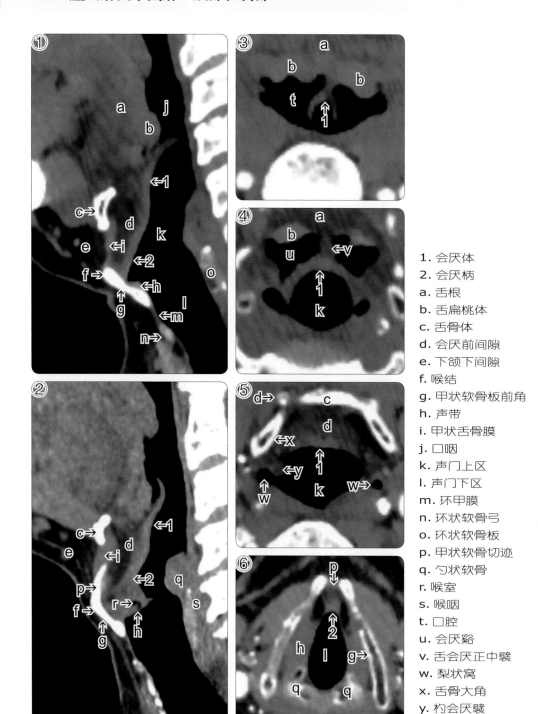

1. 会厌体
2. 会厌柄
a. 舌根
b. 舌扁桃体
c. 舌骨体
d. 会厌前间隙
e. 下颌下间隙
f. 喉结
g. 甲状软骨板前角
h. 声带
i. 甲状舌骨膜
j. 口咽
k. 声门上区
l. 声门下区
m. 环甲膜
n. 环状软骨弓
o. 环状软骨板
p. 甲状软骨切迹
q. 勺状软骨
r. 喉室
s. 喉咽
t. 口腔
u. 会厌谿
v. 舌会厌正中襞
w. 梨状窝
x. 舌骨大角
y. 杓会厌襞

图 2.3-3b　喉的软骨支架 - 会厌软骨

　　图①和图②为两个个体的正中矢状面 CT 图像；图③至图⑥为自上而下横断面 CT 图像。
　　● 观察会厌软骨的表现：○ 矢状面 CT 表现：矢状面图像可以观察会厌软骨的整体表现、解剖细节和毗邻关系，是观察会厌软骨整体的最佳平面，有大局观。会厌软骨整体为一个柔软的薄板状，会厌体部呈曲线状，不同程度向喉面或口腔面弯曲，整体无钙化和骨化。会厌上段前方为舌会厌谿，下段前方为会厌前间隙，会厌柄被固定于甲状软骨板后骨面的正中线上。○ 横断面 CT 表现：上段会厌比较薄而柔软，呈平直状或凹面向后的 "U" 字形；中段宽大厚实，构成喉腔的前壁；下段的会厌柄以韧带固定于声带的前连合附近。

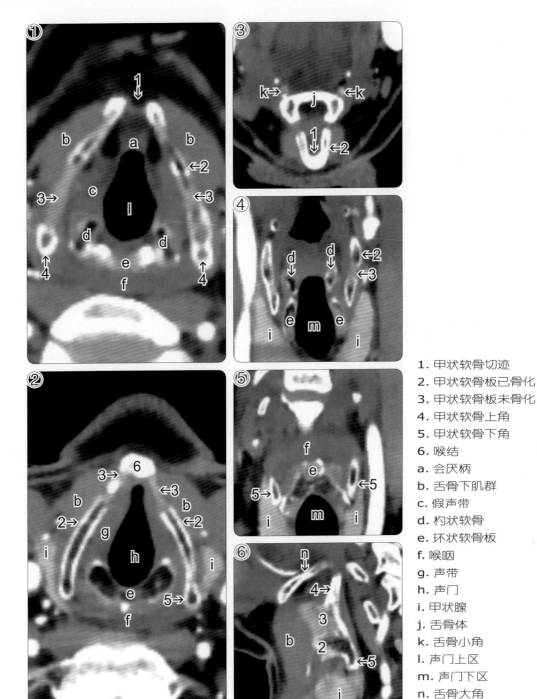

1. 甲状软骨切迹
2. 甲状软骨板已骨化
3. 甲状软骨板未骨化
4. 甲状软骨上角
5. 甲状软骨下角
6. 喉结
a. 会厌柄
b. 舌骨下肌群
c. 假声带
d. 杓状软骨
e. 环状软骨板
f. 喉咽
g. 声带
h. 声门
i. 甲状腺
j. 舌骨体
k. 舌骨小角
l. 声门上区
m. 声门下区
n. 舌骨大角

图 2.3-3c　喉的软骨支架 - 甲状软骨

　　图①和图②为甲状软骨切迹和喉结水平横断面 CT 图像，图③至图⑤为甲状软骨切迹、杓状软骨和环状软骨板层面冠状面 CT 图像，图⑥为舌骨大角层面矢状面 CT 图像。

　　●观察甲状软骨的 CT 表现：○形状：围绕在喉腔的前方和两侧，与覆盖在其前面的舌骨下肌群共同组成保护喉腔的屏障，整体呈向后开放的三角形；○骨化表现：其骨化程度因个体和年龄而有多种多样的表现，骨化良好者形成规则的骨皮质和骨髓腔，平直或具有轻度外膨胀改变，未骨化的部分相对细薄且有轻微内收表现；骨化有助于其形态的观察，也有助于发现其是否受到肿瘤或炎症性病变的侵袭；○甲状软骨的上角和下角：在横断面图像上，沿甲状软骨板的后缘向后上方和后下方延伸，呈孤立的圆柱形；在矢状面图像上，沿甲状软骨板向后上方和后下方酷似椅背状和椅腿状。

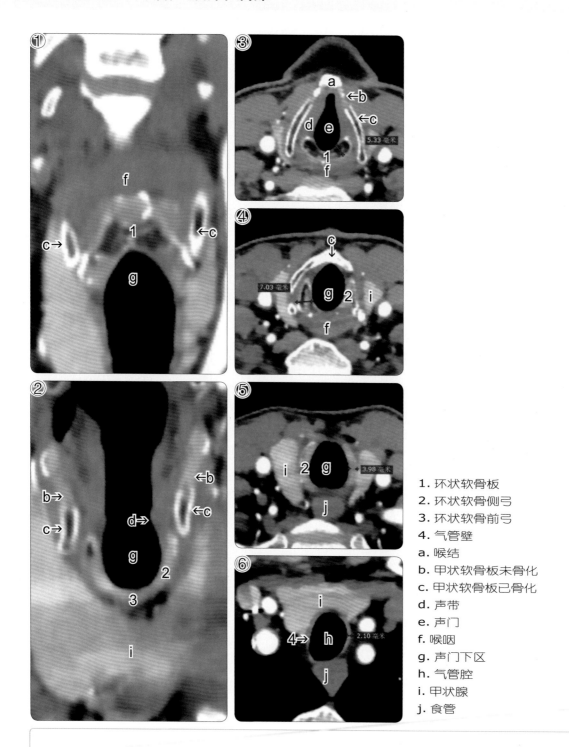

1. 环状软骨板
2. 环状软骨侧弓
3. 环状软骨前弓
4. 气管壁
a. 喉结
b. 甲状软骨板未骨化
c. 甲状软骨板已骨化
d. 声带
e. 声门
f. 喉咽
g. 声门下区
h. 气管腔
i. 甲状腺
j. 食管

图 2.3-3d　喉的软骨支架 - 环状软骨

　　图①和图②为环状软骨板和环状软骨弓层面的冠状面 CT 图像，图③至图⑤为环状软骨板和环状软骨弓层面的横断面 CT 图像，图⑥为气管层面的横断面 CT 图像。

　　●观察环状软骨的表现：○形状：环状软骨的整体形状如同一个巨大的"印戒"，后方的环状软骨板非常宽厚，在冠状面上呈倒"V"字形，骨化明显并形成宽大的骨髓腔，与两侧的甲状软骨板形成环甲关节。环状软骨侧弓与后上方的环状软骨板相连，宽大且有明显的骨髓腔形成，前弓厚度相对细小而均匀，仅有均匀一致的轻度骨化，不形成骨髓腔。形态与气管接近，但更厚实。冠状面上显示环状软骨前弓与侧弓形成圆滑的"U"字形。○作用：环状软骨是唯一一个保持喉腔开放和畅通的完整而坚固的环，手术中切不可切断环状软骨。

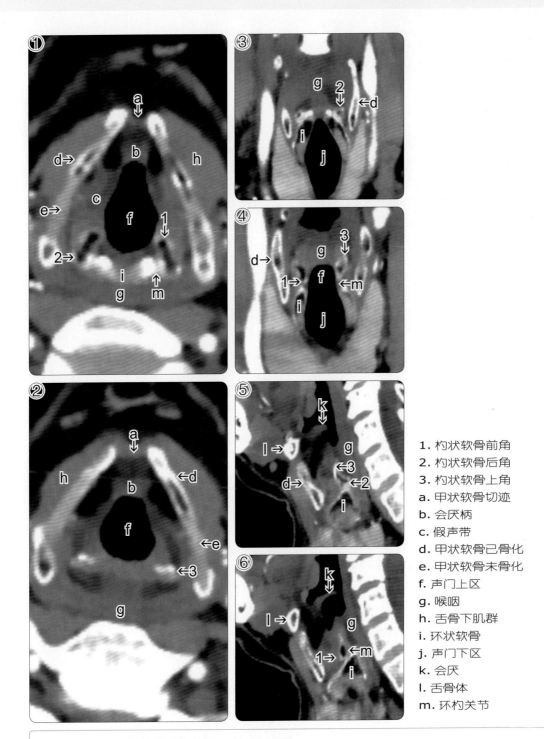

1. 杓状软骨前角
2. 杓状软骨后角
3. 杓状软骨上角
a. 甲状软骨切迹
b. 会厌柄
c. 假声带
d. 甲状软骨已骨化
e. 甲状软骨未骨化
f. 声门上区
g. 喉咽
h. 舌骨下肌群
i. 环状软骨
j. 声门下区
k. 会厌
l. 舌骨体
m. 环杓关节

图 2.3-3e　喉的软骨支架 - 杓状软骨

图①和图②为杓状软骨下方和上方层面的横断面 CT 图像，图③和图④为杓状软骨的冠状面 CT 图像，图⑤和图⑥为杓状软骨的矢状面 CT 图像。

●观察杓状软骨的表现：

○杓状软骨的位置和形态：是一对位于环状软骨板内上方的不规则三角形骨骼，与环状软骨之间形成环杓关节。杓状软骨具有前角、后角和上角，也形成明显的骨化并且产生骨髓腔，在 CT 图像上易于观察。**a.** 前角：与声带和声带肌连接故称"声带突"，其运动决定声门的开放和关闭。**b.** 后角：位于杓状软骨底面的后外方，有环后肌附着，故称"肌突"。前角和后角形成杠杆作用，运动方向互相协调。**c.** 上角：为该骨的顶尖，指向后内方，与上方的小角软骨连接。

● Point-04: 喉的分区和间隙

区域解剖简析：

喉分区对于喉部肿瘤的定位、分期诊断和手术治疗均十分重要。

①声门上区 (supraglottic area) 含声带以上的喉入口、喉前庭和喉室。

a. 喉入口 (inlet of larynx) 也称喉口，是喉腔上方的开口，由会厌的游离缘、杓会厌皱襞游离缘、披裂和杓间切迹等组成；b. 喉前庭 (vestibule of larynx) 系喉入口至室带之间区域；c. 喉室 (ventricle of larynx) 系室带和声带之间向内侧呈半开放状的腔隙。

②声门区 (vocal area) 包括两侧声带、前连合、后连合和声门裂。

a. 声带 (vocal cord) 也称声襞，位于前庭襞（室带）的下方，是甲状软骨前角内面与杓状软骨声带突之间的带状结构，由声韧带、声带肌和表面的黏膜组成。声带由表及里依次为鳞状上皮层、疏松结缔组织层、弹力纤维层、胶原纤维层和声带肌层等 5 层。其中弹力纤维层和胶原纤维层构成的声韧带为声带的核心成分。b. 前连合 (anterior commissure) 是两侧声带前端在甲状软骨前角后方中线的结合部。其内的前连合腱（声带腱）是阻止声门上癌向下扩散的屏障。c. 后连合 (posterior commissure) 是声带在声门后端两侧杓状软骨之间的融合部。d. 声门裂 (rima glottidis) 是两侧声带之间的裂隙，或称声门 (glottis)。其中前 2/3 两侧为声带，称为膜部。后 1/3 两侧为杓状软骨，称为软骨部。

③声门下区 (subglottic area) 是声带下缘与环状软骨下缘之间的钟形腔室。此区黏膜光滑整齐，被覆假复层柱状纤毛上皮。婴幼儿因此区黏膜下组织疏松，遇炎症或过敏时极易发生水肿而导致喉梗阻。

喉内间隙包括会厌前间隙、声门旁间隙和 Reink 间隙。

①会厌前间隙 (preepiglottic space) 为一尖朝下的锥体形间隙。其前界为甲状舌骨膜，后界为两侧的方形膜，上界为口腔黏膜构成的会厌谿底。会厌软骨的下段有许多神经、血管穿行的小筛孔，肿瘤可经此扩散至会厌前间隙，手术时视需要应将会厌前间隙等结构一并切除。

②声门旁间隙 (paraglottic space) 是在喉室外侧与甲状软骨翼板之间的间隙。该间隙周围有声门、声门上区、声门下区、会厌前间隙和下咽等解剖结构、区域和间隙，肿瘤可在该间隙周围互相扩散、蔓延发展。该间隙位置较深，是手术处理的难点。

③ Reink 间隙 (Reink space) 是声带黏膜与声韧带之间约 2mm 的潜在间隙。该间隙的范围自前连合至后连合，正常情况下难以辨认，而炎症时该间隙可因水肿增大而显示。声带息肉手术勿超越此间隙，避免伤及声韧带或声带肌而致永久性声音嘶哑。喉癌的范围不易识别，需谨慎评估肿瘤的外侵程度和范围。

CT/MRI 建议观察平面：

①横断面为基本的观察平面，可清晰观察喉腔壁及其构成细节。

②冠状面和矢状面可进一步观察喉腔全貌、喉室、喉分区以及各个喉

间隙。

CT/MRI 观察要点提示：

①喉分区应以声带为解剖标志对喉腔进行分区。

②喉内间隙的观察应以会厌前间隙和声门旁间隙为重点，以指导对肿瘤病变进行准确定位和了解其沟通途径。Reink 间隙正常时难以观察。

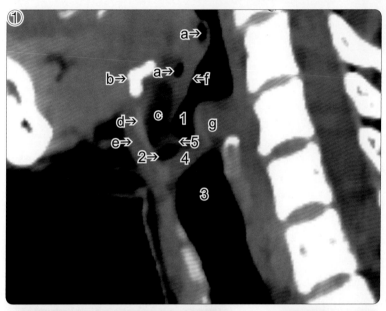

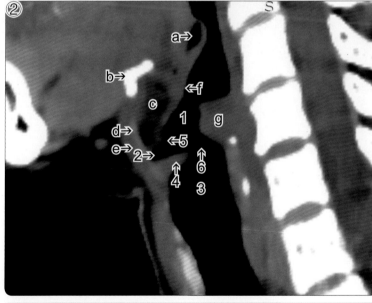

1. 声门上区
2. 喉室
3. 声门下区
4. 声带
5. 室带
6. 声门
a. 舌会厌谿
b. 舌骨体
c. 会厌前间隙
d. 甲状软骨板
e. 舌骨下肌群
f. 会厌
g. 劈裂

图 2.3-4a　喉的分区 - 矢状面观察

图①和图②为不同个体的正中矢状面 CT 重建图像。

●观察喉的分区：○声门上区：位于声门上方，包括喉室以及喉室上方的喉前庭。○声门：由两侧声带围成的气体通道。发声时趋于闭合，在正中矢状面图像上不能显示（见图①）。通气时则处于开放状态，在正中矢状面图像上多见于声带的后方（见图②）。○声门下区：位于声门和声带的下方至环状软骨下缘。○喉室：位于真声带和假声带之间，发声时出现，呼吸时消失。

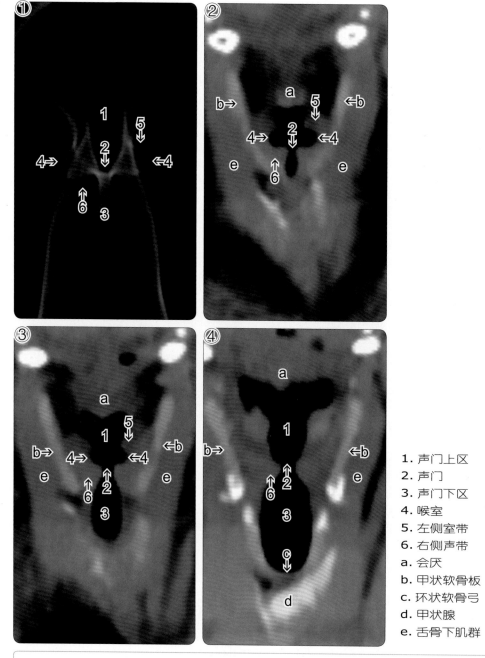

1. 声门上区
2. 声门
3. 声门下区
4. 喉室
5. 左侧室带
6. 右侧声带
a. 会厌
b. 甲状软骨板
c. 环状软骨弓
d. 甲状腺
e. 舌骨下肌群

图 2.3-4b　喉的分区 - 冠状面观察

　　图①为喉腔最小密度投影正面观，图②至图④为自前往后冠状面 CT 重建图像，观察声门和喉的分区。两侧声带相对区域为声门，其上、下分别为声门上区和声门下区。

　　●观察喉室和喉的分区：

　　○最小密度投影正面观图像：清楚显示含气喉腔的内表面。可见两侧喉室对称，呈壁龛状深入喉腔的两侧壁，其上方为前庭襞（室带）的下表面，下方为声襞（声带）的上表面。两侧声带中间可见声门的两侧缘，即两侧声带的内缘光滑对称。沟通声门上区和声门下区。声带与室带本身无法观察（见图①）。○喉室中段层面冠状面 CT 图像：显示会厌根部，可见两侧喉室最大、最明显，两侧对称、光滑。上方为两侧室带，下方为两侧声带，在声带之间可见向下伸入的声门。声门上区较小。声门下区能显示（见图②）。○喉室后段层面冠状面 CT 图像：显示会厌体部，可见两侧喉室缩小，两侧声门上区和声门下区见增大（见图③）。○喉室后方层面冠状面 CT 图像：显示喉室消失，声带向两侧退缩，声门上、下区进一步增大（见图④）。

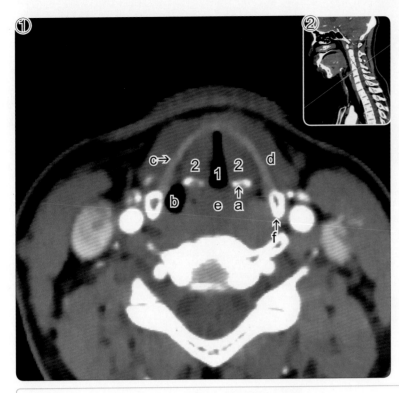

1. 声门
2. 声带
a. 勺状软骨
b. 右侧梨状窝
c. 右侧甲状软骨板
d. 左侧舌骨下肌群
e. 喉咽
f. 甲状软骨上角

图 2.3-4c　喉的分区 - 声门和声带的观察 -1

图①为与声带平行的斜横断面 CT 重建图像，图②为定位片。

●观察声门与声带的 CT 表现：

○声带与声门：在与声带平行的定位线重建的斜横断面 CT 图像上，可见声带全程呈笔直的直线状于两侧对称分布。声门位于两侧声带之间的正中线上，其前方未见两侧声带之间前连合的软组织阴影。○与声带平行定位获取的斜横断面重建图像的使用价值：可显示声带全貌，声带层面为声门，其上方为声门上区，下方为声门下区。

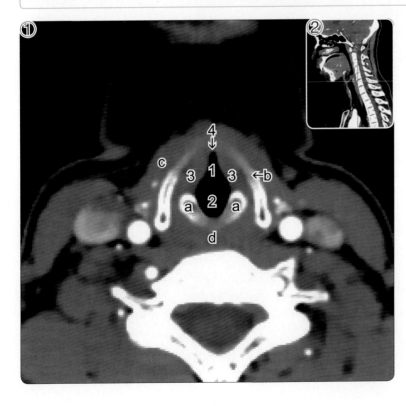

1. 声门
2. 声门下区
3. 声带
4. 声带前连合
a. 环状软骨
b. 甲状软骨板
c. 舌骨下肌群
d. 喉咽

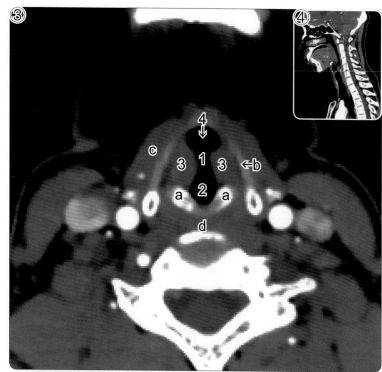

1. 声门
2. 声门下区
3. 声带
4. 声门上区
a. 环状软骨
b. 甲状软骨板
c. 舌骨下肌群
d. 喉咽

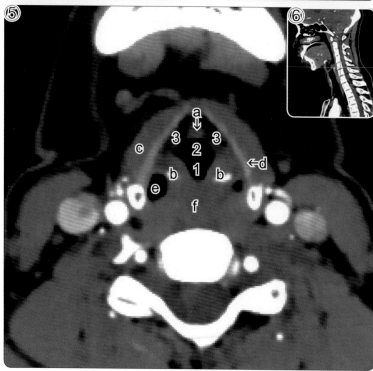

1. 声门
2. 声门上区
3. 室带
a. 会厌根部
b. 劈裂与劈裂软骨
c. 舌骨下肌群
d. 甲状软骨板
e. 右侧梨状窝
f. 喉咽

图 2.3-4d　喉的分区 - 声门和声带的观察 -2

图①、③、⑤为声带层面自下而上的常规横断面 CT 重建图像，图②、④、⑥为定位片。
●观察常规横断面上声门与声带的 CT 表现：
○声带与声门：在常规横断面 CT 图像上，无法在一个层面上显示声带和声门的全貌，自下而上可见声带与声门两者随层面上移而向后移动，声门前方为声门上区，后方为声门下区；
○常规横断面 CT 重建图像的使用价值：随层面逐渐上移，可显示声带和声门的位置依次向后移动，声门上区位于声门的前方，声门下区位于声门的后方。

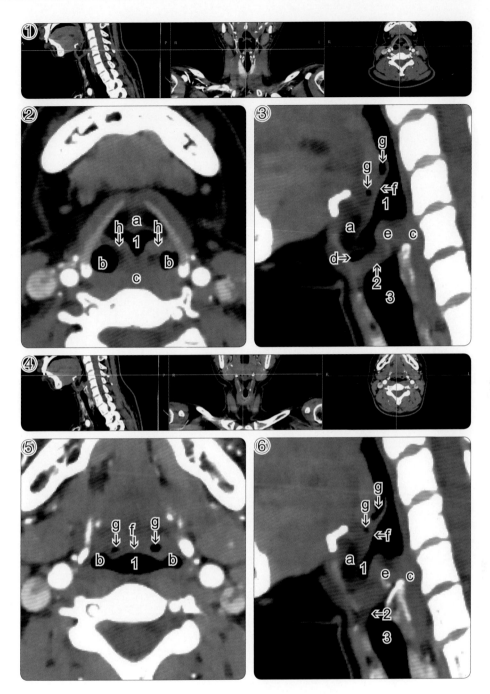

1. 声门上区；2. 声带；3. 声门下区；a. 会厌前间隙；b. 梨状窝；c. 喉咽；d. 喉室；e. 劈裂；f. 会厌；g. 舌会厌谿；h. 会厌劈裂皱襞

图 2.3-4e　喉的分区 - 声门上区的观察

　　图②和图③分别为会厌下段层面的横断面图像和喉室层面的矢状面图像，图⑤和图⑥分别为会厌上段层面的横断面图像和劈裂层面的矢状面图像，图①和图④为两组图像的定位片。

　　●观察声门上区的 CT 表现：

　　○声门上区的喉腔包括喉室、喉前庭和梨状窝等构成喉腔，在喉腔之外的会厌前方可见舌会厌谿内也充盈有气体，但属于口腔；○声门上区的解剖结构包括 3 个部分：a. 会厌、会厌前间隙和舌会厌谿位于声门上区的前方；b. 劈裂和劈裂软骨位于声门上区后方的两侧，为声带的后方支点。两侧劈裂之间为两侧声带的后连合；c. 连接会厌和两侧劈裂的是两侧的会厌劈裂皱襞，后者将整个声门上区分成中间的喉前庭和两侧的梨状窝。

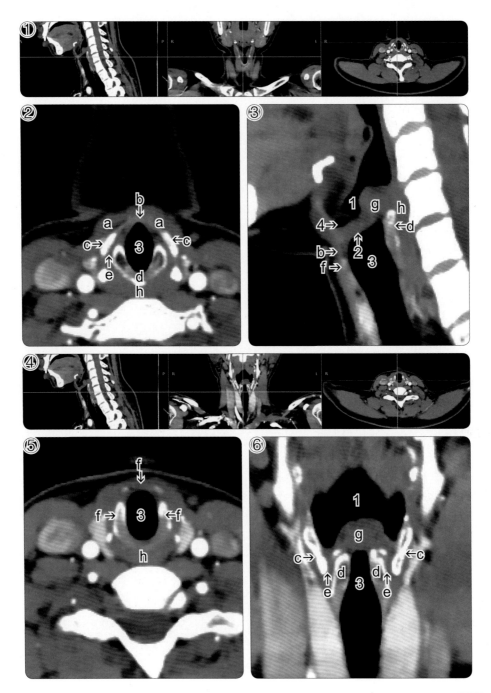

1. 声门上区；2. 声带；3. 声门下区；4. 喉室；a. 甲状舌骨肌；b. 环甲膜；c. 甲状软骨板；d. 环状软骨板；e. 环甲关节；f. 环状软骨弓；g. 劈裂；h. 喉咽

图 2.3-4f　喉的分区 - 声门下区的观察

　　图②和图③分别为环甲膜层面的横断面图像和喉室层面的矢状面图像，图⑤和图⑥分别为环状软骨弓层面的横断面图像和劈裂层面的冠状面图像，图①和图④为两组图像的定位片。

　　●观察声门下区的 CT 表现：

　　○声门下区喉腔的形态：①横断面：在环甲膜的横断面图像因为前方受甲状软骨前角的影响，后方为成角的环状软骨板，故呈竖立的橄榄球状。在环状软骨环层面呈宽阔的椭圆形。②矢状面：因为声带的存在呈平顶状，前壁略凸，后壁略凹，向气管变细。③冠状面：因环状软骨的局限，呈上窄下宽的金钟状。○声门下区的解剖结构：与声门上区截然不同，声门下区内壁非常光滑，没有任何解剖结构向喉腔内突入，若有则为异常。

2.3.3 喉咽

喉咽 (laryngopharynx) 又被称为"下咽"(hypopharynx)，位于喉腔的后方和两侧，其长度和上下界与喉基本一致。在吞咽时，喉咽与喉密切配合形成一个有机的整体。因有软骨架构而形态相对固定的喉腔位居喉咽的正前方，故喉咽成为整个咽腔中口径最狭窄、形态最复杂的一段，并且可以因呼吸和吞咽的交替而处于不断的动态变化当中。

● Point–05: 喉咽的分段和分区

区域解剖简析：

喉咽的解剖位置以及喉咽的分段和分区：

①喉咽的解剖位置在喉的后方，其上下范围大致在 $C_3 \sim C_6$ 椎体，约占 4 个椎体的高度。以喉为参照，喉咽的范围应自会厌上缘至环状软骨下缘。

②喉咽在解剖上被分为喉咽上段和喉咽下段。a. 喉咽上段在喉口 (aditus laryngis) 以上，兼具呼吸与吞咽的双重功能。呼吸时会厌竖立，其前壁为会厌的喉面，后壁为咽后壁，此时该段为呼吸道。吞咽时会厌后倒，前壁变为反转向后的会厌舌面，封闭喉口，后壁不变，该段为通过食物的消化道；b. 喉咽下段在喉口以下，与喉腔分隔，为专门通过食物的消化道。喉咽下段由后部和两侧部构成。后部位于环状软骨后方，在横断面上形成"一"字形的腔隙，其前壁为杓状软骨、环状软骨和相关肌群，后壁为喉口以下的咽后壁，无食物通过时其前后壁紧贴，不留空隙。两侧部是由后部向前方延伸至环状软骨两侧的盲袋样腔隙，即"梨状隐窝"。吞咽时可暂时存放食物以缓冲食管的压力。梨状隐窝内壁贴附在环状软骨外侧面，外壁黏膜贴附在甲状舌骨膜和甲状软骨板的内侧面，空虚时其内可含有空气。

整个喉咽在吞咽时既有动态变化，也有一定的形态限定。可以通过钡餐透视或吞咽造影剂的 CT 电影等方法获得清晰的观察。

③临床学者在解剖上常将会厌前方的舌会厌谿等划入喉咽的范畴，形成与解剖学者不同的喉咽分区概念，如 UICC 和 AJC(1971) 依据 TNM 分期的需要将喉咽分为喉咽上区、梨状隐窝区、环后区和喉咽后壁 4 区。a. 喉咽上区即会厌前区域，包括会厌舌面、舌会厌正中襞、舌会厌谿、舌根和会厌前间隙。吞咽时，因会厌后倒而致该区与两侧梨状隐窝有瞬间的汇合。b. 梨状隐窝区位于环状软骨的两侧，是为缓解食物压力而产生的一对多余的囊袋状空间，其大小和形态与食物压力和外在的解剖环境有关。个体之间差异较大，两侧可不对称。c. 环后区位于劈裂和环状软骨板的后方，为一个"一"字形的狭窄腔隙，其前壁为环状软骨板，后壁为环咽肌。环后区在吞咽时成为喉咽上区和梨状隐窝的下一站，其下方通入食管。d. 喉咽后壁是喉咽形态唯一恒定不变的区域，故被特别划分为一个区域。喉咽后壁自会厌上缘水平向下直至环状软骨下缘水平，向上与口咽后壁接续，向下通往食管。

上述分段和分区在概念上有微妙差别，应用时需注意其含义和区别。

CT/MRI 建议观察平面：

CT/MRI 观察喉咽比较困难，以最低密度投影和横断面 CT/MRI 图像的观察为主，补充使用冠状面和矢状面图像。

CT/MRI 观察要点提示：

①理解喉咽形态特征和动态变化是 CT/MRI 观察的基础。

②先将喉咽分为喉咽上段和喉咽下段进行观察，喉咽下段再分为环后区和梨状窝。这样，既可提高观察的条理性，也有助于对疾病进行 TNM 分期，达到事半功倍的效果。除形态学特点外，理解喉咽在吞咽中的动态变化也非常重要。

a present ： 吞咽

食物团自口腔经咽和喉咽进入食道的吞咽过程经历口腔期、喉咽期和食管期 3 个阶段。

①口腔期 (oral phase)：口腔期为吞咽准备期，包括咀嚼和推送。a. 咀嚼：摄入的食物在口腔经历唾液腺分泌、口舌搅拌、牙齿咀嚼和味蕾感受等的交互作用，在品尝美味的同时，将各色食物变成松软、湿润和细腻的食物团。b. 推送：咀嚼后的食物团通过口周肌肉的收紧和皱缩、舌上举、后推和舌根前移等动作将食物团从口腔前部的舌尖、中部的舌体向后移送至口腔后部，经口咽峡抵达悬雍垂和会厌舌面之间的 "舌根区"。至此，口腔期由大脑控制下的随意动作完成。

②喉咽期 (pharyngeal phase)：喉咽期即吞咽期。食物团一旦进入舌根区，口腔期即完成，喉咽期即吞咽即刻被启动。因舌根区的会厌舌面、舌会厌正中襞、舌会厌谿、舌根以及上方悬雍垂等结构的黏膜表面上分布有丰富的舌咽神经末梢，受到食物团的刺激后立即反射性地诱发吞咽动作。该动作是由口唇紧闭、下颌骨固定、会厌后倒并与杓会厌襞协同动作，将喉口严密封闭、软腭和悬雍垂上举、呼吸暂停、喉咽上口和食管开放，咽壁肌肉协调收缩等一系列动作相继完成。在 0.5~0.7s 的时间内完成吞咽动作，整个喉咽期又分喉咽上区时相、梨状隐窝时相和环后区时相等 3 个时相：a. 喉咽上区时相：此时舌根后移、会厌倒伏，喉口封闭食物团完全进入喉咽上区内；b. 梨状隐窝时相：此时在喉咽上口开放而食管括约肌尚未开放的状态下，喉咽上区内的食物团较少流向压力较高的环后区，而大部分是流向压力较低的两侧梨状隐窝内；c. 环后区时相：随着食管括约肌的开放，积存在喉咽上区和梨状窝内的食物团通过狭窄的环后区快速下行进入食道，使喉咽的环后区充盈并瞬间排空，此时的食物团中即使是存在细小的异物如鱼刺等，也可以在吞咽瞬间即刻被感知。

上述吞咽期的动作过程系一气呵成的非随意动作，既无法进行控制，也无法中途停止。需要想好了再咽。

③食管期 (oesophageal phase)：系吞咽后期。当食物团完全进入食管后，吞咽过程宣告结束。食管内的食物团因胸腔负压、食管蠕动和上方食物推进等因素的多重作用而继续下行进入胃肠道。

整个吞咽过程可以在食道钡餐透视时进行详细观察或拍摄成电影。在整个吞咽过程中，我们可以观察和体验到如下几种情况：

①吞咽动作可以开始或结束，却不能在吞咽中途停止。

②喉咽期钡剂通过非常迅速，在吞咽动作之后，会厌谿和梨状隐窝内均可有不同程度的钡剂存留，而环后区则几乎没有钡剂的残留。

③在吞咽功能尚未发育成熟的婴幼儿和喉咽功能因为退化或病变侵及而遭到破坏的高龄个体和患者，上述吞咽过程将失去协调，从而在吞咽时会出现钡剂通过迟缓、积存、溢出或呛入喉腔和气管等情况发生。

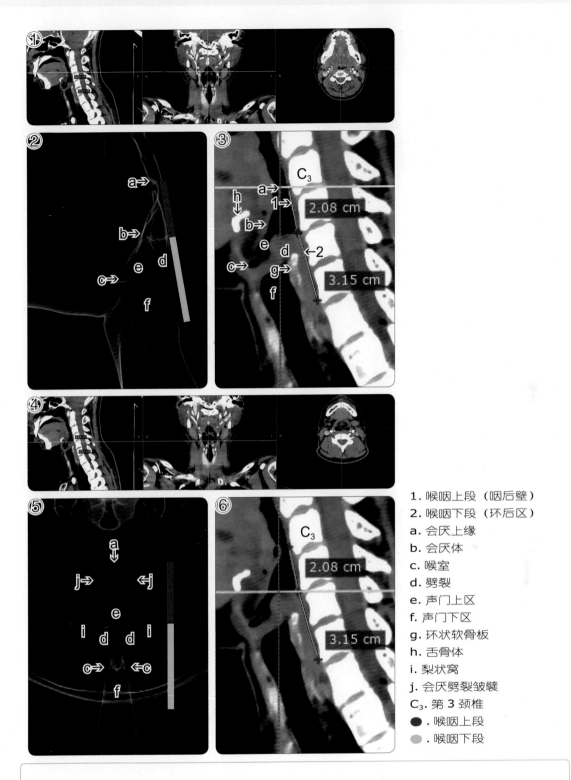

1. 喉咽上段（咽后壁）
2. 喉咽下段（环后区）
a. 会厌上缘
b. 会厌体
c. 喉室
d. 劈裂
e. 声门上区
f. 声门下区
g. 环状软骨板
h. 舌骨体
i. 梨状窝
j. 会厌劈裂皱襞
C₃. 第 3 颈椎
●. 喉咽上段
●. 喉咽下段

图 2.3-5a　喉咽分段

　　图②和图③分别为喉咽最小密度投影正面像和 CT 矢状面图像重建，图①为定位片；图⑤和图⑥分别为会厌最小密度投影的正面像和 CT 矢状面图像重建。图④为定位片。

　　●观察喉咽的分段：喉咽分上段和下段。○喉咽上段：图中 1 和洋红色线条代表喉咽上段，上界为会厌上缘，下界为劈裂上面；○喉咽下段：图中 2 和青色线条代表喉咽下段，其上界为环状软骨底面。图中显示以颈椎为参照，喉咽上段大致在 C₂ 椎体下 1/3 至 C₃ 椎体下缘，其长度与喉咽下段的比例约为 2：3。

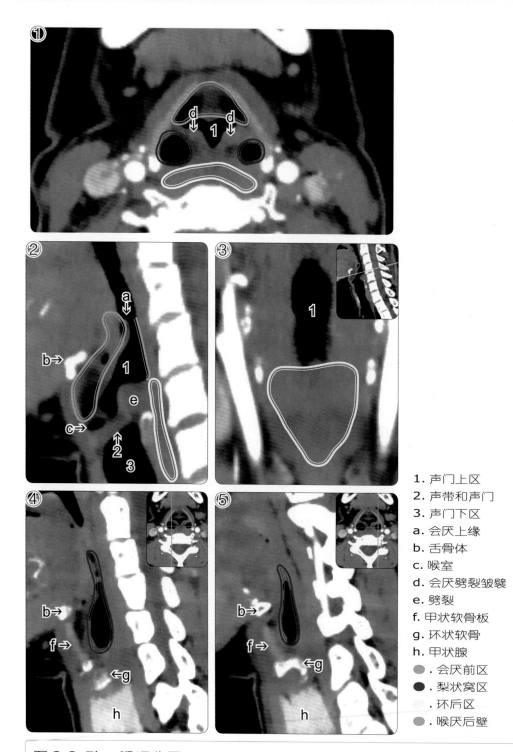

1. 声门上区
2. 声带和声门
3. 声门下区
a. 会厌上缘
b. 舌骨体
c. 喉室
d. 会厌劈裂皱襞
e. 劈裂
f. 甲状软骨板
g. 环状软骨
h. 甲状腺
⬤. 会厌前区
⬤. 梨状窝区
⬤. 环后区
⬤. 喉厌后壁

图 2.3-5b　喉咽分区

　　图①为甲状软骨切迹层面的横断面 CT 图像，图②为喉室层面矢状面 CT 重建图像，图③为环骨后区冠状面 CT 重建图像，图④和图⑤为两侧梨状窝区矢状面重建 CT 图像。

　　●观察喉咽分区：喉咽分区是根据临床需要，在喉咽分段的基础上为方便手术治疗而进行的实用的分区方法：○会厌前区：进一步将喉腔外的会厌前间隙、会厌正中襞、舌根、舌会厌谿和舌扁桃体等定为喉咽的一部分，以便手术更彻底；○梨状窝区：空虚状态下为含气的泪滴样腔隙，两侧基本对称，是喉咽癌的好发部位；○会厌后壁：是喉咽中自会厌上缘至劈裂区域唯一开放的一段咽后壁；○环后区：是潜在腔隙，吞咽时环状软骨前移并上提，吞咽后环状软骨恢复原位，环后区完全关闭。

a present：咽腔的划分与功能

　　厘清咽腔的划分与功能、各部分界的解剖标志和咽腔的头颈分界等解剖问题有助于咽腔疾病的定位诊断和临床处置。

　　①咽腔的分布和功能：咽腔自上而下分为鼻咽腔、口咽腔和喉咽腔 3 段，功能各不相同。a. 鼻咽腔位于整个咽腔的最上方，与后鼻孔相对，又称上咽。正常时只有空气通过，仅具备单一的呼吸功能，即"一腔一功能"，为上呼吸道的一部分。b. 口咽腔位于整个咽腔的中间，与口腔相对，在正常生理状态之下既通过空气，也通过食物，承担呼吸道和消化道的双重功能，即"一腔两功能"，属于呼吸和进食的共同通道。c. 喉咽腔位于整个咽腔的最下方，与喉腔对应，又称下咽。喉咽腔上段为呼吸和消化的共同通道，属于"一腔两功能"；而喉咽腔下段则与喉腔分开为两个完全独立的体腔和通道，分属喉腔和喉咽，也就是说在喉咽腔的下段，喉腔和喉咽是由两个各自独立的通道完成两种不同的功能。即"两腔两功能"。

　　可见鼻咽、口咽和喉咽在解剖、功能和病理过程中具有各自不同的特点和作用。

　　②鼻咽、口咽和喉咽分界的解剖标志：a. 鼻咽和口咽分别与鼻腔和口腔相对应，两者以硬腭、软腭和悬雍垂为界。也有人认为鼻咽和口咽应该以硬腭的延长线分界，因为软腭和悬雍垂并不固定，它们是随着呼吸和吞咽运动而活动的，平静呼吸时软腭和悬雍垂是向后下方低垂的，而吞咽食物时，软腭和悬雍垂是被拉直和抬高直指后方的。在呼吸和吞咽这两个不同的过程当中，软腭和悬雍垂的位置有很大的变化和差异。故以硬腭向后方的延长线作为分界鼻咽和口咽的解剖标志似乎更恰当一些。b. 口咽与喉咽分界的解剖标志应以会厌分界，会厌前方为口腔、口咽，会厌后方为喉腔和喉咽。同样，因为会厌也是随着吞咽而运动的，平静呼吸时会厌竖立指向上方，而吞咽食物时会厌倒向后方至水平位置而遮挡喉口，使食物团顺利进入喉咽下段和食管。显然会厌的此种变动使得口咽和喉咽分界的位置也处于变动当中，故有人将竖立状态下的会厌上缘引出的水平线作为口咽和喉咽分界的解剖标志。

　　③咽腔的头颈解剖分界线：在解剖学中，鼻咽与口咽位于鼻腔和口腔的后方，故被归为颌面部。喉咽与喉腔整体位于舌骨之下，故被划归为颈部。所以咽腔的头颈分界应位于口咽和喉咽之间。也就是说，应以会厌及杓会厌皱襞作为口咽和喉咽之间分界的解剖标志比较恰当。会厌和杓会厌皱襞为喉的解剖结构，属于颈部；而会厌和杓会厌皱襞前方和上方的口腔、口咽和舌会厌谿等则属于颌面部。

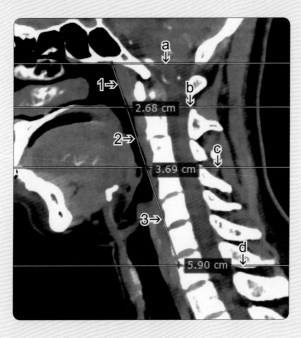

1. 鼻咽（面部）
2. 口咽（面部）
3. 喉咽（颈部）
a. 鼻咽顶后界
b. 硬腭
c. 会厌上缘
d. 环状软骨板下缘

2.3.4　颈段气管和食管

颈段气管和食管上接喉和喉咽，向下与胸段气管和食管相续，两者走行在颈部正中线前方的下半段。颈段气管和食管与胸段形态一致，但是其毗邻的解剖结构全然不同，是我们应该重点注意的内容。

● Point–06: 颈段气管和食管

区域解剖简析：

颈段气管和食管上接喉和喉咽，其位置是恒定的。但是颈段气管和食管的下端是变动的，因个体的解剖发育差异，如胸出入口的水平，颈段气管和食管的长度不同而各异。颈段气管和食管位于颈椎前方的正中线上，两侧为甲状腺和颈动脉鞘。

①颈段气管 (cervical part of trachea)：颈段气管占气管总长度的比例决定于个体的体位、呼吸、吞咽和颈部长短等多种因素，差异较大。a. 颈段气管长度为 1～7cm，气管环为 1～5 个或更多。短者不足全长的 1/3，长者可达气管全长的 1/2 左右。另外，当头部强力过伸时，颈段气管可达 7cm 以上，便于气管插管或切开。颈段气管上段位置较浅，下段位置较深。转头时，气管转向同侧，食管移向对侧。b. 颈段气管的上界为环状软骨下缘，下界在胸骨柄上缘或两侧肺尖水平。因胸出入口呈前低后高的倾斜状，故气管下界的前后高度也应该不同，实际上常被忽略不计。c. 颈段气管前方依次为皮肤、颈浅筋膜、颈深筋膜浅层、颈静脉弓、舌骨下肌群及气管前筋膜等，紧贴第 2～4 气管软骨前方有甲状腺峡部，峡部下方有甲状腺下静脉、甲状腺奇静脉丛和可能存在的甲状腺最下动脉等血管；颈段气管的两侧主要为甲状腺侧叶，侧叶的外侧为两侧颈动脉鞘；颈段气管后为食管，后者可以偏移至一侧，以左侧居多。

②颈段食管 (cervical part of esophagus) 的前方为颈段气管，后方为颈椎椎体，其长度与颈段气管相仿。食管为肌肉型管道，其管径随管腔内充盈情况而不同，贲门梗阻时可异常扩大。其两侧毗邻的最重要的解剖结构是气管食管旁沟内的喉返神经。

CT/MRI 建议观察平面：

①矢状面和冠状面 CT/MRI 图像最适合观察颈段气管和食管的全貌。

②横断面更有利于观察气管和食管腔及其周围详细的毗邻关系和结构细节，最适合观察气管和食管的管径测量以及管腔内的解剖细节。

CT/MRI 观察要点提示：

刻意比较颈段气管和食管与胸段气管和食管的长度之间的比例等没有实际临床意义，反之，颈段气管和食管腔内和管壁是否有占位性病变以及气管和食管周围的毗邻解剖关系等才是颈段气管和食管 CT/MRI 的观察和分析重点内容。

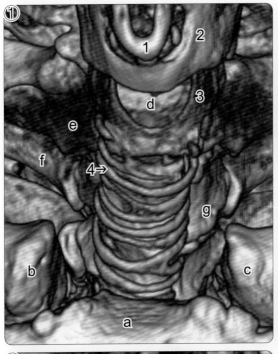

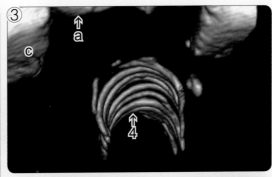

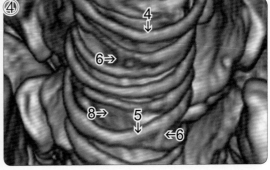

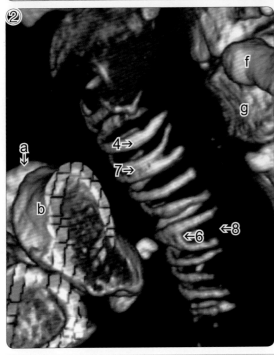

1. 甲状软骨切迹
2. 甲状软骨板
3. 环状软骨弓
4. 正常气管软骨环
5. 气管软骨环分叉
6. 气管软骨环搭桥
7. 气管软骨环融合
8. 气管软骨环间距增大
a. 胸骨柄
b. 右侧锁骨头
c. 左侧锁骨头
d. 环甲膜区域
e. 甲状腺
f. 第 2 肋骨
g. 第 2 胸椎

图 2.3-6a　颈段气管 -CT-3DVR 表现

　　图①和图②分别为气管 CT-3DVR 的正面观和侧面观；图③和图④为气管环的局部放大图像和后面观图像。本图取自一位 66 岁男性的 CT-3DVR 资料，其气管软骨环骨化极为明显。

　　●观察气管软骨环解剖发育的多样化表现：

　　○气管软骨环的基本形态：气管软骨环呈 "U" 字形或马蹄铁形，构成气管的前壁和侧壁，以维持气管的开放形状和通畅。因气管后壁由软组织构成，故气管软骨环在 CT-3DVR 图像上呈向后方开放的表现。○气管软骨环的常见变异：a. 分叉：气管软骨环常常可以出现分叉，形成横置的 "Y" 字形表现。b. 局部融合：相邻的两个气管软骨环可以在局部出现一段融合，与气管软骨环分叉的区别是融合段软骨宽度等于两个软骨环之和。c. 骨桥形成：在两个软骨环之间形成一个桥形连接。d. 气管软骨环间距增大或缩小。

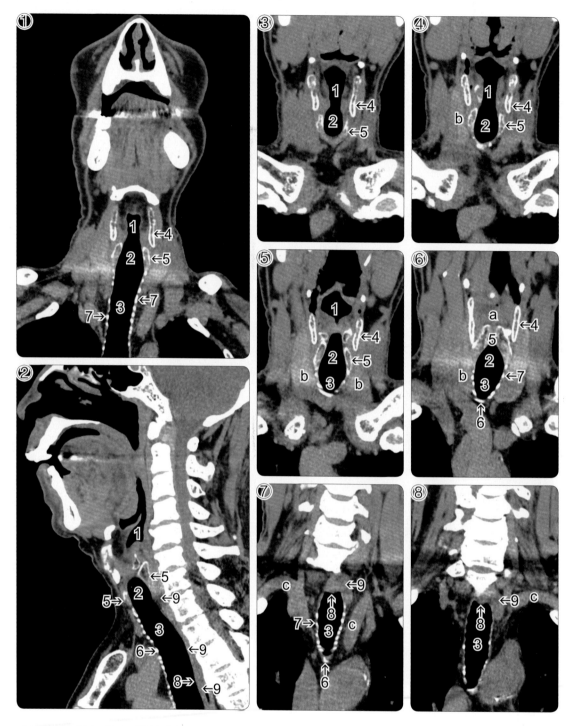

1. 喉腔声门上区；2. 喉腔声门下区；3. 气管腔；4. 甲状软骨板；5. 环状软骨；6. 气管软骨环前壁；7. 气管软骨环侧壁；8. 气管后壁；9. 食管；a. 喉咽；b. 甲状腺；c. 锁骨下动脉

图 2.3-6b　颈段气管和食管 - 冠状面和矢状面 CT 表现

　　图①和图②分别为斜冠状面和矢状面 CT 图像，图③至图⑧为常规冠状面 CT 图像。

　　●观察颈段气管和食管的矢状面和冠状面的 CT 表现特点：

　　○斜冠状面 CT 重建图像：显示整个喉腔与气管两侧壁的全貌，声门上区比较狭窄，声门下区最宽，气管宽度均匀一致；○矢状面 CT 重建图像：显示气管全程前后壁的表现，前壁由气管软骨环断面形成虚线状，后壁与食管不易区分；○常规冠状面 CT 重建图像表现：因为气管前后倾斜，故只能观察到断断续续的长椭圆形断面图像而不易观察其全貌。

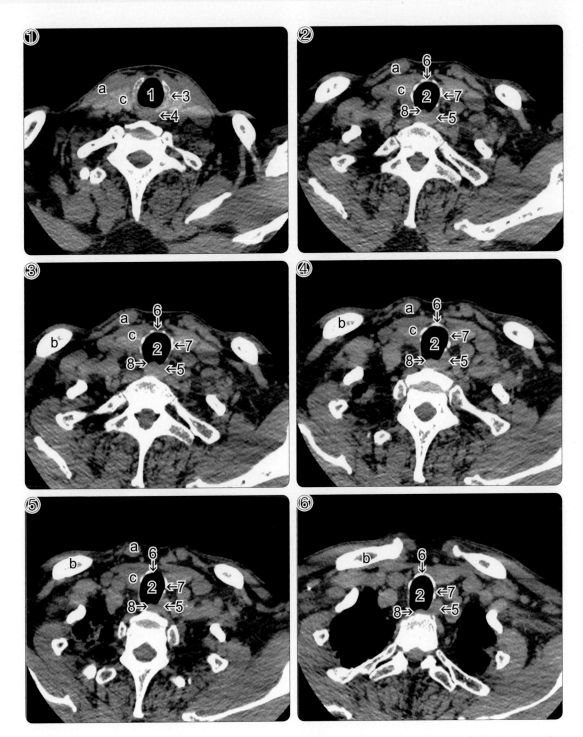

1. 喉腔声门下区；2. 气管腔；3. 环状软骨；4. 喉咽下段环后区；5. 食管；6. 气管前壁；7. 气管侧壁；8. 气管后壁；a. 胸锁乳突肌；b. 锁骨；c. 甲状腺

图 2.3-6c　颈段气管和食管 - 横断面 CT 表现

图①至图⑧为自上而下横断面 CT 图像。

●观察颈段气管和食管的 CT 表现：

○气管的横断面 CT 表现：气管横断面呈马蹄铁形，前壁和两侧壁向外膨出有张力，钙化和骨化呈不连续的斑点状，厚度均匀，但明显较环状软骨薄。气管后壁因食管的存在，形成轻度的前凸表现。○食管的横断面 CT 表现：在喉咽下方食管起始处，食管位于颈椎前方正中线上，随着层面下移，逐渐移向气管的左侧，致气管后壁与颈椎前面贴近。

2.4　颈部血管和神经

　　走行分布在颈部的血管、神经将头颈与躯干和两侧上肢紧密地衔接起来。其中主要动脉包括颈总动脉、颈总动脉分叉、颈内动脉、颈外动脉和椎动脉，负责颅脑、颌面和颈部组织器官的动脉血液供应。主要静脉有颈内静脉和颈外静脉，颈内静脉回收头颈部绝大部分血流，颈外静脉只负责回收枕静脉和甲状腺下静脉等少量静脉血。颈部神经除脑神经中的迷走神经之外，主要由颈段脊神经构成颈部的神经丛、神经干和神经支。

2.4.1　颈部血管

　　颈部动脉的主干多直接自主动脉弓发出，向上供血颅脑、颌面和颈部，分颈动脉系和椎动脉系。其中颈总动脉、颈总动脉分叉和颈内动脉的地位尤为突出，负责颅脑、颌面和颈部绝大部分组织和器官的血供，因其压力高、流速快，常常成为动脉粥样硬化等疾病侵犯的主要对象。椎动脉出自锁骨下动脉，经颈椎横突孔上行入颅供血脑后部和脊髓，成为颈内动脉的重要补充。颈部静脉则以颈内静脉为主，颈内静脉回收颅脑、颌面和颈部的绝大部分血液，颈外静脉回收余下的枕静脉、甲状腺下静脉血液。颈内静脉、颈外静脉和锁骨下静脉汇合成头臂静脉后经上腔静脉回流心脏。上述颈部主要动、静脉血管除椎动脉外均被包裹在颈动脉鞘内整齐走行和布局在颈部内脏区的两侧。

● Point-01：颈总动脉及其分叉

区域解剖简析：

颈总动脉 (common carotid artery)：

①管径和长度：a. 颈总动脉的管径平均约 7.7mm（男性）和 7.2mm（女性）。b. 颈总动脉的长度因不同个体之间颈部长度和颈总动脉分叉位置高低而不同。右侧颈总动脉起点较高，在胸锁关节后方从无名动脉分支后直接进入颈部，沿颈动脉鞘上行至颈总动脉分叉水平，其总长度平均值约为 99.1mm，全程几乎均位于颈部。左侧颈总动脉起点较低且分为胸段和颈段。胸段自主动脉弓发出后上行约 30mm 进入颈部后沿颈动脉鞘上行至颈总动脉分叉水平，总长度平均值约 128.7mm，较右侧长 30mm 左右。

②位置和毗邻：两侧颈总动脉位于喉、气管和甲状腺两侧颈动脉鞘内的最内侧。a. 内侧下段为气管和甲状腺，上段毗邻喉和喉咽。b. 外侧毗邻颈内静脉，两者后方的颈动静脉沟内有迷走神经走行。c. 前面有肩胛舌骨肌的中间腱、上腹肌、胸锁乳突肌和舌骨下肌等肌群覆盖。d. 后面毗邻 $C_4 \sim C_6$ 之横突以及附着其上的颈长肌、头长肌和前斜角肌等。

　　颈总动脉下段，即气管段位置较深，从体表不易触摸到；而上段（喉段）位置较浅，在甲状软骨两侧的颈动脉三角区域的下方可清楚触到颈总动脉搏动。

颈总动脉分叉（Common carotid artery bifurcation）：

①颈总动脉分叉的位置：大多位于甲状软骨上缘水平附近。与甲状软骨上缘持平者约 26.87%；高于甲状软骨上缘者约 63.87%，最高可达舌骨体水平；低于甲状软骨上缘而位于甲状软骨板水平者约 9.26%。若以颈椎作为参照则绝大部分在 C_4 及其上下椎间盘水平之范围内。位于 C_4 椎体水平者最多，约占 65%；位于 C_3/C_4 椎间盘水平约占 12%；位于 C_4/C_5 椎间盘水平约占 12%。三者总和约占 89%。

②颈总动脉分叉处的重要解剖结构：分别是颈动脉窦和颈动脉球。a. 颈动脉窦 (carotid sinus)：在颈总动脉末端和颈内动脉起始部的管腔因高压血流冲击形成的梭形膨大即为颈动脉窦，窦壁内的压力感受器可帮助调节颈动脉的压力。b. 颈动脉球 (carotid glomus) 也称颈动脉体 (carotid body)，内含化学感受器可以帮助调解血氧分压。

CT/MRI 建议观察平面：

① CTA/MRA 结合冠状面和矢状面图像可观察颈总动脉及其分叉。

② CT/MRI 增强扫描的横断面图像可观察颈总动脉及其分叉的细节。

CT/MRI 观察要点提示：

颈总动脉分叉有 3 个观察重点：

①确定颈总动脉分叉的位置。

②分叉之后颈外动脉依次出现在颈内动脉的内侧、前面和外侧。

③颈总动脉分叉区域除了观察管腔、管壁外，还要注意有无神经或颈动脉体发生的肿瘤等占位性病变。

a present：颈部动静脉的窦、球、体

颈部动、静脉的窦、球、体，名目繁多且含义各不相同，应当注意区分。

①颈动脉窦 (carotid sinus)：系颈总动脉末端和颈内动脉起始部动脉壁的梭形膨大，在膨大的窦壁内有压力感受器，在当血压过高时，将信息传入中枢后，可以通过调节使心率减慢、血管扩张，从而将血压调回至正常范围。

②颈动脉球 (glomus caroticum)：也称"颈动脉体" (carotid body)，系位于颈总动脉分叉处后方的一个大米粒至黄豆大小（长径 5~7mm，宽径 2~4mm）的棕红色椭圆形小体，被结缔组织固定于动脉壁上，其内的化学感受器可感受颈动脉血中二氧化碳和氧气分压的变化。当血中二氧化碳分压过高时可通过调解使呼吸加快、加深来纠正人体的缺氧状态。

③颈静脉上球和颈静脉下球：解剖学文献将颈内静脉上、下两端的球形膨大称为颈静脉上球和颈静脉下球。临床上常常只将颈静脉上球称为颈静脉球。

④鼓室体 (bulbus venae jugularis)：鼓室体系集中位于鼓室区的化学感受器小体，其细胞类似于肾上腺的嗜铬细胞，其神经突起中含血管活性肠肽 (VIP) 物质。鼓室体所形成的鼓室体瘤存在于舌咽神经鼓室支或迷走神经耳支在岩锥内的骨性管道中，从而累及相关的颅神经分支并导致中耳区域骨质破坏。当鼓室体在颈静脉上球的外膜内形成 5mmx2.5mm 大小的长椭圆形肿物时，也被称为颈静脉球 (glomus jugulare) 或颈静脉球瘤，应注意与上述颈静脉上球和下球相区分。

总之，窦通常为血管腔壁的局部膨大改变，英语使用 "sinus" 等词语。体或球则多数为含有感受器的球形小体。英语使用 "bulb" "body" 和 "glomus" 等，注意在临床上不要混淆、误解或误用。

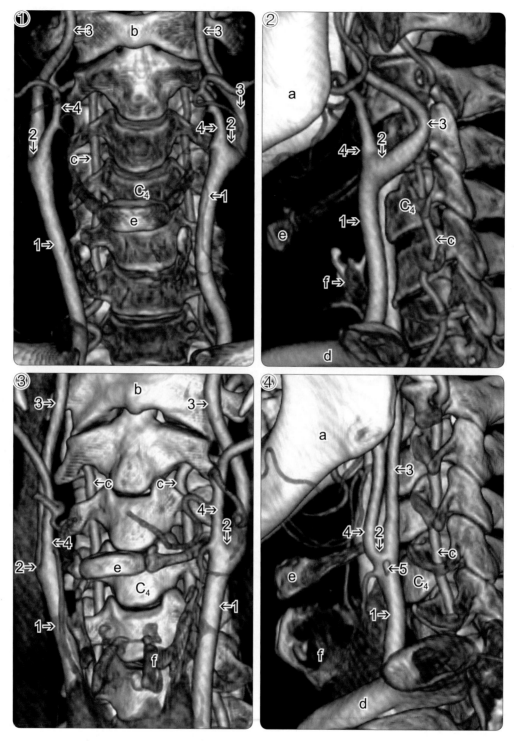

1. 颈总动脉；2. 颈动脉分叉；3. 颈内动脉；4. 颈外动脉；5. 颈动脉体；a. 下颌骨；b. 寰椎；c. 椎动脉；d. 锁骨；e. 舌骨；f. 甲状软骨板；C_4. 第 4 颈椎椎体

图 2.4-1a　颈总动脉及其分叉 -CT-3DVR 图像

图①、图②与图③、图④分别为两个个体颈动脉 CT-3DVR 前面观和左侧面观图像。

●观察颈总动脉及其分叉的 CT-3DVR 表现：

○颈动脉分叉：在不同个体，颈总动脉分叉的位置和形态不同。○颈内动脉和颈外动脉的位置：正面观颈内动脉位于外侧，颈外动脉位于内侧。侧面观颈内动脉位于后方，颈外动脉位于前方。○颈动脉体：可见于部分个体，附着于颈动脉窦外膜上，位置可有一定差异。

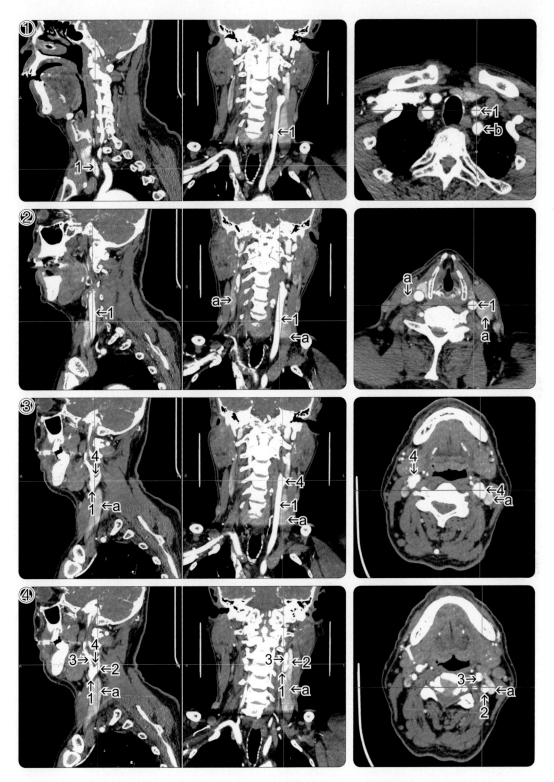

1. 颈总动脉；2. 颈内动脉；3. 颈外动脉；4. 颈动脉分叉；a. 颈内静脉；b. 锁骨下动脉

图 2.4-1b　颈总动脉及其分叉 -CT 多平面重建图像

　　图①至图④分别为 4 组不同水平的颈总动脉至颈动脉分叉水平的多平面定位 CT 图像。

　　●观察颈总动脉及其分叉的 CT 表现：

　　○多平面重建图像的优点是有助于观察颈总动脉及其分叉与周围解剖结构之间详细的解剖关系，其不足是无法像 3D-CTVR 那样观察到颈动脉的整体表现及其连续性。

● Point–02: 颈内动脉和颈外动脉

区域解剖简析：

1. 颈内动脉 (internal carotid artery) 是颈总动脉的主要分支，自颈动脉分叉上行至颅底的颈内动脉管外口处入颅，供血颅脑的绝大部分，其颅外段无分支。

①长度：颈内动脉颅外段大约相当于颈总动脉长度的 1/3，因个体颈部长度和颈动脉分叉高度不同而各异。

②位置：颈内动脉的体表投影在颈动脉三角的内侧；在横断面上，颈内动脉位于颈动脉鞘内的内侧，紧贴在喉、气管和甲状腺的两侧。

③毗邻：颈内动脉位于颈动脉鞘内，其主要毗邻的解剖结构有：a. 颈外动脉自下而上先后位于颈内动脉的内侧、前面和外侧；b. 颈内静脉始终位于颈内动脉外侧并与之伴行直至颅底；c. 迷走神经位于颈内动脉和颈内静脉之间的后沟内；d. 脏器位于两侧颈动脉鞘之间的颈前正中线上，其中喉和气管居前，喉咽和食管居后，甲状腺则紧密地毗邻喉、气管的前方和两侧并以韧带固定于喉。

2. 颈外动脉 (external carotid artery) 是颈总动脉的次要分支，分支供血颅外的颈部和头面部。

①行程：颈外动脉先后走行于颈内动脉的内侧、前方和外侧。a. 颈外动脉主干与颈内动脉之间的解剖位置关系不断变换，在甲状软骨板上缘外侧自颈总动脉分出时位于颈内动脉内侧，上行至第 2 颈椎横突附近从颈内动脉的前方绕至外侧，约翻转 180°；b. 颈外动脉的终点大约在下颌骨颈和茎突之间，并在此处分出向上的颞浅动脉和向前的上颌动脉两个终支。

②分支：颈外动脉先后发出前壁支、后壁支、内壁支和终末支。

前壁支有 3 条，依次为甲状腺上动脉、舌动脉和面动脉。a. 甲状腺上动脉（superior thyroid artery）半数以上自颈外动脉前壁发出，其余从颈总动脉末端或分叉处发出。其分支有舌骨下支、喉上支、环甲肌支、胸锁乳突肌支、前腺支、后腺支和外侧腺支。b. 舌动脉（lingual artery）大多数在甲状腺上动脉起点的稍上方单独发自颈外动脉的前壁，其余可与其他动脉共干。以舌骨舌肌为标志分 3 段，后段自起点至舌骨舌肌后缘并在颈动脉三角内形成一个短袢，中段紧贴咽中缩肌前行，前段为终末支，又称舌深动脉，向舌尖方向走行在颏舌肌与舌下纵肌之间。c. 面动脉（facial artery）通常在舌骨大角稍上方单独起自颈外动脉前壁，其余可能与其他动脉共干或发自颈总动脉。面动脉的颈部段走行至咬肌前缘，沿途分出腭升支、扁桃体支、下颌下腺支和颏下动脉，面部段自咬肌前缘经下颌骨底到达面部，分出下唇动脉、上唇动脉和内眦动脉。

后壁支也有 3 支，分别是胸锁乳突肌动脉、枕动脉和耳后动脉。a. 胸锁乳突肌动脉（sternocleidomastoid artery）在与面动脉相对应的颈外动脉后壁发出，自胸锁乳突肌的上、中段交界处进入该肌内。b. 枕动脉（occipital artery）在二腹肌后腹下缘处发自颈外动脉后壁，向后经浅层的胸锁乳突肌、头夹肌、头最长肌和二腹肌后腹和深层的头侧直肌、头上斜肌和头半棘肌等深层肌群后，在胸锁乳突肌与斜方肌附着点间穿出筋膜至皮下，与枕大神经伴行并分布于后枕部。有时起自颈内动脉的分支形成双枕动脉。c. 耳后动脉（posterior auricular artery）与上颌动脉前后相对发出或与枕动脉形成共干，在乳突前方上升，经腮腺深部行至耳郭软骨与乳突之间，分为耳郭后支和枕支，供血于耳郭后上方头皮。其分支有茎乳动脉、耳支和枕支。

内壁支仅有咽升动脉（ascending pharyngeal artery）。a. 其主干大多起自颈外动脉起始部的内侧壁，少数发自颈总动脉分叉或颈总动脉末端。该动脉在颈内动脉内侧沿咽侧壁上升至颅底。b. 咽升动脉沿途分出咽支、鼓室下动脉和脑膜后动脉。咽支分布至咽上、中缩肌及咽黏膜，鼓室下动脉经鼓室小管下口入鼓室，脑膜后动脉经颈静脉孔或舌下神经管至颅后窝硬脑膜，经破裂孔至颅中窝的硬脑膜。

终末支分别为向上走行的颞浅动脉和向前走行的上颌动脉。a. 颞浅动脉（superficiai temporal artery）在下颌骨颈后方发自颈外动脉，直接向上经腮腺以及耳前肌的深侧分布至颞部，与耳颞神经和颞浅静脉伴行，至颧弓以上 5cm 处分为额支和顶支。颞浅动脉横过颧弓后位置较浅，仅位于皮肤和筋膜之下，于此可触及它的搏动。当颞部头皮肤出血时，可在此处压迫止血。b. 上颌动脉（maxillary artery）又被称为颌内动脉（internal maxillary artery），在下颌颈处发出后，在下颌颈与蝶下颌韧带之间向前走行进入颞下窝，再向内经翼外肌下头的表面或其深侧进入翼腭窝。全程分下颌部、翼肌部和翼腭部。

CT/MRI 建议观察平面：

① CTA 和 MRA 可观察颈内动脉和颈外动脉在颈段上下走行的主要路线及两者之间的位置关系，同时可以观察颈外动脉在头面部的分支。

②在 CTA 同时获取的横断面、冠状面和矢状面图像既可对上述血管补充观察，也可以进一步观察上述血管与周围毗邻结构的详细解剖关系。

CT/MRI 观察要点提示：

①注意观察颈内动脉与颈外动脉两者上行过程中的位置变换关系。
②了解颈外动脉九大分支的分布和走行方向。

a present ： 怎样理解颈内动脉与颈外动脉的换位

颈总动脉在 C_3/C_4 椎间隙或舌骨体水平处分叉时，颈内动脉在外侧而颈外动脉在内侧。随着两者向上走行至枢椎水平，颈外动脉经颈内动脉前方换位于颈内动脉的外侧。两者此种位置变换的主要原因是由人体的发育需满足解剖和功能上的需求所致。在起始段，颈外动脉分支供血至甲状腺、喉和颏下等位于中线附近的器官，故其位置偏向内侧，可以更接近上述靶器官。而颈内动脉在颈部没有分支，故其位置相对偏外。随着两者向上走行，颈外动脉分出的舌动脉和面动脉供血至前方舌部和面部，故颈外动脉的位置转向前方。再往上，颈外动脉分支供血胸锁乳突肌和枕后区时，其位置转向颈部外侧。此种位置变换从颈总动脉分叉至颅底附近完成。在颈部没有分支的颈内动脉的位置相对稳定并向上直至颅底，经颈内动脉管外口入颅。而颈外动脉则在上行过程中，为靠近供血的靶器官，而先后位于颈内动脉的内侧、前方和外侧，以适应对靶器官供血的解剖和功能上的需要。另外，为满足颈部屈伸运动的需要，颈部的颈总动脉、颈内动脉和颈外动脉需要长于颈部长径而略有弯曲。

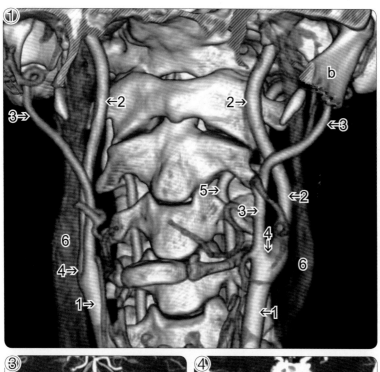

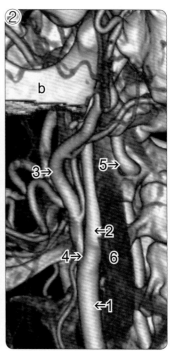

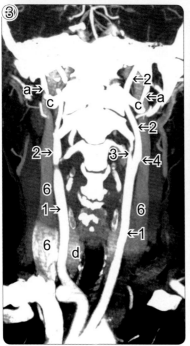

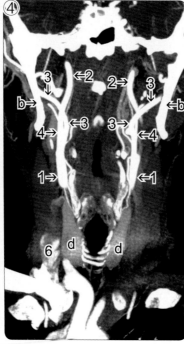

1. 颈总动脉
2. 颈内动脉
3. 颈外动脉
4. 颈动脉分叉
5. 椎动脉
6. 颈内静脉
a. 茎突
b. 下颌骨支
c. 寰椎横突
d. 甲状腺

图 2.4-2a　颈内动脉和颈外动脉

　　图①和图②为 CT-3DVR 图像侧面观和正面观，图③和图④为 CTA 冠状面厚层重建图像。
　　●观察颈内动脉和颈外动脉的 CT 表现：
　　○颈内动脉和颈外动脉的识别方法：颈内动脉与颈外动脉为颈总动脉分出的两个主干动脉，两者的区别可以概括为以下两点：a. 供血靶器官和分支：颈内动脉入颅供血颅脑，在颈部无分支。而颈外动脉在颈部分出 9 个分支动脉供血颈部的组织和器官。b. 口径和位置：颈内动脉略粗于颈外动脉，分叉后颈内动脉位于颈外动脉的后方或外侧。在向上走行的过程中，颈外动脉围绕颈内动脉换位，分叉后颈外动脉位于颈内动脉的外侧，上行 1 至 2 个椎体后，颈外动脉经颈内动脉的前方转向颈内动脉的外侧直至颅底。

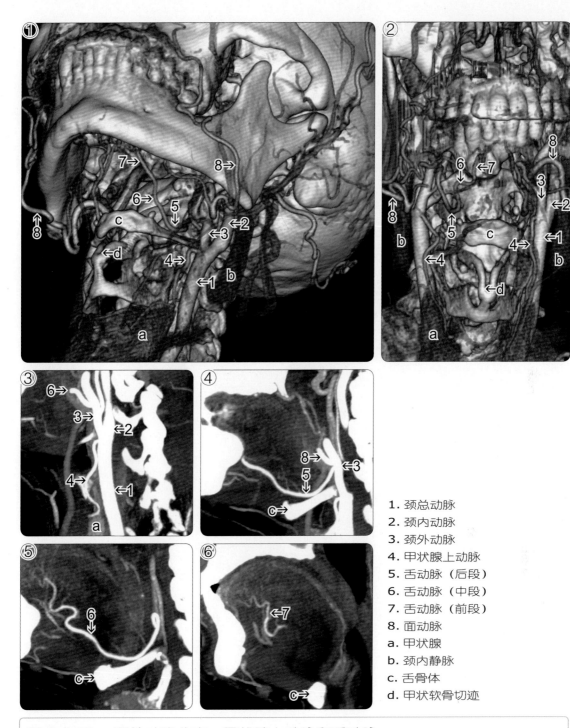

1. 颈总动脉
2. 颈内动脉
3. 颈外动脉
4. 甲状腺上动脉
5. 舌动脉（后段）
6. 舌动脉（中段）
7. 舌动脉（前段）
8. 面动脉
a. 甲状腺
b. 颈内静脉
c. 舌骨体
d. 甲状软骨切迹

图 2.4-2b　颈外动脉分支 - 甲状腺上动脉和舌动脉

　　图①和图②分别为 CT-3DVR 图像右侧下面观和去下颌骨前面观，图③至图⑥为 CTA 矢状面厚层重建图像，分别显示甲状腺上动脉和舌动脉。

　　●观察甲状腺上动脉和舌动脉：

　　○甲状腺上动脉为颈外动脉的第 1 个分支：a. 发自外动脉的根部或颈总动脉末端的前壁内侧。b. 发出后立即转向下方，在甲状软骨板和颈总动脉之间下行至甲状腺上极周围，进入甲状腺实质内。○舌动脉为颈外动脉的第 2 个分支：a. 起点在甲状腺上动脉起点的上方，约在舌骨大角上方，发自颈外动脉的前壁。b. 发出后，在舌骨大角处形成血管袢，转向前上方进入舌内，经历后段、中段和前段，走行并分布至全部舌肌。

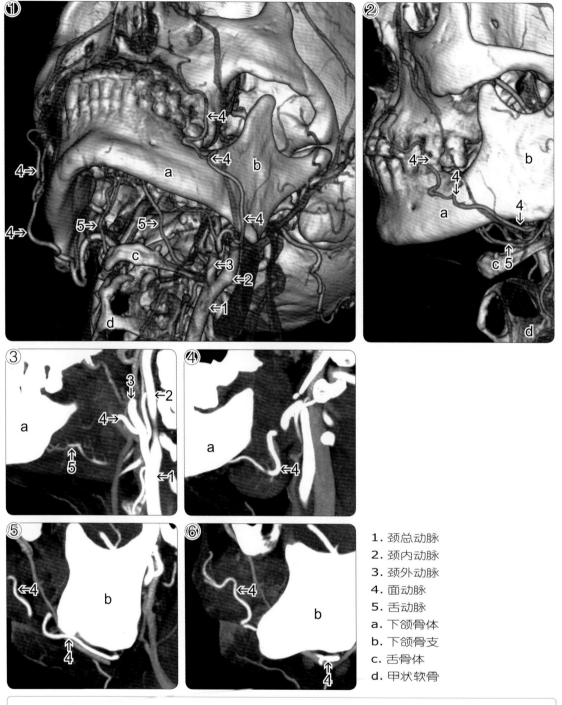

1. 颈总动脉
2. 颈内动脉
3. 颈外动脉
4. 面动脉
5. 舌动脉
a. 下颌骨体
b. 下颌骨支
c. 舌骨体
d. 甲状软骨

图 2.4-2c　颈外动脉的分支 - 面动脉

　　图①和图②分别为 CT-3DVR 左下面观和侧面观图像，图③至⑥为 CTA 矢状面厚层重建图像，显示面动脉。

　　●观察面动脉：

　　○面动脉：面动脉是颈外动脉向颈部前方发出的最后 1 个分支。a. 面动脉发自舌动脉起点的略上方或与舌动脉共干；b. 面动脉分下行段、平行段和上行段。下行段自颈外动脉分出后走向下颌骨角，平行段沿下颌骨体下缘前行后绕至下颌骨体外侧面，上行段于下颌骨体外侧面向前上方至面部。○面动脉与舌动脉的区分：a. 舌动脉起点低，面动脉起点高；b. 舌动脉在两侧下颌骨体之间，向舌内走行和分布。而面动脉在下颌骨体外侧面向面部分布和走行。

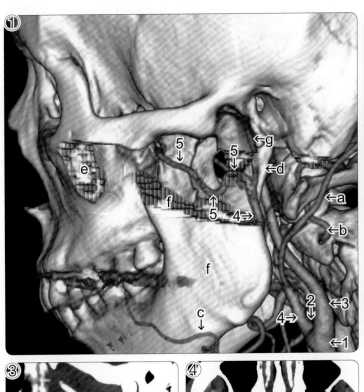

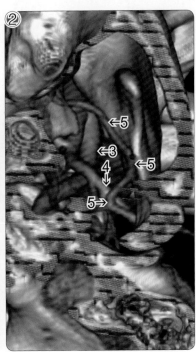

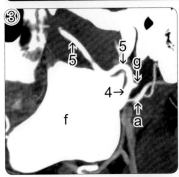

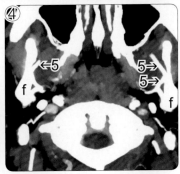

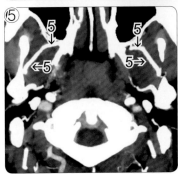

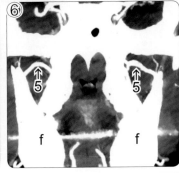

1. 颈总动脉

2. 颈动脉分叉

3. 颈内动脉

4. 颈外动脉

5. 上颌动脉

a. 枕动脉

b. 椎动脉

c. 面动脉

d. 茎突

e. 颧骨切断面

f. 上颌骨（切断面）

g. 颞浅动脉

图 2.4-2d　颈外动脉的分支 - 上颌动脉

　　图①和图②分别为 CT-3DVR 去骨后的左侧面观图像和上面观图像，图③和图⑥为多平面 CT 重建图像，显示上颌动脉。

　　●观察上颌动脉：

　　○上颌动脉：a. 在 CT-3DVR 去颅底骨上面观和横断面 CT 图像上观察，可见上颌动脉的下颌段向外走行靠近下颌骨支。翼肌段转向内侧，翼腭段进入翼腭窝（图②、图④和图⑤）。b. 在 CT-3DVR 去骨支外侧面观和矢状面 CT 重建图像中，可见上颌动脉向前上方呈 "S" 状走向翼腭窝（图①和图③）。c. 在冠状面 CT 重建图像上，呈上凸的弧线形（图⑥）。

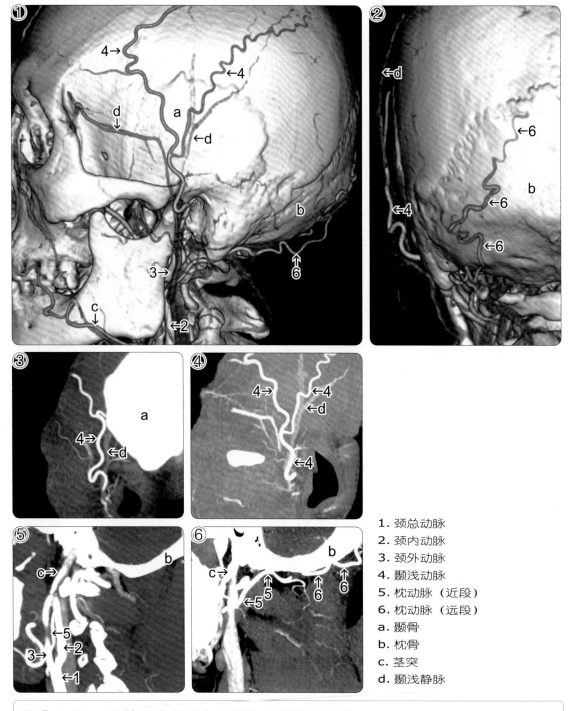

1. 颈总动脉
2. 颈内动脉
3. 颈外动脉
4. 颞浅动脉
5. 枕动脉（近段）
6. 枕动脉（远段）
a. 颞骨
b. 枕骨
c. 茎突
d. 颞浅静脉

图 2.4-2e 颈外动脉的分支 - 颞浅动脉和枕动脉

图①和图②分别为 CT-3DVR 外侧面观和后面观图像，图③至图⑥为厚层 CT 矢状面图像。

●观察颞浅动脉和枕动脉：

○颞浅动脉：颞浅动脉与上颌动脉分支后，几乎垂直向上沿颞骨表面走行、分布，并分出前上方的额支和后上方的顶支，与颞浅静脉伴随走行（图①、图③和图④）；○枕动脉：其近段与耳后动脉共干，较早起自颈外动脉的后壁，穿过颈深部的肌肉群向后上方走行至枕骨大孔水平，远段再向后沿枕骨表面向上方中线分布和走行，与人字缝平行，两侧枕动脉可构成"人"字形路径（图①、图②和图⑥）。

● Point-03: 椎动脉

区域解剖简析：

椎动脉 (vertebral artery) 为锁骨下动脉的第 1 个分支，入颅后供血大脑后部、脑干后部和小脑。

①起点：多数发自同侧锁骨下动脉第 1 段，与胸廓内动脉对应发出。少数发自主动脉弓或颈总动脉，偶尔伴随罕见的副椎动脉。

②颈段行程和分段：在椎动脉的颈段行程中，最突出的特点就是穿经大多数颈椎的横突孔，故被称为椎动脉。颈段椎动脉可以分为 3 段。a. 第 1 段（椎前部 prevertebral part）椎动脉发出后在颈长肌和前斜角肌之间向后上方走行至 C_7 横突前方；b. 第 2 段（横突部 transverse part）穿经 C_6 ~ C_1 横突孔，其中大部分垂直上行经过 C_6 ~ C_2 的横突孔，出 C_2 横突孔后拐向外上方进入位置更偏外的 C_1 横突孔，行程中有静脉丛和交感神经分支与之伴行，背侧有 C_6 ~ C_1 脊神经走行；c. 第 3 段（寰椎部 atlantic part）围绕寰椎走行，出 C_1 横突孔后经寰椎侧块后方绕至寰椎后弓上面的椎动脉沟向前穿过寰枕膜进入椎管入颅。

③椎动脉的颅外分支有脊髓支和肌支。a. 脊髓支 (spinal branches) 在椎动脉第 2 段经过颈椎各段时分别发出，经各个椎间孔进入椎管后分出 2 支，1 支供血给脊髓和其被膜，另外 1 支则供血给椎体和骨膜；b. 肌支 (muscular branches) 自椎动脉的第 2 段和第 3 段发出小支供血给头半棘肌和枕三角肌群等颈椎后方深部的肌群。

CT/MRI 建议观察平面：

① CT-3DVR 图像正面观和侧面观等可观察椎动脉的全貌和走行。

②结合冠状面和矢状面 CT 重建图像可以补充观察椎动脉与周围骨骼及其软组织之间的详细毗邻关系。

CT/MRI 观察要点提示：

观察两侧椎动脉的重点是观察颈椎骨质结构、椎间盘、横突孔和椎间小关节等有否对椎动脉产生局部牵拉、压迫和扭曲等改变。

a present : 椎 - 基底动脉系统缺血性循环障碍

椎 - 基底动脉系统缺血性循环障碍是临床上比较多见的一种病症。椎 - 基底动脉系统缺血性循环障碍的病因包括椎 - 基底动脉供血不足、椎 - 基底动脉血栓形成和小脑下后动脉血栓形成三类。椎动脉和基底动脉同时供血不足时，出现眩晕、恶心和呕吐等症状。体征有水平性眼球震颤、一侧上下肢肌力减弱和腱反射亢进等。基底动脉供血不足的临床表现主要为中脑区域病变，如动眼神经核受累，可出现部分眼肌麻痹、复视和视力不清等。猝倒症 (drop attack) 是椎动脉供血不足的一种独特的临床类型，其原因是椎动脉从两侧颈椎横突孔上升至颅内的行程中发生病变，当颈椎骨质明显增生或者有其他病变时，均可导致椎动脉受到压迫。另外，椎动脉本身有动脉硬化，使管腔更为狭窄，以及突然转头时，引起椎动脉明显屈曲，致使椎动脉血流更加不畅，导致短暂性的脑供血不足而出现猝倒症。猝倒时，大多数患者不伴随意识丧失，患者意识清醒并可以自行站立起来。

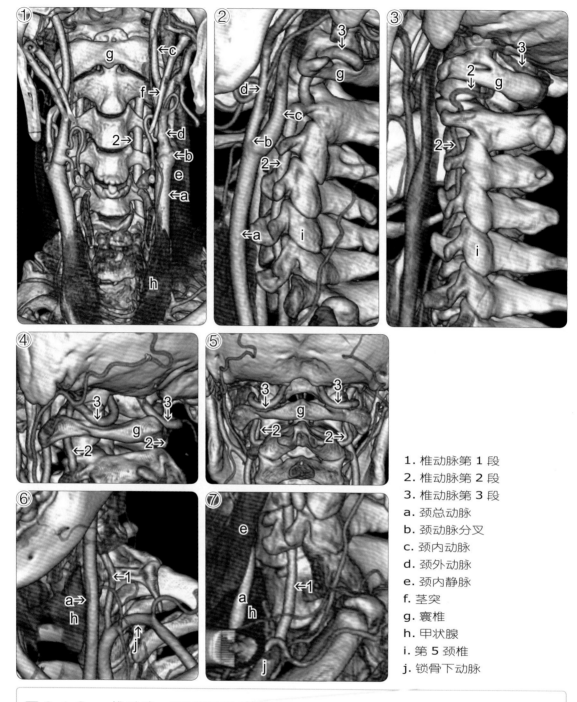

1. 椎动脉第 1 段
2. 椎动脉第 2 段
3. 椎动脉第 3 段
a. 颈总动脉
b. 颈动脉分叉
c. 颈内动脉
d. 颈外动脉
e. 颈内静脉
f. 茎突
g. 寰椎
h. 甲状腺
i. 第 5 颈椎
j. 锁骨下动脉

图 2.4-3a　椎动脉 · CT-3DVR 表现

　　图①至图③为椎动脉全程 CT-3DVR 前面观图像和侧面观图像，图④和图⑤为椎动脉第 3 段 CT-3DVR 左后面观和后面观图像，图⑥和图⑦为椎动脉第 1 段 CT-3DVR 前面观和侧面观图像。

　　●观察椎动脉 CT-3DVR 表现：

　　○椎动脉第 1 段（椎前部）：椎动脉第 1 段进入横突孔的高度不同。在绝大多数个体，椎动脉是从第 6 颈椎横突孔进入的（图②），但是，有少数可能从第 5 颈椎横突孔进入（图③）；○椎动脉第 2 段（横突部）：可能是病变发生最多的一段；○椎动脉第 3 段（寰椎部）：选择后面观和侧面观图像观察，注意观察椎动脉自第 2 颈椎横突孔出来至入颅前的走行路径。

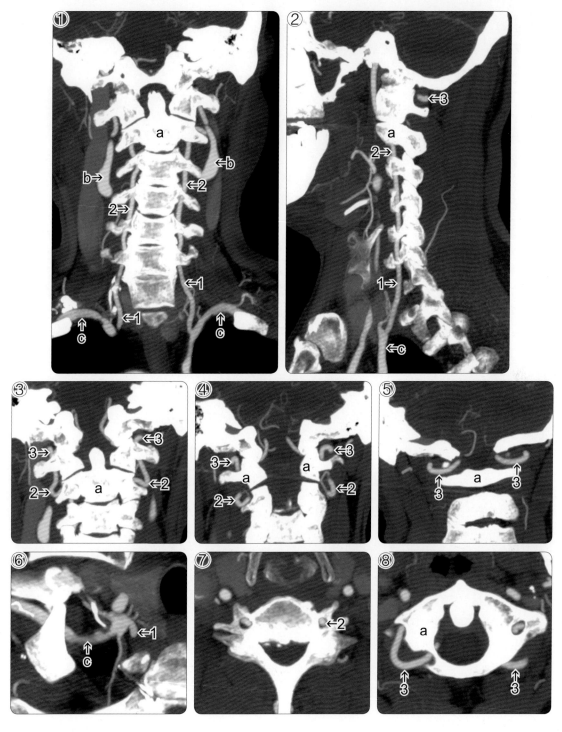

1. 椎动脉第 1 段；2. 椎动脉第 2 段；3. 椎动脉第 3 段；a. 寰椎；b. 颈内动脉；c. 锁骨下动脉

图 2.4-3b　椎动脉 - 多平面 CT 表现

　　图①至图⑧为多平面厚层 CT 重建图像，显示椎动脉各段的 CT 表现。

　　●观察椎动脉各段的 CT 表现：

　　○椎动脉第 1 段：自锁骨下动脉发出至第 6 颈椎横突孔段容易发生动脉硬化和血栓；○椎动脉第 2 段：通过第 6 颈椎至第 1 颈椎横突孔上行段易因位置和骨质增生导致椎动脉受压；○椎动脉第 3 段：需注意椎动脉寰椎横突孔出来后的走行路径。

● Point–04: 颈部静脉

区域解剖简析:

颈部静脉包括颈内静脉、颈内静脉属支和颈外静脉属支。

1. 颈内静脉

①形态: 颈内静脉有两个突出的特点。a. 管径变化极为明显, 与颈内动脉比较, 更为粗大且两侧可显著不对称。颈外静脉回流至锁骨下静脉或颈内静脉, 颈内静脉与锁骨下静脉再合成头臂静脉; b. 在颈内静脉上端 (颅底的颈静脉孔) 和下端 (与锁骨下静脉汇合) 形成两个局部球形膨大, 即颈静脉上球 (superior bulb of jugular vein) 和颈静脉下球 (inferior bulb of jugular vein), 在两者之间的颈内静脉管径比较均匀。

②毗邻: 颈内静脉在颈动脉鞘内与颈内动脉、颈总动脉和迷走神经呈倒品字排列, 在颈动脉鞘外毗邻众多肌肉、血管和淋巴结等。a. 前面有胸锁乳突肌、二腹肌后腹和肩胛舌骨肌上腹等肌肉; b. 后面除寰椎横突、头侧直肌、肩胛提肌、中斜角肌、前斜角肌等骨骼肌肉外, 还有颈丛、椎静脉、锁骨下动脉第 1 段、颈深淋巴结和左侧的胸导管等。

2. 颈内静脉属支

颈内静脉接收头面部和颈部的绝大部分静脉回流。a. 头面部属支包括面静脉、上颌静脉、下颌静脉、颞浅静脉、耳后静脉和舌静脉等; b. 颈部属支有咽静脉、甲状腺上静脉和甲状腺中静脉等。

3. 颈外静脉属支

颈外静脉仅接收枕静脉、甲状腺下静脉和前颈静脉等少数静脉。

CT/MRI 建议观察平面:

① 3D-CTVR 图像为主要观察手段。

② CTA 后的多平面 CT 重建图像可作补充观察使用。

CT/MRI 观察要点提示:

①头、面、颈部各个静脉属支及其汇流关系为观察的重点。

②平扫时异常粗大的颈内静脉应注意与肿块进行鉴别。

a present : 头颈部静脉回流的特点

在颈部动脉供血, 除了甲状腺下动脉来自锁骨下动脉之外, 其他几乎全部来自颈外动脉。而头颈部所有的静脉血液, 包括甲状腺、舌区、面区、耳后区、枕区、胸锁乳突肌区、咽区、颞浅区和颌部区域的静脉等最终回流至颈外静脉和颈内静脉这两支主干静脉。也就是头颈部的动脉供血和静脉回流具有明显不同的路线和模式。这是我们必须要了解的解剖内容。

头颈部的静脉回流由颈内静脉完成绝大部分, 颈外静脉补充完成甲状腺下部和枕部等少量区域的静脉回流。颈部静脉回流包括面静脉和下颌后静脉两条主干。a. 面静脉收集面部前方的静脉血后, 既可以经颈前静脉直接注入颈外静脉或锁骨下静脉, 也可以与下颌后静脉前支合成面总静脉注入颈内静脉; b. 下颌后静脉接收颞浅静脉、颞中静脉和上颌静脉后, 既可以经下颌后静脉前支与面静脉合成的面总静脉注入颈内静脉, 也可以经下颌后静脉后支与后方的耳后静脉和枕静脉等合流注入颈外静脉和锁骨下静脉。总之, 上述汇合模式随机形成, 变化多样, 不拘一格, 以面静脉和下颌后静脉为线索可以了解颅脑之外头颈部静脉回流的大体模式。

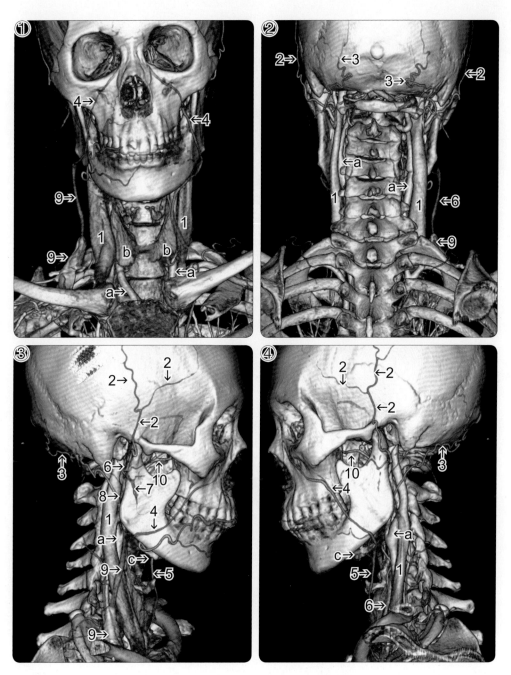

1. 颈内静脉；2. 颞浅静脉；3. 枕静脉；4. 面静脉；5. 颈前静脉；6. 下颌后静脉；7. 下颌后静脉前支；8. 下颌后静脉后支；9. 颈外静脉；10. 上颌静脉；a. 颈内动脉；b. 甲状腺

图 2.4-4a　颅脑之外头颈部静脉

　　图①和图②为颈部 CT-3DVR 前面观和后面观，图③和图④为颈部 3D-CTVR 右侧面观和左侧面观图像，显示颈部静脉及其分支。

　　●观察颈部静脉分支的 CT-3DVR 表现：

　　○静脉期 CT-3DVR 图像观察颈外静脉及其分支的方法：首先要抓住颈部血管造影的静脉期并识别颈内静脉、颈外静脉和两者的属支；其次需要在理论上掌握颈部静脉的解剖基础，记住各个分支的解剖位置和静脉回流的主要模式，以下颌后静脉和面静脉为线索可以观察和评估颈部静脉的回流模式。因为颈部 CT-3DVR 对静脉分支显示能力的限度和不足，在评判静脉回流模式和属支时应当慎重。

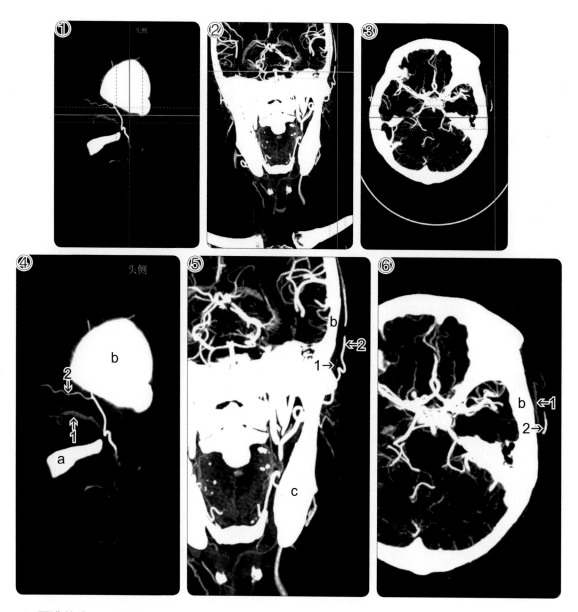

1. 颞浅静脉；2. 颞浅动脉；a. 颧骨弓；b. 颞骨；c. 下颌骨支

图 2.4-4b　头颈部静脉 - 颞浅静脉

　　图①至图③为颞浅静脉定位参考图像，图④为矢状面厚层 CT 重建图像，图⑤和图⑥冠状面和横断面厚层 CT 重建图像，显示颞浅静脉在各个平面上的 CT 表现。

　　●观察颞浅静脉的 CT 表现：

　　〇颞浅静脉的走行路线：颞浅静脉与颞浅动脉伴行，主要在颞部皮下呈倒 "人" 字形分两支分别走额部和顶部。其全程易于在矢状面上显示，其上下走行段在冠状面图像上显示，前后走行段易于在横断面图像上显示。〇颞浅静脉的形态特点：与伴行的颞浅动脉比较，颞浅静脉管径略宽，行径比较笔直，两者的密度差异决定造影剂增强的时期。

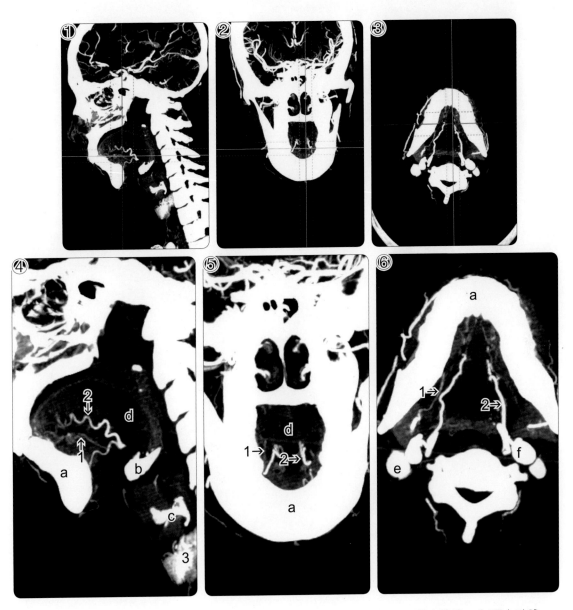

1. 舌静脉；2. 舌动脉；a. 下颌骨；b. 舌骨；c. 甲状软骨；d. 舌；e. 颈内静脉；f. 颈内动脉

图 2.4-4c　头颈部静脉 - 舌静脉

图①至图③为舌静脉定位参考图像，图④为矢状面厚层 CT 重建图像，图⑤和图⑥为冠状面和横断面厚层 CT 重建图像，显示舌静脉在各个平面上的 CT 表现。

● 观察深部舌静脉的 CT 表现：

○舌静脉的走行路线：自舌尖开始于中线两侧向后下略旁偏外侧回流走行，其主干在舌动脉下方与之平行后行，且位于舌动脉的外侧。在中线附近的矢状面图像可以显示其全程，横断面可显示其全程走行于舌动脉两侧。○舌静脉的形态：与伴行的舌动脉比较，舌静脉管径略宽，不同节段管径变化较大，行径比较笔直，其密度决定造影剂增强的时期。

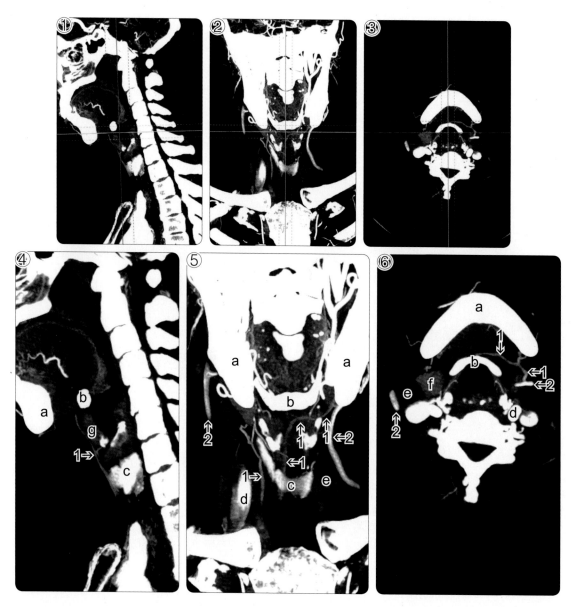

1. 颈前静脉；2. 颈外静脉；a. 下颌骨；b. 舌骨；c. 甲状腺；d. 颈内动脉；e. 胸锁乳突肌；f. 下颌下腺；g. 舌骨下肌群

图 2.4-4d　头颈部静脉 - 颈前静脉

　　图①至图③为颈前静脉定位参考图像，图①至图⑥分别为矢状面、冠状面和横断面厚层CT 重建图像，显示颈前静脉在各个平面上的 CT 表现。

　　●观察颈前静脉的 CT 表现：

　　○颈前静脉的走行路线：两条颈前静脉自颏下部开始形成，大致平行地向下走行在中线两侧的舌骨下肌群表面，至下方的锁骨上水平处向外注入同侧的颈外静脉，向内与横行的血管弓相连，后者被称为"颈静脉弓"。一种常见的情况是两侧颈前静脉有时合成一条静脉走行在正中线附近，此时被称为"正中静脉"。○颈前静脉的存在和变异：因颈部前方静脉回流需要，颈前静脉通常是一定存在的，但是其存在的数目和口径的大小则可能因人而异。一是在血管的数目上，最常见的模式是基本对称的两支颈前静脉，少见的情形是在正中线上形成一条全程的或半程的"正中静脉"。二是颈前静脉的口径：因与其外侧的颈外静脉之间因引流量的互补关系，颈前静脉与颈外静脉之间在血管口径上此消彼长，呈反比关系。

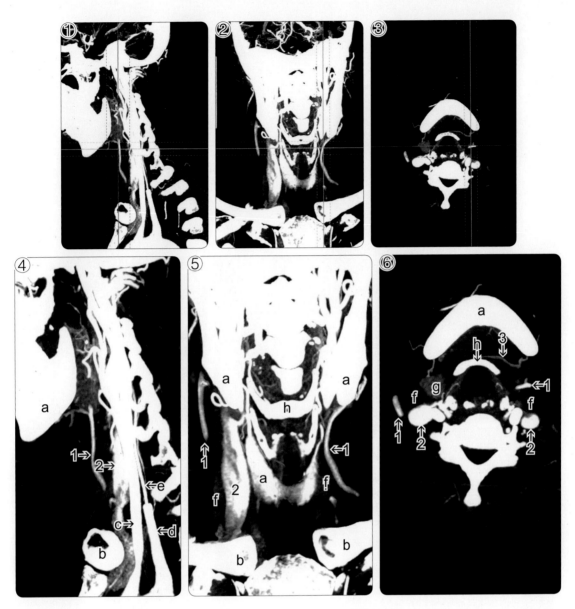

1. 颈外静脉；2. 颈内静脉；3. 颈前静脉；a. 下颌骨；b. 锁骨头；c. 锁骨下动脉；d. 左侧锁骨下动脉；e. 椎动脉；f. 胸锁乳突肌；g. 下颌下腺；h. 舌骨

图 2.4-4e　头颈部静脉 - 颈外静脉

　　图①至图③为颈外静脉定位片，图④至图⑥分别为矢状面、冠状面和横断面的厚层 CT 重建图像，显示颈外静脉的 CT 表现。

　　●观察颈外静脉的 CT 表现：

　　颈外静脉是颈部浅静脉的主干血管，在两侧下颌骨角的附近由下颌后静脉后支、颏静脉、耳后静脉和枕静脉汇合形成，自下颌角起步，沿胸锁乳突肌外面和颈部外侧向下走行于皮下，至锁骨水平的静脉角附近汇入颈内静脉、颈静脉角或锁骨下静脉。○矢状面和冠状面观察：显示颈外静脉与颈内静脉外侧和前方呈略迂曲状下行（见图④和图⑤中 "1"）；○横断面观察：下颌角下方水平显示右侧颈外静脉于颈内静脉的外侧前后走行，左侧颈外静脉在颈内静脉的前方内外走行（见图⑥中 "1"）。

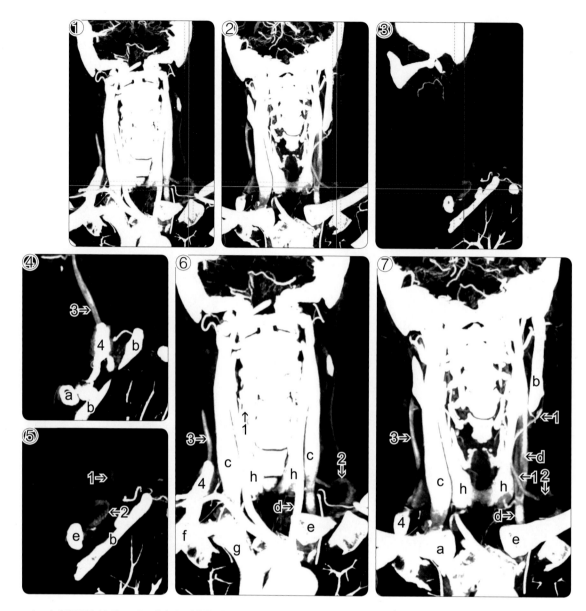

1. 左侧颈外静脉；2. 左侧颈外静脉根部；3. 右侧颈外静脉；4. 右侧颈外静脉根部；a. 右侧锁骨头；b. 左侧第 1 肋骨；c. 颈内静脉；d. 颈内动脉；e. 左侧锁骨头；f. 右侧锁骨下静脉；g. 右侧头臂静脉；h. 甲状腺

图 2.4-4f　头颈部静脉 - 颈外静脉根部

　　图①至图③为颈外静脉根部定位参考图像，图④和图⑤分别为两侧颈外静脉根部的矢状面厚层 CT 重建图像，图⑥和图⑦为颈外静脉根部冠状面的厚层 CT 重建图像。

　　●观察两侧颈外静脉根部的 CT 表现：

　　○右侧颈外静脉根部：造影剂自右肘静脉注入，部分逆行进入右侧颈外静脉及其根部。CT 显示右侧颈外静脉根部明显增粗接近同侧的颈内静脉，颈外静脉相对较细，可能与瓣膜有关（见图④、⑥、⑦中的"3"和"4"）。○左侧颈外静脉根部：经循环后左侧颈外静脉及其根部造影剂密度降低，显示颈外静脉根部呈迂曲增粗改变，显示根部造影剂较其上段的颈外静脉内造影剂略浅（见图⑤、⑥、⑦中的"1"和"2"）。

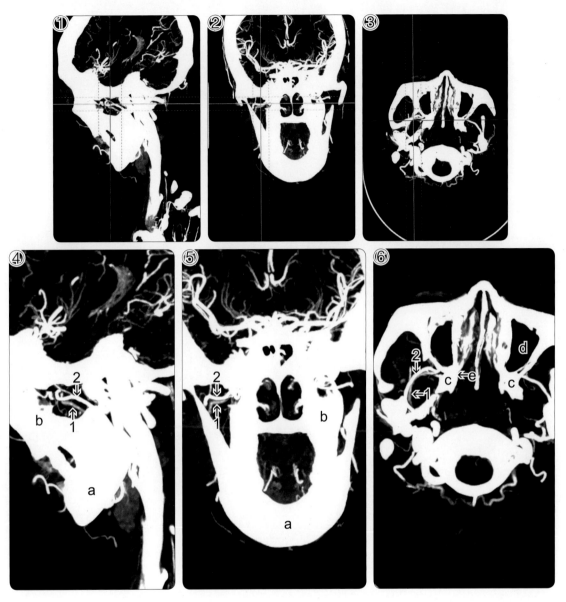

1. 上颌静脉；2. 上颌动脉；a. 下颌骨；b. 上颌骨；c. 内、外翼突板；d. 上颌窦；e. 翼腭窝

图 2.4-4g 头颈部静脉 - 上颌静脉

图①至图③为上颌静脉定位参考图像，图④至图⑥为各个平面的厚层 CT 重建图像，显示上颌静脉在各个平面上的 CT 表现。

●观察上颌静脉的 CT 表现：

上颌静脉来自翼内肌和翼外肌之间的翼丛静脉，在下颌骨髁突内侧与上颌动脉伴随走行，于下颌骨支后缘处移行为下颌后静脉下行。○矢状面观察：显示上颌静脉自前往后走行在上颌动脉下方，两者平行（见图④中 "1"）；○冠状面观察：显示上颌静脉自内向外呈 "S" 状弯曲，走行在上颌动脉的下方和内侧，两者平行（见图⑤中 "1"）；○横断面观察：显示上颌静脉自内往外呈前凸的弧形，走行在上颌动脉的内侧，两者平行（见图⑥中 "1"）。

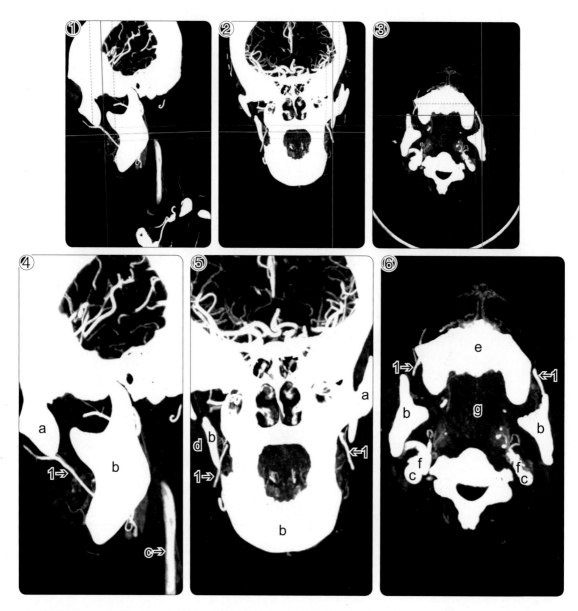

1. 面静脉；a. 颧骨；b. 下颌骨；c. 颈内静脉；d. 咬肌；e. 上颌骨；f. 颈内动脉；g. 软腭

图 2.4-4h　头颈部静脉 - 面静脉

　　图①至图③为面静脉定位参考图像，图④至图⑥为各个平面的厚层 CT 重建图像，显示面静脉在各个平面上的 CT 表现。

　　●观察面静脉的 CT 表现：

　　○面静脉的走行路线：面静脉又称面前静脉，由眶上静脉和滑车上静脉在内眦处汇合形成。自内眦下降一段后沿面部和咬肌前缘走行至下颌骨体下缘处拐入颈部，并向后与下颌后静脉前支汇合汇入颈内静脉，向前经颈前静脉汇入颈外静脉。○面静脉的位置和形态特点：在面部前方与面动脉伴行为面静脉识别的最主要依据：a. 面静脉与面动脉伴行，均从内眦向外下方走行，面动脉在内侧，面静脉在外侧；b. 面静脉呈笔直状走行，而与之伴行的面动脉则明显呈迂曲状，两者紧密伴行，但血流方向却完全是相反的。

2.4.2　颈部神经

颈部神经在密度和信号上与周围软组织缺乏对比，加之其自身细小并且不易被造影强化等原因而增加了 CT/MRI 识别的难度。熟悉其解剖，偶尔在 CT/MRI 图像上可观察到在脂肪背景下的相关神经。

● Point-05: 颈部神经

区域解剖简析：

颈部神经有迷走神经、喉返神经、颈丛、膈神经和颈交感神经干等。

①迷走神经 (vagus nerve) 是唯一在颈部和胸部走行和分支的脑神经。两侧迷走神经在颈静脉孔神经部出颅后沿同侧颈内动、静脉后沟下行直至颈根部。

②喉返神经 (recurrent laryngeal nerve) 是迷走神经的分支，左右两侧的行程大不相同。a. 右侧迷走神经进入胸腔前，在颈根部于右锁骨下动脉起始段前面分出右侧喉返神经，再向后上方走行，经右锁骨下动脉弓底至气管食管沟处向上返回喉部。其特点是不进入胸腔。b. 左侧迷走神经则沿气管食管沟下行进入胸腔，在主动脉弓外侧分出左侧喉返神经，从主动脉弓外缘经主动脉弓向下绕行至气管食管旁向上返回颈部。其特点是进入胸腔，在胸部手术主要需注意避免损伤左侧喉返神经。

③颈丛 (cervical plexus) 由 C_1~C_4 脊神经前支组成，走行在胸锁乳突肌上段与其深面的中斜角肌、肩甲提肌之间，分出皮支、肌支和膈神经。

④膈神经 (phrenic nerve) 是颈丛的深支，在前斜角肌上端的外侧处由 C_3~C_5 脊神经前支组成。其后方贴靠在前斜角肌表面，其前方有椎前筋膜、颈内静脉和胸锁乳突肌等逐层覆盖。膈神经在颈根部的胸膜顶前内侧、迷走神经外侧经锁骨下动、静脉之间向下进入胸腔内。

⑤颈交感干 (cervical sympathetic trunk) 由颈上、中、下交感神经节及节间支组成。大致位于颈椎两侧横突前，被椎前筋膜覆盖。颈上神经节最大，长约 3cm，呈梭形，上下排列于 C_2 和 C_3 横突的前方。颈中神经节较小，位于 C_6 横突的前方，位置不够恒定。颈下神经节多与第 1 胸神经节融合成颈胸神经节，又名星状神经节 (stellate ganglion)，位于第 1 肋骨颈的前方，长 1.5~2.5cm。上述三神经节各发出心支参与心丛。

⑥臂丛：由 C_5~C_8 和 T_1 脊神经前支组成（见第 4 章的胸出入口节）。

CT/MRI 建议观察平面：

①冠状面和矢状面可以观察颈部神经的位置、全貌、走行和分支。
②横断面有助于在进一步观察各神经的毗邻关系等细节。

CT/MRI 观察要点提示：

观察颈部神经的条件有二，一是掌握神经走行途径的解剖知识，二是在神经与周围组织之间具有足够的密度和信号对比度。

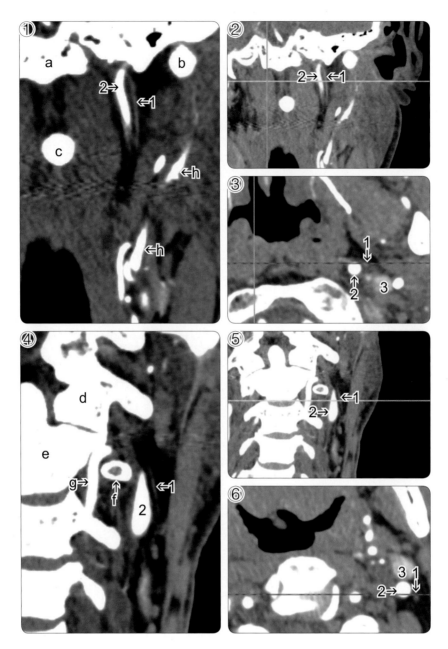

1. 迷走神经；2. 颈内动脉；3. 颈内静脉；a. 枕骨大孔前缘；b. 下颌骨髁突；c. 寰椎前结节；d. 寰椎侧块；e. 枢椎；f. 枢椎横突；g. 椎动脉；h. 颈外动脉

图 2.4-5a　颈部神经 - 左侧迷走神经颈段

　　图①和图④分别为冠状面 CT 重建图像，图②和图③为图①的定位参考图，图⑤和图⑥为图④的定位参考图，显示左侧迷走神经颈段。

　　●观察迷走神经颈段的 CT 表现：

　　○迷走神经识别的依据：a. 正常的迷走神经无明显强化，故其密度低于动脉和静脉的血管，与肌肉的密度相仿；b. 迷走神经自身呈上下笔直走行不分支，伴随在颈内动脉和颈内静脉两者间的沟内，在未能显示伴行的颈内静脉时，若单独显示在颈内动脉的外侧或者颈内静脉的内侧也是可以的；○颈部上段迷走神经的表现：图①和图④分别显示迷走神经出颅后和在颈椎 $C_2 \sim C_3$ 横突水平的冠状面 CT 重建图像上显示迷走神经紧密伴行于颈内动脉外侧并与之平行走行；图③和图⑥分别为颅底水平和 $C_2 \sim C_3$ 横突水平，颈内动脉、颈内静脉和迷走神经三者同时显示，可见迷走神经的密度低于颈内动脉和颈内静脉，提示其为神经的可能性。

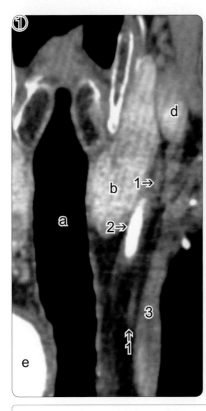
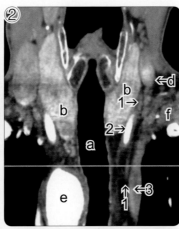
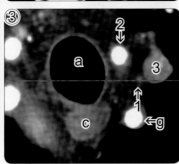

1. 迷走神经
2. 颈内动脉
3. 异位左头臂静脉
a. 气管
b. 甲状腺
c. 食管
d. 颈内静脉
e. 右位主动脉弓
f. 锁骨下静脉
g. 锁骨下动脉

图 2.4-5b　颈部神经 - 左侧迷走神经胸段

　　图①为主动脉弓水平冠状面 CT 重建图像，图②和图③为迷走神经定位参考图，显示左侧迷走神经胸段及其与同侧颈内动脉和颈内静脉的解剖毗邻关系。

　　●观察迷走神经颈根段的 CT 表现：

　　○迷走神经识别的依据：a. 正常的迷走神经无明显强化，故其密度低于动脉和静脉的血管，与肌肉的密度相仿；b. 迷走神经自身呈上下笔直走行不分支，伴随在颈内动脉和颈内静脉两者间的沟内，在未能显示伴行颈内静脉时，若单独显示在颈内动脉的外侧或者颈内静脉的内侧也是可以的。○左侧迷走神经胸段的 CT 表现：图①显示在主动脉弓顶水平的冠状面 CT 重建图像上，迷走神经紧密伴行于颈内动脉外侧并与之平行走行，其外侧为颈内静脉；图③为主动脉弓顶水平的横断面 CT 图像，颈内动脉、颈内静脉和迷走神经三者同时显示，可见迷走神经的密度低于颈内动脉和颈内静脉，提示其为神经的可能性，符合迷走神经位于颈内动脉和颈内静脉后方沟内的解剖位置。

颈部神经的 CT/MRI 观察小结

　　颈部神经结构相对细小并且在造影增强之后，几乎没有强化，因此与颈部的肌肉等软组织在 CT 密度值和 MRI 的信号值没有明显差别，是颈部 CT/MRI 图像中较难显示和识别的解剖结构。颈部神经的 CT/MRI 观察要注意以下几点：○牢记颈部神经的走行路线、解剖位置和毗邻关系是识别颈部神经的基本前提；○观察颈部神经需要有可做衬托的背景条件，颈部神经为软组织密度和信号，通常与肌肉和血管等软组织结构分离以及在低密度和高信号的脂肪背景下才能得以显示，缺乏此种背景条件也无法获得满意的观察和识别效果；○神经自身笔直走行和不分支等特点是与动静脉血管进行区分的重要参考条件，在走行路径和形态相似的情况下，可能增加神经与血管之间鉴别的难度。

2.5　颈部淋巴结

2.5.1　颈部淋巴结表现和分组

①淋巴结的表现：

a. 淋巴结的大小：颈部是淋巴结相对密集集中的区域之一，正常大小的淋巴结的长径约为 3~5mm 大小，一般不会超过 10mm。个别的淋巴结可能比较大一点，如正常的二腹肌淋巴结的长径可达到 15mm 左右甚至更大。b. 形态：淋巴结多呈长椭圆形或肾形，包膜清晰完整。c. 分布：可成群集结在一起或散在、独立分布；d. CT/MRI 表现：正常淋巴结平扫显示与肌肉一致的均匀密度和信号，增强扫描时无明显强化。当淋巴结病理性增大、轮廓模糊、融合成团并固定，CT/MRI 平扫时密度和信号不均匀，增强显示周边强化而中心坏死等征象。

②颈部淋巴结分组、分布：文献记载的颈部淋巴结分组法有以下几种。

a. 法国解剖学家 Rouviere(1938) 将颈部淋巴结比较详细地分为枕组、乳突组、腮腺组、面组、下颌下组、颏下组、舌下组、咽后组、颈外侧组和颈前组等 10 组。此分组方法体现了解剖学者比较全面而详细的分组模式。b. 美国耳鼻咽喉头颈外科学会 (1991) 提出平面分区法，将 Rouviere 的 10 组淋巴结归纳为六平面分区。平面 I 为颏下与下颌下淋巴结，平面 II 为颈外侧深淋巴结上群，平面Ⅲ为颈外侧深淋巴结中群，平面Ⅳ为颈外侧深淋巴结下群，平面 V 为颈后三角淋巴结群，平面Ⅵ为颈前淋巴结群。此分组方法体现了外科学者方便手术施行的分组意图。c. 美国癌症联合会 (2002) 在美国耳鼻咽喉头颈外科学会六平面的基础上补充上纵隔淋巴结为平面Ⅶ，并推出七平面分区法。此方法凸显肿瘤学者滴水不漏的严谨、细腻。d. 临床放射学者 Joseph K.T.Lee 等首次在一本 CT/MRI 图书 *Computed Body Tomography with MRI Correlation* 第 3 版 (1998) 中将法国解剖学者 Rouviere 的前 6 组的颅底淋巴结环形象地定为桌面，将颈前组和颈外侧组等沿颈部上下排列的淋巴链定为桌面下方的 4 条桌腿。以桌子分区法形象地概括颈部淋巴结的立体分布关系。此方法彰显影像学者的大局观和形象思维，有利于快速、准确、全面地识别颈部淋巴结。

2.5.2　颈部淋巴结 CT/MRI 表现

本书以 Joseph K.T.Lee 等的分区方法为主要依据，将颈部淋巴结分为头颈交界组、颈前组和颈外侧组等三大组。目的是使颈部淋巴结识别和分组能够更加快捷和上手，在全面而有条理地评估颈部淋巴结的整体分布的同时，能突出对重点区域的详细分析。

● Point-01: 头颈交界组淋巴结

区域解剖简析：

头颈交界组淋巴结自后往前依次排列有枕组、乳突组、腮腺组、面组、下颌下组和颏下组，这 6 组淋巴结集中在头颈交界线上排列成一圈，形成后高前低的椭圆形环状带，因围绕颈部的上界且可以直接触摸到，故文献中又将头颈交界组淋巴结称为颈上部淋巴结或淋巴结浅环，是 Rouviere 分组中的前 6 组淋巴结。与 Joseph K.T.Lee 等在 *Computed Body Tomography with MRI Correlation* 中所描述的桌面基本一致。

①枕组淋巴结 (occipital lymph nodes) 的数目有 2~5 个，位于枕部和斜方肌止点附近的皮下，收纳枕项部的淋巴。

②乳突组淋巴结 (mastoid lymph nodes) 的数目多为 1 个，位于耳后区和胸锁乳突肌上端的皮下。收纳颞、顶、乳突区及耳郭的淋巴。

③腮腺组淋巴结 (parotid lymph nodes) 的数目不等，有 1~10 个，位于腮腺表面及其实质内，收纳腮腺、耳郭后、外耳道等处的淋巴。

④面组淋巴结 (facial lymph nodes) 有 1~4 个，位于颜面区域，收纳颧部、眶下、颊肌和上颌骨周围等面部区域的淋巴。

⑤下颌下组淋巴结 (submandibular lymph nodes) 有 2~8 个，位于下颌下腺周围的下颌下间隙或附近，收纳颏下、颊、唇、牙、舌和口底的淋巴。

⑥颏下组淋巴结 (submental lymph nodes:) 有 2~3 个，位于颏下间隙内，收纳颏下间隙局部、下唇中部、口底和舌尖等处的淋巴。

上述各组淋巴结均可向下注入颈外侧浅、深淋巴结，其中颏下和下颌下淋巴结等向下为二腹肌淋巴结，个头最大。

CT/MRI 建议观察平面：

①横断面图像为颈部淋巴结最基本的观察平面。

②结合冠状面和矢状面图像和仔细的临床触诊可以进一步观察各组淋巴结与其周围解剖结构的关系以及各组间的排列关系。

CT/MRI 观察要点提示：

①以枕、乳突、腮腺、面、下颌和颏下等结构为线索追寻各组淋巴结。

②头颈交界组淋巴结向下主要汇流至颈外侧组淋巴结。故临床上常常以头颈交界组淋巴结和颈前组淋巴结为线索来进一步挖掘隐藏在更深部位的颈外侧组淋巴结。

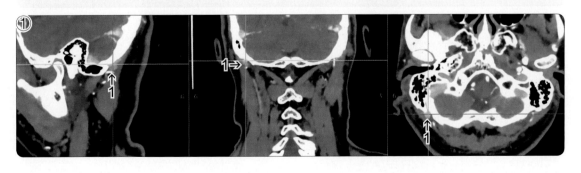

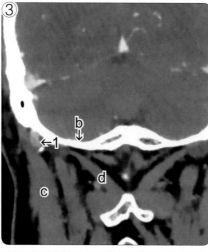

1. 枕组淋巴结
a. 小脑半球
b. 枕骨
c. 胸锁乳突肌
d. 头后大直肌
e. 乳突

图 2.5-1a　头颈交界组淋巴结 - 枕组淋巴结

　　图①为枕组淋巴结定位参考图，图②和图③分别为枕组淋巴结的横断面和冠状面 CT 表现。

　　●观察枕组淋巴结的 CT 表现：

　　○枕组淋巴结的位置和功能：本组淋巴结位于枕骨外骨面，枕后肌群附着处和该区域中的肌肉之间。收纳项部肌群和其他软组织的淋巴液入颈上部淋巴环并向下引流。

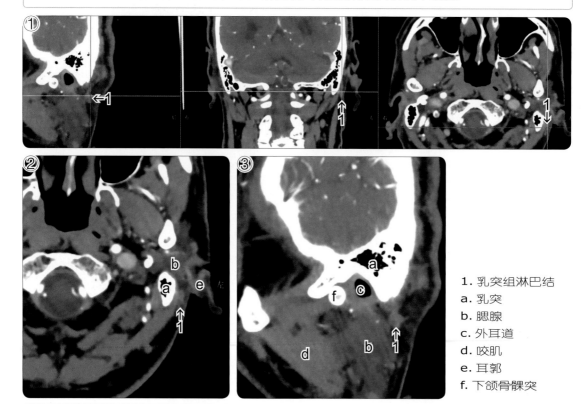

1. 乳突组淋巴结
a. 乳突
b. 腮腺
c. 外耳道
d. 咬肌
e. 耳郭
f. 下颌骨髁突

图 2.5-1b　头颈交界组淋巴结 - 乳突组淋巴结

　　图①为乳突组淋巴结定位参考图，图②和图③分别为横断面和矢状面 CT 图像。

　　●观察乳突组淋巴结的 CT 表现：

　　○乳突组淋巴结的位置和功能：本组淋巴结位于耳后，乳突下方，集中耳郭、颞部、顶部和乳突周围头皮、肌群及其他软组织的淋巴，与颈上部淋巴环汇合并向下引流至颈外侧淋巴结深组。

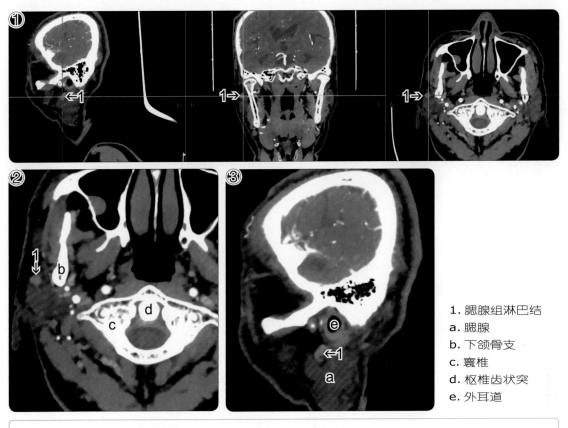

1. 腮腺组淋巴结
a. 腮腺
b. 下颌骨支
c. 寰椎
d. 枢椎齿状突
e. 外耳道

图 2.5-1c　头颈交界组淋巴结 - 腮腺组淋巴结

　　图①为腮腺组淋巴结定位参考图，图②和图③分别为横断面和矢状面 CT 图像。

●观察腮腺组淋巴结的 CT 表现：

○腮腺组淋巴结的位置和功能：腮腺组淋巴结位于腮腺实质内及其包膜表面。收纳腮腺、外耳道周围、耳郭前后的淋巴，汇入颈上部淋巴环并向下回流。

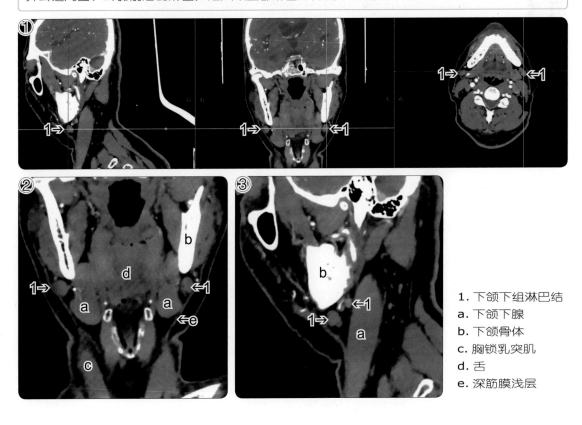

1. 下颌下组淋巴结
a. 下颌下腺
b. 下颌骨体
c. 胸锁乳突肌
d. 舌
e. 深筋膜浅层

图 2.5-1d　头颈交界组淋巴结 - 下颌下组淋巴结

　　图①为下颌下组淋巴结定位参考图，图②和图③分别为冠状面和矢状面 CT 表现。

　　●观察下颌下组淋巴结的 CT 表现：

　　○下颌下组淋巴结的位置和功能：本组淋巴结位于下颌下软组织间隙内，是颈上部淋巴环的重要枢纽和集中地。收纳口腔、面颊、牙齿周围的淋巴液并汇入颈上部淋巴环后继续向下引流。

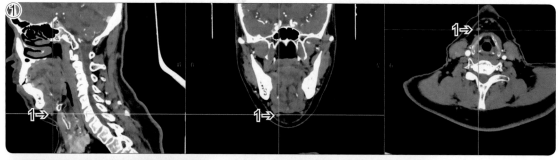

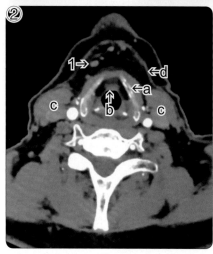

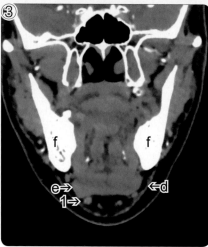

1. 颏下组淋巴结
a. 甲状软骨
b. 会厌柄
c. 下颌下腺
d. 深筋膜浅层
e. 二腹肌前腹
f. 下颌骨体

图 2.5-1e　头颈交界组淋巴结 - 颏下组淋巴结

　　图①为颏下组淋巴结定位参考图，图②和图③分别为横断面和冠状面 CT 图像。

　　●观察颏下组淋巴结的 CT 表现：

　　○颏下组淋巴结的位置和功能：本组淋巴结位于颏下间隙内，收纳颏下间隙、下唇中部、口底肌群等处淋巴，输入颈上部淋巴环并向下引流。

● Point-02: 颈前组淋巴结

区域解剖简析:

颈前组淋巴结 (anterior cervical lymph nodes) 属于 Rouviere 分组中的第 10 组淋巴结, 在颈部器官的前面和两侧上下纵行排列成深浅两层。

①颈前浅淋巴结 (superficial anterior cervical lymph nodes) 又称"颈前静脉淋巴结", 在舌骨下肌群表面沿 2 条或 1 条上下走行的颈前静脉分布, 引流皮肤与舌骨下肌群浅面的淋巴。注入颈外侧深组或锁骨上淋巴结。

②颈前深淋巴结 (deep anterior cervical lymph nodes) 分布在颈部器官周围, 包括喉前组、甲状腺组、气管前组和气管旁组淋巴结等。a. 喉前组淋巴结位于喉前方, 位置较高者称舌骨下淋巴结, 收纳喉上部和会厌淋巴后注入颈外侧深淋巴结上群; 位置较低者称环甲淋巴结或"Delphian 淋巴结", 收纳喉下部淋巴后注入颈外侧深淋巴结、上纵隔淋巴结或锁骨上淋巴结等, 可间接提示喉癌的存在; b. 甲状腺组淋巴结位于甲状腺侧叶和峡部的前面和周围, 收纳甲状腺、气管前和气管旁淋巴, 注入颈外侧深淋巴结, 可以提示有甲状腺癌的存在; c. 气管前组淋巴结位于颈段气管前外侧的甲状腺峡部和胸骨颈静脉切迹之间, 有 1~6 个, 收纳气管和甲状腺的淋巴后注入颈内静脉和上纵隔淋巴结; d. 气管旁组淋巴结位于颈段气管的后外侧, 沿喉返神经排列分布, 有 1~7 个。左侧多在神经前, 右侧多在神经后。其收纳气管和食管的淋巴后注入颈外侧深淋巴结下群, 可提示食管癌、气管癌或感染。

CT/MRI 建议观察平面:

①横断面 CT/MRI 图像为基本的观察平面。

②结合冠状面和矢状面 CT/MRI 图像可进一步确定淋巴结的准确高度, 有利于该区淋巴结的定位和分组。

CT/MRI 观察要点提示:

①舌骨下肌群为观察颈前浅淋巴结的解剖标志, 即必须位于该肌群的前方方可划入本组淋巴结。

②舌骨、喉、气管、食管和甲状腺等脏器是各组颈前深淋巴结赖以定位的解剖标志。此种以器官追寻淋巴结组是淋巴结分组和识别的捷径。另一方面, 仔细观察相关脏器是否有肿瘤及其是否被肿瘤病变累及, 可以反过来帮助对肿大淋巴结进行定性和定量诊断, 同时注意观察是否已经汇流至颈外侧组淋巴结。

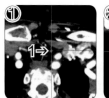 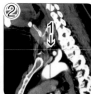 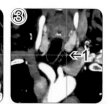

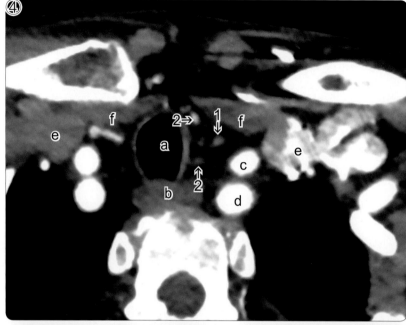

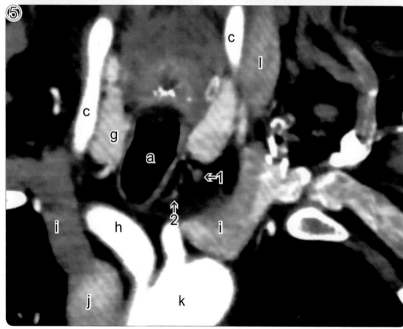

1. 颈前深淋巴结
2. 血管
a. 胸锁乳突肌
b. 食管
c. 颈总动脉
d. 锁骨下动脉
e. 锁骨下静脉
f. 舌骨下肌群
g. 甲状腺
h. 无名动脉
i. 头臂静脉
j. 上腔静脉
k. 主动脉
l. 颈内静脉

图 2.5-2a　颈前深淋巴结

图①至图③为淋巴结定位参考图，图④和图⑤为横断面和冠状面 CT 图像。

●观察颈前组淋巴结的 CT 表现：

○颈前组淋巴结分布位置：在颈部前方，以舌骨下肌群为界，其表面的为浅淋巴结，其深面分布在咽喉、气管、甲状腺等器官的前面或两侧；○颈前组淋巴结与颈外侧组淋巴结的划分方法：两者有时十分接近，不易区分，应以颈总动脉前面为界，位于其前方属于颈前组，其后方属于颈外侧组。

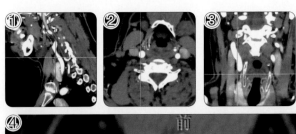

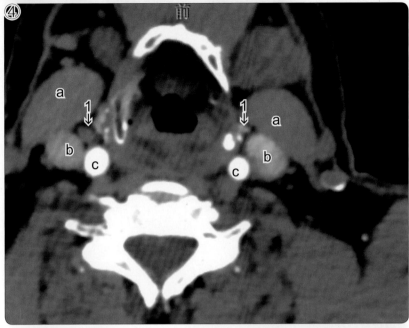

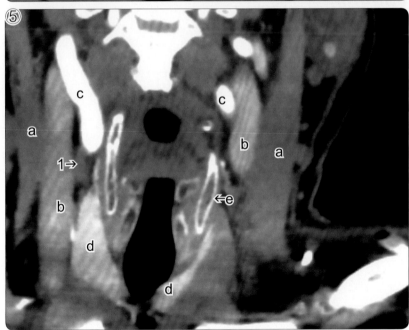

1. 颈前组淋巴结
a. 胸锁乳突肌
b. 颈内静脉
c. 颈总动脉
d. 甲状腺
e. 甲状软骨板

图 2.5-2b　颈前深淋巴结

　　图①至图③为淋巴结定位参考图，图④和图⑤为横断面和冠状面 CT 图像。

　　● 观察颈前深淋巴结的 CT 表现：

　　○ 颈前深淋巴结分布位置：在颈部前方，以舌骨下肌群为界，其深面淋巴结分布在咽喉、气管、甲状腺等器官的前面或两侧；○ 颈前深淋巴结与颈外侧组淋巴结的划分方法：两者十分接近，应以颈总动脉前面为界，位于其前方属于颈前组，其后方属于颈外侧组。

● **Point-03: 颈外侧组淋巴结**

区域解剖简析：

颈外侧组淋巴结属于 Rouviere 分组的第 9 组，沿两侧颈动脉鞘上下排列分布，在颈前组淋巴结的两侧分为浅、深两组，为颈部淋巴结中最重要的一组淋巴结。观察和诊断的难度也最大。

①颈外侧浅淋巴结 (superficial lateral cervical lymph nodes) 每侧有 1~2 个淋巴结。上部多位于胸锁乳突肌和腮腺之间，与腮腺淋巴结不易区分；下部则沿颈外静脉分布于胸锁乳突肌表面，易触及。其收纳枕、耳后及腮腺前淋巴后注入颈外侧深淋巴结。

②颈外侧深淋巴结 (deep lateral cervical lymph nodes) 为颈部淋巴结中最大和最深的一群淋巴结，每侧有 15~30 个淋巴结。沿颈动脉鞘和颈内静脉上下排列分布，上起颅底，下至颈根部。是颈部最大、最集中、引流关系广泛而又复杂的一组淋巴结组，包括颈内静脉链、副神经链以及颈横血管链。是头颈部淋巴结清扫手术的主要区域。a. 颈内静脉链为颈外侧深淋巴结中的主链，在胸锁乳突肌深面分布于颈内静脉前面和外侧面。其群中的二腹肌淋巴结 (jugulodigastric lymph node) 位于颈内静脉与二腹肌后腹交界处，为颈部最大淋巴结，正常时其直径可以达到 15mm。文献中曾有人报告在正常个体，其最大直径达 32mm，主要引流颏下和下颌下淋巴结。其中群和下群分布至锁骨水平。b. 副神经链又称颈后三角链，沿副神经全程排列，清除淋巴结时要注意保护副神经。该神经可以在舌骨体水平横断面图像中，沿胸锁乳突肌后缘和肩胛提肌的浅面寻找。该淋巴结链引流枕部、耳后及肩甲上淋巴结，注入颈外侧深淋巴结下群和锁骨上淋巴结。c. 颈横血管链又称锁骨上淋巴结。其内侧淋巴结位于前斜角肌前方，又称"斜角肌淋巴结"(scalene lymph node)，是颈部淋巴下游的终点站。颈横血管链引流副神经链、胸上部、乳腺和上肢的淋巴，注入颈内静脉淋巴结下群或者直接注入胸导管或右淋巴导管。左侧斜角肌淋巴结又称"Virchow 淋巴结"，在该群中位置最低，常常成为胃或食管下段癌等转移的首位淋巴结，应引起重视。

CT/MRI 建议观察平面：

①横断面依然是该组淋巴结最基本的观察平面。

②结合冠状面和矢状面 MRI 图像可以从三维角度更详细地观察各组淋巴结的高度及相互间汇流关系。

CT/MRI 观察要点提示：

①颈外侧深淋巴结是观察颈部淋巴结肿瘤转移定位和定量诊断的关键区域。结合增强后扫描图像的观察可以获得更准确的结果。

②该区域淋巴结转移的主要来源是颈部和胸部恶性肿瘤。结合原发肿瘤进行分析观察非常重要。

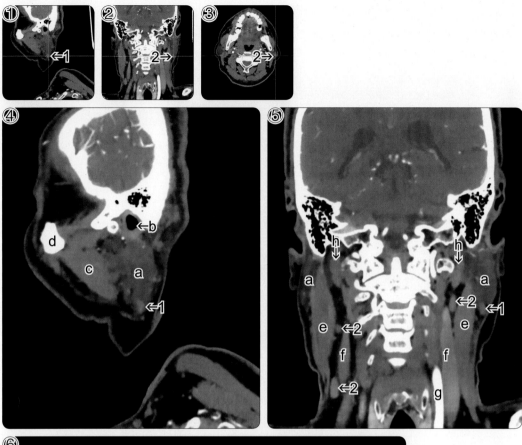

1. 颈外侧浅淋巴结
2. 颈外侧深淋巴结
a. 腮腺
b. 外耳道
c. 咬肌
d. 颧骨
e. 胸锁乳突肌
f. 颈内静脉
g. 颈总动脉
h. 二腹肌
i. 颈内动脉

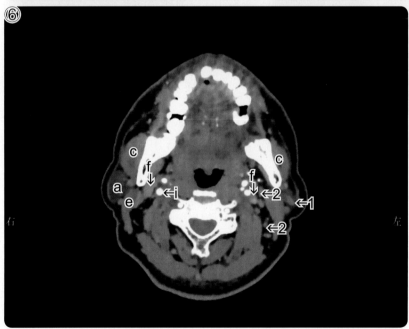

图 2.5-3a　颈外侧浅淋巴结

　　图①至图③为淋巴结定位参考图，图④至图⑥为各个平面的 CT 图像。

　　●观察颈外侧组浅淋巴结的 CT 表现：

　　○颈外侧组淋巴结分布位置：颈外侧组淋巴结位于颈部两侧，其浅组在胸锁乳突肌表面，其深组在颈内静脉周围，以其后方为主；○颈外侧组淋巴结深组和浅组淋巴结的划分方法：两者以胸锁乳突肌为界，位于其深部属于深组，位于其浅部属于浅组。

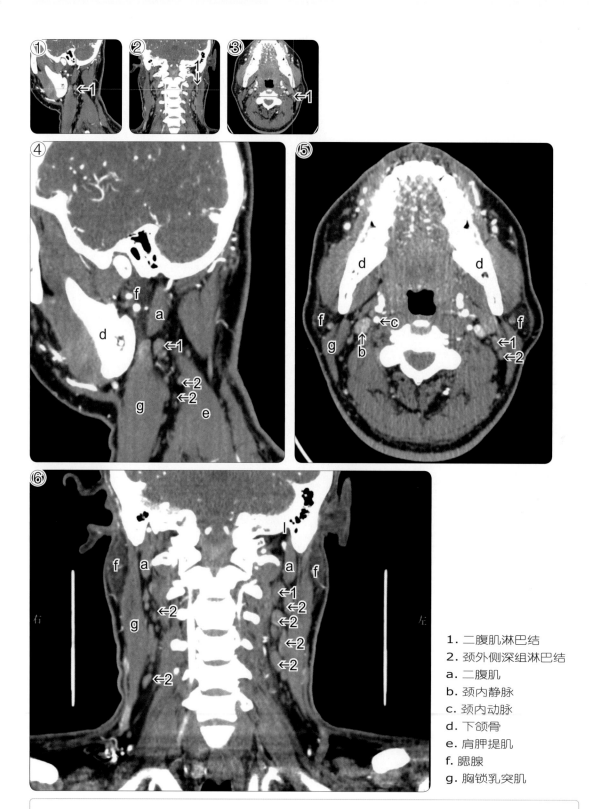

1. 二腹肌淋巴结
2. 颈外侧深组淋巴结
a. 二腹肌
b. 颈内静脉
c. 颈内动脉
d. 下颌骨
e. 肩胛提肌
f. 腮腺
g. 胸锁乳突肌

图 2.5-3b　颈外侧深淋巴结

　　图①至图③为淋巴结定位参考图，图④至图⑥为各个平面的 CT 图像。
　　●观察颈外侧组深淋巴结的 CT 表现：
　　○颈外侧组淋巴结分布位置：颈外侧组淋巴结位于颈部两侧，其浅组在胸锁乳突肌表面，其深组在颈内静脉周围，以其后方为主；○颈外侧组淋巴结深组和浅组淋巴结的划分方法：两者以胸锁乳突肌为界，位于其深部属于深组，其浅部属于浅组。

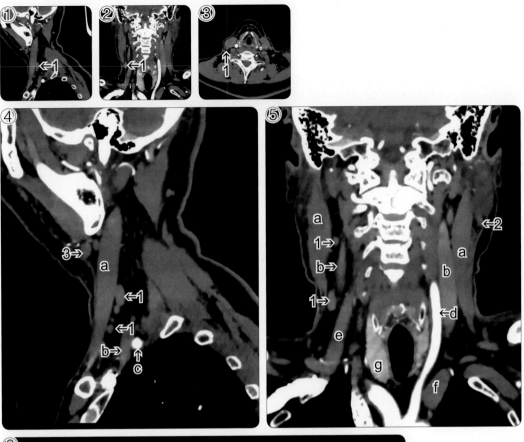

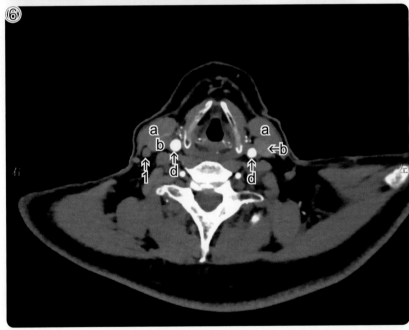

1. 颈外侧深组淋巴结
2. 颈外侧浅组淋巴结
3. 下颌下组淋巴结
a. 胸锁乳突肌
b. 颈内静脉
c. 锁骨下动脉
d. 颈总动脉
e. 前斜角肌
f. 头臂静脉
g. 甲状腺

图 2.5-3c　颈外侧深淋巴结

　　图①至图③为淋巴结定位参考图，图④至图⑥为各个平面的 CT 图像。

　　●观察颈外侧组淋巴结的 CT 表现：

　　○颈外侧组淋巴结分布位置：颈外侧组淋巴结位于颈部两侧，其浅组在胸锁乳突肌表面，其深组在颈内静脉周围，以其后方为主；○颈外侧组淋巴结深组和浅组淋巴结的划分方法：两者以胸锁乳突肌为界，位于其深部属于深组，其浅部属于浅组。

● Point-04: 淋巴－静脉汇流

区域解剖简析：

淋巴源自组织液，后者遍布全身的组织和器官的细胞周围，组织液中约 1/5 分别形成淋巴和血液进入毛细淋巴管和毛细血管，淋巴管终端的左侧经胸导管汇入左侧静脉角，右侧经右淋巴导管汇入右侧静脉角。

①胸导管 (thoracic duct) 为全身最粗大且恒定的淋巴管，几乎回收全身绝大部分淋巴液。a. 胸导管起点在 $L_4 \sim T_{11}$ 水平，终点在左侧静脉角附近，其长度达 30~40cm 或更长，管径平均 4.5mm。其行程和汇流模式相对恒定，沿脊椎前方的食管左侧上行，经胸廓出入口上口进入颈根部。其末端多数在 C_7 椎体或 C_6 椎体高度向外侧跨越胸膜顶，继而经颈动脉鞘后方、椎动脉和颈交感干前方向下内侧弯曲注入静脉角区域。b. 胸导管的注入类型有 3 种，单干型最多（72%），双干型次之（24.5%），双干以上极少（3.5%）。胸导管的末段可以弓形（82%）或斜行（18%）注入静脉。其注入点可在左侧颈静脉角（49.09%）、左侧颈内静脉（27.27%）、左侧锁骨下静脉（9.09%）和左头臂静脉（5.45%），注入口处有瓣膜防止淋巴倒流。

②右淋巴导管 (right lymphatic duct) 规模小、变异多、不恒定。右侧淋巴导管的长度仅 3.3~13.2mm，管径平均为 3.1mm。其走行和汇流模式与胸导管类似并具有一定规模者仅 20%，其余的 80% 是由各淋巴管干自行就近注入右侧各级静脉，包括静脉角、颈内静脉、锁骨下静脉、头臂静脉甚至直接注入左侧各级静脉或缺如。

CT/MRI 建议观察平面：

关于淋巴向两侧静脉角回流的解剖在解剖学文献中已有描述，但是在 CT/MRI 图像上的观察尚无实际资料可以借鉴。根据解剖标本和解剖图谱的描述，冠状面和矢状面可能成为观察淋巴 - 静脉汇流点的最佳平面。

CT/MRI 观察要点提示：

以常规 CT/MRI 技术显示淋巴 - 静脉汇流点比较困难。胸导管比右侧淋巴导管粗大，其显示概率较高。可结合 MRI 水成像和常规 CT/MRI 多平面重建图像尝试在左侧静脉角处对胸导管进行观察。

CT/MRI 观察胸导管大致可依据以下几点：a. 以可能位置为线索：胸导管可能在颈内静脉根部、锁骨下静脉根部和静脉角这 3 个位置之一处汇入静脉；b. 路径和形态：文献称胸导管进入颈部后多在静脉角后方成向上方凸起的弓形路径，即形成血管弓后向下注入静脉上壁，也可以斜行向上注入静脉角区域；c. 显示概率：具体显示概率有待于进一步详细观察，据初步观察，其显示概率极低，原因与胸导管是否形成、充盈状态、被静脉角区域血管遮挡以及局部软组织重叠等有关；d. 将来随着检查技术，特别是无创条件下进行淋巴造影术的开发，相信，无论是解剖分类，还是各种变异的详细比例等都会有更加科学的答案。

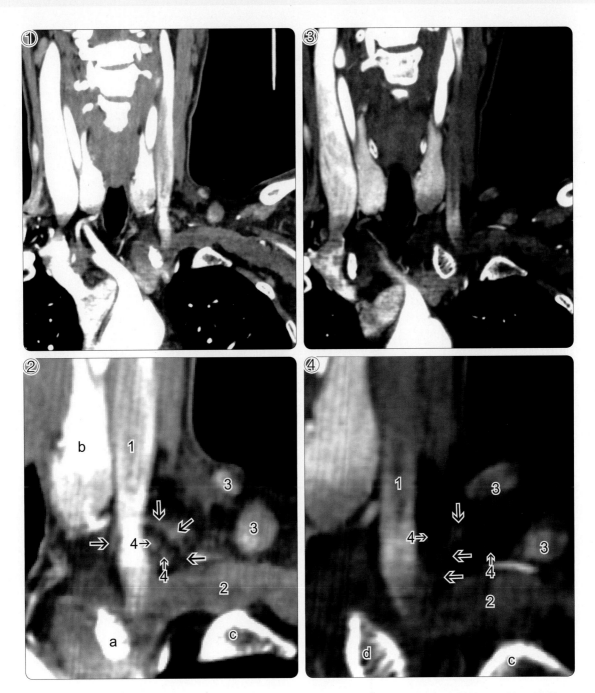

1. 颈内静脉；2. 锁骨下静脉；3. 颈外静脉；4. 淋巴结；a. 颈内动脉；b. 甲状腺；c. 第 1 肋骨；d. 锁骨头；↑. 胸导管

图 2.5-4　胸导管汇入左侧静脉角

图①和图③为 CTA 冠状面重建图像，图②和图④为图①和图③的放大图像。

●观察胸导管汇入左侧静脉角的 CT 表现：

○左侧静脉角的组成：左侧静脉角由左侧颈内静脉和锁骨下静脉构成。○胸导管：胸导管沿脊椎左侧上行至颈根部，绕至左侧静脉角的后方并注入。注入段的形态因个体差异和淋巴液充盈程度可能呈现多种表现，如上凸的弧形、直线形或迂曲状等，在注入段附近的模糊结节可能为局部的淋巴结。○识别胸导管的依据：识别胸导管可以参考以下几点，一是看位置，胸导管应出现在静脉角区或其附近；二是看胸导管的形态，在静脉角后方形成血管弓（见图①和图②）或者以一个串珠样的管道结构注入颈静脉角区（见图③和图④）；三是看注入点，通常注入至颈内静脉根部、静脉角和锁骨下静脉根部等处。

a present：细胞、组织液和体循环中的淋巴

　　人体内的水分有 60% 为细胞内液，剩余的 40% 为细胞外液。这 40% 的细胞外液中，有 32% 为组织液，8% 为血液和淋巴。组织液局限在组织内的细胞周围，血液和淋巴在整个人体中流动和循环，静止的组织液和细胞内液远多于流动的血液和淋巴。细胞内液、组织液、血液和淋巴等这些液体处于不断循环和代谢更新的动态变化过程之中。如果把全部液体与循环系统相关联，那么就形成下面的体循环路线图。在下图中，动脉血液在前，细胞和组织液居中，静脉和淋巴在后。如果我们再把两端的左心室和右心房拉在一起形成一个心脏，那么这整个代谢和流动管道就变成一个圆形的循环体，构成完整的人体循环。

　　①细胞：人体是由各种细胞组成的，由于细胞各司其职，人体才可能进行各种生命活动。然而细胞是处于组织液即细胞间液之中，从组织液中获取营养和能量，向组织液中排出废物甚至是毒物。所以细胞是离不开组织液的，组织液就是细胞代谢和生存的营养宝库。

　　②组织液：组织液不断供给细胞营养，而组织液本身又是不断变化和更新的。这就需要通过动脉侧的毛细血管床不断补充新的组织液，同时通过静脉侧的毛细血管不断排泄废物和毒物到静脉和淋巴管中，从而对组织液不断进行更新和代谢。

　　③体循环中的淋巴：淋巴系统是体循环中的第二静脉，在体循环中，血液的循环和功能我们相对比较熟悉，这里不再赘述。那么，淋巴液在体循环中处于一种什么样的地位呢？正如下图中的绿色部分所显示的那样，淋巴与静脉血液类似，是在组织液和大静脉之间的另外一个与静脉并列的系统，即淋巴系统。在淋巴管和淋巴结内流动的液体为淋巴液。淋巴系统是对体循环中静脉系统的一个重要补充，在解剖学上被戏称为"第二循环"。从图中可以看出，组织液与细胞进行物质交换之后，大部分液体透过静脉端毛细血管进入静脉并回流心脏，这是血液回流心脏的主要途径。另一小部分的组织液携带大分子经过间隙较大且呈叠瓦状排列的毛细淋巴管壁进入淋巴管成为淋巴液，在淋巴管和淋巴结内流动和循环。淋巴液内含有大分子、免疫球蛋白、淋巴细胞和吞噬细胞等，因此这里也就成了淋巴细胞和吞噬细胞消除有毒物质和杀灭病菌乃至肿瘤的一个专门的战场。淋巴液在各级淋巴管内为无色透明液体，在小肠绒毛和中央乳糜池内因其富含乳化的脂肪颗粒而成乳白色。如图所示，淋巴系统所处的位置是与静脉系统的上段并列和平行的，而淋巴管道的末端，不是回流至心脏，而是直接汇入到颈根部的静脉角区域，并进而通过静脉最终回归心脏的。所以我们说与其称淋巴系统为"第二循环"，不如称其为"第二静脉"更恰当。

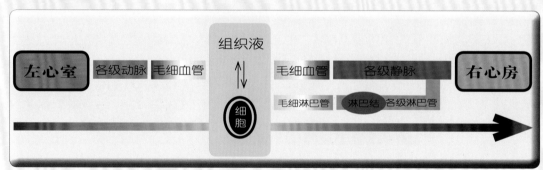

　　●：动脉血液；　○：组织液；　●：淋巴；　●：静脉血液。

　　○上图显示有不断进行的 3 个过程，一是动脉血液经动脉毛细血管源源不断地向组织液中注入营养；二是获得营养的组织液与细胞进行营养与废物的交换和更新；三是接受废物的组织液通过毛细血管和毛细淋巴管进入静脉和淋巴系统回流心脏。

　　○图中还显示淋巴系统是加在静脉系统前段的附加线路，又称"第二静脉"。淋巴系统开辟了一个新的体循环回流路线的同时，也开辟了一个专门对毒物、细菌和病毒进行消除和杀灭的新战场。

　　○肺是完成气体交换功能的器官，参与构成肺循环系统。但这不等于肺组织就不参与体循环。肺组织自身的血供来自支气管动脉，逐级分支到达肺组织的毛细血管网并进入组织液中营养肺的组织和细胞，然后肺的组织液同样经毛细血管形成支气管静脉，经毛细淋巴管形成肺淋巴管，两者最终均回归静脉系统和右心房。

2.6　颈部肌肉

2.6.1　颈部肌肉的分布

颈部肌肉保护、支撑和运动头颈部，分 4 个肌群：

①封套肌群：封套肌群有斜方肌和胸锁乳突肌 2 对，可在体表直接触摸到。

②颈前肌群：颈前肌群共有 5 对肌肉，在颈部脏器前方形成一道肌肉的保护屏障。舌骨上组只有一对二腹肌前腹，舌骨下组的浅层有胸骨舌骨肌和肩胛舌骨肌上腹。深层有甲状舌骨肌和胸骨甲状肌。

③颈外侧肌群：颈外侧肌群共有 6 对肌肉。颈椎组有前、中、后斜角肌；舌骨组有二腹肌后腹、茎突舌骨肌和肩胛舌骨肌下腹。

④颈后肌群：颈后肌群又称颈深肌群，共有 7 对和 5 群肌肉，厚实而紧密。颈后肌群（颈椎前）组有头前直肌、头侧直肌、头长肌和颈长肌。颈后肌群（颈椎后浅）组有头夹肌、颈夹肌和肩胛提肌；颈后肌群（颈椎后深）组则为颈椎附件间的 5 群短肌，在 C_2 以下的 4 群统称横突棘肌，肌肉起、止点间的跨度由浅入深逐渐减小。较浅的有头半棘肌和颈半棘肌，较深的有多裂肌和回旋肌。在 C_2 以上的 1 群横突棘肌特别分化成头后小直肌、头后大直肌、头下斜肌和头上斜肌，组成"枕下三角"肌群。

2.6.2　颈部肌肉 CT/MRI 表现

在 CT/MRI 图像上观察颈部肌肉既有优势也有其局限性。CT 可以同时观察颈部肌肉与颈椎及其他骨骼之间的解剖关联，MRI 可以观察肌肉和韧带等软组织细节、轻微损伤和病变表现，CT/MRI 的不足是在多数情况下无法重建每个肌肉或肌群的全貌和具体形态。观察颈部肌肉时，一是在现有条件下应以横断面图像为基础进行观察，二是要深入学习颈部肌肉的层次、分组和各个肌肉的起止部位和走行方向等解剖基础知识，以作为观察的依据。

● Point-01: 颈部肌群划分

区域解剖简析：

对颈部的封套肌群、颈前肌群、颈外侧肌群和颈后肌群等分析如下：

①封套肌群由胸锁乳突肌和斜方肌组成，几乎覆盖了颈部两侧和后方的绝大部分，是颈部体表最明显并可直接触知的肌肉。

②颈前肌群包括舌骨上的二腹肌前腹，舌骨下的胸骨舌骨肌、肩胛舌骨肌、胸骨甲状肌和甲状舌骨肌。其分布为深浅两层，形成颈部内脏的肌肉保护屏障。

③颈外侧肌群位于颈椎的两侧，有颈椎组的前斜角肌、中斜角肌和后斜角肌和舌骨组的肩胛舌骨肌下腹、二腹肌后腹和茎突舌骨肌。

④颈后肌群全部位于颈椎后方，被斜方肌包围。该组肌群数目最多且分布最密集，故识别难度也是最大的。a.颈椎前组有头前直肌、头侧直肌、头长肌和颈长肌；b.颈椎后浅组有头夹肌、颈夹肌和肩胛提肌；c.颈椎后深组为颈椎附件之间的短肌。在 C_2 以下统称横突棘肌，其中较浅的是跨度较大的头半棘肌和颈半棘肌，较深的是跨度较小的多裂肌和回旋肌。在 C_2 以上这些横突棘肌特别分化成头后小直肌、头后大直肌、头下斜肌和头上斜肌等组成"枕下三角"肌群。

CT/MRI 建议观察平面：

颈部肌肉以上下走行为主，故应以横断面图像为主，结合冠状面和矢状面 CT/MRI 图像进行多平面仔细观察，有助于识别一些走行比较复杂的肌肉。

CT/MRI 观察要点提示：

颈部肌肉的观察应该抓住两点：一是先进行大致分区，即按上述 4 组肌群进行大致的部位划分；二是按照各个肌肉的起止点和走行方向判定肌肉的走行方向和具体位置。

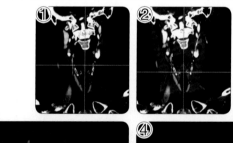

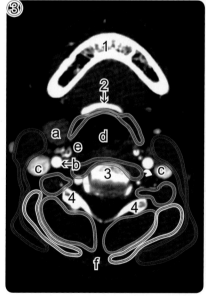

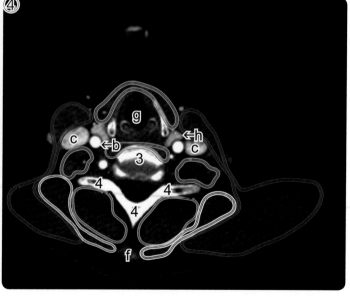

1.下颌骨体；2.舌骨体；3.颈椎椎体；4.颈椎附件；a.右侧下颌下腺；b.颈总动脉；c.颈内静脉；d.声门上区；e.梨状窝；f.棘突上韧带；g.声门；h.甲状腺；●.封套肌群；●.颈前肌群；●.颈外侧肌群；●.颈后肌群（颈椎前组）；○.颈后肌群（颈椎后浅组）；●.颈后肌群（颈椎后深组）。

图 2.6-1　颈部肌群划分

　　图①和图②为定位片；图③和图④分别为舌骨层面和环状软骨层面的横断面 CT 图像。
　　●观察颈部肌群划分的 CT 表现：
　　○横断面图像是观察颈部肌群划分的最佳平面，因为颈部肌肉绝大多数都是上下走行的，故只有在横断面的 CT/MRI 图像上方可观察到绝大多数颈部肌肉并进行肌群划分。○颈部肌群的大体划分步骤如下：a. 先识别胸锁乳突肌和斜方肌，进而可以依据封套肌群的筋膜将上述两个封套肌划出，基本上将颈部其他肌群包围在其中；b. 在喉、甲状腺和气管等颈部脏器的前方可以识别颈前肌群紧贴在这些脏器的前表面；c. 紧贴在颈椎体的前面的为颈后（颈椎前）组肌肉；d. 颈外侧肌群可观察到斜角肌等位于颈椎的两侧；e. 颈后肌群（颈椎后深）组肌肉紧贴并聚集在颈椎棘突旁沟内；f. 颈后肌群（颈椎后浅）组肌肉覆盖在深组肌肉外面，其内侧为头夹肌和颈夹肌，外侧为肩胛提肌。

● Point-02: 部分颈外侧肌的观察

区域解剖简析：

　　①舌骨组有二腹肌后腹、茎突舌骨肌和肩胛舌骨肌下腹。a. 二腹肌后腹（posterior belly of digastric）起自颞骨乳突切迹和内侧面，斜向前内下方走行至舌骨体与舌骨大角上方纤维环处续于中间腱。b. 茎突舌骨肌（stylohyoid）系自二腹肌后腹分化形成的细小条索状肌肉，位于二腹肌后腹上方并与之平行。在二腹肌后腹的深侧起自颞骨茎突，肌纤维斜向前下方，移行于肌腱后止于舌骨大角与舌骨体的结合处，其作用是牵引舌骨向后上方。c. 肩胛舌骨肌下腹（inferior belly of omohyoid）起自肩胛骨上缘和肩胛横韧带，肌腹向内上方走行，在胸锁乳突肌的深侧相当于环状软骨平面以下移行于中间腱，后者借颈深筋膜中层呈韧带样向下方连于锁骨。

　　②颈椎组则包括前斜角肌、中斜角肌和后斜角肌。a. 前斜角肌（anterior scalenus）起自 $C_3 \sim C_6$ 横突前结节，向前外下方走行，止于第一肋骨上面前方的斜角肌结节。分隔前方的锁骨下静脉和后方的锁骨下动脉。b. 中斜角肌（scalenus medius）起自 $C_2 \sim C_6$ 横突后结节，向前外下方走行，止于第一肋骨上面外侧的锁骨下动脉沟的后方。前斜角肌与中斜角肌和第 1 肋骨构成 “斜角肌间隙（三角）”，其中通过锁骨下动脉和臂丛神经，该区的炎症或占位性病变导致血管和神经症状时称为斜角肌间隙综合征。c. 后斜角肌（posterior scalenus）可以看作是中斜角肌的一部分或补充结构，起自 $C_5 \sim C_7$ 的横突后结节，斜向外下方走行，止于第 2 肋骨的外侧面中部的斜角肌粗隆。一侧斜角肌收缩可使头颈侧曲，两侧收缩可提高第 1、2 肋骨以助深呼吸或者颈部前屈。

CT/MRI 观察：

　　①横断面 CT/MRI 图像可以比较全面地仔细观察颈部肌肉的位置关系和肌肉的轮廓和粗细，连续层面完整观察各个肌肉的连续性。
　　②依据不同肌肉选择适当角度的冠状面和矢状面 CT/MRI 图像补充观察。

CT/MRI 观察要点提示：

　　多平面定位观察是显示各个肌肉走行路径的最佳方法。

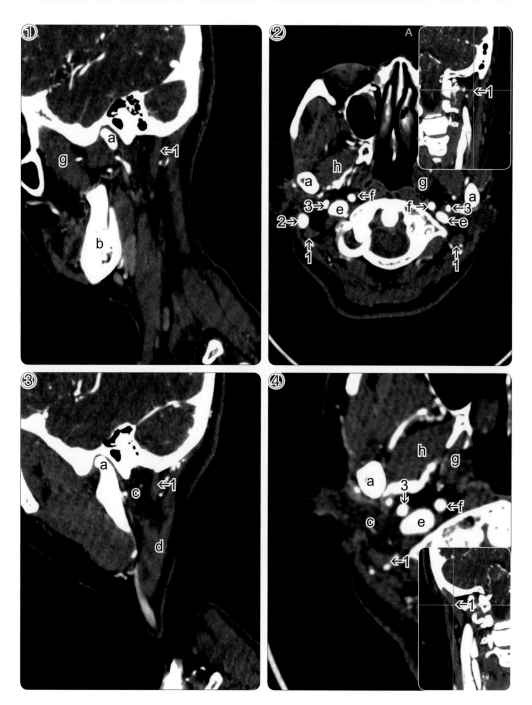

1. 二腹肌后腹；2. 乳突尖；3. 茎突；a. 下颌骨髁突；b. 下颌骨支；c. 腮腺；d. 胸锁乳突肌；e. 颈内静脉；f. 颈内动脉；g. 翼内肌；h. 翼外肌

图 2.6-2a　颈外侧肌群 - 二腹肌后腹

图①和图②为显示左侧二腹肌后腹的图像，图③和图④为显示右侧二腹肌后腹的图像。

●观察二腹肌后腹的 CT 表现：

○在冠状面图像上，二腹肌后腹位于胸锁乳突肌内侧，较后者向内侧倾斜的角度更大些；在矢状面图像上，二腹肌后腹在胸锁乳突肌前方，两者大致平行向下方略偏前走行，因向内倾斜角度大，故二腹肌后腹只能显示一个短段；○在横断面图像上，二腹肌后腹呈横椭圆形，位于腮腺后方，在寰椎横突与胸锁乳突肌之间。

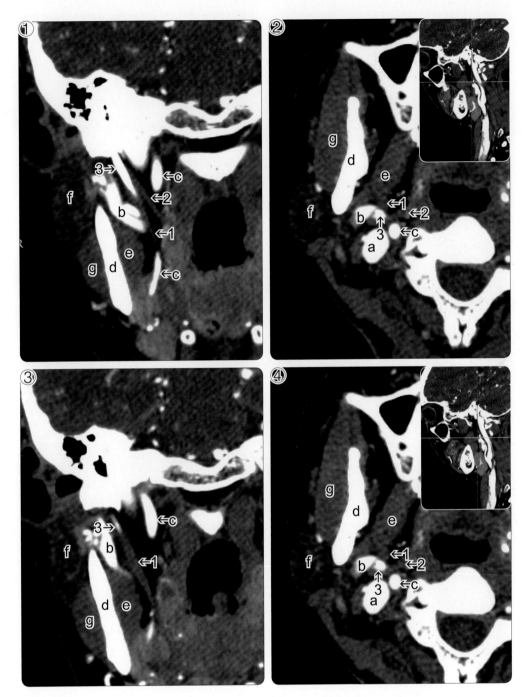

1. 茎突舌骨肌；2. 茎突咽肌；3. 茎突；a. 颈内静脉；b. 颈外静脉（上颌静脉）；c. 颈内动脉；d. 下颌骨支；e. 翼内肌；f. 腮腺；g. 咬肌

图 2.6-2b　颈外侧肌群 - 茎突舌骨肌

　　图①至图④分别为茎突和茎突前方层面的冠状面和横断面 CT 图像。
　　●观察茎突舌骨肌的 CT 表现：
　　○在冠状面图像上可见茎突舌骨肌与茎突咽肌从茎突向内下方走行，茎突咽肌位于内侧并进一步向内侧倾斜，呈一定角度走行并止于咽侧壁，而茎突舌骨肌似茎突的延长线样伸向舌骨向（见图①和图③）；○在横断面图像上可见茎突舌骨肌的截面呈圆点状位于茎突前方和翼内肌内侧面，而茎突咽肌则位于内侧的咽壁附近（见图②和图④）。

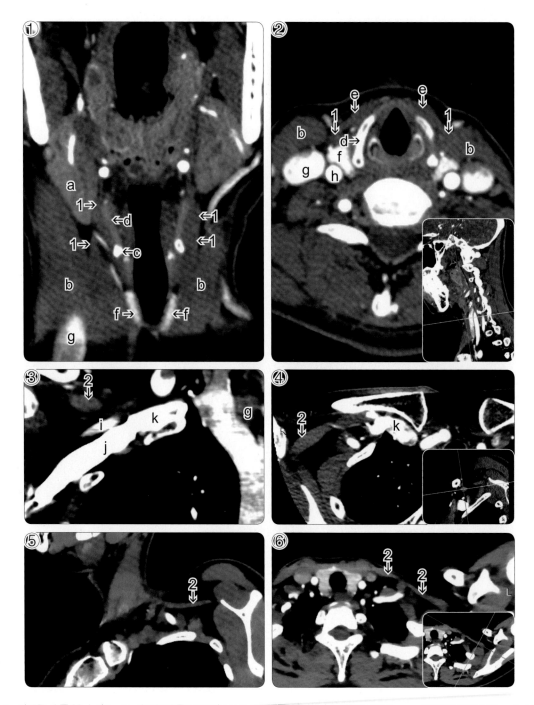

1. 肩胛舌骨肌上腹；2. 肩胛舌骨肌下腹；a. 下颌下腺；b. 胸锁乳突肌；c. 甲状软骨下角；d. 甲状软骨板；e. 胸骨舌骨肌；f. 甲状腺；g. 颈内静脉；h. 颈内动脉；i. 锁骨下动脉；j. 锁骨下静脉；k. 头臂静脉

图 2.6-2c　颈外侧肌群 - 肩胛舌骨肌

图①和图②为肩胛舌骨肌上腹定位图像，图③和图④为右侧肩胛舌骨肌下腹定位图像，图⑤和图⑥为左侧肩胛舌骨肌定位图像。

●观察肩胛舌骨肌的 CT 表现：○肩胛舌骨肌上腹起自舌骨，沿舌骨下肌群外缘向下走行，与内侧的锁骨下肌不易辨认，右侧更清楚（见图①和图②）；○肩胛舌骨肌下腹起自肩胛骨上缘和肩胛横韧带等处，向内、前、上方接近水平方向走行至胸锁乳突肌深面。在斜冠状面图像上几乎可见其下腹的全程走行（见图③至图⑥）。

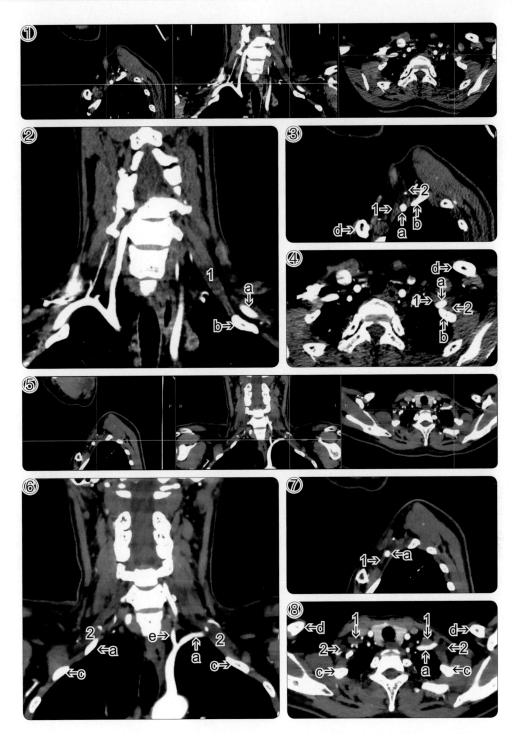

1. 前斜角肌；2. 中、后斜角肌；a. 锁骨下动脉；b. 第 1 肋骨；c. 第 2 肋骨；d. 锁骨

图 2.6-2d　颈外侧肌群 - 斜角肌

上述图像为前、中、后斜角肌的多平面定位片及 CT 图像。

●斜角肌的 CT 表现：

○斜角肌解剖基础：前斜角肌与中、后斜角肌构成斜角肌三角间隙，其内通过锁骨下动脉和臂丛神经，构成胸出入口侧口及其内容。○前斜角肌：出现在锁骨下动脉后方层面，以近乎垂直的角度略偏外侧直达第 1 肋骨上缘（见图①至图④）；○中、后斜角肌：出现在锁骨下动脉后方层面，从较低位置的颈椎横突后结节向下到达第 1 肋骨和第 2 肋骨中段附近，故其向外下方走行的角度偏低平，约 45°角，在较高位置上两者不易区分（见图⑤至图⑧）。

● Point-03: 部分颈后肌的观察

区域解剖简析：

①颈椎前组有 4 条肌肉。a. 头前直肌（rectus capitis anterior）起自寰椎侧块和横突根部前面，垂直向上止于枕骨髁的前方，功能是前屈头部。b. 头侧直肌（rectus capitis lateralis）起自寰椎横突上面向上止于枕骨颈静脉突的下面。其功能是侧屈头部。c. 头长肌（longus capitis）起自 $C_3 \sim C_6$ 横突前结节向上止于枕骨基底部的下面。两侧收缩头部前屈，单侧收缩头部侧屈。d. 颈长肌（longus colli）位于深面，分上斜部和下斜部。上斜部起自 $C_3 \sim C_6$ 横突前结节，向上内方跨越 3 至 6 个椎体后以细小肌腱止于寰椎前结节的前外侧面，呈倒"V"字形。下斜部起自 $T_1 \sim T_3$ 椎体前面，向上外方跨越 3 至 5 个椎体止于 $C_5 \sim C_6$ 横突前结节，呈"V"字形。两侧颈长肌同时收缩向前屈颈。一侧颈长肌收缩可使颈部侧屈并转向对侧。

②颈椎后浅组有 2 条扁肌和 1 条束状肌。a. 头夹肌（splenius capitis）起自 $C_3 \sim T_3$ 约 8 个椎体的棘突向外上方终止并附着于斜方肌外侧的枕骨上项线外侧部和乳突后缘。头夹肌单侧收缩头部转向同侧，两侧同步收缩时则头部后仰。b. 颈夹肌（splenius cervicis）肌束较少，低于头夹肌且被其覆盖在下方，起自 $T_3 \sim T_6$ 棘突向外上方止于 C_2 和 C_3 横突后结节，单侧收缩头部转向同侧，两侧收缩头部后仰。c. 肩胛提肌（levator scapulae）是束状肌，在项部两侧，上段和下段分别被胸锁乳突肌和斜方肌覆盖，起自 $C_1 \sim C_4$ 横突后结节，向后下外方止于肩胛骨上角和内缘上部。功能是上提肩胛骨并使肩胛骨下角内旋。

③颈椎后深组上方为枕下三角肌群，又称枕下肌（suboccipital muscles），包括 4 对短小肌肉，只出现于高等哺乳动物，作用于寰枕及寰枢关节。a. 头后大直肌（rectus capitis posterior major）起自枢椎棘突，向外上止于枕骨下项线外侧部。一侧收缩头转向同侧，两侧收缩头后仰。b. 头后小直肌（rectus capitis posterior minor）起自寰椎后结节，向上止于枕骨下项线内侧。其作用是头后仰。c. 头上斜肌（obliquus capitis superior）起自寰椎横突，向内上方止于下项线上方外侧部。一侧收缩时头向对侧旋转，寰枕关节侧屈。两侧收缩时则头部后仰。d. 头下斜肌（obliquus capitis inferior）呈粗大柱状，自枢椎棘突向外上方止于寰椎横突。其作用是使头向同侧旋转并屈曲。

颈椎后深组下方为横突棘肌，包括较浅的头半棘肌和颈半棘肌，较深且跨度较小的多裂肌和回旋肌。两者不易区分（详见 142 页）。

CT/MRI 建议观察平面：

①以横断面 CT/MRI 图像为主。
②补充使用冠状面和矢状面 CT/MRI 图像。

CT/MRI 观察要点提示：

根据颈后肌群的解剖布局特点，观察时需分以下几步：a. 先分颈前组、颈后浅组和颈后深组；b. 颈后浅组重点是分清内侧的头夹肌、颈夹肌和外侧的肩胛提肌；c. 颈后深组重点是颈后深组上方的枕下三角肌群。

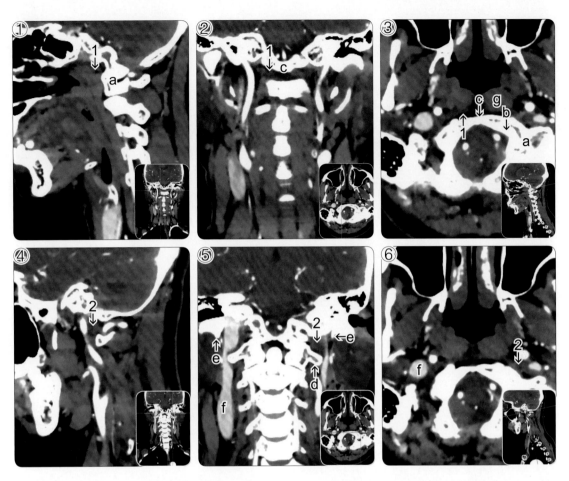

1. 右侧头前直肌；2. 左侧头侧直肌；a. 寰椎侧块；b. 枕骨髁；c. 寰椎前弓；d. 寰椎横突；e. 枕骨静脉突；f. 颈内静脉；g. 左侧头长肌

图 2.6-3a　颈后肌群颈椎前组 - 头前直肌和头侧直肌

图①至图④为头前直肌多平面定位 CT 图像，图⑤至图⑧为头侧直肌多平面定位 CT 图像。

●观察头前直肌和头侧直肌的 CT 表现：

○头前直肌为短而扁的肌肉，位于颈椎前方靠内侧，自寰椎侧块及寰椎横突根部向上止于枕骨髁前方，即偏向内侧直至中线附近。前方被较粗大的头长肌覆盖；○头侧直肌位于头前直肌的外侧，同样为短而扁的肌肉，起自寰椎横突前面，向上止于枕骨髁外侧的枕骨静脉突。

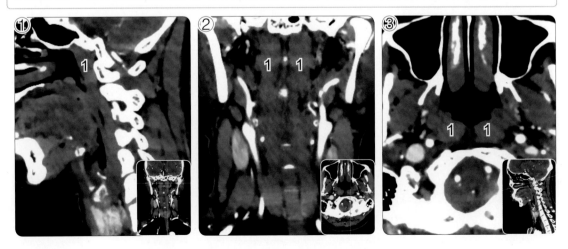

1. 头长肌；2. 颈长肌上斜部；3. 颈长肌下斜部；a. 寰椎；b.C$_5$ 椎体；c. 喉咽

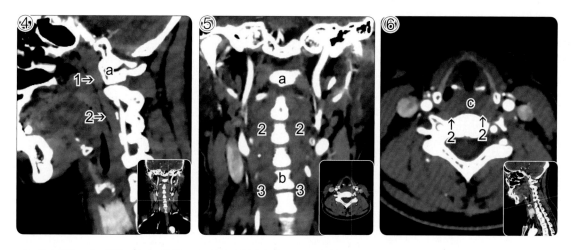

1. 头长肌；2. 颈长肌上斜部；3. 颈长肌下斜部；a. 寰椎；b.C₅ 椎体；c. 喉咽

图 2.6-3b　颈后肌群颈椎前组 - 头长肌和颈长肌

图①至图④为头长肌多平面定位 CT 图像，图⑤至图⑧为颈长肌多平面定位 CT 图像。

●观察头长肌和颈长肌的 CT 表现：

○头长肌：连接颈椎横突与颅骨基底部，应在颅底和颈椎之间观察识别；○颈长肌：整体合成两头尖，中间宽的菱形，上斜部向寰椎前结节集中，下斜部向上 3 个胸椎椎体集中。

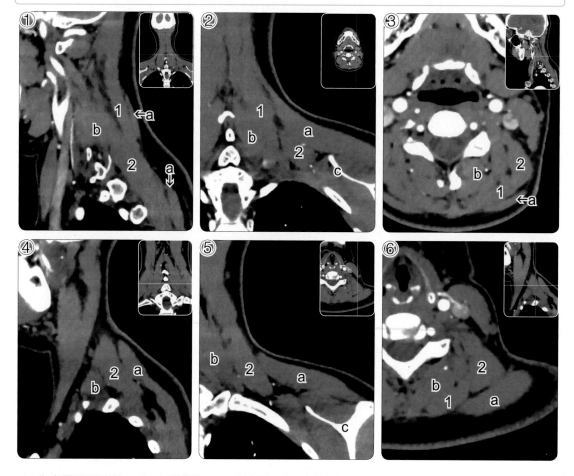

1. 头夹肌和颈夹肌；2. 肩胛提肌；a. 斜方肌；b. 颈椎后肌深层；c. 肩胛骨

图 2.6-3c　颈后肌群颈椎后组浅层 - 头夹肌、颈夹肌和肩胛提肌

上图为头夹肌、颈夹肌和肩胛提肌的多平面定位 CT 图像。

● 观察头夹肌、颈夹肌和肩胛提肌的 CT 表现：

○ 头夹肌、颈夹肌和肩胛提肌的识别：**a.** 在横断面 CT 图像上，可见头夹肌、颈夹肌和肩胛提肌三者位于斜方肌和颈椎后组深层肌肉之间，肩胛提肌向外下方走行，偏外侧。头夹肌和颈夹肌向下走行，位于内侧。**b.** 在矢状面和冠状面图像上，两者不能同时显示，不易区分。

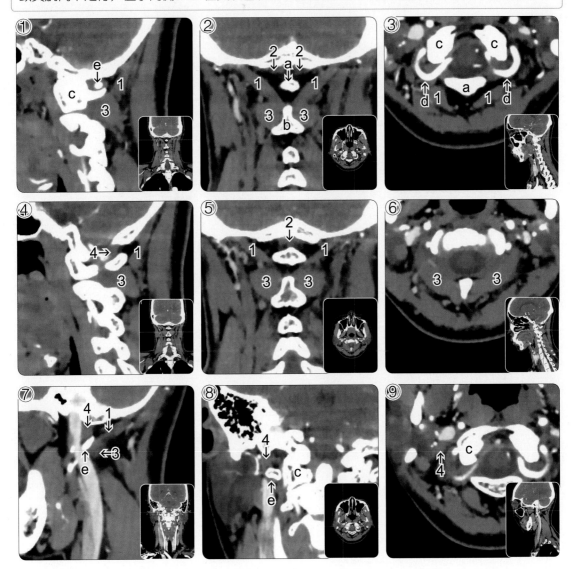

1. 头后大直肌；2. 头后小直肌；3. 头下斜肌；4. 头上斜肌；a. 寰椎后结节；b. 枢椎棘突；c. 寰椎侧块；d. 椎动脉；e. 寰椎横突

图 2.6-3d　颈后肌群（颈椎后组深层）- 枕下肌群

图①至图⑨为枕下肌群的多平面定位 CT 图像。

● 观察枕下肌群的 CT 表现：枕下肌群由 C_2 以上的横突棘肌特别分化形成的 C_1、C_2 颈椎与颅底之间的 4 条短肌，可依据解剖起止点逐个识别。○ 头后大直肌：两侧头后大直肌自枢椎棘突向两侧上方走行，附着于枕骨下项线的外侧，组成一个明显的"V"字；○ 头后小直肌：自寰椎后结节向上呈扇形扁薄肌束向上止于下项线的中线两侧，不如头后大直肌明显；○ 头下斜肌：最为粗大，自枢椎棘突向两侧前外侧止于寰椎横突，横断面呈宽带状，冠状面和矢状面呈粗壮的球形；○ 头上斜肌：不易观察，自寰椎横突向上附着于下项线外侧。

a present：颈椎周围不易区分的肌群

颈椎周围肌肉数目众多，在人体中又非常的强壮、密实且紧密组合在一起，是颈部肌群中最难识别的部分。颈椎前组、颈椎侧组和颈椎后组肌群各有特点，同时又都成为 CT/MRI 解剖学观察中的难点，解决这些难点的关键在于对其进行梳理分组。

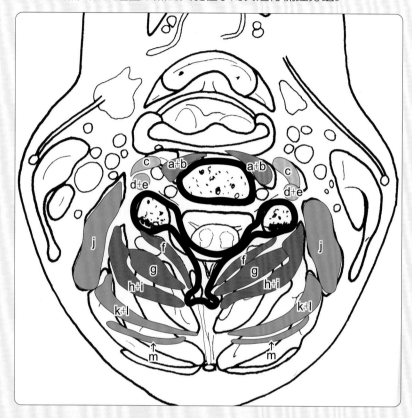

a. 头长肌
b. 颈长肌
c. 前斜角肌
d. 中斜角肌
e. 后斜角肌
f. 回旋肌
g. 多裂肌
h. 头半棘肌
i. 颈半棘肌
j. 肩胛提肌
k. 头夹肌
l. 颈夹肌
m. 斜方肌
●. 颈椎前群
●. 颈椎侧群
●. 颈椎后浅群
●. 颈椎后深群
●. 颈椎
○. 项韧带

①颈椎前群中难以识别的肌肉是头长肌和颈长肌。a. 头长肌自 C_3~C_6 横突前结节，向上止于枕骨基底部下面。两侧收缩时头前屈，单侧收缩时头侧屈。b. 颈长肌上斜部起自 C_3~C_6 横突前结节，向上内方以细小肌腱止于寰椎前结节的前外侧面，呈倒 V 字形。下斜部起自 T_1~T_3 椎体前面，向上外方止于 C_5~C_6 两侧的横突前结节，呈正"V"字形。两侧颈长肌同时收缩时颈前屈。一侧颈长肌收缩时使颈部向同侧屈曲并转向对侧。上述肌肉在 CT/MRI 图像上，无论在哪个平面和层面都难以具体识别。

②颈椎侧群中的肌肉是前、中、后斜角肌。a. 前斜角肌起自 C_3~C_6 横突前结节，向前外下方止于第 1 肋骨前上面的斜角肌结节。b. 中斜角肌起自 C_2~C_6 横突后结节，同样向前外下方止于第 1 肋骨上外侧的锁骨下动脉沟后方。c. 后斜角肌与中斜角肌融合，起自 C_5~C_7 的横突后结节，斜向外下方止于第 2 肋骨的外侧面中部。一侧斜角肌收缩可使头颈侧曲，两侧收缩可提高第 1、2 肋骨或者颈部前屈。这 3 条肌肉在上方的颈椎旁聚集在一起，虽然前后排列，但不易识别，至下方的肋骨端附着点时各自分开易于识别。

③颈椎后深组肌群为横突棘肌，顾名思义这些肌肉均起自下方的横突，止于上方的棘突，由浅入深跨度逐渐变小。最浅层的头半棘肌和颈半棘肌跨越 4~6 个椎骨，中间的多裂肌跨越 2~4 个椎骨，最深的回旋肌跨越上下两个椎骨之间。这些肌肉紧密聚集在一起，不易区分。而颈椎后深组肌群的上方为枕下三角肌群，头后大直肌、头后小直肌、头上斜肌和头下斜肌组成枕下三角，易于区分。

④颈椎后浅群有 3 条。a. 头夹肌和颈夹肌难以区分，前者自 C_3~T_3 的棘突至枕骨上项线外侧部和乳突后缘，后者位于深部，自 T_3~T_6 棘突至 C_2 和 C_3 横突后结节。b. 肩胛提肌自 C_1~C_4 横突后结节至后下外方止于肩胛骨上角和内缘上部。

注：我们在示意图中对背景图（引自 Torsten B.M at al. p18）中颈椎后组肌群进行修改使之更符合解剖实际。

胸 部 篇

　　胸部位于颈部与腹部之间，其外形主要取决于胸廓的发育情况以及胸廓的解剖和生理状态。胸廓可以支撑和保护胸腔内的心脏、大血管和两肺。成人胸廓呈左右径宽，前后径略窄的扁筒状，其前后径约相当于左右径的 3/4。胸廓形态与个体的发育、年龄、性别和种族等诸多因素有关。胸廓的最大左右径约在第 9 肋水平，儿童胸廓的前后径和左右径几乎相等呈圆筒状。女性胸骨较短，胸廓出入口较男性相对前倾，胸廓也相对较小，但上位肋骨的呼吸活动度较男性大。除正常解剖发育外，胸部的外形可因先天发育不良导致脊柱侧弯症或肋骨畸形等；也可由后天疾病引起变形，如佝偻病所致鸡胸、串珠胸、漏斗胸，胸椎结核导致的驼背和肋骨聚拢变形，重度肺气肿所致桶状胸，慢性脓胸和胸膜增厚所致的一侧胸壁塌陷。老年人常因为有椎间盘的退化、脊椎骨质的退变、稀疏而导致胸椎弯曲和驼背；另外，老年人肋软骨钙化、僵硬可使胸廓降低运动能力和弹性。

　　胸部的上界在胸出入口处续于颈部和两侧上肢，下界以膈肌与腹部分隔。胸部两侧的肺脏为呼吸系统的主体器官，位于胸部两侧的胸膜腔内；以气管、食管、心脏、大血管和胸腺等组成的纵隔分隔两侧胸膜腔和肺；胸段气管行经上纵隔后在肺门水平深入两肺形成支气管树；胸段食管则全程经过纵隔后于膈肌裂孔进入腹腔。出入心脏的大血管向上经胸出入口接续头颈部和两侧上肢，向下穿越膈肌，与腹部、盆腔和两侧下肢的动静脉血管相互接续。胸部解剖内容分胸廓、胸腔和纵隔三大部分。胸廓部分包括胸壁、胸出入口、膈肌、乳腺和腋窝；两侧胸腔内的肺脏是胸部解剖的重点内容，我们将在既往影像解剖知识的基础上对肺叶、肺段乃至亚段的解剖做出更加详尽的分析，尽量对肺段和亚段做出清楚和肯定的划分；纵隔内含有心脏大血管、气管、支气管、食管和胸腺等脏器，其中以心脏和大血管为主。从临床实际出发，我们将重点讲述纵隔中的胸腺、胸内淋巴结、心脏各个腔室、心包等内容，对于比较重要的冠状动脉解剖等内容，因相关专业图书资料有更详细精准的讲解，故本书就只做简要叙述。与其他分册和章节的内容一样，胸部篇内所涉及的内容有许多是初次涉猎和尝试，希望读者与我们一起深入理解并学以致用，从而为胸部外科的肺切除手术等打下坚实的影像学解剖基础。纵隔的心脏大血管是先天性和后天性各种心脏和大血管疾病的最主要的发生地，纵隔的食管和气管则是气管癌和食管癌的发源地；两侧肺脏为人类最常见的肺癌以及肺部各种感染性疾病的发源地。胸部 CT/MRI 解剖在临床上具有重要作用。

　　在本篇的第 3 章中，我们将以 CT/MRI 横断面、冠状面和矢状面的序列图像按层面顺序对胸部解剖进行浏览，建立起胸部的整体解剖概念。在第 4 章中，我们将胸部的 CT/MRI 解剖内容划分成胸出入口、肺实质、肺间质、肺门、纵隔和胸廓 6 节对胸部解剖中具有重要临床意义的内容逐一进行深入的讲解和讨论。

胸部 CT/MRI 解剖概览
Chapter 03

　　本章将分 3 节分别介绍胸部 CT/MRI 横断面观察、冠状面观察、矢状面观察，以完成胸部 CT/MRI 解剖概览。在进行上述横断面、矢状面和冠状面 CT/MRI 观察时，我们将对胸部各个平面上的全部序列图像以一定的解剖结构为标志进行整理分组，以便于在各个平面的 CT/MRI 观察过程中，快捷准确地对图像的层面进行定位并对各个层面中的解剖结构做出快速的识别。从而提高对胸部解剖结构浏览的效果，从整体上更好地把握胸部的 CT/MRI 解剖。

3.1　胸部 CT/MRI 横断面观察

3.1.1　扫描基线与层面分组

　　横断面是胸部 CT/MRI 扫描和图像重建的基本平面，在 CT 中则是唯一使用的扫描平面。胸部 CT/MRI 横断面扫描基线与颈部 CT/MRI 扫描是一致的，均选择使用横切人体的平面（transverse section）进行胸部的 CT/MRI 扫描检查。扫描基线垂直于床面和人体的矢状面。在扫描心脏腔室时，还可使用针对心脏 MRI 和超声扫描所应用的长轴位和短轴位等特殊的扫描基线，本书不做特别介绍。

⊙图 3.1-1　胸部 CT/MRI 横断面图像层面分组示意图

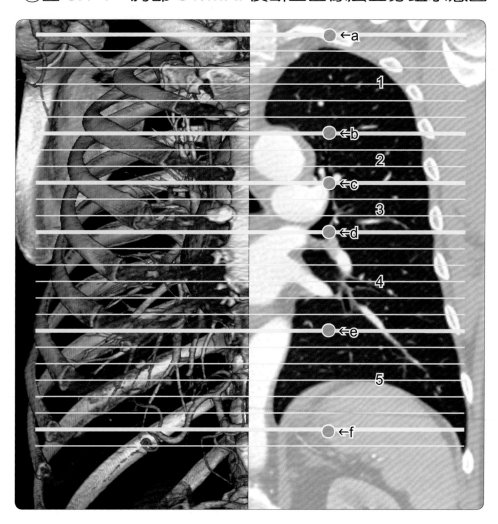

1. 主动脉弓上层面；2. 主动脉弓层面；3. 主肺动脉干层面；4. 左心房层面；5. 肺基底段层面；
a. 肺尖；b. 主动脉弓顶；c. 主肺动脉干上缘；d. 左心房上缘；e. 左心房下缘；f. 内侧肋膈角；
●. 层面分组解剖标志；黄线 .1cm 间隔线

图 3.1-1　胸部 CT/MRI 横断面图像层面分组示意图

图中将全部胸部横断面 CT/MRI 图像人为划分为 5 组层面。

●胸部 CT/MRI 横断面图像可分为 5 组：○主动脉弓上层面：自肺尖至主动脉弓顶水平，显示头臂血管的 6 血管至 5 血管层面；○主动脉弓层面：自主动脉弓顶至左肺动脉弓顶，显示主动脉弓和上腔静脉 2 血管层面；○主肺动脉干层面：自主动脉弓顶至左心房上缘，显示以主肺动脉为中心的 8 血管层面；○左心房层面：自左上叶支气管口至左下肺静脉干下缘，显示心脏全部的 4 腔室；○肺基底段层面：自左心房下缘至肋膈角水平，显示心脏膈面时左、右心室的 2 心腔和全部肺基底段。

3.1.2　胸部横断面图像的分组显示

胸部横断面 CT/MRI 图像借助肺尖、主动脉弓顶、左肺动脉弓上缘、左心房上缘、左心房下缘和两侧肋膈角等解剖标志可分成 5 组层面[※]。

1. 主动脉弓上组层面

自肺尖至主动脉弓顶水平，该组层面主要观察纵隔内的解剖结构包括气管、食管和全部头臂动静脉血管，喉和喉咽逐步被气管和食管取代，头臂血管自上方层面的 6 血管层面转变为下方层面的 5 血管层面。肺内解剖结构包括两肺肺尖。

2. 主动脉弓组层面

自主动脉弓顶至左肺动脉弓顶水平，该组层面中观察纵隔的解剖结构除气管、食管外，只有主动脉弓和上腔静脉 2 个血管，即 2 血管层面。肺内解剖结构显示右上叶尖段和左上叶尖后段逐步减少，而右肺上叶前、后段和左肺上叶前段则逐渐增加，同时显示两肺下叶背段。

3. 主肺动脉组层面

自左肺动脉弓顶至左心房上缘水平，该组层面主要显示纵隔内的食管、气管隆嵴和两肺主支气管、主肺动脉、左肺动脉、右肺动脉、上腔静脉、升主动脉、降主动脉、奇静脉和左上肺静脉等血管，肺内解剖结构显示两肺上叶前段、后段和两肺下叶背段。

4. 左心房组层面

自左心房上缘至左心房下缘，该组层面主要显示全部心脏的 4 腔室和 4 支肺静脉干。肺内显示右肺中叶、左肺舌叶和各个肺基底段的上半部分。

5. 肺基底段组层面

自左心房下缘至两侧肋膈角水平，该组层面主要显示心脏的左、右心室的 2 腔室。肺内解剖结构包括两肺全部的基底段的下半部分和右肺中叶和左肺舌部的剩余部分。

※ 上述胸部横断面 CT/MRI 层面分组的目的是可以比较快捷地对各段层面的纵隔和肺内的解剖结构进行浏览并快速识别各个层面中的主要解剖结构。至于各层面组的高度因个体身高等解剖结构方面的丰富变化以及影像学成像过程中技术条件的差异，所以在上述分组中各个层面组的高度范围会出现差异和变化，即使是同一个个体也因体位和呼吸状态等的不同而改变。实际读片时应注意不要以高度限定，而应以解剖结构为指南。

⊙图 3.1-2　胸部横断面 CT/MRI 图像的分组显示

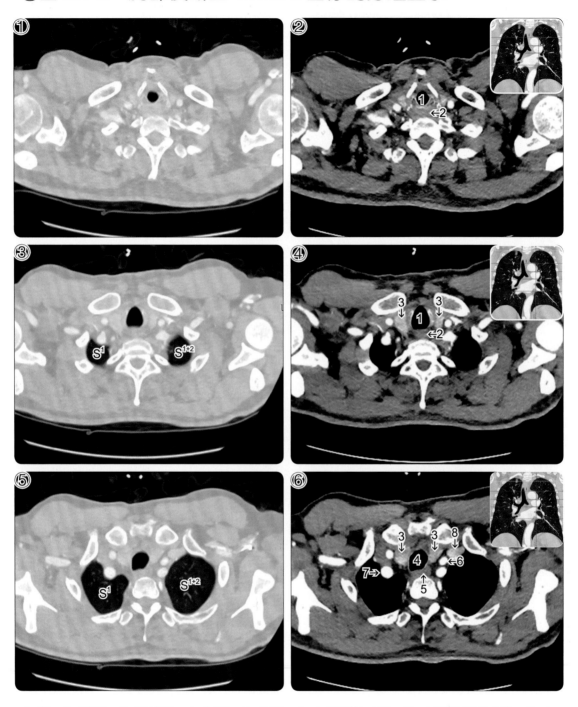

1. 喉；2. 喉咽；3. 甲状腺；4. 气管；5. 食管；6. 左侧颈总动脉；7. 右侧锁骨下动脉；8. 左侧头臂静脉；S¹. 右肺上叶尖段；S¹⁺². 左肺上叶尖后段

图 3.1-2a　胸部 CT/MRI 横断面图像 - 主动脉弓上组层面

　　图①至图⑫为主动脉弓上方（肺尖）层面的横断面 CT/MRI 图像（纵隔窗和肺窗）。本组层面约位于肺尖至主动脉弓顶水平。

　　●观察内容：○纵隔表现：本图层面自颈部向胸部过渡，可见颈部的内脏器官喉和喉咽逐渐移行为气管和食管。甲状腺位于喉和上段气管的两侧。血管有两侧头臂静脉、颈总动脉、锁骨下动脉，两侧各 1 支静脉和 2 支动脉对称分布在气管和甲状腺的两侧，为 6 血管层面。随

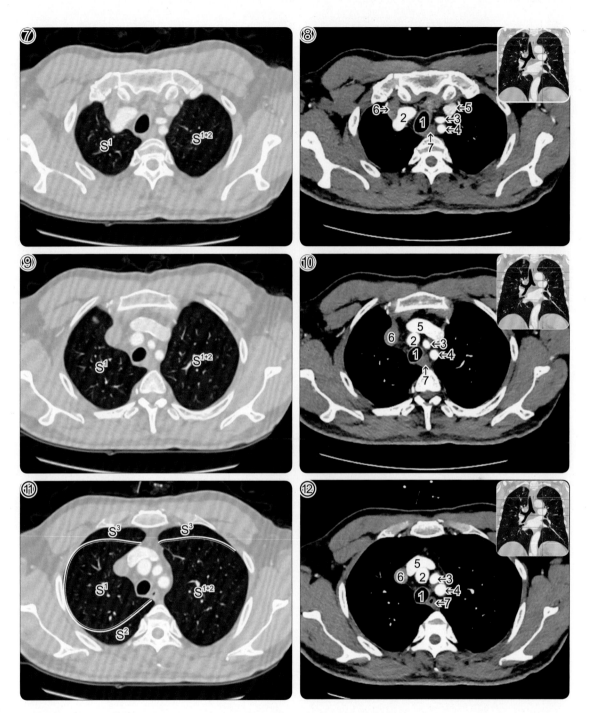

1. 气管；2. 右侧无名动脉；3. 左侧颈总动脉；4. 左侧锁骨下动脉；5. 左侧头臂静脉（充盈有造影剂）；6. 右侧头臂静脉；7. 食管；S^1. 右肺尖段；S^{1+2}. 左肺上叶尖后段；S^2. 右肺上叶后段；S^3. 左、右肺上叶前段；白线. 肺段分界线

层面向下，右侧颈总动脉和锁骨下动脉合成无名动脉后移至气管前方，与左侧的颈总动脉和锁骨下动脉三者气管的左前方并排成 1 列，向下被主动脉弓顶所取代。此时为 5 血管层面。○肺内表现：右侧为右肺上叶尖段，左侧为左肺上叶尖后段。随层面下移，在右肺前、后方出现右肺上叶前段和后段，在左肺尖后段前方出现左肺上叶前段，但是仍然以右肺尖段和左肺尖后段为主。依据肺段之间的无纹理区可分析出肺段之间的分界线。

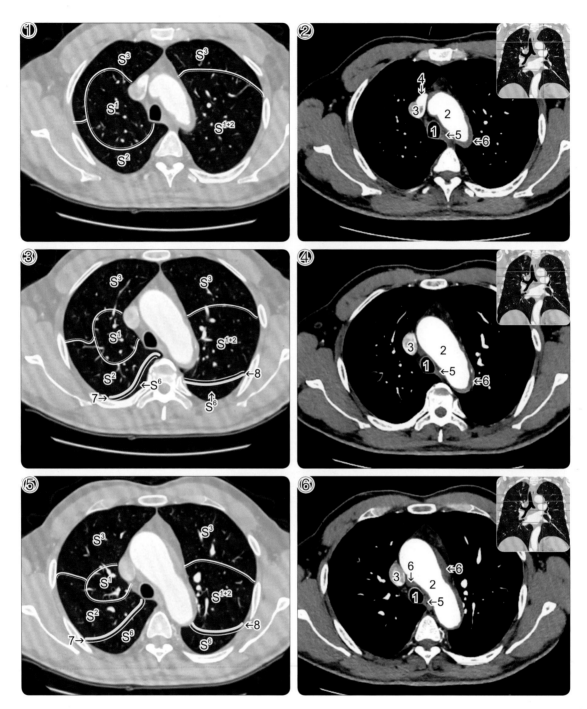

1. 气管；2. 主动脉弓；3. 上腔静脉；4. 左侧头臂静脉；5. 食管；6. 心包隐窝；7. 右肺斜裂；8. 左肺斜裂；S^1. 右肺上叶尖段；S^{1+2}. 左肺上叶尖后段；S^2. 右肺上叶后段；S^3. 两肺上叶前段；S^6. 两肺下叶背段；白线. 肺段界线

图 3.1-2b 胸部 CT/MRI 横断面图像 - 主动脉弓组层面

图①至图⑥为主动脉弓层面的横断面 CT/MRI 图像（纵隔窗和肺窗）。

●观察内容：○纵隔表现：本图层面除显示气管和食管外，主要显示主动脉弓和上腔静脉，为 2 血管层面。另外可见主动脉周围和上腔静脉后方有心包隐窝出现；○肺内表现：进一步显示两肺上叶的全部各段和在两侧肺斜裂后方出现的两肺下叶背段。

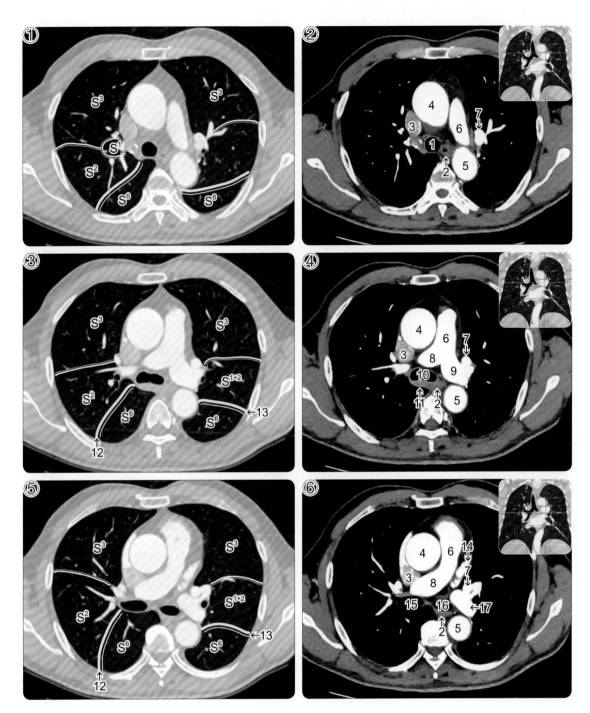

1. 气管；2. 食管；3. 上腔静脉；4. 升主动脉；5. 降主动脉；6. 主肺动脉；7. 左上肺静脉；8. 右肺动脉；9. 左肺动脉；10. 气管隆嵴；11. 奇静脉；12. 右肺斜裂；13. 左肺斜裂；14. 左心耳；15. 右主支气管；16. 左主支气管；17. 左肺动脉弓；S^1. 右肺上叶尖段；S^2. 右肺上叶后段；S^3. 两肺上叶前段；S^{1+2}. 左肺上叶尖后段；S^6. 两肺下叶背段；白线. 肺段分界线

图 3.1-2c　胸部 CT/MRI 横断面图像 - 主肺动脉组层面

　　图①至图⑥为主肺动脉组层面的横断面 CT/MRI 图像（纵隔窗和肺窗）。

　　●观察内容：○纵隔表现：血管有升主动脉、降主动脉、上腔静脉、主肺动脉、左肺动脉、右肺动脉、奇静脉和左上肺静脉等 8 血管。气管逐渐移行为隆突和两肺主支气管。○肺内表现：进一步显示两肺上叶各段和两肺下叶背段。

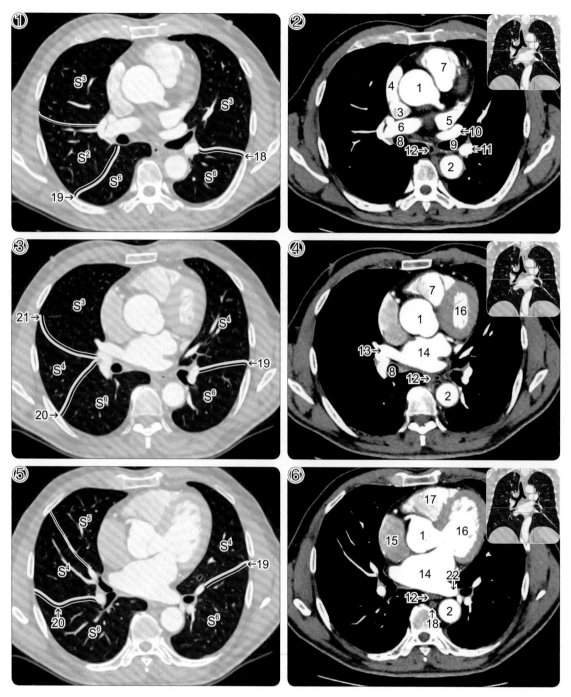

1. 升主动脉；2. 降主动脉；3. 上腔静脉；4. 右心耳；5. 左心耳；6. 右肺动脉；7. 肺动脉瓣；8. 右肺中间支气管；9. 左主支气管；10. 左上肺静脉干；11. 左下肺动脉；12. 食管；13. 右上肺静脉干；14. 左心房；15. 右心房；16. 左心室；17. 右心室；18. 奇静脉；19. 左肺斜裂；20. 右肺斜裂；21. 水平裂；22. 左下肺静脉干；23. 主动脉窦；24. 右侧膈肌顶；25. 左基底干支气管；26. 右下肺静脉干；S². 右肺上叶后段；S³. 两肺上叶前段；S⁴. 右中叶外侧段（左舌叶上段）；S⁵. 右肺中叶内侧段（左舌叶下段）；S⁶. 两肺下叶背段；S⁷. 右肺内侧基底段；S⁸. 右肺前基底段；S⁷⁺⁸. 左肺前内基底段；S⁹. 两肺外侧基底段；S¹⁰. 两肺后基底段；白线. 肺段界线

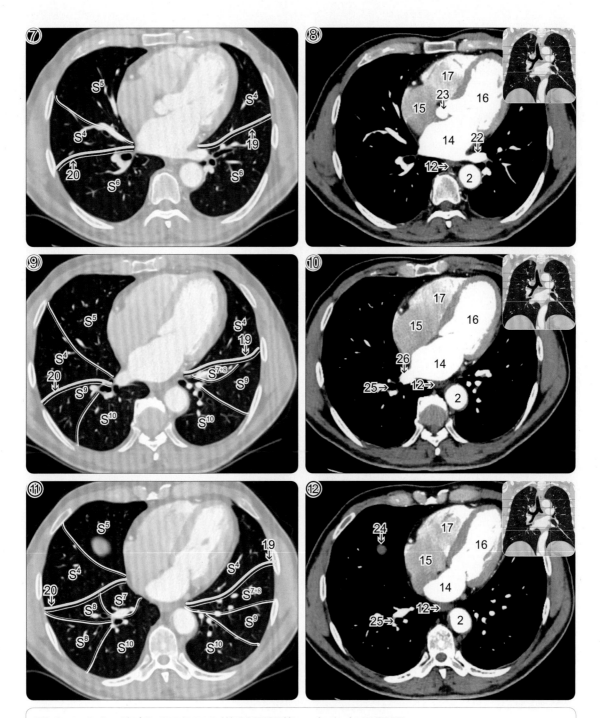

图 3.1-2d　胸部 CT/MRI 横断面图像 - 左心房组层面

　　图①至图⑫为左心房组层面的横断面 CT/MRI 图像（纵隔窗和肺窗）。
　　●本组层面自左心房上缘至左心房下缘，涵盖心肺诸多解剖结构。○纵隔表现：本组层面显示心脏的全部各个房室腔和全部肺静脉干，是观察心脏各个房室的重要层面；○肺内表现：主要显示两肺上叶、右肺中叶和两侧下肺的诸多肺段。其中上叶包括右肺上叶的前段和后段，左肺上叶的尖后段、上舌段和下舌段等。右肺中叶的外侧段和内侧段，两肺下叶的全部基底段的上半部。这些肺段可以依据其各自的位置和肺段之间肺纹理相对稀疏，隔绝等表现可以继续大体判断。

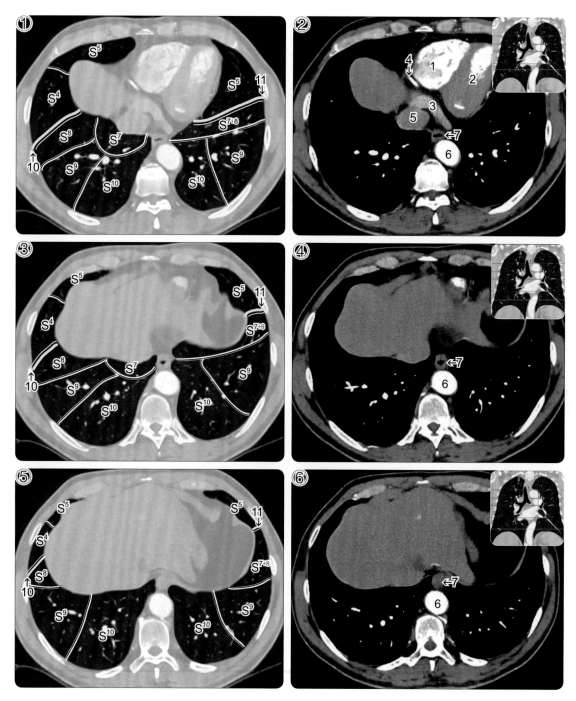

1. 右心室；2. 左心室；3. 冠状静脉窦；4. 右冠状动脉；5. 下腔静脉；6. 降主动脉；7. 食管；
8. 右侧膈肌脚；9. 左侧膈肌脚；10. 右肺斜裂；11. 左肺斜裂；S^4. 右肺中叶外侧段（左舌叶
上段）；S^5. 右肺中叶内侧段（左舌叶下段）；S^7. 右肺下叶内基底段；S^{7+8}. 左侧前内基底段；
S^8. 两肺下叶前基底段；S^9. 两肺下叶外基底段；S^{10}. 两肺下叶后基底段；白线. 肺段界线

图 3.1-2e　胸部 CT/MRI 横断面图像 - 肺基底段层面

　　图①至图⑩为肺基底段层面的横断面 CT/MRI 图像（纵隔窗和肺窗）。

　　●本组层面观察内容主要是左心房下的各个肺基底段的划分。○纵隔表现：本组层面主要

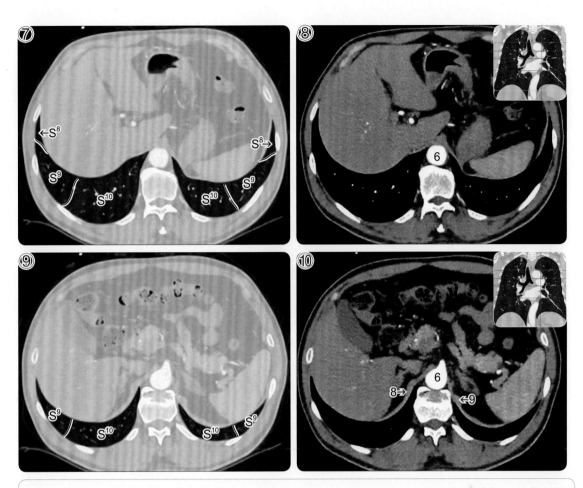

显示心脏膈肌面上的左心室、右心室、冠状静脉窦；○肺内表现：主要显示两肺各个基底段的表现和划分。a. 先根据无肺纹理区域观察和识别两肺的斜裂，前方分别为右肺中叶和左肺上叶的两个肺段；b. 然后是两肺下叶基底段识别，右肺下叶内基底段为下腔静脉后方的圆弧形区域，左肺下叶前内基底段为左肺斜裂后方的长圆形区域；c. 再依次将斜裂后方的两肺下叶划分为前方的前基底段、外侧的外基底段和后方的后基底段。后 3 个基底段依据其各自相对集中的段支气管和段动脉来确定各个肺段的范围和界线。

⊙图 3.1-3　胸部横断面 CT/MRI 图像层面识别 TEST

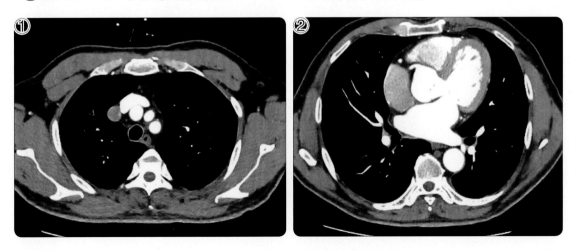

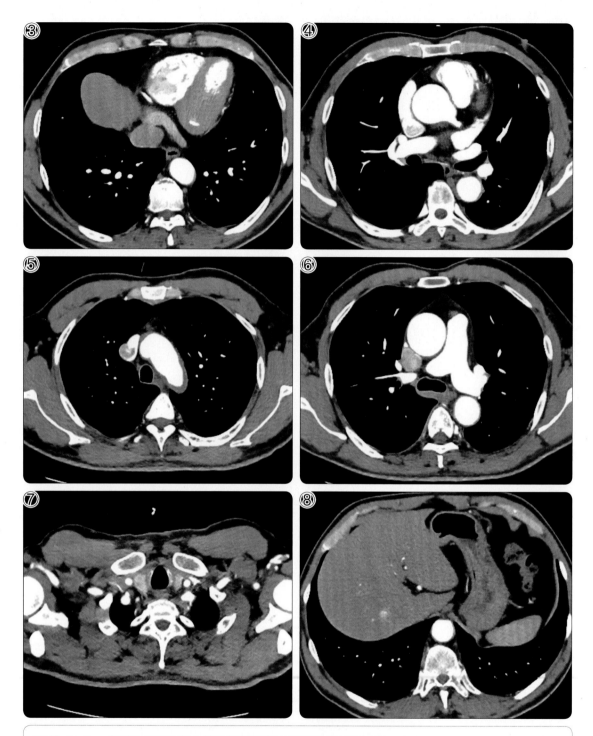

图 3.1-3　胸部 CT/MRI 横断面图像层面识别 TEST

以上 8 幅图像选自本例胸部横断面 CT 图像，层面 TEST 步骤如下：

（1）首先指出每幅图像各自属于主动脉弓上组、主动脉弓组、主肺动脉组、左心房组和肺基底段组中的哪　组。

（2）然后，按自上而下的顺序排列上述 8 幅图像并根据最突出的解剖结构说出你的依据。

3.2　胸部 CT/MRI 冠状面观察

3.2.1　扫描基线与层面分组

胸部 CT/MRI 冠状面扫描和图像重建的基线（base line）或平面（plane）与颈部是一致的，即该基线应保持与检查床平面或被检人体的冠状面（coronal plane）一致，以获得人体冠状面切层的胸部 CT/MRI 图像。为保持准确获得人体的冠状面扫描基线，必须严格保证仰卧被检者的中轴线与检查床的中轴线一致，两侧上肢上举，两手抱头，屏气完成胸部 CT/MRI 扫描检查。

⊙图 3.2-1　胸部 CT/MRI 冠状面图像层面分组示意图

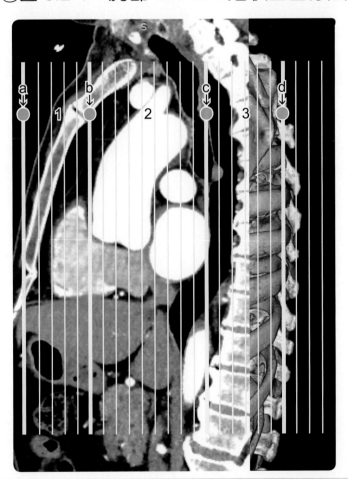

1. 大血管前组层面
2. 大血管组层面
3. 大血管后组层面
a. 前胸壁
b. 升主动脉前缘
c. 左肺动脉弓后缘
d. 脊柱附件
●. 解剖标志点
黄线 .1cm 间隔线

图 3.2-1　胸部 CT/MRI 冠状面图像层面分组示意图

　　图中显示全部胸部冠状面 CT/MRI 图像可人为划分为 3 组层面。

　　●胸部 CT/MRI 冠状面图像的分组要领：我们可以将前胸壁、升主动脉前缘、左肺动脉弓后缘和脊椎附件作为解剖标志，将胸部 CT/MRI 的全部冠状面图像分为 3 组：○大血管前组层面：自胸骨剑突至降主动脉前缘，该组层面主要观察前胸壁、心脏和两肺前部的解剖结构；○大血管组层面：自降主动脉前缘至左肺动脉弓后缘，该组层面主要观察心脏各个腔室和几乎全部大血管和两侧肺门的解剖结构；○大血管后组层面：自左肺动脉弓后缘至后胸壁和脊椎附件，该组层面主要观察后胸壁、降主动脉和脊椎等解剖结构。

3.2.2 冠状面图像的分组显示

全部胸部 CT/MRI 冠状面图像按照自前往后的顺序，升主动脉的前缘和左心房的后缘等可以作为解剖标志大致分为 3 组，自前往后依次大血管前组层面、大血管组层面和大血管后组层面 3 组层面 ※。

①大血管前组层面

自前胸壁至升主动脉前缘。该组层面中主要显示前胸壁和毗邻胸壁的心脏和两肺的前端部分。因冠状面 CT/MRI 图像与前胸壁形成一定角度，在单层图像上难以对胸壁进行完整的观察，但是对于前胸壁的胸骨柄、胸骨体、胸肋关节、胸廓内动静脉和肋软骨等可进行整体布局的观察。纵隔和肺等解剖结构可观察左、右心室的前部和部分前纵隔。肺窗可观察两肺上叶前段、右肺中叶、左肺舌部的肺组织和延伸至前胸壁的叶间裂等。

②大血管组层面

自升主动脉前缘至左心房的后缘。该组层面涵盖纵隔内的心脏和进出心脏的全部大血管，可对心脏和大血管的整体分布进行全面观察，尤其是对气管、主要支气管、主动脉、肺动脉和肺静脉等重要解剖结构的整体布局和相互之间毗邻的解剖关系进行观察和比较。胸部 CT/MRI 冠状面图像可在横断面图像的基础上，对心脏大血管、肺门和两肺进行整体观察和两侧比较。该组层面是我们观察胸部 CT/MRI 冠状面图像的重点层面。

③大血管后组层面

自左心房的后缘至后胸壁。该组层面的胸腔内的解剖结构主要是降主动脉、食管和两肺的后部。后胸壁可以观察脊柱、后胸壁肋骨和背部肌肉等软组织。

胸部冠状面和矢状面 CT/MRI 的观察应当在横断面 CT/MRI 读片的基础上对特定部位和解剖结构等有的放矢地进行。带着问题进行补充观察可以弥补横断面 CT/MRI 观察的不足，快速高效而非盲目和重复进行，以免造成个必要的资源浪费。

※ 上述胸部冠状面 CT/MRI 层面分组的目的是在临床阅读胸部 CT/MRI 冠状面影像时，可以比较快捷地对胸部纵隔和两肺的解剖结构进行整体全貌的浏览并对纵隔和两肺解剖结构进行比较。同样因为个体解剖结构方面的丰富变化以及影像学成像过程中技术条件的差异，上述分组中，各个层面组的长度范围会出现差异和变化，即使是同一个个体也因体位和呼吸状态等的不同而改变。实际读片时不应死记硬背，要领会层面分组的精髓。

⊙图 3.2-2　胸部冠状面 CT/MRI 图像的分组显示

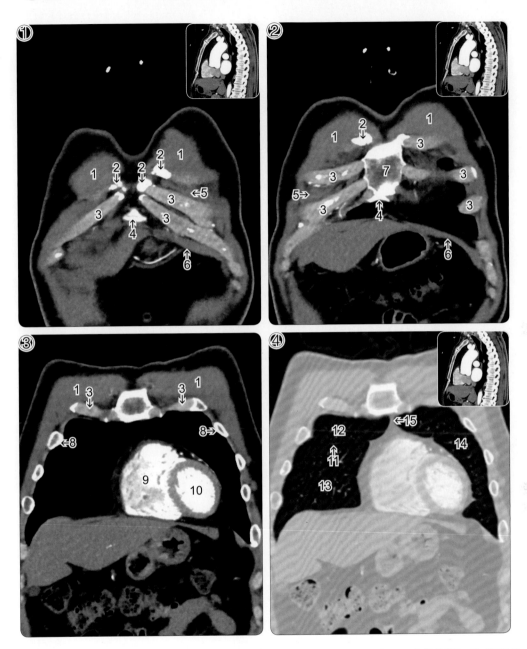

1.胸大肌；2.肋软骨（钙化）；3.肋软骨；4.胸骨剑突；5.肋间肌；6.左侧膈肌；7.胸骨体；8.肋骨；9.右心室；10.左心室；11.右肺水平裂；12.右肺上叶；13.右肺中叶；14.左肺上叶；15.前纵隔

图 3.2-2a　胸部冠状面 CT/MRI- 大血管前组层面

　　图①为剑突层面的冠状面 CT 图像，图②为胸骨体层面的冠状面 CT 图像，图③和图④为心脏前缘冠状面 CT 图像。

　　●观察前胸壁和胸部前方层面的 CT/MRI 冠状面表现。

　　○胸壁前方为胸大（小）肌，在女性为两侧乳房和胸大（小）肌；○前胸壁骨骼以胸骨柄、体和剑突为中心，其两侧为肋骨和肋软骨及肋间肌。肋软骨可以出现钙化，但不会骨化；○胸壁后方的纵隔结构在心脏最前方为左心室和右心室的前部和部分纵隔；○肺结构主要是两肺上叶和右肺中叶的前部。

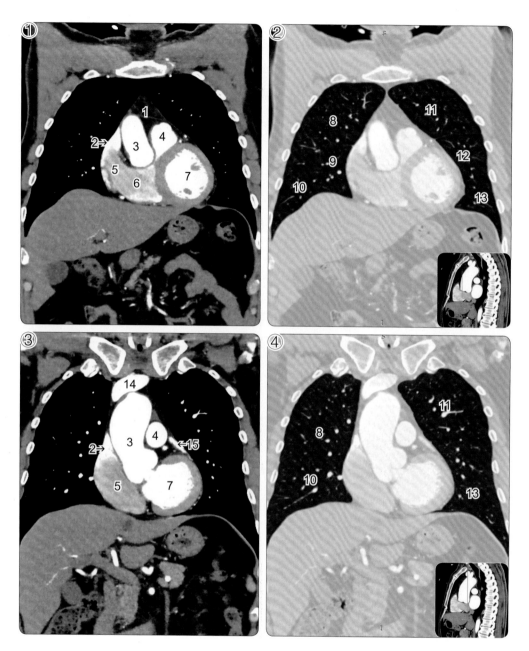

1. 上纵隔（胸腺）；2. 右心耳；3. 升主动脉；4. 主肺动脉；5. 右心房；6. 右心室；7. 左心室；8. 右肺上叶；9. 右肺中叶；10. 右肺下叶；11. 左肺固有上叶；12. 左肺舌叶；13. 左肺下叶；14. 左侧头臂静脉；15. 左心耳；16. 无名动脉；17. 主动脉弓；18. 上腔静脉；19. 气管；20. 食管；21. 右肺动脉；22. 左肺动脉；23. 右上肺静脉干；24. 左上肺静脉干；25. 左心房；26. 右下肺静脉干；27. 左下肺静脉干；28. 右主支气管；29. 左主支气管；30. 奇静脉；31. 左下肺动脉；32. 降主动脉；33. 右下肺动脉

图 3.2-2b　胸部冠状面 CT/MRI- 大血管组层面

　　图①至图⑧为大血管组层面的冠状面 CT 图像。

　●观察大血管组层面的 CT/MRI 冠状面表现。

　　大血管层面自升主动脉前缘至左心房后缘，主要观察心脏至全身与体循环相关的大血管和心脏至两肺与肺循环相关的大血管。○心脏至全身的大血管包括主动脉和腔静脉：a. 主动脉自

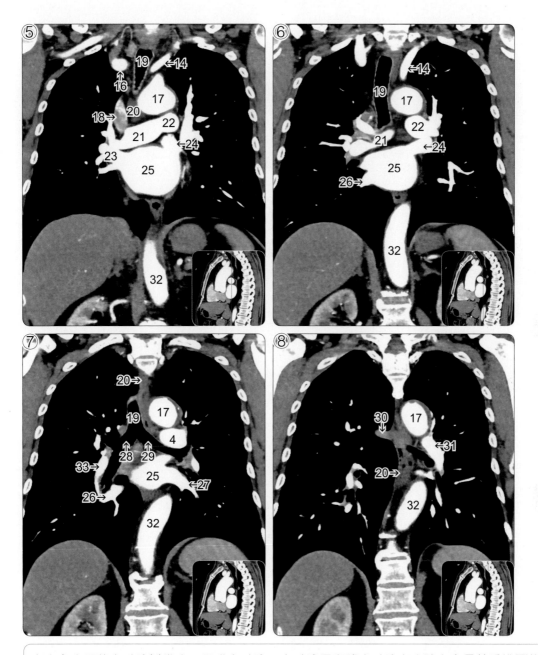

左心室出口的主动脉瓣发出，经升主动脉、主动脉弓和降主动脉在心脏上方呈前后排列的彩虹门状；b. 腔静脉自全身汇流形成上腔静脉和下腔静脉；在右心房右侧壁回归心脏。〇在心脏和两肺之间构成肺循环的肺动脉和肺静脉与气管主支气管巧妙组合形成两侧肺门，故这 3 者为肺门组成的 3 要素。a. 肺动脉与气管的组合：主肺动脉在气管隆嵴的左前方分出左肺动脉和右肺动脉后，左肺动脉向左后方向跨过左主支气管形成左肺动脉弓并向下移行为左下肺动脉干，伴随左肺下叶支气管构成左侧肺门主体。右肺动脉在右主支气管和中间支气管的前方拐向其外侧下行形成右下肺动脉干，沿右肺下叶支气管下行构成右侧肺门主体。b. 肺静脉参与肺门组合：两侧上肺叶静脉分别在右下肺动脉干和左下肺动脉干的前外侧下行汇成右上肺静脉干和左上肺静脉干，参与两侧肺门的主体的组成。两侧下肺静脉汇成的右下肺静脉干和左下肺静脉干分别在两侧肺门的下方参与肺门的构成。

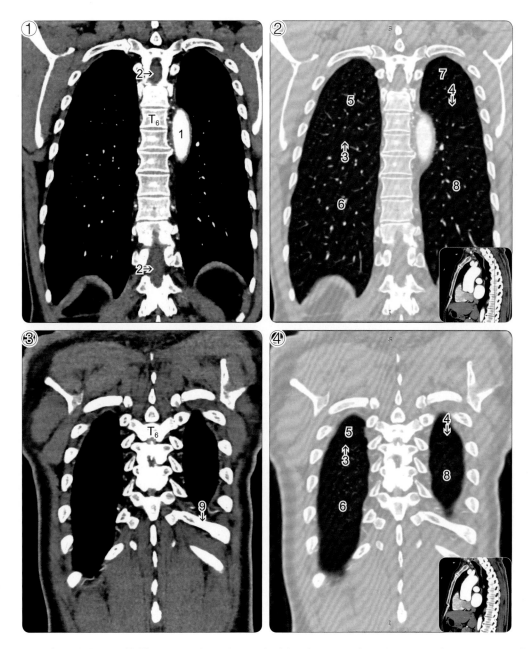

1. 降主动脉；2. 椎管；3. 右肺斜裂；4. 左肺斜裂；5. 右肺上叶；6. 右肺下叶；7. 左肺上叶；
8. 左肺下叶；9. 左胸第 10 肋；T_6. 第 6 胸椎

图 3.2-2c　胸部冠状面 CT/MRI- 大血管后组层面

　　图①、图②和图③、图④分别为脊柱椎体和附件层面的冠状面 CT 图像（纵隔窗和肺窗）。

　　●观察大血管后组层面的胸部 CT/MRI 冠状面表现。

　　○纵隔窗图像主要显示后胸壁的冠状面表现，包括胸椎、肋骨、椎管、降主动脉和两肺后部等解剖结构；○肺窗图像主要观察两肺叶间裂和肺叶后部的表现。

⊙图 3.2-3　胸部冠状面 CT/MRI 图像层面识别 TEST

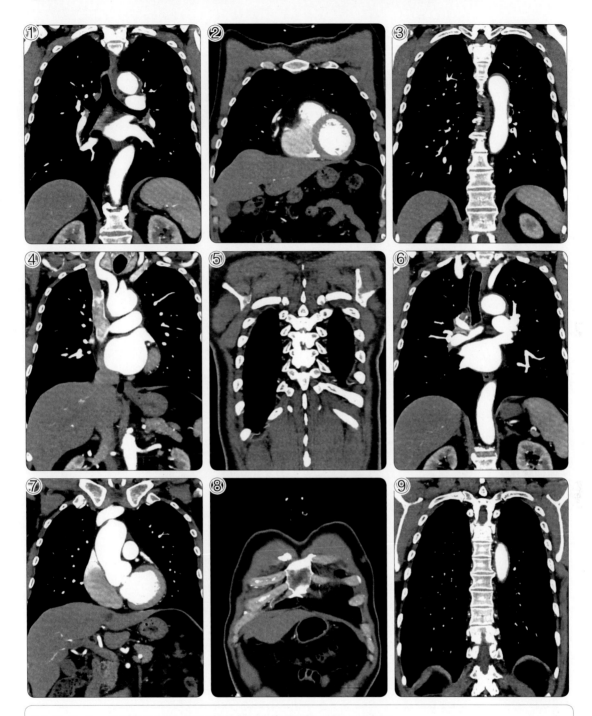

图 3.2-3　胸部 CT/MRI 冠状面图像层面识别 TEST

　　这里有 9 幅选自同一例个体的胸部 CT 冠状面重建纵隔窗图像。

　　●对上述图像进行层面分组。

　　○请观察上述图像分别属于大血管前组、大血管组和大血管后组中的哪一组图像，再按自前往后的顺序重新排列上述 9 幅图像。

3.3　胸部 CT/MRI 矢状面观察

3.3.1　扫描基线与层面分组

　　胸部 CT/MRI 矢状面成像的基线 (base line) 或平面 (plane) 与颈部一样，应当使用与床面纵轴垂直的平面，即在仰卧床面人体的矢状面进行扫描。胸部 MRI 矢状面扫描和 CT 矢状面图像重建均需要使用该基线或平面。这些矢状面图像是从人体的侧面方向一层一层地观察人体解剖结构，故称为"CT/MRI 矢状面图像 (sagittal section images)"。进行 CT/MRI 矢状面扫描或图像重建同样需要注意被检人体的正确摆位和扫描基线的准确划定这两个步骤的严格落实。第一，摆位时要注意人体中轴线对准床的中轴线，仰卧的人体需要尽量摆平并且保持左右两侧位置的完全对称；第二，扫描图像和重建图像的基线要参照床面和人体进行准确的划定。排除设备的差异和被检者的状态条件，MRI 矢状面图像的

⊙**图 3.3-1　胸部 CT/MRI 冠状面图像层面分组示意图**

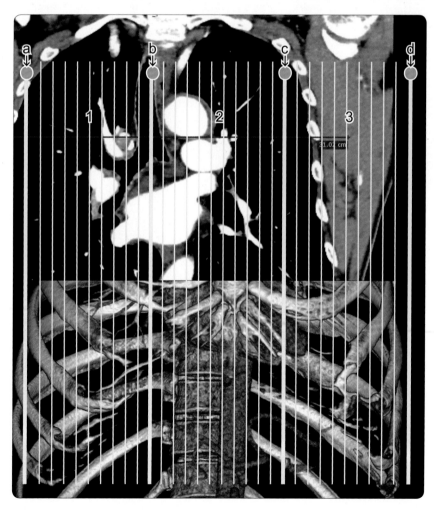

1. 右肺组层面
2. 纵隔肺门组层面
3. 左肺组层面
a. 右侧胸壁
b. 右侧肺门外缘
c. 左侧肺门外缘
d. 左侧胸壁
● . 层面分组解剖标志点
黄线 .1cm 间隔线
红线 . 胸部宽度测量值

> 图 3.3-1　胸部 CT/MRI 冠状面分组示意图
>
> 　　图中显示全部胸部矢状面 CT/MRI 图像可人为地划分为 3 组层面，即右肺组、纵隔肺门组和左肺组 3 组层面。右肺组和左肺组可观察两侧肺的分叶情况和侧胸壁等解剖结构，纵隔肺门组层面可以在横断面图像观察的基础上进一步浏览纵隔心脏、大血管解剖结构和两侧肺门在矢状面上的整体布局和解剖毗邻关系。从而强化纵隔和两侧肺门的立体解剖概念。

质量决定于扫描条件的设定，而 CT 矢状面图像重建则受到原始扫描数据和重建图像设定条件这两者的影响，也就是说准备进行 CT 矢状面图像重建者，在初始扫描的条件和重建图像的条件这两个环节上都满足要求方能获得满意的胸部矢状面 CT/MRI 扫描或重建图像。

3.3.2　矢状面图像的分组显示

　　胸部的解剖结构与前面讲述的头部、面部和颈部不同，胸部的两侧是不对称的。故全部胸部 CT/MRI 矢状面图像需要自一侧胸壁向另一侧胸壁按照顺序扫描和重建完成矢状面的 CT/MRI 观察。胸部 CT/MRI 矢状面图像可以分为右肺组层面、纵隔肺门组层面和左肺组层面。这 3 组层面的范围大致可以各占 1/3 左右，通常纵隔肺门组略多，左肺组略少，右肺适中。如图 3.4.1 所示，右肺组约为 10cm、纵隔肺门组约为 11cm，左肺组约为 9cm。因为人体的心脏偏左侧，故大多数个体可以出现如上所示的分组范围规律。我们将在后面分别显示右肺组、纵隔肺门组和左肺组这 3 组层面的解剖表现[※]。

　　1. 右肺组层面

　　自右侧胸壁至右侧肺门外缘，主要观察右侧胸壁的肋骨、肋间肌和右肺的表现。矢状面图像对于右肺水平裂和斜裂的分布和走行的观察非常重要，可以直观地评估右肺上叶、中叶和下叶的充气状态和各自肺纹理的分布情况，对肺内解剖结构的上下和前后关系有更为明确的观察效果，故为横断面图像的重要补充。

　　2. 纵隔肺门组层面

　　自右侧肺门外缘至左侧肺门外缘，可自右向左依次显示右侧肺门、胸部正中线和左侧肺门的解剖结构。通过本组对于纵隔内心脏、大血管和两侧肺门的解剖结构的观察可以了解上述解剖结构之间的上下和前后解剖关系和相互毗邻关系，是对横断面图像的重要补充。可在两侧肺门和正中线区域各选择两幅图像进行观察。

　　3. 左肺组层面

　　自左侧肺门外缘至左侧胸壁，自内向外依次显示左肺的解剖结构。可以观察和评估左肺斜裂的位置和走行，观察左肺上叶和左肺下叶的充气状态以及各自肺纹理的分布情况。可以在横断面图像基础上补充对左肺和左侧胸壁的观察效果。可在左肺的内、中和外带各选择两幅图像进行观察。

※ 胸部 CT/MRI 矢状面图像的扫描是从一侧至另外一侧进行的，对全部层面的分组观察时很难找到标准的正中矢状面这个层面，可以选择其中最接近的层面作为正中矢状面后以此类推。另外，因为个体发育和检查参数与操作技术方面的差别，各组层面的范围和所显示的解剖结构可能出现一定的变异或误差。这些在读片时一定要结合具体个例进行分析和理解。

⦿图 3.3-2　胸部矢状面 CT/MRI 图像分组显示

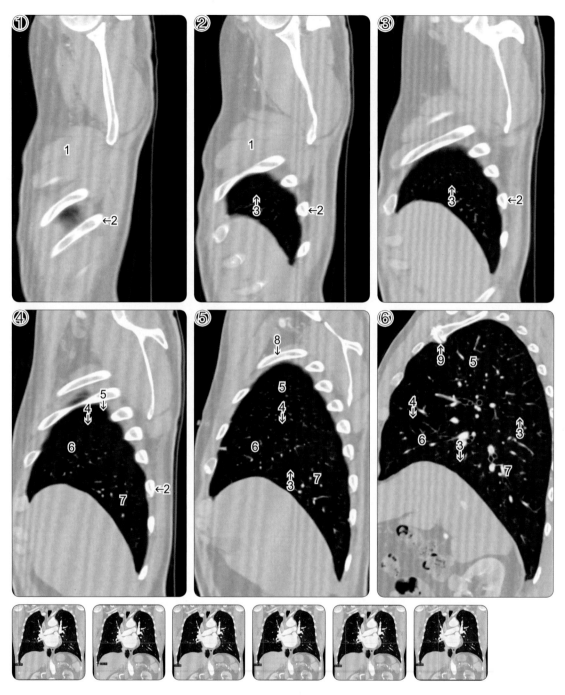

1.胸大肌；2.第 9 肋骨；3.右肺斜裂；4.右肺水平裂；5.右肺上叶；6.右肺中叶；7.右肺下叶；
8.第 3 肋骨；9.第 1 肋软骨钙化

图 3.3-2a　胸部 CT/MRI 矢状面图像 - 右肺组层面

　　图①至图⑥为右侧胸壁和右肺的矢状面 CT 图像。

　　●观察右侧胸壁和右肺的矢状面 CT 表现。图⑤和图⑥分别为右肺外带和内带层面的矢状面 CT 图像。○上述图像主要显示右侧胸壁的矢状面表现，包括肋骨的排列和肋软骨钙化时出现的假关节样表现；○注意叶间裂可表现为连续的无肺纹带和细线样阴影，仔细观察其表现和位置有助于判定叶间裂。另外支气管和肺动脉的簇样分布也是识别各个肺叶的一个方法。

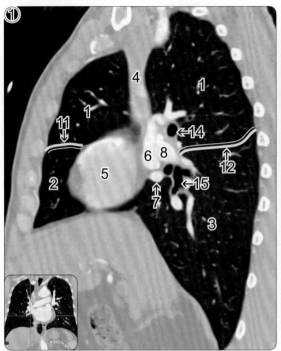

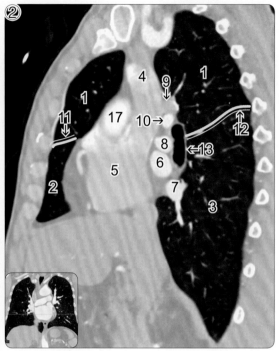

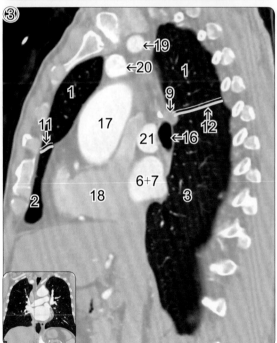

1. 右肺上叶
2. 右肺中叶
3. 左肺下叶
4. 上腔静脉
5. 右心房
6. 右上肺静脉干
7. 右下肺静脉干
6+7. 右上肺静脉干和右下肺静脉干
8. 右下肺动脉
9. 奇静脉
10. 右上肺动脉
11. 右肺水平裂
12. 右肺斜裂
13. 右肺中间支气管
14. 右肺上叶支气管
15. 右肺基底干支气管
16. 右主支气管
17. 升主动脉
18. 右心室
19. 无名动脉
20. 左头臂静脉
21. 右肺动脉

图 3.3-2b　胸部 CT/MRI 矢状面图像 - 纵隔肺门组层面（右肺门）

　　图①、②、③为右肺门自外往内的矢状面 CT 重建图像。

　　●观察右侧肺门层面的矢状面 CT 表现：

　　○右肺门外侧层面：显示右心房和上腔静脉的右缘，右上、下肺静脉干上下排列在右心房的后方。右上肺静脉干后方为右下肺动脉，后者上方和下方分别可见右肺上叶支气管和右肺下叶支气管。○右肺门中间层面：以上腔静脉和右心房为主，其前上方为升主动脉右缘，后方自上而下依次为右肺动脉上干和右肺动脉下干、右上肺静脉干和右下肺静脉干，最后为右肺中间支气管；○右肺门内侧层面：前方为主动脉弓和右心室，后方为右上、下肺静脉干和右主支气管。

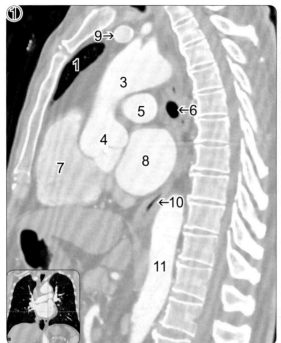

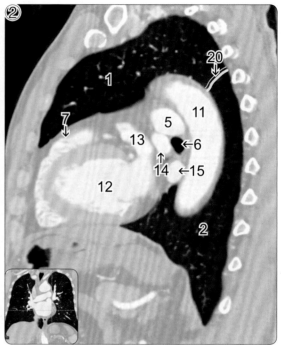

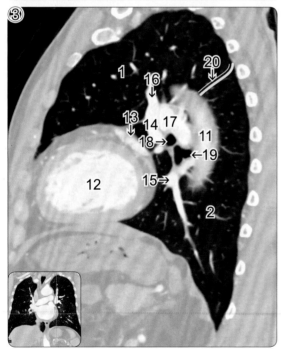

1. 左肺上叶
2. 左肺下叶
3. 升主动脉
4. 主动脉瓣
5. 右肺动脉
6. 主左主支气管
7. 右心室
8. 左心房
9. 左头臂静脉
10. 食管
11. 降主动脉
12. 左心室
13. 左心耳
14. 左上肺静脉干
15. 左下肺静脉干
16. 左上肺静脉
17. 左肺动脉弓
18. 左上叶支气管
19. 左下叶背段支气管
20. 左肺斜裂

图 3.3-2c 胸部 CT/MRI 矢状面图像 - 纵隔肺门组层面（左肺门）

图①、②、③为左肺门自内往外的矢状面 CT 重建图像。

●观察左侧肺门的矢状面 CT 表现：

○左肺门内侧层面：右心室位于前下方，右心室的后上方自下而上依次为主动脉瓣、升主动脉和左头臂静脉，主动脉瓣的后下方为左心房，左心房前上方为右肺动脉，后上方为左主支气管；○左肺门中间层面：前方为心脏的左心室、左心耳和右心室，心脏后方的肺门以左主支气管为中心，其前为左上肺静脉干，下方为左下肺静脉干，上方为右肺动脉；○左肺门外侧层面：前下方为左心室，其后上方的肺门以左上叶支气管为中心，其上围绕左上肺静脉和左肺动脉弓。

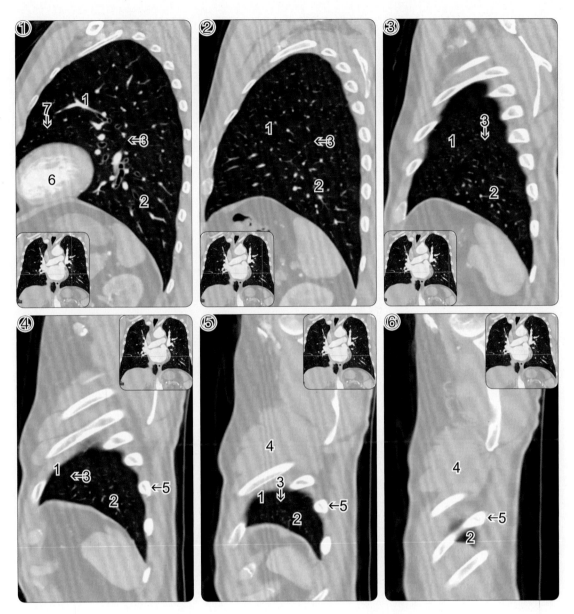

1. 左肺上叶；2. 左肺下叶；3. 左肺斜裂；4. 左侧前锯肌；5. 左侧第 9 肋骨；6. 左心室；7. 左中副裂（少见解剖变异）

图 3.3-2d　胸部 CT/MRI 矢状面图像 - 左肺组层面

　　图①至图⑥自内向外显示左肺和左侧胸壁的矢状面 CT 重建图像。
　　● 观察左肺和左侧胸壁的矢状面 CT 表现：
　　○ 左肺表现：左肺由左肺斜裂将之分为左肺上叶和左肺下叶，本例可见在与右肺水平裂类似的部位出现线条影，为比较少见的左中副裂，将左肺也分成 "3 个肺叶"，这属于少数解剖变异改变；○ 左侧胸壁表现：与右侧胸壁基本一致，在解剖结构方面没有明显区别，但是在显示出来的具体表现方面不可能完全一样。

⊙图 3.3-3　胸部矢状面 CT/MRI 图像层面识别 TEST

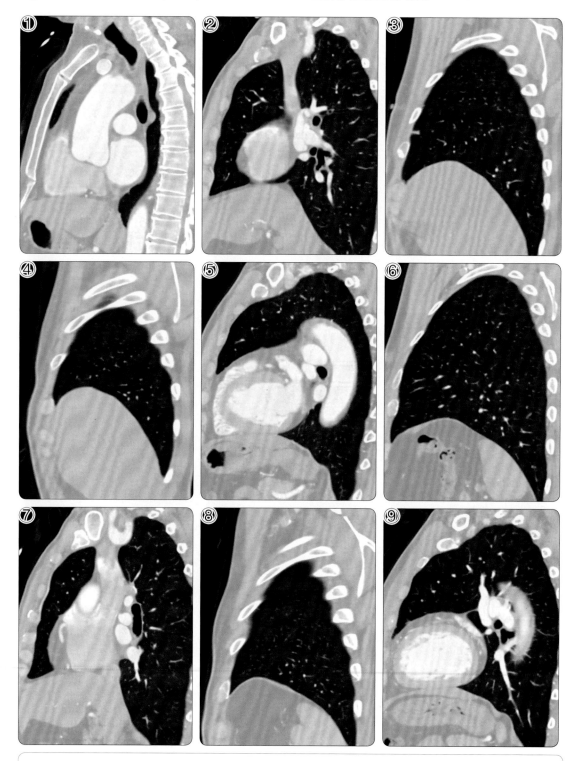

图 3.3-3　胸部 CT/MRI 矢状面图像层面识别 TEST

上述 9 幅图选白同一例个体的胸部 CT 矢状面重建图像。

●对上述图像进行层面分组。

（1）上述图像分别属于胸部矢状面图像中右肺组、纵隔肺门组和左肺组中的哪一组。

（2）然后按顺序将上述 9 幅图像自右向左重新排序。

（3）想想看你有没有什么困难，怎样克服。

胸部 CT/MRI 要点解析

Chapter 04

本章将在第 3 章对胸部进行解剖概览的基础上，进一步对胸部比较重要的解剖结构进行比较详细的讲述，内容分 6 节，包括胸出入口、肺实质、肺间质、肺门、纵隔和心脏大血管、胸廓等。其中在胸出入口部分中加入"侧口"和"上口"的内容，在肺实质部分中强调了肺段和亚段的观察，而关于肺间质分类和肺门的划分等内容等都是结合文献首次进行讲述，期待读者给予批评和指正，以使胸部 CT/MRI 应用解剖学内容更加深入和尽量贴近临床的实际需求。

4.1　胸出入口

胸部与颈部和两侧上肢之间的交界区域在解剖学上有"颈根部""胸廓上口""胸出口"和"胸入口"等名称。颈根部是以颈部为主体；胸廓上口、胸出口和胸入口则是以胸部为主体，其中胸出口是针对离开胸部通往颈部和两侧上肢的解剖结构而言，胸入口则是针对离开颈部和两侧上肢进入胸部的解剖结构而言。这些名称既有差别又十分类似，以"胸出入口"取代上述术语可能更为严谨一些。颈根部除胸出入口之外还包括自颈部至两侧上肢的臂丛神经等解剖结构，其范围更为广泛。

4.1.1　胸出入口的解剖

胸出入口包括胸部向上方连通颈部的上口和胸部向外侧连通两侧上肢的侧口。上口主要由第 1 颈椎椎体、第 1 肋骨、胸骨柄上缘构成，呈一目了然的横椭圆形，通过的内容包括气管、食管、颈总动脉、颈内静脉等解剖结构。侧口由前斜角肌、中斜角肌、锁骨和第 1 肋骨组成，此开口形状复杂，有锁骨下动静脉在上口处向外侧经过侧口通往两侧上肢。这里讲述的胸出入口，既包括构成胸出入口的解剖结构，也包括通过胸出入口的解剖内容。

4.1.2　胸出入口的 CT/MRI 观察

以 CT/MRI 观察胸出入口是目前比较理想的影像学手段，因为 CT/MRI 图像具备多平面观察获得立体解剖的能力。但是 CT 和 MRI 又各具优势和不足。充分理解相关的解剖知识是我们运用好 CT/MRI 技术的关键。CT 可以凸显对胸出入口骨骼成分的观察，CTA 可以显示通过胸出入口的动静脉血管。3D-VR 可以观察胸出入口的整体表现。MRI 可以在平扫的条件下观察到肌肉和动静脉血管，而对于骨骼的观察较差，且除血管外无法获得理想的 3D 图像。根据观察需要来应用和选择适当的 CT/MRI 技术是非常必要的。

a present：臂丛神经和臂丛神经小道

臂丛神经 (brachial plexus)：整个臂丛从神经根至神经分支，经历神经根、合干、分股、组束和神经分支 5 个阶段。

a. 神经根：臂丛由 C_5~C_8 和 T_1 脊神经根前支神经纤维构成，其涵盖范围可向上扩大到 C_4，向下扩大到 T_2 脊神经根前支的神经纤维，神经根自内向外位于椎间孔至横突的范围内。b. 合干：C_5 和 C_6 神经根前支的神经纤维合成上干，C_7 神经根前支的神经纤维形成中干，C_8 和 T_1 神经根前支的神经纤维合成下干。上干、中干、下干与前下方的锁骨下动脉第 3 段一起经锁骨下方进入腋窝。c. 分股：上干、中干和下干各自分出前股和后股的过程在腋窝上段，位于腋动脉上段的上后方。d. 组束：上干和中干的前股组成外侧束，下干的前股延续为内侧束，上干、中干和下干的后股组成后束，内束、外束、后束在腋窝下段从内、外、后三面包围腋动脉下段并与之伴行通过腋窝。e. 分支：肌皮神经和胸外侧神经来自外侧束，腋神经、胸背神经、肩胛下神经和桡神经来自后束，正中神经来自外侧束和内侧束，尺神经、胸内侧神经、前臂和臂内侧皮神经来自内侧束。上述神经分支过程均在背阔肌下缘以下，即上肢内进行分支。

　　臂丛神经小道：臂丛神经自颈部至两侧上肢的通道，与胸出入口的概念不同，在解剖文献中被称为"臂丛神经小道 (alleyway of brachial plexus)"。

　　臂丛路径的体表投影在胸锁乳突肌中、下 1/3 的交点至锁骨外、中 1/3 的交点略内侧的连线上。臂丛自神经根至上肢的各个神经分支之间，经历神经根、合干、分股、组束和神经分支这 5 个阶段（见下图）。臂丛神经根和神经干在颈部，为臂丛神经阻滞术的部位。上干和中干的阻滞穿刺点在第 6 颈椎横突，适用于肩部及稍下方的手术；中干和下干的阻滞穿刺点在锁骨中点上方一横指处，适用于整个上肢的手术。臂丛神经的分股和组束在腋窝的上段和中段，上段位于第 1 肋骨外缘至胸小肌内缘之间，中段位于胸小肌后方。自臂丛神经各束分出各个神经的部位在腋窝的下段，即胸小肌外缘至背阔肌下缘之间。在臂丛的行程中既可能受到周围解剖结构的压迫，如发生肋锁综合征，也可能压迫其周围的解剖结构，如锁骨下动脉等，导致缺血而出现上肢疼痛、发冷。我们可依据上述解剖位置关系对臂丛神经或血管损伤做出准确的定位和预判。

　　请在下图中观察臂丛神经根的合干、分股、组束和神经分支以及臂丛神经小道。

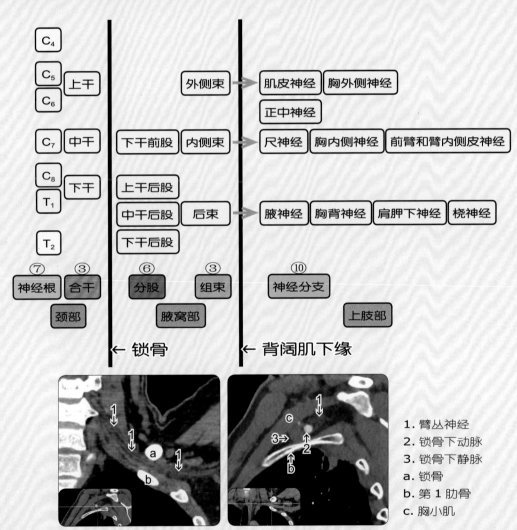

● Point-01: 胸出入口全貌

区域解剖简析：

胸出入口在胸廓的上端，胸部与上方的颈部和两侧上肢在这里互相接壤、移行和沟通。来自胸部的内容，包括颈总动脉、肺尖、胸膜顶、胸导管和喉返神经等经此向上进入颈部；锁骨下动脉等则经此进入腋窝和上肢。而来自头颈部的颈内静脉、气管、食管和甲状腺等经此向下进入胸腔；来自两侧上肢的锁骨下静脉等自腋窝经此进入胸腔。在这里，沟通颈部与胸腔的部分为上口，而沟通两侧上肢与胸腔的部分为侧口。

①胸出入口的上口由第 1 胸椎、第 1 肋骨、第 1 肋软骨和胸骨柄上缘构成的胸出入口上口与人体横断面形成一定前倾角度，即后高前低的横椭圆形的出入口。第 1 胸椎上缘、第 1 肋骨上缘、第 1 肋软骨上缘和胸骨柄上缘的连线为胸出入口上口的准确位置。

②胸出入口的侧口由每侧的肩锁关节、锁骨、胸锁关节、第 1 肋骨和肋软骨构成的侧口是一个从后外至前内呈斜矢状面排列的三角形开口，沟通胸腔与两侧上肢。该口由前斜角肌分为前后两部分，锁骨下静脉从前斜角肌前方经过，自腋窝进入胸腔；锁骨下动脉从前斜角肌后方经过，自胸腔通往腋窝和上肢。

CT/MRI 观察：

1. 建议观察平面：

① CTA 之后的 3D-VR 图像是观察胸出入口概貌的最佳手段，可显示胸出入口的骨骼架构和进出的动静脉血管，其不足是无法观察斜角肌等软组织结构和部分无钙化和强化的内脏器官。

②多平面 CT/MRI 图像除胸出入口上口可以在横断面 CT/MRI 图像上进行整体观察之外，其他平面的 CT/MRI 图像在观察胸出入口的上口和侧口方面均难以获得满意效果。横断面 CT/MRI 图像可作为基础平面观察胸出入口上口和侧口的构成及其通过的解剖结构。矢状面和冠状面图像可补充观察经胸出入口进出的解剖结构，特别是对于通过上口和侧口的解剖结构进行进一步明确的观察。

2. 观察要点提示：

①胸出入口上口应以第 1 胸椎、肋骨、肋软骨和胸骨柄等骨质结构为主进行定位和观察，以前面观和上面观显示最好。气管、甲状腺、颈部动静脉血管等进出上口的解剖结构也是观察的重要参考依据。

②胸出入口的侧口应以锁骨、第 1 肋骨、肋软骨和斜角肌等为主进行观察，经过侧口的锁骨下动、静脉则是重要的参考依据，锁骨下动脉提示斜角肌间隙，锁骨下静脉则提示斜角肌前间隙。

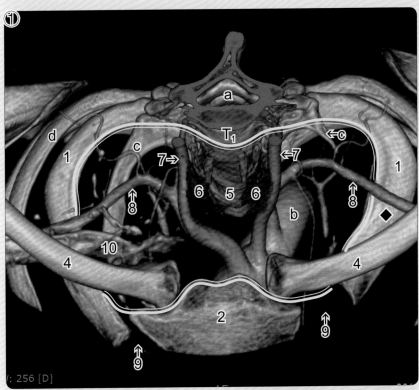

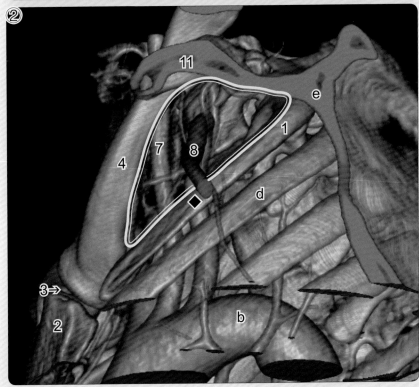

1. 第 1 肋骨
2. 胸骨柄
3. 胸锁关节
4. 锁骨
5. 气管
6. 甲状腺
7. 颈总动脉
8. 锁骨下动脉
9. 第 1 肋软骨未钙化
10. 左侧锁骨下静脉
11. 肩胛骨喙突
a. 椎管
b. 主动脉弓
c. 颈肋
d. 第 2 肋骨
e. 肩胛骨
◆：前斜角肌附着点
：胸出入口

图 4.1-1　胸出入口全貌

图①为 CTA-3DVR 前上面观图像，图②为 CTA-3DVR 左前面观图像。

●观察胸出入口上口和侧口的 CTA-3DVR 表现：

○胸出入口上口：呈横椭圆形或哑铃形。其内可见颈总动脉、甲状腺和气管等在 CTA-3DVR 可显示的含造影剂和骨质解剖结构（见图①）。○胸出入口侧口：侧口由锁骨、肩胛骨和第 1 肋骨构成未完全封闭的开放三角形间隙。其内可见经侧口向外走行的锁骨下动脉，前斜角肌和锁骨下静脉未显示（见图②）。

● Point-02: 胸出入口上口

区域解剖简析：

胸出入口上口为胸部与颈部之间的开口和通路。

①骨骼：第 1 胸椎、第 1 肋骨、第 1 肋软骨和胸骨柄上缘等构成的横椭圆形或哑铃形骨环为胸出入口上口的主要架构。a. 第 1 胸椎处于颈、胸椎 "S" 状曲线的转折点，棘突向后下方倾斜并较第 7 颈椎棘突更粗长，无横突孔，有上下两个肋凹分别与第 1、2 肋骨头构成肋椎关节，这些特点可以与第 7 颈椎区别。b. 第 1 肋骨是扁、宽、短而曲度最大的肋骨，前段薄锐后段钝圆，外缘凸隆内缘凹陷，前端上面以肋锁韧带和锁骨下肌与锁骨头紧密固定在一起，肋骨上缘中前 1/3 交界处有一前斜角肌结节 (scalene tubercle)，其前为锁骨下静脉沟 (sulcus for subclavian vein)，其后为锁骨下动脉沟 (sulcus for subclavian artery)，在锁骨下动脉沟与后方的肋结节 (costal tubercle) 之间附着中斜角肌。c. 第 1 肋软骨向外连接第 1 肋骨向内连接胸骨柄外上缘，为最早发生钙化的肋软骨。d. 胸骨柄上缘宽约 61.6mm，厚约 9.8~13mm。前面平滑而凸隆，后面粗糙而凹陷，两侧上缘附有胸大肌及胸锁乳突肌的内侧头，前面附有胸骨舌骨肌及胸骨甲状肌，上缘中部为一浅而宽的颈静脉切迹。其两侧的卵圆形关节面与锁骨的胸骨端形成胸锁关节。

②软组织结构：有关节、韧带和肌肉。a. 胸锁关节的表面为一层纤维软骨，其锁骨侧较厚，胸骨侧较薄，两者间以中央薄周缘厚的关节盘与其下方的第 1 肋软骨相连接并融汇入关节囊。胸锁关节可随锁骨作上下、前后和旋转运动。b. 胸锁前韧带 (anterior sternoclavicular ligament) 宽阔，从前面加固关节囊。c. 胸锁后韧带薄而紧张，加固关节囊后面。d. 锁骨间韧带 (interclavicular ligament) 较强韧，横跨颈静脉切迹，联结两侧锁骨胸骨端的上缘并向下方与胸骨柄的上缘相连，可制止锁骨胸骨端过度下降。e. 肋锁韧带 (costoclavicular ligament) 连接锁骨、第 1 肋骨和第 1 肋软骨并与胸锁关节囊相连，其前后层间有黏液囊，可制止锁骨内侧端的过度上提。f. 胸出入口上口周围的舌骨下肌群、胸锁乳突肌、前斜角肌、中斜角肌和后斜角肌等在骨骼、关节囊和韧带的基础上，进一步从前方和两侧维护胸出入口上口的完整性。

CT/MRI 建议观察平面：

①横断面 CT/MRI 图像是仔细观察分析胸出入口上口的最佳平面。
②冠状面和矢状面可以补充观察胸出入口上口的全貌和形态。

CT/MRI 观察要点提示：

①胸出入口上口整体范围虽然较大，但是经过上口的气管、食管、甲状腺及其两侧颈动脉鞘等解剖结构全部集中位于颈椎与胸骨柄之间约占上口的中 1/3 区域，其余的大部分空间被两侧肺尖所占据。
②以横断面和冠状面 CT/MRI 图像重点观察上述进出胸出入口上口中 1/3 区域的解剖结构就可以基本完成对胸出入口上口的解剖观察。

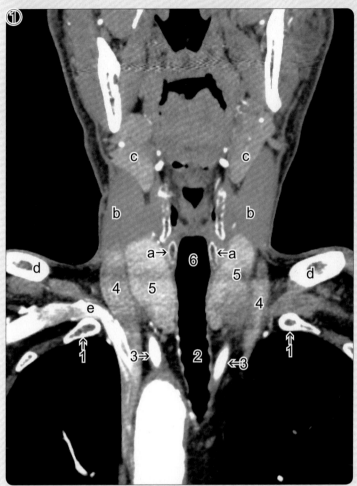
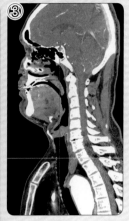
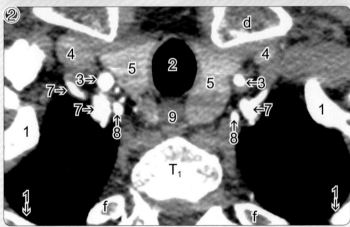

1. 第 1 肋骨
2. 气管
3. 颈总动脉
4. 颈内静脉
5. 甲状腺
6. 声门下腔
7. 锁骨下动脉
8. 椎动脉
9. 食管
T_1. 第 1 胸椎
a. 环状软骨
b. 胸锁乳突肌
c. 下颌下腺
d. 锁骨
e. 锁骨下静脉
f. 第 2 肋骨

图 4.1-2a　胸出入口上口 1－冠状面与横断面对照（前方层面）

图①和图②为胸出入口上口的冠状面和横断面 CT 图像，图③为定位片。

●观察胸出入口上口的 CTA 后冠状面前方层面的 CT 表现：

○胸出入口上口的横断面观察：胸出入口上口在横断面上可以第 1 胸椎、第 1 肋骨和胸骨柄三者连接勾勒出上口的轮廓。通过胸出入口上口的解剖结构有气管、食管、甲状腺和两侧的颈动脉鞘结构。其两侧为两肺的肺尖从后外侧突入胸出入口上口内的两侧。注意本层面未能显示位置略低的胸骨柄和位置略高的第 1 肋骨后端。○胸出入口上口的冠状面观察：更具有大局观和两侧对比的优势，但是无法在一个层面上显示全部解剖结构。上口的结构以两侧第 1 肋骨为主要的观察标志。

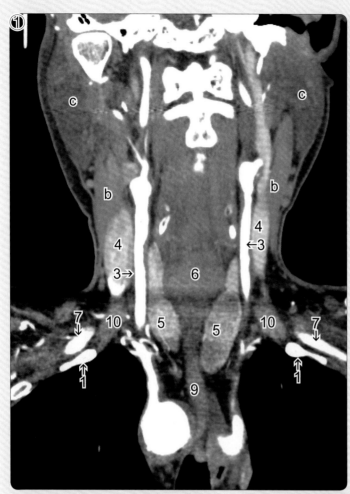

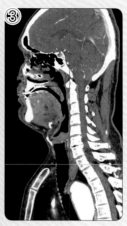

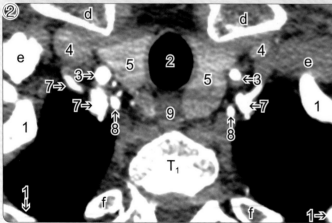

1. 第 1 肋骨
2. 气管
3. 颈总动脉
4. 颈内静脉
5. 甲状腺
6. 喉咽
7. 锁骨下动脉
8. 椎动脉
9. 食管
10. 前斜角肌
T₁. 第 1 胸椎
a. 环状软骨
b. 胸锁乳突肌
c. 腮腺
d. 锁骨
e. 锁骨下静脉
f. 第 2 肋骨

图 4.1-2b　胸出入口上口 2— 冠状面与横断面对照（后方层面）

　　图①和图②为胸出入口上口的冠状面和横断面 CT 图像，图③为定位片。

●观察胸出入口上口的 CTA 后冠状面前方层面的 CT 表现：

　　○胸出入口上口的横断面观察：胸出入口上口在横断面上可以第 1 胸椎、第 1 肋骨和胸骨柄三者连接勾勒出上口的轮廓。通过胸出入口上口的解剖结构有气管、食管、甲状腺和两侧的颈动脉鞘结构。其两侧为两肺的肺尖从后外侧突入胸出入口上口内的两侧。注意本层面未能显示位置略低的胸骨柄和位置略高的第 1 肋骨后端，○胸出入口上口的冠状面观察：更具有大局观和两侧对比的优势，但是无法在一个层面上显示全部解剖结构。上口的结构以两侧第 1 肋骨为主要的观察标志。

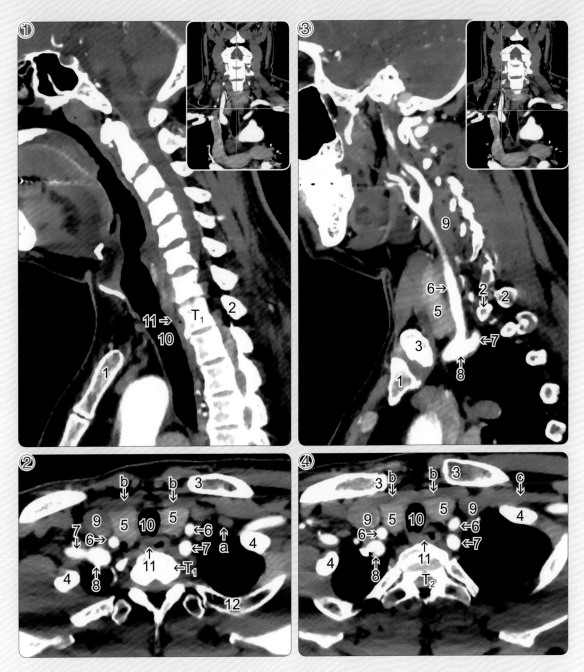

1. 胸骨柄；2. 第 1 胸椎附件；3. 锁骨；4. 第 1 肋骨；5. 甲状腺；6. 颈总动脉；7. 锁骨下动脉；8. 无名动脉；9. 颈内静脉；10. 气管；11. 食管；12. 第 2 肋骨；a. 前斜角肌；b. 舌骨下肌群；c. 锁骨下静脉；T_1. 第 1 胸椎；T_2. 第 2 胸椎

图 4.1-2c　胸出入口上口 3－ 矢状面与横断面对照

　　图①和图②为正中层面胸出入口上口的矢状面和横断面 CT 图像，图③和图④为脊柱旁层面胸出入口上口的矢状面和横断面 CT 图像。

　　●观察胸出入口上口的 CTA 后矢状面和横断面的 CT 表现：

　　○胸出入口上口的横断面观察：横断面上可见第 1 胸椎、第 1 肋骨和胸骨柄三者连接勾勒出上口的轮廓以及通过胸出入口上口的所有解剖结构。○胸出入口上口的矢状面观察：正中层面显示气管和其后方的食管经过胸出入口上口，脊柱旁层面显示颈动脉鞘和甲状腺经过胸出入口上口。

● Point-03: 胸出入口侧口

区域解剖简析：

胸出入口的"侧口"是指解剖结构在胸腔与两侧上肢之间的通道，即锁骨下动脉和锁骨下静脉等解剖结构所经过的由锁骨、第 1 肋骨、上部胸廓肋表面和肩关节组成的三角形的立体间隙。臂丛神经则经此到达两侧上肢。我们将自胸腔至两侧上肢的这个开口称为"胸出入口侧口"。胸出入口侧口又因为有前斜角肌、中斜角肌的参与而进一步分成"斜角肌间隙""斜角肌前间隙"和"肋锁间隙"3 个部分。

①斜角肌间隙：位于后方，又称"斜角肌三角"，是以前斜角肌为前边，以中斜角肌为后边，以第 1 肋骨前 1/3 段为底构成的一个三角形间隙，来自胸腔的锁骨下动脉和来自颈部 C_5 至 T_1 神经根前支组成的臂丛神经这两者均经此间隙进入腋窝和上肢。锁骨下动脉可在第 1 肋骨的上面压迫形成锁骨下动脉沟。

②斜角肌前间隙：位于前方，为斜角肌间隙前方的另外一个间隙，该间隙的前面由锁骨内端、肋锁筋膜和锁骨下肌等解剖结构构成，后面为前斜角肌，下面为斜角肌间隙前方的第 1 肋软骨上面。锁骨下静脉自上肢经该间隙进入胸腔，与颈内静脉汇合成头臂静脉后经上腔静脉回流心脏，同样在第 1 肋软骨上面形成锁骨下静脉沟。

③肋锁间隙：为胸廓肋骨面与其上方倾斜走行的锁骨之间构成的一个形状比较复杂的间隙。此间隙在胸锁关节处几近消失，向后则逐渐增宽形成一个面向腋窝的开放间隙。锁骨下动静脉行经此间隙至上肢续为腋静脉，故此间隙实际上也是参与构成侧口的一部分。胸出入口侧口与上口不同，因为其通路形态复杂并且受到周围更多解剖结构的限制，再加上通过侧口的锁骨下动脉、锁骨下静脉和臂丛神经等解剖结构互相之间的复杂毗邻关系和互相牵拉、挤压，成为胸出入口综合征经常发生的部位。

CT/MRI 建议观察平面：

① CT-3DVR 倾斜侧面观图像可观察胸出入口侧口的全貌。

②横断面图像结合冠状面和矢状面图像可以详细地显示行经胸出入口侧口的锁骨下动脉、静脉和臂丛神经的细节及其毗邻的解剖关系。

CT/MRI 观察要点提示：

胸出入口侧口的观察重点和难点是对前斜角肌的识别和认定斜角肌间隙和斜角肌前间隙，另外臂丛是否受压和被侵犯也是观察的难点之一。

胸出入口侧口的观察要点和方法：注意，观察和识别斜角肌间隙和斜角肌前间隙的关键在于识别在这两个间隙内走行的锁骨下动脉和锁骨下静脉，锁骨下动脉走行在斜角肌间隙内，位于后方；而锁骨下静脉则走行在斜角肌前间隙内，位于锁骨下动脉的前方。两者之间以前斜角肌分隔。臂丛神经分为多个神经干、束，以更陡直的角度走向外下方，并排列和分布在锁骨下动脉的后方。

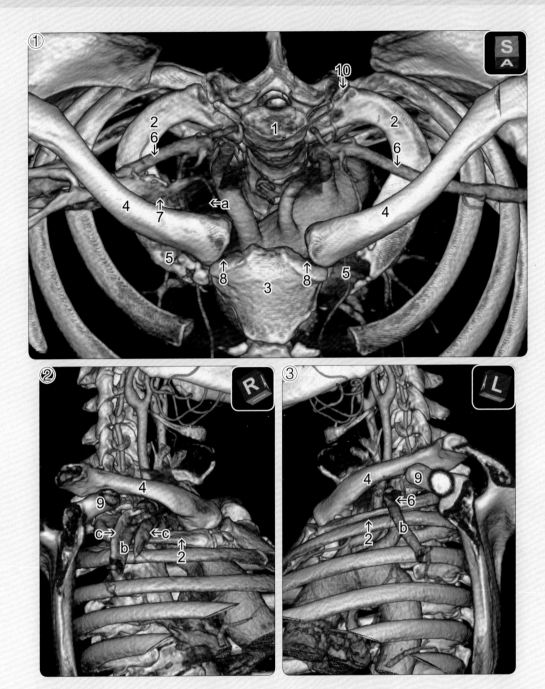

1. 第 1 胸椎；2. 第 1 肋骨；3. 胸骨柄；4. 锁骨；5. 第 1 肋软骨；6. 锁骨下动脉；7. 锁骨下静脉；8. 胸锁关节；9. 肩胛骨喙突；10. 第 1 胸肋关节；a. 上腔静脉；b. 腋动脉；c. 腋静脉

图 4.1-3a　胸出入口侧口 −CTA-3DVR 表现

图①为胸出入口侧口 CTA-3DVR 的前上面观图像，图②和图③为两侧胸出入口侧口 CTA-3DVR 的右前下面观和左前下面观图像。

●观察胸出入口侧口 CTA-3DVR 表现：

○胸出入口侧口的境界：在 CTA-3DVR 前上面观图像中，可见锁骨与第 1 肋骨上下重叠，显示锁骨下动静脉在两者之间通过胸出入口侧口。在左、右前下面观 CTA-3DVR 图像中可见上方的锁骨、下方的第 1 肋骨和后方的肩胛骨喙突构成三角形间隙。○胸出入口侧口的内容：因为自右侧肘静脉注入造影剂，故右侧侧口显示有锁骨下动脉和锁骨下静脉通过，左侧口仅有锁骨下动脉通过，右侧可见腋静脉与腋动脉两者相伴逆行通过右侧侧口。

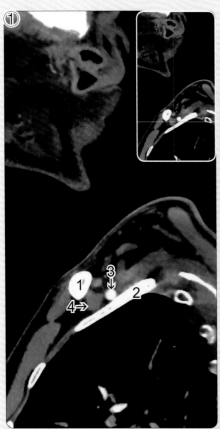

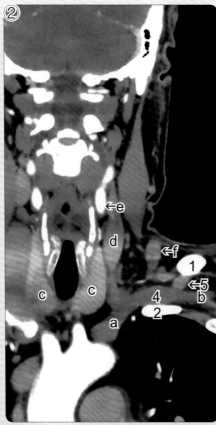

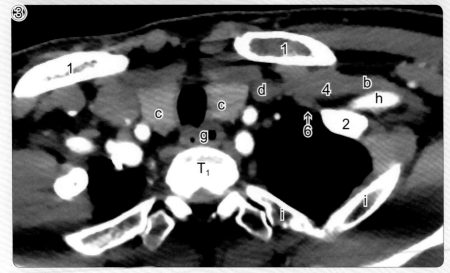

1. 锁骨
2. 第 1 肋骨
3. 锁骨下动脉
4. 锁骨下静脉
5. 锁骨下肌
6. 前斜角肌
a. 头臂静脉
b. 腋静脉
c. 甲状腺
d. 颈内静脉
e. 颈总动脉
f. 颈外静脉
g. 食管
h. 腋动脉
i. 第 2 肋骨
T₁. 第 1 胸椎

图 4.1-3b　胸出入口侧口 － 多平面 CT 表现 -1

　　图①为矢状面 CT 图像，图②为冠状面 CT 图像，图③为横断面 CT 图像，在矢状面图像上定位锁骨下静脉。

　　●观察胸出入口侧口在各个平面的 CT 表现：

　　○胸出入口侧口境界的观察：在横断面、矢状面和冠状面 CT 图像上，均以锁骨和第 1 肋骨两者为解剖标志划定胸出入口侧口和肋锁间隙的大致范围，在两者之间者即为胸出入口侧口和肋锁间隙。在两者外侧为腋窝，在两者内侧为颈部或胸腔。○通过胸出入口侧口解剖内容的观察：通过胸出入口侧口的解剖结构有臂丛、锁骨下动脉和锁骨下静脉这 3 个解剖结构，CTA 动脉期显示锁骨下动脉、锁骨下静脉（注入造影剂侧）自胸腔翻越第 1 肋骨肌肉腋窝，臂丛自 C5 至 T1 椎间孔向下外方穿越胸出入口侧口和肋锁间隙（本图未显示）。

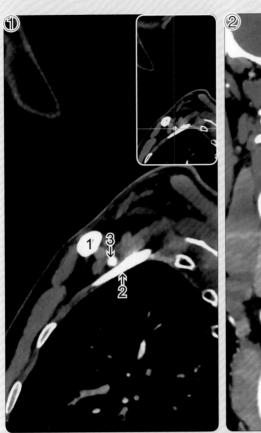

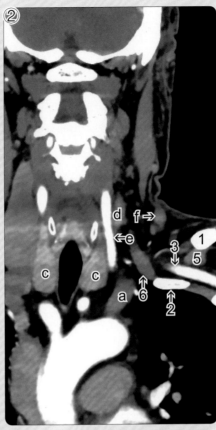

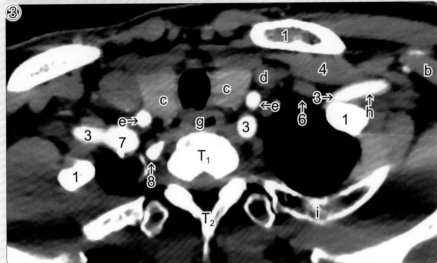

1. 锁骨

2. 第 1 肋骨

3. 锁骨下动脉

4. 锁骨下静脉

5. 锁骨下肌

6. 前斜角肌

7. 无名动脉

8. 椎动脉

a. 头臂静脉

b. 腋静脉

c. 甲状腺

d. 颈内静脉

e. 颈总动脉

f. 颈外静脉

g. 食管

h. 腋动脉

i. 第 2 肋骨

T₁. 第 1 胸椎

T₂. 第 2 胸椎

图 4.1-3c 胸出入口侧口 — 多平面 CT 表现 -2

图①为矢状面 CT 图像，图②为冠状面 CT 图像，图③为横断面 CT 图像，在矢状面图像上定位锁骨下动脉。

●观察胸出入口侧口多平面 CT 表现：

○胸出入口侧口境界的观察：在横断面、矢状面和冠状面 CT 图像上，均以锁骨和第 1 肋骨两者为解剖标志划定胸出入口侧口和肋锁间隙的大致范围，在两者之间者即为胸出入口侧口和肋锁间隙。在两者外侧为腋窝，在两者内侧为颈部或胸腔。○通过胸出入口侧口解剖内容的观察：通过胸出入口侧口的解剖结构有臂丛、锁骨下动脉和锁骨下静脉这 3 个解剖结构，CTA 动脉期显示锁骨下动脉、锁骨下静脉（注入造影剂侧）自胸腔翻越第 1 肋骨肌肉腋窝，臂丛自 C5 至 T1 椎间孔向下外方穿越胸出入口侧口和肋锁间隙（本图未显示）。

4.2 肺实质

　　肺是呼吸系统的主要器官，成人肺约等于体重的 1/50，胎儿肺约为 1/70。成年男性肺的重量平均为 1000~1300g，成年女性平均为 800~1000g。左肺稍轻于右肺。左、右肺之比，男性约为 9：10，女性约为 7：8。健康成人男性两肺的最多可容纳空气约 5000~6500ml，女性小于男性。胎儿期肺占据胸腔体积的 1/2 左右。生后因呼吸功能启动，肺可扩大至胸腔体积的 2/3 左右。出生后的前 3 个月肺的生长最快，8 岁时约为初生时 8 倍，成人后约为初生时 20 倍。正常肺的重量因个体差异以及肺内所含血液和浆液的多少等而不同。

　　在解剖标本上，肺实质可分成肺叶、肺段、亚段和次级肺小叶等解剖单位。在影像学上依据肺段和亚段的支气管和伴行肺动脉的位置和走向可大致确定各个肺段和亚段的形状、位置和范围；依据分布和走行在肺段和亚段之间或边缘的肺静脉可进一步更为准确地完成肺段和亚段的划分；但是对于次级肺小叶而言，即使是薄层 CT 也无法完全显示次级肺小叶的核心和间隔，因为后者绝大部分超出人类肉眼观察能力范围。只有当某些病理原因导致次级肺小叶核心和间隔部分的间质发生增殖和增厚并且达到肉眼观察阈值的情况下，方可在 X 线平片和 CT 图像上显示出次级肺小叶的形态和范围。相信随着技术进步，相关检查的情况会越来越好。

4.2.1 肺叶

　　在绝大多数解剖发育正常的个体，肺叶和叶间裂均可在薄层 CT 图像上得以识别。左肺分为上叶和下叶；右肺分成上叶、中叶和下叶。分叶解剖是肺段、亚段解剖的基础和前提，只有解决了各个肺叶的位置、轮廓和界限，方能在此基础上进一步学习和识别肺段和亚段。

● Point-01：肺的整体形态和轮廓

区域解剖简析：

　　两肺呈两个基本对称的半圆锥体，各有一尖、一底、3 个缘和 2 个面。

　　①肺尖呈后高前低的圆顶状，向上方凸出于第 1 肋骨之上，位于胸廓上口，部分伸入颈根部的锁骨上窝。

　　②肺底呈前高后低且向上方凹陷的穹隆状，为膈肌所封闭。

　　③肺前缘为肋面与纵隔面在前方的交界，上段钝圆伸向中线并对接形成纵隔线。下段锐薄沿心包前伸向中线但不合拢，在心脏前形成一个二角形的无肺区，又称左肺心切迹（cardiac notch of left lung）。左肺前下方常见一个伸向内侧的舌状突起，被称为左肺小舌（lingula of left lung）。肺前缘下段之间的无肺区大致与心脏的浊音区相符，可作为心肺手术的参考，外科经验提示该区胸膜返折线的范围可变，手术时需密切注意。

④肺后缘为肋面与纵隔面在后方的交界线，位于脊柱两侧的肺沟内，呈圆钝形状，相当于肺脊椎面和肋面的移行部，其实际界限并不清楚。

⑤肺下缘分纵隔面下缘和肋面下缘。纵隔面下缘呈钝角，是纵隔与肺底的交界线，呈直线状。肋面下缘为锐角，因膈肌在肋骨上的附着点到肋膈角的深度不同而呈波浪状。

⑥肺肋面与肋骨相对，占肺表面大部分，向前、外、后呈半圆形。

⑦肺纵隔面位于肺的内侧面，与纵隔、心脏以及出入心脏的大血管等紧密毗邻，形状相对比较复杂。

胸壁和纵隔的解剖结构在肺的表面形成各种压迹。

CT/MRI 建议观察平面：

活体肺整体形态的观察以 CT 最小密度投影（Min IP）为最佳。

① CT 最小密度投影图像基本可以对两肺整体形状进行观察和比较。

② CT 最小密度投影的斜面观和侧面观以及 CT 多平面重建等图像可以进一步补充观察两肺整体形态和轮廓的某些细节，如"肺上沟"等表现。

CT/MRI 观察要点提示：

观察两肺整体形态和轮廓应特别注意观察以下几点：

①肺尖：注意肺尖阴影是否存在，应将其与肺尖病变进行鉴别。

②头臂血管轮廓线和肺上沟：在肺最低密度投影前面观图像上，头臂血管轮廓线出现在肺尖区域的纵隔旁，形成与肺尖内侧面平行的弧线影。其中向两侧上肢走行的血管等可在肺尖前下方的表面形成一个轻度凹陷的浅沟即肺上沟，在最低密度投影图像上显示更明显，两侧基本对称。

③前纵隔线：两肺纵隔面在头臂血管下方，向内膨隆并互相贴近，在纵隔前的正中线上紧密靠拢，形成的一条上下走行的直线或双直线，称"前纵隔线"。前纵隔线向上可与头臂血管轮廓线连续，向上可延续至肺上沟，向下分开形成心包前方的无肺区。前纵隔线大致出现在气管下段至气管隆嵴上下，且与气管重叠，故需要仔细辨认和区分。

④主动脉和上腔静脉轮廓线：是主动脉弓、降主动脉和上腔静脉等大血管对两肺纵隔面形成的明显压迹，可在肺最低密度投影前面观图像上清晰显示。上腔静脉轮廓线出现在气管右侧且与之大致平行，呈轻度凹向内侧的弧线。主动脉弓轮廓线于气管隆嵴上方向左肺突出，向上连接左侧头臂血管轮廓线，向下连接降主动脉轮廓线。

⑤下肺纵隔面轮廓线：下肺纵隔面分前、中、后 3 段。前段为两侧肺前缘的胸膜反折形成下肺前缘的轮廓线，向上续于前纵隔线；中段为心脏的左缘和右缘；后段纵隔面形成近正中线相互平行的两条轮廓线。

⑥膈肌和肋膈角轮廓线：膈肌为一个穹隆状的解剖结构，其轮廓线形成有一定规律，凡是与膈肌垂直的方向上方可见到其形成的轮廓线影像，各方向可以互补进行观察。因肋膈角深浅不同可出现波浪样改变。

⑦肺肋面轮廓线：与胸壁接触毗邻的肋面，受肋骨压迹的影响可产生与肋骨数目和方向一致的多个浅沟和波浪状的肺外缘轮廓线。

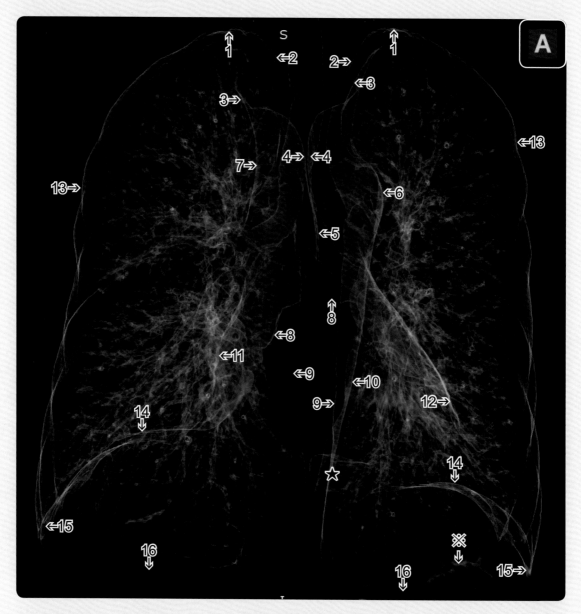

1. 肺尖轮廓线；2. 肺尖纵隔面；3. 头臂血管轮廓线；4. 上肺纵隔面；5. 前纵隔线；6. 主动脉弓轮廓线；7. 上腔静脉轮廓线；8. 下肺前缘；9. 下肺纵隔面；10. 降主动脉轮廓线；11. 右心缘；12. 左心缘；13. 肺外侧肋面；14. 肺底面膈肌顶部；15. 外侧肋膈角；16. 后肋膈角；※. 后肋膈角胸膜局部增厚；★. 左下肺舌状突出（小舌）

图 4.2-1a   肺的整体形态和轮廓（前面观）

上图为肺最小密度投影前面观图像。

●肺整体前面观各种轮廓线观察：○肺尖轮廓线：两侧肺尖，特别是右侧肺尖显示轻度不规则，提示胸膜下肺间质增厚的改变，可能产生少量肺尖阴影。○肺外侧轮廓线：肋骨压迹致使肺外侧肋面呈波浪状，与肋骨数目和走行方向一致，部分沿肋间隙呈弧线形向肺野内延伸。○肺内侧轮廓线：在肺纵隔面上，因紧密毗邻的纵隔解剖结构的压迹形成许多前后走行的胸膜反折段，在前面观图像上显示各种轮廓线，如主动脉弓轮廓线、降主动脉轮廓线、上腔静脉轮廓线、头臂血管轮廓线、前纵隔线、肺前缘下段无肺区、心脏左缘、心脏右缘等。○肺膈肌轮廓线：膈肌顶因前后膈肌高度不同，呈现多重上凸之致密弧线影。后肋膈角的边缘为略向下突起的模糊轮廓线。

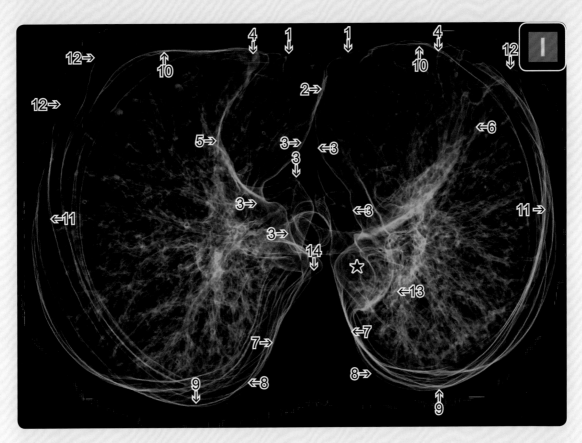

1. 上肺的前缘；2. 前纵隔线；3. 上肺的纵隔面；4. 下肺的前缘；5. 右心缘；6. 左心缘；7. 脊椎段纵隔面；8. 肺的后缘；9. 肺后肋面；10. 肺前肋面；11. 肺外侧肋面；12. 季肋部肺膨隆区；13. 降主动脉轮廓线；14. 奇静脉窝肺突；★. 左下肺舌状突出（小舌）

图 4.2-1b　肺的整体形态和轮廓（下面观）

上图为肺最低密度投影下面观图像。

●肺整体下面观各种轮廓线观察：○肺肋面：肺尖和肺底之外的大部分肺肋面约占据肺表面的 2/3 以上，显示为肺前、后和外侧面组成的半圆形轮廓线，其中被肋骨包围的部分为整齐圆滑的半圆形弧线，无肋骨约束的季肋部则呈现比较随意的向外膨隆状。上述肺肋面的轮廓线在不同水平因肺的内径不同而呈现多重弧线影像，近似同心圆状，在肺后方因肋骨走行不同而呈现交叉状。○肺内侧面：包括纵隔段和脊柱段：上纵隔窄小，两肺靠近中线形成前纵隔线。下纵隔心脏较大，显示粗大、清晰的左心缘和右心缘。脊柱段两侧基本对称并圆滑。

a present：肺上沟和肺上沟瘤

肺上沟：两肺肺尖的前下方有一个浅沟，在解剖学上被称为"肺上沟"。我们可在侧位胸片和肺最小密度投影侧面观的图像上看到此沟，在右前斜位和左前斜位的胸片和同位置的最低密度投影图像上显示更清晰。肺上沟是由锁骨下动、静脉和第 1 肋骨这 3 个解剖结构依次在两侧肺尖前下方的肺表面形成的压迹。上述解剖结构的大小、位置以及对肺表面产生的压迹情况不同，使肺上沟的宽度、深度以及整个形状都不相同。肺上沟的表现在个体之间有较大差别。有时形成一个宽沟，有时自上而下分别由锁骨下动脉、锁骨下静脉和第 1 肋骨这 3 个解剖结构在肺尖前面压迫所形成 3 个凹沟，形态多样。

"肺上沟瘤"的名称是由 Pancoast 于 1924 年提出，已有近百年历史。后来，人们将肺上沟瘤称为"肺尖癌"或"潘考斯特（Pancoast）瘤"。其实肺上沟瘤并非原发在肺上沟，是占据肺尖区域，累及局部胸膜并进而向外侵犯和浸润周围骨骼、神经、血管，引起以一系列特有的临床症状和体征为特征的一组肺癌。肿瘤侵犯臂丛，往往引起患侧肩部和上肢的剧烈疼痛和感觉异常，需要使用镇痛剂方能得以缓解；肿瘤压迫侵及颈交感神经丛引起同侧瞳孔缩小，眼球内陷，上眼睑下垂，无泪、额部汗少等霍纳氏 (Horner) 综合征；可侵蚀、破坏第 1 和第 2 肋骨；出现肌肉萎缩或神经痉挛等表现。在临床上常常被误诊为"肩周炎"、颈椎病或神经痛等疾病而送交骨科或神经内科医生处置，从而延误诊断而失去早期确诊和治疗的机会。据临床报告，本病的发病年龄可在 16~73 岁范围之间，男性发病率高，右侧居多。当临床出现上述症状和体征时，应及时查找病因，避免漏诊或误诊。在 X 线平片、CT/MRI 等图像上显示肿瘤为占据胸膜顶和肺尖的巨大肿块，下缘常向下方圆隆突出并常伴随肿瘤区域骨骼破坏。肿瘤组织学类型以鳞癌、腺癌居多，预后较差。其实，"肺上沟瘤"只是一段历史，肺上沟瘤和肺尖癌在解剖位置上的争论已不重要。

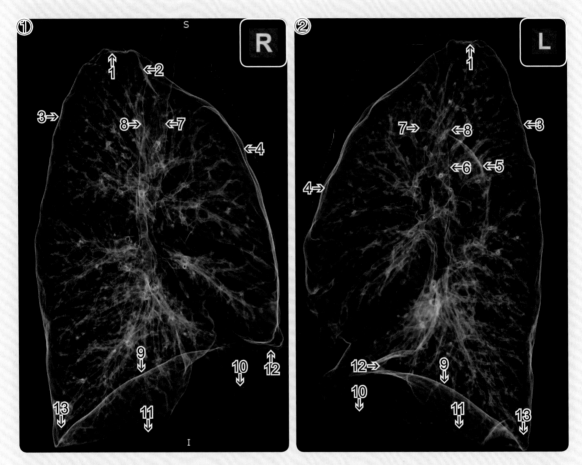

1. 肺尖阴影；2. 肺上沟轮廓线；3. 肺后肋面；4. 肺前肋面；5. 主动脉轮廓线；6. 左肺动脉轮廓线；7. 气管前壁；8. 气管后壁；9. 膈肌轮廓线；10. 外侧肋膈角；11. 内侧肋膈角；12. 前肋膈角；13. 后肋膈角

图 4.2-1　肺的整体形态和轮廓（侧面观）

图①为右肺最低密度投影右侧面观图像，图②为左肺最低密度投影左侧面观图像。

●肺侧面观的轮廓线观察：○前后肋面轮廓线：肺前后肋面呈柔和的曲线状，不同于前面观时外侧肋面表现的波浪状外观。○纵隔面的轮廓线：可显示在正面观图像上无法显示的一些纵隔轮廓线，如主动脉弓降段、气管前后壁、左肺动脉弓、心脏后缘等。○膈肌轮廓线：可以显示膈肌顶和内、外侧肋膈角的轮廓。膈肌顶为清晰而浓密的弧线形阴影，前高后低。左肺心底部无膈肌轮廓线。内外侧肋膈角显示为自膈肌顶向下延伸，其最深处形成肋膈角轮廓线，为缓和随意的曲线，状如下垂的窗帘。内侧肋膈角自心脏后方开始出现，约占膈肌的后方 3/4 至 4/5，右侧长于左侧。○叶间裂：在最低密度投影的侧面观图像上，叶间裂表现为相对透亮的无肺纹区，左肺斜裂比较陡直且上段与下段连成一条线，右肺斜裂上段趋于水平，与同样倾斜走行的水平裂在角度上更接近。下段虽较陡直，但不如左侧。

● Point-02: 右肺分叶

区域解剖简析：

右肺分上叶、中叶和下叶。观察肺叶的解剖学划分既要看各肺叶支气管的分支情况，也要看分隔各个肺叶的叶间裂位置和范围。

右肺支气管包括右肺主支气管、右肺上叶支气管、右肺中间支气管、右肺中叶支气管和右肺下叶支气管。

①右肺主支气管：自气管隆嵴向右下方分出后进入右肺。右主支气管与正中矢状面之间的交角为 20~30°，软骨环平均 3.8 个，分裂软骨环约占48%。长度 1~4cm，平均 2.5cm，大约相当于左肺支气管长度的一半。管径较左肺主支气管略粗，男性约 1.5cm，女性约 1.4cm。

②右上叶支气管：在距离隆突 1~4cm 处自右主支气管外侧壁以直角向右上方分出后深入右上叶内，管径 8~10mm。其长度 1~2cm，陆续分出各个肺段支气管。

③右肺中间支气管：为右主支气管的延续，是右上叶支气管和右中叶支气管之间的一段既不属于上叶也不属于中叶的支气管，故被称为"中间支气管 (intermediate branch)"。其长度为 2~3cm，管径为 10~11mm。

④右肺中叶支气管：发自中间支气管下端前壁，管径最细，仅 7mm。易随体位而变动位置，使右肺中叶最容易发生肺不张和炎症。

⑤右肺下叶支气管：为右肺中间支气管的延续，分出后即向后发出背段支气管而移行为下叶基底干支气管。

右肺以水平裂和斜裂分为上叶、中叶和下叶。

①右肺斜裂后方大致起于第 4~5 后肋水平，略低于左肺斜裂。向前下方止于前肋膈角偏后 2~3cm，与膈平面交角在 60° 以下，较左肺斜裂平缓。其上段略向外旋转至面向前外上方，下段略向内旋转至面向前内上方，呈轻度扭曲状。

②右肺水平裂又称"横裂"，分隔右肺上叶与右肺中叶。右肺水平裂比较短小呈扇面状分布，自右肺外侧面腋中线处的斜裂中点，沿右侧第 4 肋呈扇形分布走行至第四肋软骨的胸骨端，向肺内深入至右肺门的根部。

CT/MRI 建议观察平面：

①横断面 CT 图像是观察右肺支气管、斜裂和水平裂表现的基本平面。

②矢状面和冠状面的 CT 重建图像可补充观察斜裂和水平裂的内外和前后走行方向，以及与支气管、肺血管和肺门之间的解剖关系。

CT/MRI 观察要点提示：

以支气管分支为主要线索，以斜裂和水平裂为肺叶境界，可以完成对右肺 3 个肺叶的观察和划分。其中，右肺中叶的观察要注意与左肺上叶舌部进行比较，无论在支气管分支和叶间裂表现等方面，两者既有相似，也有不同，解决右肺中叶的 CT/MRI 观察既是重点，也是难点。解决了右肺中叶的解剖境界，也就解决了右肺 3 个肺叶的划分。

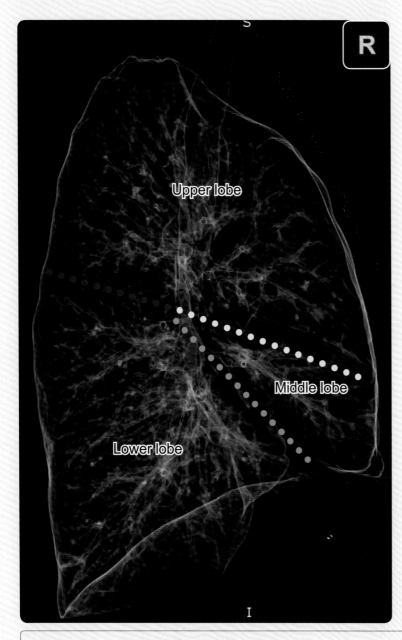

● . 右肺斜裂上段
● . 右肺斜裂下段
　. 右肺水平裂
Upper lobe：上叶
Middle lobe：中叶
Lower lobe：下叶

图 4.2-2a　右肺最低密度投影右侧面观

　　右肺最低密度投影右侧面观图像显示右肺的叶间裂及肺叶划分。

　　●观察右肺叶间裂：○最低密度投影成像有两个条件：a. 该技术只选择空气进行成像，故只有空气或者说凡是含有空气的气腔结构都可以成像，比如肺叶、气管、支气管、鼻腔、口腔内的残留气体或气管憩室等均可以成像；b. 气腔的界面需与投射平面垂直。○右肺最低密度投影右侧面观表现：a. 右肺轮廓的上、下、前、后缘，包括肋膈角等符合上述两个成像条件，故均得以显示；b. 气管前后壁得以显示；c. 斜裂和水平裂显示为无气管区域，但是斜裂自身因为没有与投照方向垂直而未能显影。○叶间裂的解剖表现：a. 斜裂上段和下段基本连成一线，其倾斜角度趋于平缓；b. 水平裂自斜裂中点略后方起始向前肋膈角方向走行，在心缘附近可见右肺下叶和右肺中叶之间略为分开；c. 气管和支气管虽然可以显示，但是气管与支气管重叠不易区分，另外各个肺段的支气管及其支气管树均因为重叠而不能清晰分辨识别。

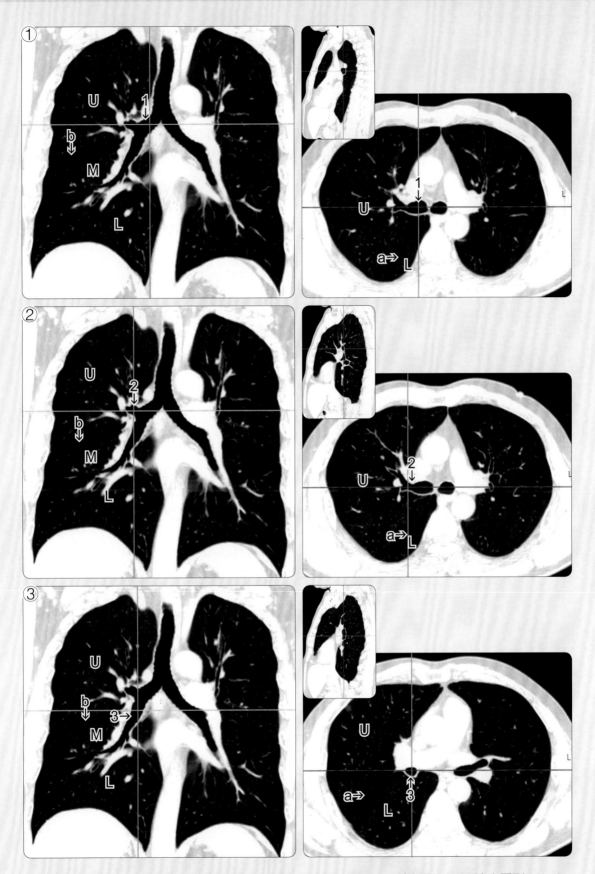

1. 右肺主支气管；2. 右肺上叶支气管；3. 右肺中间支气管；a. 右肺斜裂；b. 右肺水平裂；U. 右肺上叶；M. 右肺中叶；L. 右肺下叶

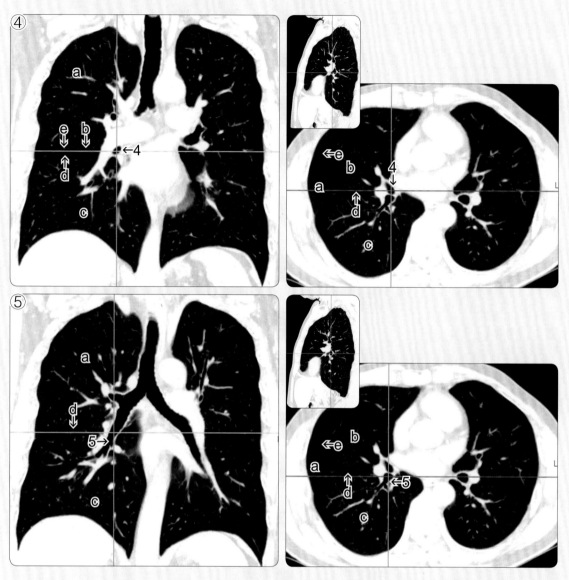

4. 右肺中叶支气管；5. 右肺下叶支气管；a. 右肺上叶；b. 右肺中叶；c. 右肺下叶；d. 右肺斜裂；e. 右肺水平裂

图 4.2-2b　右肺肺叶支气管

　　图①至图⑤依次为右肺主支气管、上叶支气管、中间段支气管、中叶支气管和下叶支气管的定位多平面 CT 重建图像。

　　●右肺肺叶支气管的观察：○右肺肺叶支气管：a. 主支气管的长度约为左肺主支气管长度的 1/2 左右，与正中线夹角略大于右侧主支气管，气管与右肺主支气管之间交角上方为奇静脉弓影，与左肺主支气管与气管隆嵴分界（见图①）；b. 右肺上叶支气管开口于右肺主支气管外侧壁，与之近乎垂直（见图②）；c. 右肺中间支气管位于右肺上叶支气管和右肺中叶支气管之间，较右肺主支气管略细，向远侧逐渐变细（见图③）；d. 右肺中叶支气管于右肺中间支气管末端向前外侧走行，于右肺动脉弓下方进入右肺中叶（见图④）；e. 右肺下叶支气管是在右肺中间支气管分出右肺中叶支气管后继续向右后下方走行的一段支气管，极短或不存在。当右肺中叶支气管和右肺下叶背段支气管前后对应时，右肺下叶支气管的长度为 0（见图⑤）。

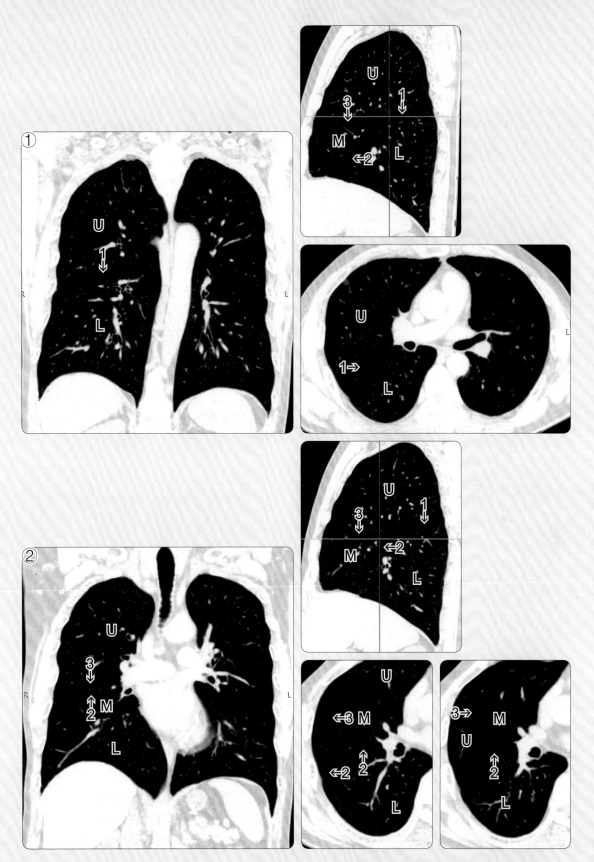

1. 右肺斜裂上段；2. 右肺斜裂下段；3. 右肺水平裂；U：上叶；M：中叶；L：下叶

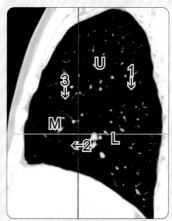

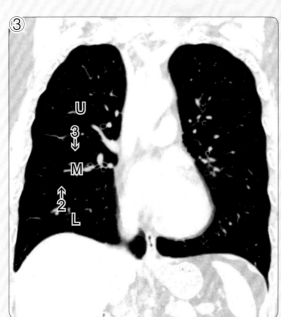

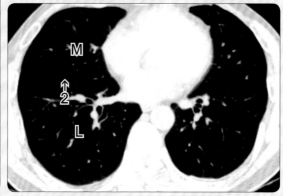

1. 右肺斜裂上段；2. 右肺斜裂下段；3. 右肺水平裂；U：上叶；M：中叶；L：下叶

图 4.2-2c　右肺叶间裂

图①至图③依次为右肺水平裂上方、水平裂和水平裂下方层面的 CT 重建图像。

●右肺叶间裂的观察：○右肺斜裂：在矢状面 CT 图像上与左肺斜裂一样，显示为自后上方向前下方倾斜走行的细线影，在其前面的中点附近与水平裂相交，将之分成上段和下段，斜裂的上端较左肺斜裂低半至 1 个肋骨。冠状面显示斜裂向外下方倾斜，横断面图像显示斜裂上段和下段均呈轻微前凸之弧形，内侧高外侧低，这些表现与解剖学所见的斜裂向前外上方旋转一致。本例显示其上段略低平，可能与右肺下叶，特别是下叶背段的容积减少有关。当右肺下叶背段肺不张时，可在正位胸片上显示斜裂上段。○右肺水平裂：在矢状面和冠状面图像上，水平裂均大致呈水平状，呈略微向上或向下的弧线形弯曲。在冠状面上通常出现在肺门前方层面，呈位于斜裂上方的上凸的弧线状。横断面图像的表现比较复杂，因与人体轴位平行，故常常形成模糊的粗细不等的弧线形影、模糊片状阴影或无肺纹区，此弧线影向后与斜裂交汇，弧线影内侧、外侧和前方为右肺上叶，斜裂后方为右肺下叶，水平裂与斜裂之间包围的区域为右肺中叶。

● Point-03: 左肺分叶

区域解剖简析：

左肺分为上叶和下叶，左肺上叶相当于右肺上叶和右肺中叶。

左肺主支气管分出左肺上叶支气管和左肺下叶支气管。

①左肺主支气管：因心脏左心房的推挤上抬以与正中矢状面 40~55°夹角分出的左肺主支气管长为 4~7cm，约等于右肺主支气管的 2 倍，平均 7.9 个软骨环，分裂软骨环约占 68%，弯曲度较大。管径较右主支气管略细，男性约 1.4cm，女性约 1.3cm。

②左肺上叶支气管：包括左肺上叶支气管、左肺上叶上部支气管和左肺上叶舌部支气管。a. 左肺上叶支气管以近乎垂直的角度从左肺主支气管外侧壁发出，形成长度为 1~2cm 的短干后旋即分出上部和舌部支气管；b. 左肺上叶上部支气管为左肺上叶支气管的延续，长度仅 0.5~1cm，相当于右肺上叶支气管，解剖上又称"固有上叶 (intrinsic upper lobe)"，但其支气管发出的位置要比右肺上叶低很多；c. 左肺上叶舌部支气管：发自左肺上叶支气管末端，向外下方走行，长度为 1~2cm，相当于右肺中叶支气管，但其开口位置可能略高于右中叶支气管，在解剖上也称"舌叶 (lingual lobe)"。请注意左肺"舌叶"与右肺中叶的差别。

③左肺下叶支气管：为左肺主支气管向外下后方的延伸，其开口位置与右肺下叶支气管持平或略高，在其开口处向后分出背段支气管后即续为左肺下叶基底干支气管。

左肺以斜裂分隔左肺上叶和左肺下叶。

①左肺斜裂的上端略高于右肺斜裂，大致在第 3~4 后肋水平。下端止于前肋膈角，与膈平面交成 60°角。如果在侧位胸片或 CT 矢状面重建图像上观察，左肺斜裂往往较右侧斜裂偏前并更陡直一些。

②斜裂平面的布局：左肺斜裂上段略向外旋转，面向前外上方。下段略向内旋转，面向前内上方，整体成轻度扭曲状。斜裂平面的旋转或许与上下肺叶的呼吸生理功能对肺的胚胎发育所产生的影响有关。约半数斜裂不能到达纵隔面，尤其在肺门区域，上下叶的肺组织在纵隔附近常常不受斜裂的分隔而相互连续和融合。

CT/MRI 建议观察平面：

①横断面 CT 图像是观察左肺支气管和斜裂表现的基本平面。

②矢状面和冠状面的 CT 重建图像可以补充观察左肺支气管、肺血管和斜裂之间的解剖位置和毗邻关系。

CT/MRI 观察要点提示：

以支气管分支为线索，以斜裂为境界可以完成对左肺上下两叶的观察和划分。其中，左肺上叶上部和舌部的划分是左肺肺叶 CT/MRI 观察的重点和难点。应特别注意左肺上叶的支气管分支关系、左肺上叶舌部与右肺中叶在解剖位置、支气管分支方面的异同点。

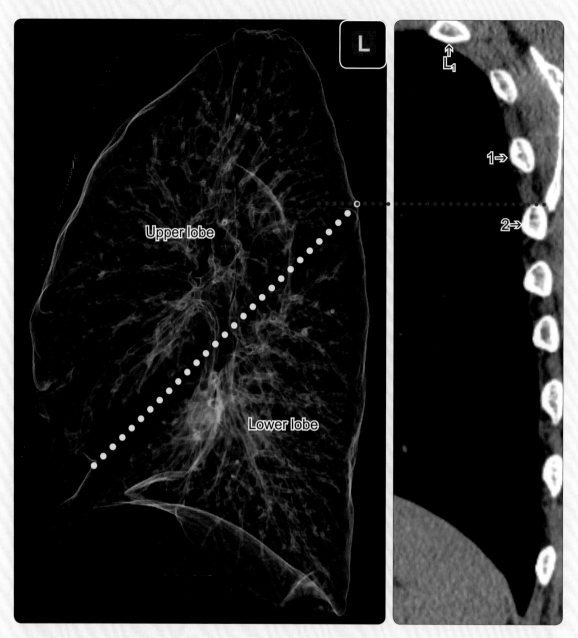

1. 第 3 后肋；2. 第 4 后肋；Upper lobe：左肺上叶；Lower lobe：左肺下叶；● . 斜裂后上方起点高度测量线；L_1. 第 1 后肋；　. 左肺斜裂。

图 4.2-3a：左肺肺叶 - 最低密度投影左侧面观

　　图①为左肺最低密度投影左侧面观图像，图②为同例个体的矢状面 **CT** 重建图像。

　　●左肺叶间裂观察：左肺叶间裂上段在左肺最低密度投影左侧面观图像上，可见斜裂上段位于上、下叶间，斜裂胸膜下的无肺纹区恰与观片的视线方向垂直，故可清晰观察到斜裂的全程，其下段尤为明显。○斜裂对肺叶的分隔：斜裂上段分隔左肺上叶后段与左肺下叶背段，下段分隔左肺上叶舌部（下舌段）与左肺下叶前基底段。上段与下段互成延长线状，斜裂通过左肺门。斜裂起点和止点的位置：图 1 中斜裂的后上方的起点与同例个体矢状面 **CT** 重建图像对照可见其高度在第 3 和第 4 后肋之间，斜裂的前下方的止点指向前肋膈角。

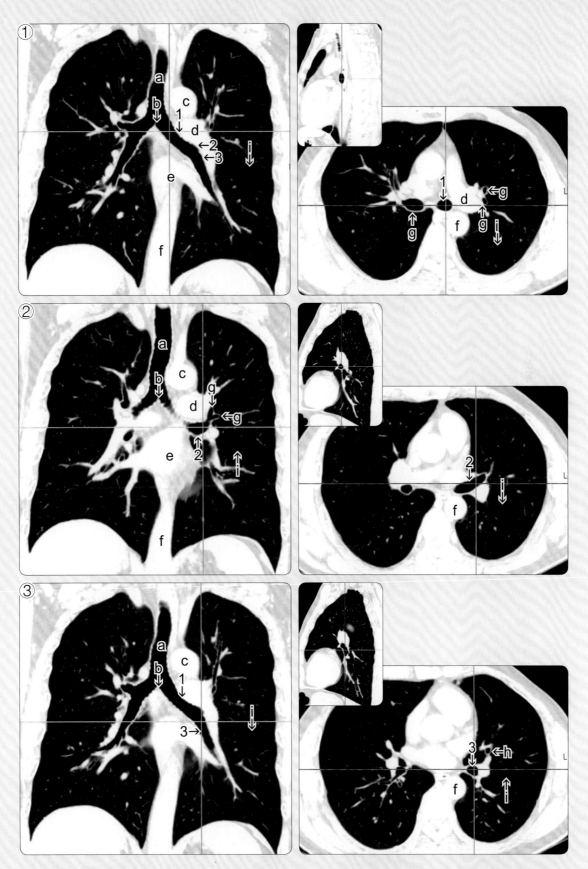

1. 左肺主支气管；2. 左肺上叶支气管；3. 左肺下叶支气管；a. 气管；b. 气管隆嵴；c. 主动脉弓；d. 左肺动脉弓；e. 左心房；f. 降主动脉；g. 左肺上叶上部支气管；h. 左肺上叶舌部支气管；i. 左肺斜裂

图 4.2-3b　左肺肺叶支气管

　　图①至图③分别为左肺主支气管、左肺上叶支气管和左肺下叶支气管的定位 CT 图像。

　　●左肺肺叶主要支气管的观察：○左肺主支气管的长度是右肺主支气管长度的 2 倍，略细并轻度弯曲，通常有一定的上抬角度。其上方依次与主动脉弓和左肺动脉弓毗邻，下方与左心房毗邻。○左肺上叶支气管：在略低于右肺中叶支气管开口水平处向外侧分出，围绕左肺动脉弓的下方走行并分出向左上走行的固有上叶支气管和向左下走行的舌部支气管。○左肺下叶支气管：为左肺主支气管的延续，分支后继续向外、下、后方走行。○上述 3 段支气管连续起来形成向上开口的 "U" 字形。其内侧为较长的左主支气管，中间为近似水平向外侧走行的左肺上叶支气管，外侧为拐向左上方较短的左肺固有上叶支气管。

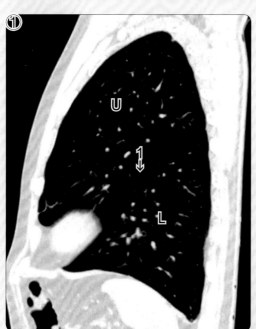
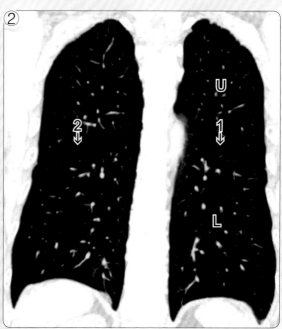

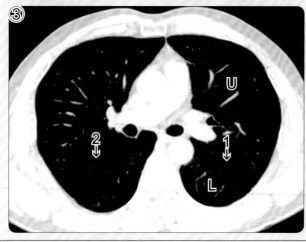

1. 左肺斜裂
2. 右肺斜裂
U：上叶
L：下叶

图 4.2-3c　左肺叶间裂

　　图①至图③分别为矢状面、冠状面和横断面 CT 图像。

　　●左肺叶间裂的观察：○矢状面 CT 重建图像显示自后上方向前下方走行的斜线阴影，呈轻度向上突起的弧线形，这是比较常见的表现，与下肺含气量较大有关。○冠状面 CT 重建图像显示左肺斜裂与右肺斜裂呈对称状态，自内上方向外下方走行的斜线，左肺斜裂的起点可能略高于右侧。○横断面 CT 重建图像显示左肺斜裂与右侧斜裂呈对称状，自左肺门后方起始向外下方走行向胸壁。与矢状面 CT 图像类似，也呈现轻度向前方突起的弧线形，机制如上述。

● Point-04: 叶间裂的少见表现

区域解剖简析：

叶间裂的少见表现多为正常变异，少数与病理改变相关。

①不完全叶间裂 (incomplete interlobar fissure)：不完全叶间裂致相邻肺叶之间的肺组织相互连接和融合。据解剖文献报告，左肺斜裂不完全者约占 21%，右肺斜裂不完全者约 23%；右肺水平裂不完全者高达 47%，甚至有报告称约有 4% 的个体可能完全没有水平裂。叶间裂不完全常常出现在肺门附近的纵隔区域，肺叶间肺实质融合可导致肺内感染扩散至相邻的肺叶，也在一定程度上增加肺叶手术切除的困难，手术前应给予预警。

②额外叶间裂 (added interlobar fissure)：额外叶间裂包括副裂和奇静脉裂。副裂常常沿肺段的边缘形成，比较完整者可使相关肺段完全独立而形成副叶，如下副叶、后副叶、左中副叶和上副叶等。奇静脉自右肺尖上方切入下降至纵隔可形成奇静脉裂和奇静脉叶。a. 下副叶 (inferior accessory lobe) 以右肺下副叶多见，两侧均可能出现。实际上是被胸膜包裹的右肺内基底段或左肺前内基底段，位于心缘旁的肺底部，总发生率高达 6%~10%。下副裂多数仅表现为局限在膈面附近的细线状阴影，形成完整下副叶者极少见。b. 后副叶 (posterior accessory lobe) 发生在两肺的下叶背段，因其位于肺后部故被称为后副叶。后副裂常自背段下面深入肺内，酷似水平裂向后的延长线。c. 左中副叶 (left-median accessory lobe) 系左中副裂将左肺上叶舌部从左肺上叶分隔出来形成独立的舌叶，又被称为左肺的"中叶"。d. 上副叶（superial accessory lobe）发生在两肺上叶的肺段之间，位置不定，文献中报告相对较少。e. 奇叶 (azygos lobe) 全称为奇静脉叶，发生于右肺的肺尖。其发生率远低于副叶，约为 5‰。奇叶的形成机制与副叶截然不同。是在胚胎发育过程中，奇静脉逐渐向下移行至右侧肺根上方，然后注入上腔静脉后壁。当移行过程受阻可导致奇静脉不同程度嵌入右肺尖的肺实质内，形成奇裂和奇叶。奇静脉裂由奇静脉和随之嵌入肺内的脏、壁层胸膜构成，可与胸膜腔沟通。在正位胸片上多显示为自右肺尖外上方向内下方走向气管 - 支气管交角处的一条蝌蚪状曲线，也称反逗号征。蝌蚪头为异位的奇静脉及包被的胸膜，蝌蚪尾为随奇静脉嵌入的脏、壁层胸膜，蝌蚪尾端的肺尖外侧常有一个小三角形的胸膜嵌入影像。

③正常叶间裂的少见表现（unusual manner）：正常叶间裂表现丰富，绝大多数是正常的，偶尔会因疾病等原因而产生少见表现。a. 双重叶间裂：如水平叶间裂前部与后部不在一个水平时可在正位胸片上出现上下平行的两个叶间裂。另外，心脏搏动和呼吸运动也发生双重叶间裂表现。前者发生在左侧下副裂，后者可见两肺叶间裂比较广泛的模糊双线阴影。b. 叶间裂异常出现或消失：一种情况是在正位胸片上出现斜裂上段。其原因多因上叶过度充气而下叶背段萎缩致使斜裂上段向后倾倒。另外一种情况就是水平裂可能完全或部分不显示，此时并非其不存在，而是其走行方向出现完全倾斜或部分倾斜，导致其在正位或侧位胸部平片上完全或部分消失。c. 局部形态异常：有时发育或病理原因可能导致叶间裂发生奇怪扭曲，其原因

多数可能由局部次级肺小叶堆积组合发生异常所致。

CT/MRI 建议观察平面：

薄层 CT 是观察叶间裂的少见表现的最佳手段，层厚至关重要。在 1mm 的薄层 CT 图像上，横断面、矢状面和冠状面皆可满意地观察到叶间裂，其中横断面图像显示效果最好。另外，肺窗的调节也非常重要。

CT/MRI 观察要点提示：

在薄层 CT 图像上，叶间裂表现为线形阴影及其两侧的无肺纹带。叶间裂的缺失表现为叶间裂线影的中断、消失和其两侧的无肺纹带消失。不同层厚图像显示叶间裂的效果明显不同。1mm 层厚时，叶间裂的线影及其两侧的无肺纹带最为清晰。2mm 层厚时，显示叶间裂线影明显增宽、模糊，周围的无肺纹带也不够清晰。5mm 层厚时，叶间裂线影完全不能显示，仅可显示叶间裂区域为模糊的无肺纹带，不能显示代表叶间裂的线影，甚至连无肺纹带也不能满意显示。

①不完全叶间裂：多见叶间裂的线影及其周围无肺纹带在纵隔侧中断或消失，其长短范围不同，占其全长的 1/3~1/2。其外侧一般均达到肺的表面。

②额外叶间裂：除奇静脉裂之外，其余的额外叶间裂，均由肺段之间的肺间质增厚所形成，故按相关肺段的解剖大致可以确定各个副裂及其所围成的副叶的具体位置和形态。奇静脉裂的形成机制特殊，也只出现在右侧肺尖，可以随奇静脉下降时间的早晚而呈现不同的表现。副裂中以下副裂比较常见，出现在两侧肺底部，以右侧更多见。下副裂需要与下肺韧带、次级肺小叶间隔等线条阴影进行鉴别，有时在它们之间可以互相关联。后副叶、上副叶和左中副叶及相关副裂均比较少见并且常常为不完整的局部线段。

③正常叶间裂出现少见的表现时，应分析其原因及其潜在病变：a. 双重叶间裂见于心脏搏动和呼吸伪影；b. 叶间裂局部折曲改变可以发生在叶间裂的纵隔旁区域，其原因多与次级肺小叶堆砌组合异常或两肺内基底段发育异常有关。

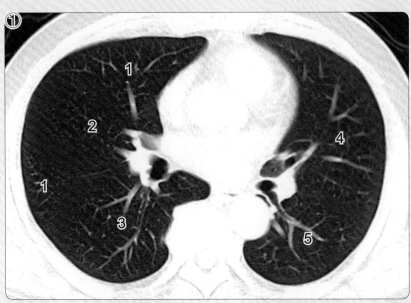

1. 右肺上叶
2. 右肺中叶
3. 右肺下叶
4. 左肺上叶
5. 左肺下叶
a. 右肺水平裂
b. 右肺斜裂
c. 左肺斜裂

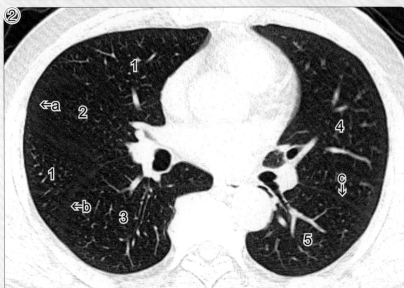

图 4.2-4a CT 扫描层厚与叶间裂的显示

对页上面的图①、图②和图③依次为同一个体的相同层面 5mm、2mm 和 1mm 层厚的横断面 CT 重建图像。

● 观察不同 CT 扫描层厚对肺叶间裂的显示能力：

○ 5mm 层厚：显示右肺水平裂、斜裂和左肺斜裂区域为宽带状无肺纹区。

○ 2mm 层厚：显示两肺上述叶间裂区域可见模糊粗带状阴影及其周围少量的无肺纹区。○ 1mm 层厚：显示右肺水平裂和斜裂的外 2/3 段为窄带状阴影，右肺斜裂内 1/3 段和左肺斜裂均为清晰的细线条阴影，上述阴影周围伴随清晰的无肺纹带。上述表现说明随着 CT 重建图像层厚的减小，叶间裂就显示得越加清晰，以 1mm 层厚显示效果最佳。5mm 以上层厚基本无法显示肺叶间裂。

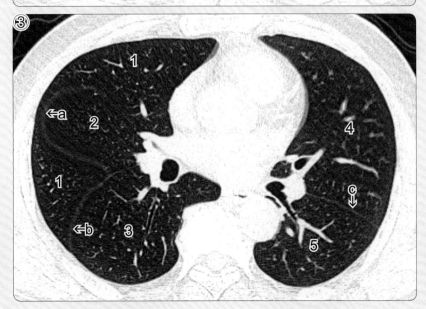

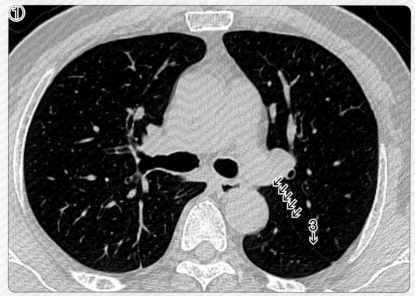

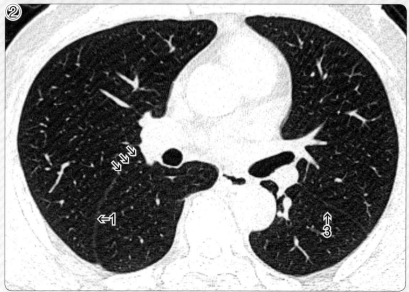

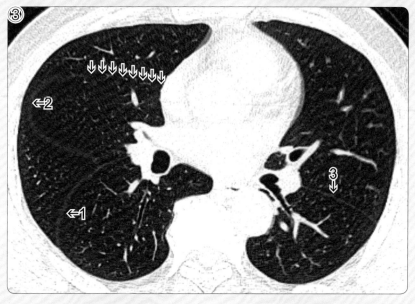

1. 右肺斜裂
2. 右肺水平裂
3. 左肺斜裂
↑. 叶间裂缺如区

图 4.2-4b　不完全叶间裂 – 横断面 CT 表现

　　图①至图③分别为两肺上、中肺野横断面 CT 图像，显示叶间裂的局部缺如。

　　●观察两肺叶间裂部分缺如：○图①显示在中间段支气管水平的横断面 CT 图像上，右肺斜裂近纵隔处局部中断、缺如，同时缺如段叶间裂两侧无肺纹区消失。○图②显示在中间段支气管末端水平的横断面 CT 图像上，右肺水平裂前段部分中断、缺如，同时局部叶间裂两侧的无肺纹区消失。○图③显示在隆突下水平的横断面 CT 图像上，左肺斜裂近纵隔侧见部分叶间裂缺如。上述图像均显示叶间裂缺如发生在近纵隔侧的叶间裂处，缺如段长短范围不同，多伴随两侧无肺纹区消失，但是也有依然保持的无肺纹区。

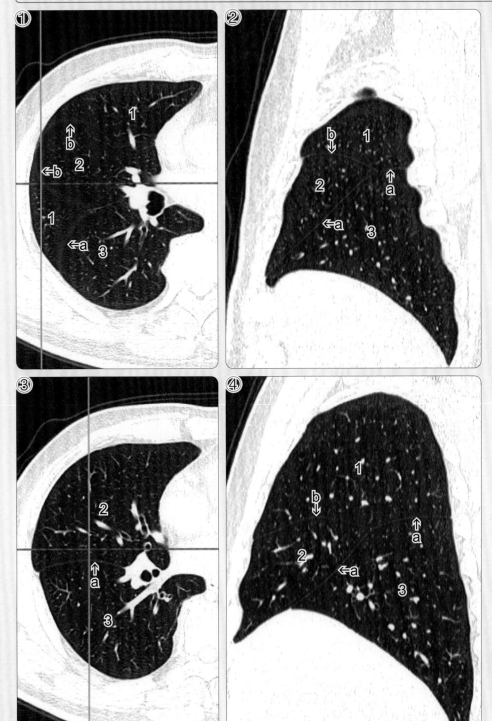

1. 右肺上叶
2. 右肺中叶
3. 右肺下叶
a. 右肺斜裂
b. 右肺水平裂

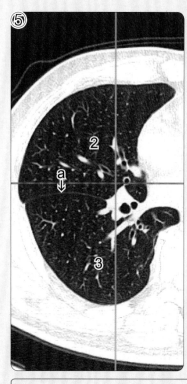

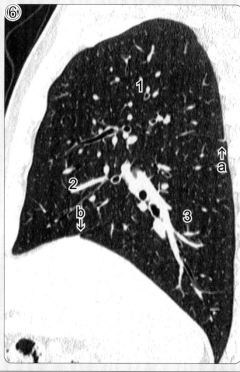

1. 右肺上叶
2. 右肺中叶
3. 右肺下叶
a. 斜裂后方起点
b. 斜裂前方止点

图 4.2-4c　不完全叶间裂 － 矢状面 CT 表现

　　图①、③、⑤中蓝线为外带、中带和内带的定位片，图②、④、⑥为矢状面 CT 图像。
　　●观察右肺叶间裂的缺失：○在图②和图④中显示右肺中、外带可见右肺的斜裂和水平裂清晰、完整地显示。○图⑥显示在毗邻肺门和纵隔区域的右肺内带，除斜裂的起点和止点外，其余绝大部分叶间裂均没有显示。同时在叶间裂的区域也未见无肺纹区。对本例上述矢状面CT 图像的观察也表明其右肺的叶间裂在毗邻肺门和纵隔的内侧肺野上没有到达纵隔和肺门，可以考虑为不完全叶间裂。

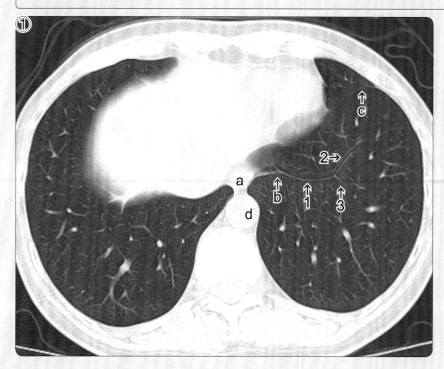

1. 左肺下副裂内段
2. 左肺下副裂外段
3. 左肺下副裂后段
a. 食管
b. 下肺韧带
c. 左肺斜裂
d. 降主动脉

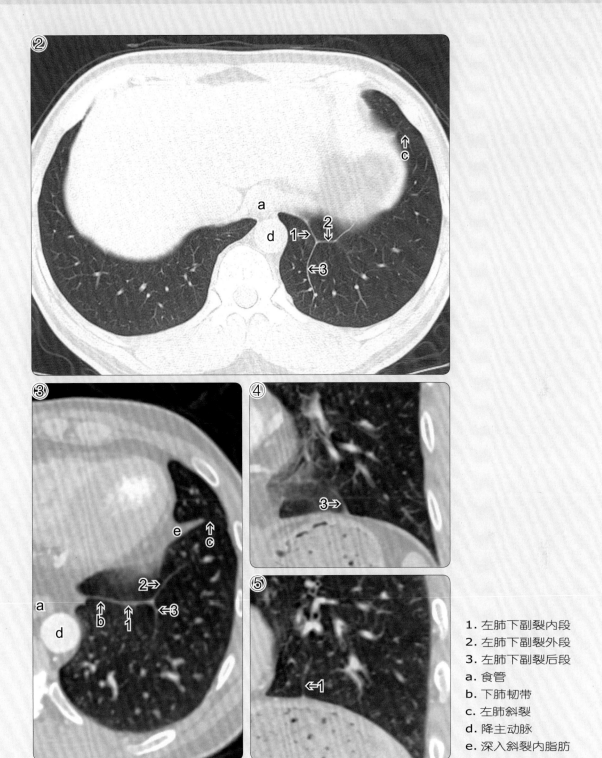

1. 左肺下副裂内段
2. 左肺下副裂外段
3. 左肺下副裂后段
a. 食管
b. 下肺韧带
c. 左肺斜裂
d. 降主动脉
e. 深入斜裂内脂肪

图 4.2-4d　额外叶间裂 - 左肺下副裂

图①和图②为 2 例不同个体 5mm 层厚的横断面 CT 图像，图③至图⑤为另 1 例个体的横断面、冠状面和矢状面 1mmCT 重建图像。

● 观察左肺下副裂的 CT 表现：〇在横断面的 CT 图像上显示下副裂可分 3 段，内段分隔前内基底段与后基底段，外段分隔前内基底段与外基底段，后段为下副裂在外基底段和后基底段之间的延伸。内侧段可与左下肺韧带连接或汇合。〇图④、⑤的冠状面和矢状面 CT 图像分别显示下副裂向后走行的后段和向内走行的内段部分。

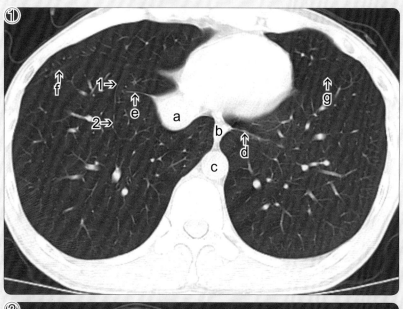

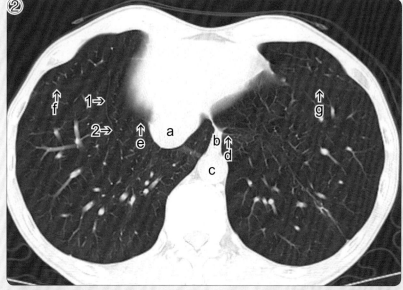

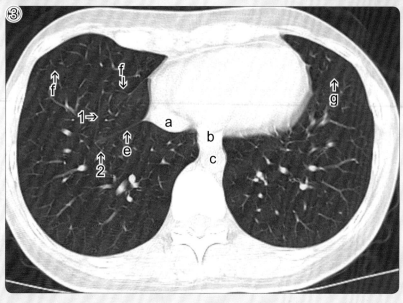

1. 右肺下副裂前段
2. 右肺下副裂后段
a. 下腔静脉
b. 食管
c. 降主动脉
d. 左肺下肺韧带
e. 右肺下肺韧带
f. 右肺斜裂
g. 左肺斜裂

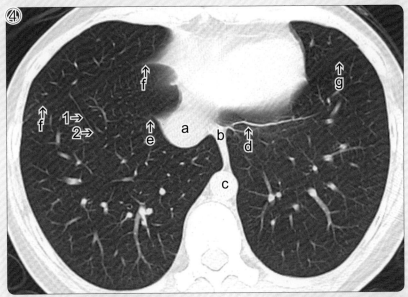

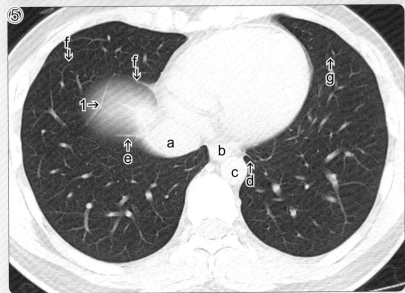

1. 右肺下副裂前段
2. 右肺下副裂后段
a. 下腔静脉
b. 食管
c. 降主动脉
d. 左肺下肺韧带
e. 右肺下肺韧带
f. 右肺斜裂
g. 左肺斜裂

图 4.2-4e　额外叶间裂 - 右肺下副裂

　　图①至图⑤分别为 5 例个体的 5mm 层厚横断面 CT 图像。

●观察右肺下副裂的横断面 CT 表现：上述 5 例个体的横断面 CT 表现如下：○在横断面的 CT 图像上，右肺下副裂分隔右肺内基底段与前、外、后基底段，可以右肺下肺韧带为界分为前段和后段，两者连续走行，可以有一定角度。右肺下肺韧带可以不同程度向外延伸至右肺下副裂并与之相连（图③）。○右肺下副裂的前方大致起自右肺斜裂的中 1/3 段，向后走行，可能略微向后内侧或后外侧倾斜走行。○与左肺下副裂的差别：左肺下副裂自内向外走行，包含左肺前内基底段，在左肺斜裂后方形成与之平行的曲线状阴影。右肺下副裂自右肺斜裂向后走行，分隔右肺内基底段、前基底段、外基底段和后基底段。○全部 5 例个体的横断面图像均未显示右肺下副叶的后界，可能与右肺内基底段与后基底段之间的副裂发育不良有关。

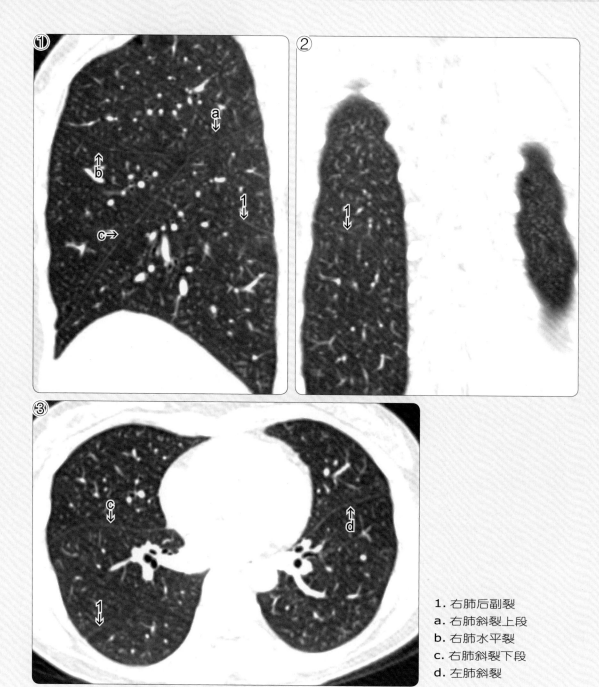

1. 右肺后副裂
a. 右肺斜裂上段
b. 右肺水平裂
c. 右肺斜裂下段
d. 左肺斜裂

图 4.2-4f 额外叶间裂 - 右肺后副裂

图①至图③为 1 例右肺后副裂的 CT 图像。

●观察后副裂在各个平面上的 CT 表现：○图①显示在矢状面重建的 CT 图像中，可见在右肺下叶背段的下方有一条自后胸壁向前方走行并与斜裂垂直的线条影。○图②显示该线条影在右肺后方层面的冠状面图像中自外侧胸壁向内侧略偏下方走行。○图③显示该线条影在横断面 CT 图像上自后外侧胸壁向前内方走行。上述线条阴影出现在右肺下叶背段的底部，为发育不完全的右肺后副裂。

注意：该后副裂发育不完全，此种情况是最常见的。另外，解剖文献中讲述的关于后副裂在下叶背段底部走行，常常成为水平裂向后方的延长线。而本例并非如此，所以在观察活体解剖时要很好理解每个个体的独特表现，切不可有千篇一律的僵化思维。

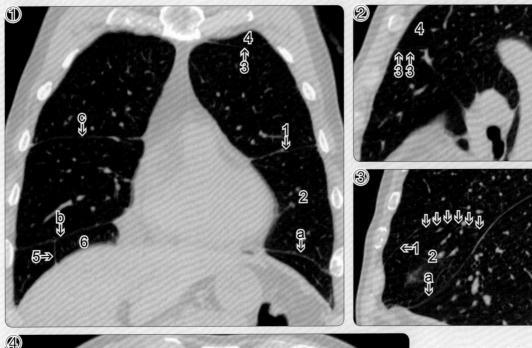

1. 左中副裂
2. 左中副叶
3. 左上副裂
4. 左上副叶
5. 右下副裂
6. 右下副叶
a. 左肺斜裂
b. 右肺斜裂
c. 右肺水平裂
↓. 左中副裂后段缺如

图 4.2-4g　额外叶间裂 - 左中副裂和上副裂

　　上图为同一个体的 CT 图像，其中图①为前方层面的冠状面图像，图②和图③分别为左肺野内带和外带的矢状面 CT 图像，图④为横断面 CT 图像。

　　●观察左中副裂和上副裂的 CT 表现：这两个副裂均比较罕见。○左中副裂又称"左肺水平裂"。本例左肺的横断面、矢状面和冠状面 CT 图像上均显示斜裂之外的左中副裂，很显然，这是一个额外的叶间裂。左中副裂将左肺上叶的上部与左肺上叶的舌部分隔开，使 S^4+S^5 像右肺中叶一样成为独立的舌叶。左中副裂与右肺水平裂在矢状面和冠状面图像上，位置与形态上比较相似，只是左中副裂的后段发育不全，而在横断面 CT 图像上左中副裂也与右肺水平裂明显不同，其原因可能与右肺水平裂更趋于水平有关。○本例还同时伴随有左肺上副裂和右肺下副裂。a. 左肺上副裂是在左肺固有上叶内部的肺段之间产生的副裂，分隔左固有上叶后上方的 S^{1+2} 与前下方 S^3，其后段的大部分发育不全，使 S^3 未能形成一个完整的上副叶；b. 右肺下副裂（见图①中 5），在斜裂下方分隔 S^7 和 S^8，使 S^7 成为独立的下副叶。○本例副裂较多，可能由于在肺段之间的肺间质发育较好，故而容易形成比较多和比较完全的副裂。

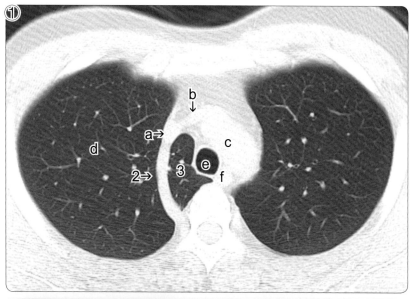

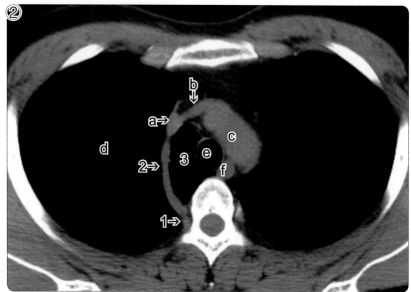

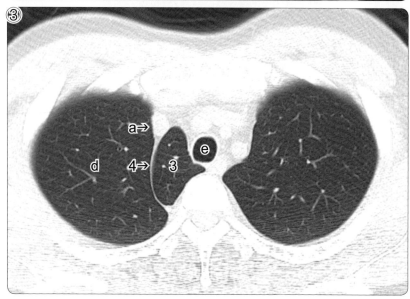

1. 奇静脉
2. 奇静脉弓
3. 奇叶
4. 奇静脉裂
a. 右头臂静脉
b. 左头臂静脉
c. 主动脉弓
d. 右肺上叶
e. 气管
f. 食管

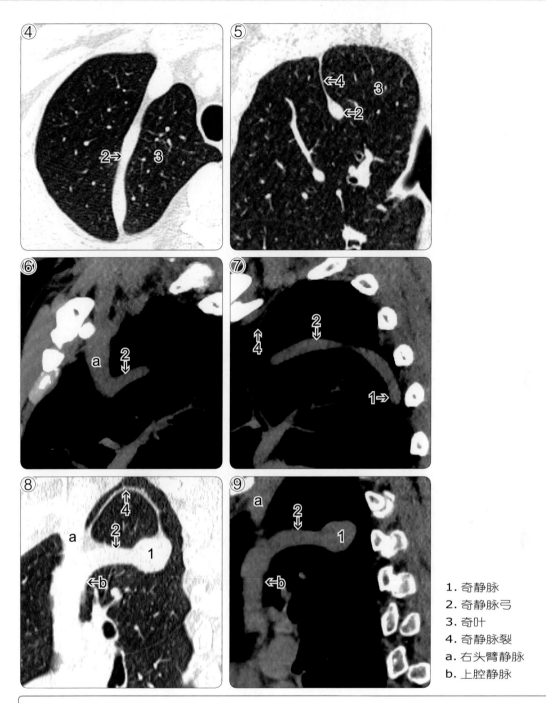

1. 奇静脉
2. 奇静脉弓
3. 奇叶
4. 奇静脉裂
a. 右头臂静脉
b. 上腔静脉

图 4.2-4h　额外叶间裂 - 奇静脉裂

　　图①至图③、图④至图⑦、图⑧与图⑨依次为 3 例奇静脉裂的 CT 图像。

　　● 观察奇静脉裂的 CT 表现：3 例奇静脉和奇静脉叶的表现大同小异，均显示奇静脉在下降过程中受阻而产生奇静脉裂和奇静脉叶。○ 横断面 CT 表现：奇静脉弓在脊柱旁的最高点向前方呈略向外凸的弓形右侧头臂静脉而非上腔静脉的后壁，将右肺上叶分为两部分，内侧被称为奇静脉叶。上方仅有胸膜构成，下方层面包含有奇静脉血管（①至图④）。○ 冠状面 CT 表现：图⑤为第 2 例的冠状面 CT 图像，显示下降的奇静脉与其上方的奇静脉裂，两者组成一个小蝌蚪的形状。小蝌蚪的头为奇静脉弓，尾为被牵拉下移的多层胸膜形成的奇静脉裂。○ 矢状面 CT 表现：图⑥至图⑨为第 2 例和第 3 例个体的矢状面纵隔窗和肺窗的 CT 图像，显示奇静脉弓呈向上方凸起的弓形，其中第 3 例显示奇静脉和奇静脉裂形成上下两个弓，第 3 例显示奇静脉与奇静脉弓交界处有局部膨大，可能与局部存在静脉瓣膜有关。

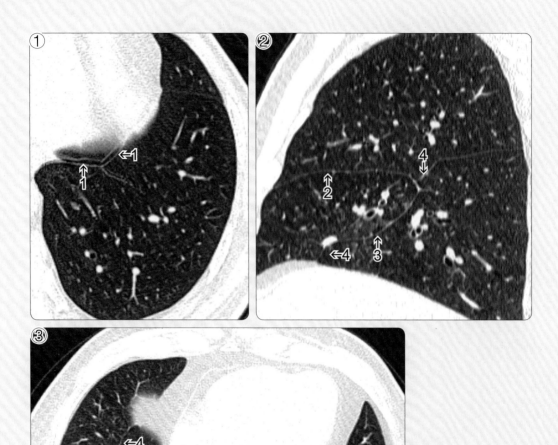

1. 左肺下副裂双重阴影
2. 右肺水平裂
3. 两肺斜裂
4. 叶间裂折曲段

图 4.2-4i　叶间裂的少见表现

　　图①至图③为 3 例不同个体的 CT 图像，显示叶间裂少见的 CT 表现。

　　● 观察叶间裂的双重阴影和局部折曲：○图①显示紧密毗邻心脏后方的左肺下副裂内段、外段和后段均呈现双重平行之线条阴影。○图②和图③显示右肺斜裂出现多段折曲改变，局部未见周围解剖结构或病变的牵拉性改变等影响，故其原因以次级肺小叶组成或内基底段发育异常的可能性较大。

a present：下副裂与下肺韧带的解剖联系

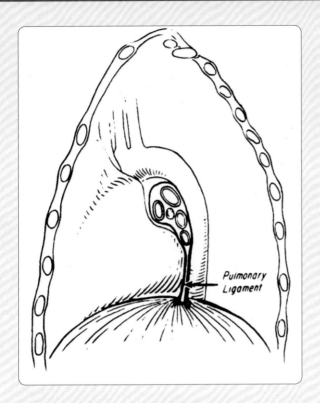

下肺韧带的解剖基础（上图引自 AJR141:231.AUGUST, 1983）：

①完全型下肺韧带：上图为完全型下肺韧带的示意图。图中显示纵隔胸膜在肺根部沿肺门的上方、前方和后方紧贴主支气管、肺动脉干和肺静脉干外壁反转后到达肺的表面并移行为肺的脏层胸膜。这些在肺根部折转的胸膜如同双层床单一样从肺门部的上方、前方和后方向下后方延伸直达膈肌，移行为膈胸膜，在两肺下叶的内侧面和膈肌表面的局部留下线形无胸膜覆盖的裸区并在两侧肺门的下方形成完全型下肺韧带，又称"肺膈肌韧带（ligamentum pulmodiaphragmale）"。右侧完全型下肺韧带在下腔静脉和奇静脉之间向外侧延伸，左侧完全型下肺韧带自食管左侧向外延伸。下肺韧带类似于肠系膜样的结构，或者像是一个被拉拽的床单，深吸气或许会拉紧它，使之离开肺门或膈肌而显示不清。

②不完全型下肺韧带：不完全型下肺韧带主要指其未能向下延伸至膈肌，而是在膈肌与两侧下肺静脉干之间终止，形成游离的下缘，其长度因人而异，不完全型下肺韧带也被称为"三角形韧带"。

③CT 表现：完全型下肺韧带在 CT 上表现为在下肺静脉干的下方的肺底部显示一条由内向外走行的线条阴影，线影长短不一，代表肺韧带向下至膈肌的延伸，多见于左侧。不完全型下肺韧带则往往没有此种线条影的出现。

下肺韧带和下副裂的关联：

下肺韧带和下副裂均位于两肺基底部心缘旁，两者之间有密切联系并可能出现混淆。

下副裂是下副叶形成过程中出现在右肺内基底段和左肺前内基底段周围形成的副裂。下副裂的各个组成部分均位于两肺下肺韧带的附近，两者解剖关系密切，甚至可能互相关联。观察两者之间的解剖联系十分重要。利用临床大量使用的 CT/MRI 技术，观察活体中下副裂和下肺韧带之间的解剖联系是很好的方法。在观察中应注意以下几点：①下副裂与下肺韧带之间有无联系；②左肺和右肺的下副裂与同侧下肺韧带之间的关联性有什么差别；③下副裂与次级肺小叶之间有什么关联等。

4.2.2　肺段和亚段

　　肺段（segment）和亚段（subsegment）是介于肺叶与肺小叶之间的解剖单位，以 CT/MRI 影像学手段可以对之进行识别和定位。以 CT/MRI 图像来识别和定位肺段和亚段时须注意两点：一是对肺段和亚段的支气管和肺动脉分支进行观察，肺段和亚段支气管和肺动脉位于各个肺段和亚段的中心或起点，是肺段和亚段的核心。二是对肺段间肺静脉和亚段间肺静脉的识别，特别是当肺静脉走行和分布在肺段与亚段之间或其边缘时，就成为我们准确观察和定位肺段与亚段的另外一个重要的解剖标志。

a present：关于肺段和亚段的相关概念

　　①肺段和亚段的表示和排序：肺段（segment）以"S"表示，肺段支气管（bronchi）以"B"表示，肺段动脉（arterry）以"A"表示，肺段静脉（vein）以"V"表示，在其右上方加数字"S^n"、"B^n"、"A^n"和"V^n"则为上述各个肺段级结构的排序。亚段级别则在数字的后面再加 a、b、c 等小写英文字母表示。比如"S^3a"代表的是"上叶前段的外亚段"。上述肺段和亚段结构的排序首先依据 1、2、3 排序肺段，然后再按上、下、后、外、前、内排序亚段。

　　②肺段构成模式：全部肺段的构成模式基本一致。每个肺段以肺段支气管和肺段动脉为顶点形成圆锥体状或楔形体状。肺段支气管和肺动脉相互伴行从起点逐级分支直至肺泡，充满肺段构成肺段的"瓤"；肺段内的静脉血由细小肺静脉引流至肺段或亚段外围然后汇集形成亚段静脉和肺段静脉。肺段静脉既可以分界肺段，又与肺段外围的结缔组织一起筑成肺段的"壳"。

　　③两肺肺段布局差别（见下表）。

右肺	右上叶	右中叶	右下叶
	S^1,S^2,S^3	S^4,S^5	S^6,S^7,S^8,S^9,S^{10},($S^※$)
左肺	S^{1+2},S^3	S^4,S^5	S^6,S^{7+8},S^9,S^{10},($S^※$)
	上部	舌部	左下叶
	左上叶		

　　从表中我们可以看出两肺的肺叶和肺段在布局上有以下几点不同：**a.** 左上叶分上部和舌部，分别相当于右肺上叶和右肺中叶；**b.** 右上叶分 3 个肺段而左上叶上部只有两个肺段，其中 S^{1+2} 为由尖段和后段合并形成的尖后段；**c.** 右中叶分外段和内段而左上叶舌部分上舌段和下舌段；**d.** 右下叶有 5 个肺段而左下叶因内基底段和前基底段合并为前内基底段（S^{7+8}）而仅有 4 个肺段。两肺肺叶和肺段的上述差别与心脏和主动脉弓在发育上位置偏左侧有关。

　　④亚段的数目：大多数肺段分 2 个亚段；但是左肺的 S^{1+2}、两肺的 S^6 和 S^{10} 等肺段分 3 个亚段，而 S^7（右肺内基底段）和 $S^※$（两肺的下背段）较小而不分亚段。

　　⑤肺段划分的少见表现：**a.** 有学者提出将少数个体的左上叶尖后段（S^{1+2}）仍然分为 S^1 和 S^2，将左下叶的前内基底段（S^{7+8}）仍然分为 S^7 和 S^8。这样左肺与右肺一样，均为 10 个肺段。**b.** 各个基底段从基底干支气管分出的顺序在个体之间会有所变化。**c.** 附加肺段 $S^※$：$S^※$（subsuperior segment）的英文直译的含义是背段下段，可译作"下背段"，是由日本学者首先提出的，他们发现有时会在两肺的 S^6 和 S^{10} 之间出现一个附加的肺段，将之称为"$S^※$"，当 $S^※$ 出现时，S^6 和 S^{10} 体积变小，并且 S^7 可能消失。上述肺段的少见表现应在实际的 CT/MRI 读片过程中进一步体会和加深了解。

● Point-05: 右肺上叶的肺段和亚段

区域解剖简析:

右肺上叶有尖段（S^1）、后段（S^2）和前段（S^3）。

①肺段支气管: a. 尖段支气管（B^1）为右上叶支气管的延续,向外、后、上方分出后亚段支气管（B^1a）,向前外侧分出前亚段支气管（B^1b）; b. 后段支气管（B^2）向后外方走行,向斜裂分出后亚段支气管（B^2a）,向外侧腋窝区分出外亚段支气管（B^2b）（后段腋亚支）; c. 前段支气管（B^3）向前外侧腋窝区分出外亚段支气管（B^3a）（前段腋亚支）。向前分出前亚段支气管（B^3b）。后段的（B^2b）和前段的（B^3a）共同组成腋段（axillary segments）。

②肺段动脉: a. 尖段肺动脉（A^1）和前段肺动脉（A^3）在右肺上叶支气管前方自右肺动脉上干（superior trunk）分出,分别伴随 B^1 和 B^3 走行分布; b. 后段肺动脉（A^2）多数从右肺动脉的中间干支上段发出,上行进入后段,称为上行动脉 ascending artery。少数直接从 A^1 根部发出后向下进入后段,称为返回动脉（recurrent artery）。两者进入肺段后伴随后段支气管分支走行。

③肺段静脉: 部分肺段和亚段静脉走行在肺段和亚段之间,见下表。

肺段静脉	V^1a	V^1b	V^1c
分隔肺段	S^1a 和 S^1b	S^1b 和 S^3b	S^6c 和 $S^{10}a$
肺段静脉	V^2a	V^2b	V^2c
分隔肺段	S^1a 和 S^2b	S^2a 和 S^2b	S^2b 和 S^3a
肺段静脉	V^2t	V^1l	
分隔肺段	S^2a 和 S^2b 下界	S^1, S^2 和 S^3 交界	
肺段静脉	V^3b	V^3c	V^3d
分隔肺段	行经 S^3b	S^3bi 和 S^3bii	S^3a 和 S^3b

④肺段的解剖位置: a. 尖段（S^1）位于右上叶肺尖部的楔形区域; b. 后段（S^2）分布在尖段和斜裂之间; c. 前段（S^3）分布在尖段和水平裂之间。

CT/MRI 建议观察平面:

①横断面 CT 图像可作为观察右上叶各个肺段及其支气管的基本平面。

②冠状面可显示向前方走行的前段支气管为环形阴影,矢状面可进一步观察尖段和前、后段之间的解剖位置关系。

CT/MRI 观察要点提示:

①尖段支气管: 自右肺上叶支气管开口内侧发出,向上走行并分出前亚段支气管分支分布至肺尖前方,后亚段支气管分支分布至肺尖后方。

②前段支气管: 自尖段支气管的外侧发出,沿横断面向前外方呈 45°角走行 8~10mm 后分出向前的前亚段支气管,分支分布至尖段的前下方。外亚段支气管分支分布至腋部。两者在横断面图像上呈"Y"字形。

③后段支气管: 自尖段支气管的外侧发出,在略高于前段支气管的横断面图像上分出向后的后亚段支气管分支分,布至尖段与斜裂之间。向外侧的外亚段支气管分支分布至腋部,与前段的外亚段组成"腋段"。

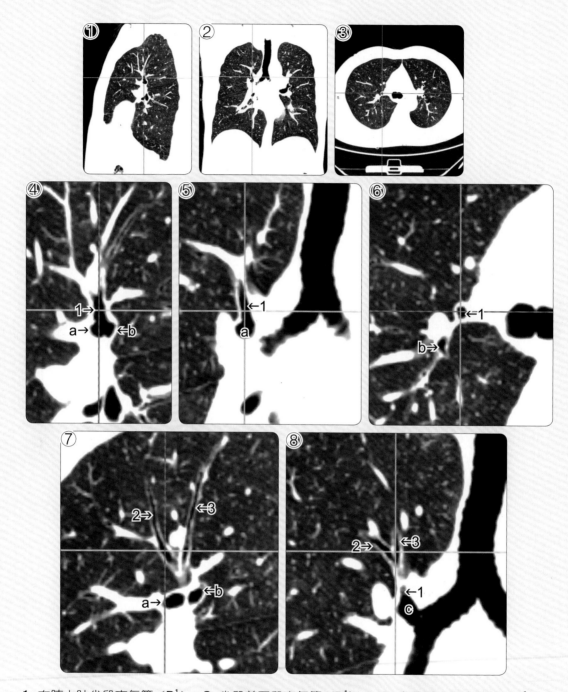

1. 右肺上叶尖段支气管（B¹）；2. 尖段前亚段支气管（B¹b）；3. 尖段后亚段支气管（B¹a）；
a. 右肺上叶前段支气管；b. 右肺上叶后段支气管；c. 右肺上叶支气管

图 4.2-5a　右肺上叶尖段支气管（B¹）

　　图①至图③为定位片，图④至图⑥为右肺上叶尖段支气管的矢状面、冠状面和横断面 CT 图像，图⑦和图⑧为右肺上叶尖段前、后亚段支气管的矢状面和冠状面 CT 图像。

　　●观察右肺上叶尖段支气管和亚段支气管：○右肺上叶尖段支气管向肺尖方向走行，略偏向前方和外侧。○右肺上叶尖段支气管的前亚段支气管向上方走行，略偏向前方和外侧。后亚段支气管笔直向上方走行，略偏向后方。

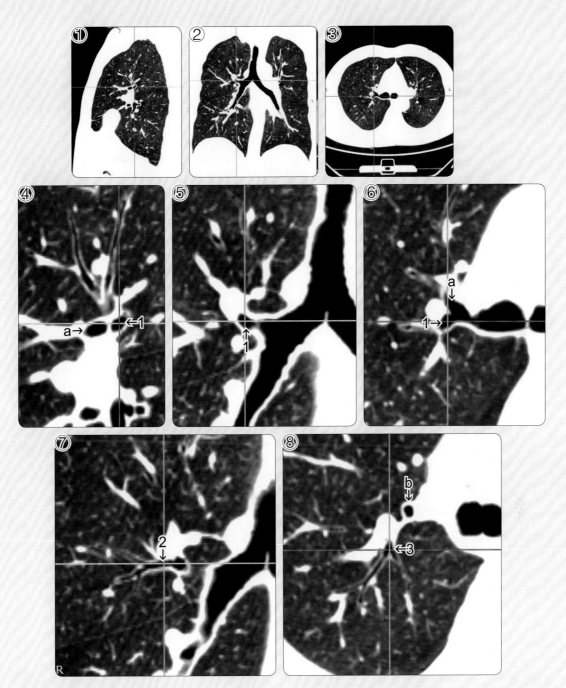

1. 右肺上叶后段支气管（B²）；2. 右肺上叶后段外亚段支气管（B²b）；3. 右肺上叶后段后亚段支气管（B²a）；a. 右肺上叶前段支气管；b. 右肺上叶尖段支气管

图 4.2-5b　右肺上叶后段支气管（B²）

　　图①至图③为定位片，图④至图⑥为右肺上叶后段支气管的矢状面、冠状面和横断面 CT 图像，图⑦和图⑧为右肺上叶后段中亚段支气管的冠状面和横断面 CT 图像。

　　●观察右肺上叶后段支气管及其亚段支气管：○右肺上叶后段支气管与前段支气管前后互相对应。○右肺上叶后段的外亚段支气管向外侧走行，分布在此肺段的腋窝区。后亚段支气管向后分支、分布在此肺段的后方。

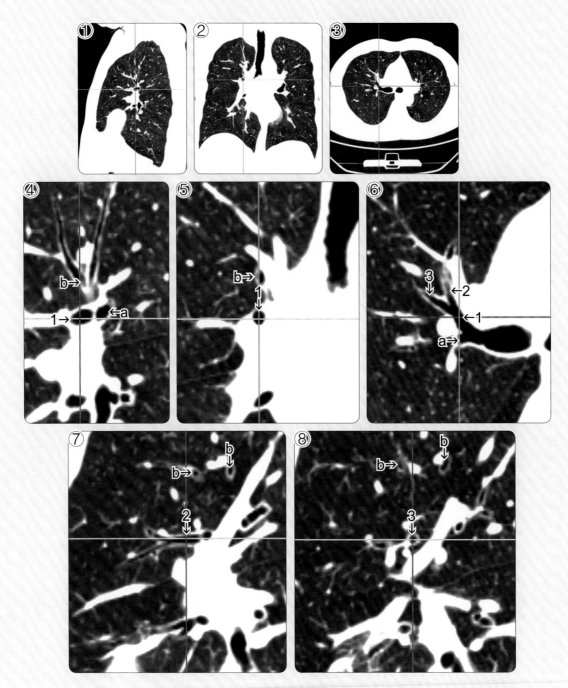

1. 右肺上叶前段支气管（B³）；2. 右肺上叶前段前亚段支气管（B³b）；3. 右肺上叶前段外亚段支气管（B³a）；a. 右肺上叶后段支气管；b. 右肺上叶尖段支气管

图 4.2-5c　右肺上叶前段支气管（B³）

　　图①至图③为定位片，图④至图⑥为右肺上叶前段支气管的矢状面、冠状面和横断面 CT 图像，图⑦和图⑧为右肺上叶前段的前亚段和外亚段支气管的矢状面 CT 图像。

　　●观察右肺上叶前段支气管及其亚段支气管：○右肺上叶前段支气管与后段支气管前后相对。○右肺上叶前段支气管的前亚段支气管向前走行，分布在此肺段的前方。外亚段支气管向外侧走行，分支、分布在此肺段的外侧。

● Point-06: 右肺中叶的肺段和亚段

区域解剖简析:

右肺中叶分外侧段（S^4）和内侧段（S^5）。

①肺段支气管: 右肺中叶支气管分出外侧段支气管（B^4）和内侧段支气管（B^5）。a. 外侧段支气管（B^4）及其亚段支气管: B^4 自中叶支气管分出后向前外侧走行一小段后分出向外侧走行的 B^4a 和向前外侧走行的 B^4b 两个亚段支气管。向中叶的外侧和前外侧方向进一步延伸并分支; b. 内侧段支气管 [B^5] 及其亚段支气管: B^5 向前内方向走行, 然后分出向前方走行的 B^5a 和向前下方走行的 B^5b。向中叶的前方和下方进一步延伸并分支。

②肺段动脉: 右中叶肺动脉自右肺动脉中间干的上段或下段的前壁发出, 大致位于右中叶支气管根部的前外上方, 经历一个短干之后再分出外侧段动脉（A^4）和内侧段动脉（A^5）。a. 外侧段肺动脉（A^4）及其分支: A^4 及其分支严格伴随外侧段支气管（B^4）及其分支向前外方成水平走行并略向下方倾斜延伸和分布至中叶外侧段 S^4a 和 S^4b; b. 内侧段肺动脉（A^5）及其分支: A^5 及其分支严格伴随内侧段支气管（B^5）及其分支向前方走行, 以较大倾斜角度向前下方延伸分布直至前肋膈角。

③肺段静脉: 下表归纳右肺中叶肺段静脉对肺段的分隔。

肺段静脉	V^4a	V^4b
分隔肺段	S^4a 和 S^4b	S^4b 和 S^5b
肺段静脉	V^5a	V^5b
分隔肺段	S^5a 和 S^5b	S^5b 的下界

V^4a 与 V^4b 合流成 V^4; V^5a 与 V^5b 合流成 V^5; V^4 与 V^5 在中叶支气管前下方 1~2cm 处合流成右肺中叶肺静脉后, 再与右肺上叶肺静脉合成右上肺静脉干汇入左心房。

④肺段的位置: a. 外侧段（S^4）: 位于水平裂和斜裂下段之间中叶后外侧成楔形扁片状。b. 内侧段（S^5）: 位于水平裂和斜裂下段之间中叶前内侧成楔形扁片状。

CT/MRI 建议观察平面:

①横断面 CT 图像为观察右中叶肺段支气管和肺动静脉的基本平面。

②冠状面和矢状面 CT 图像可作为补充进一步观察右肺中叶及其两个肺段的内外关系和上下关系。

CT/MRI 观察要点提示:

右中叶内侧段和外侧段的划分可以采取以下方法:

a. 通过识别内侧段和外侧段之间的肺静脉 V^4b 来明确划分右肺中叶的内侧段和外侧段; b. 通过识别外侧段的亚段间肺静脉 V^4a 来划分外侧段的两个亚段; c. 通过识别内侧段的亚段间肺静脉 V^5a 来划分内侧段的两个亚段。

确定中叶肺段和亚段位置需结合支气管、肺动脉和肺静脉综合分析。

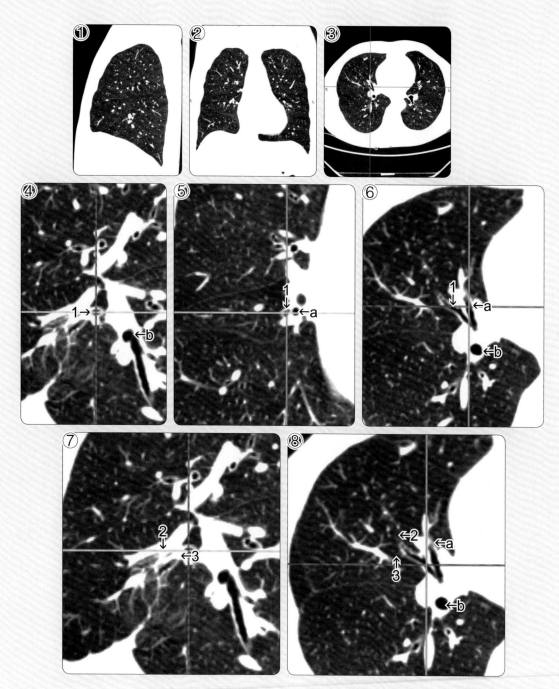

1. 右肺中叶外侧段支气管（B⁴）；2. 右肺中叶外侧段前亚段支气管（B⁴b）；3. 右肺中叶外侧段外亚段支气管（B⁴a）；a. 右肺中叶内侧段支气管；b. 右肺下叶基底干支气管

图 4.2-6a　右肺中叶外侧段支气管（B⁴）

　　图①至图③为定位片，图④至图⑥为右肺中叶外侧段支气管的矢状面、冠状面和横断面CT 图像，图⑦和图⑧为右肺中叶外侧段亚段支气管的矢状面和横断面CT 图像。

　　●观察右肺中叶外侧段支气管：○右肺中叶外侧段支气管（B⁴）向前偏外侧走行，略偏向下方。○前亚段支气管（B⁴b）以45°角向前外方向走行，外亚段支气管（B⁴a）走向外侧，与斜裂平行。

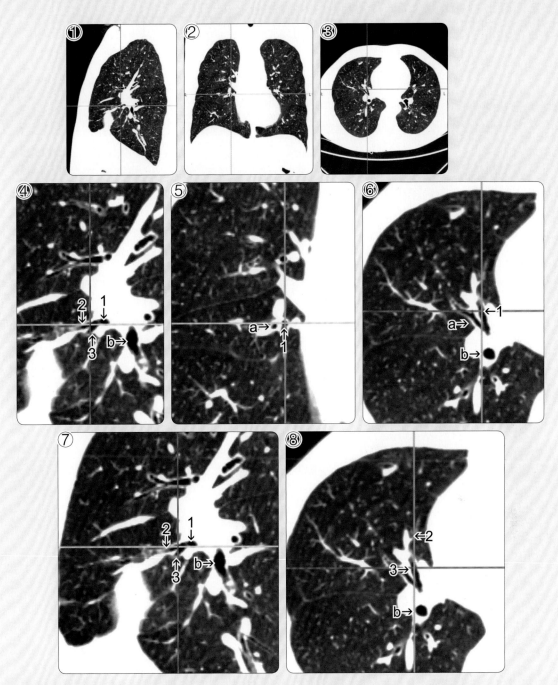

1. 右肺中叶内侧段支气管（B⁵）；2. 右肺中叶内侧段前亚段支气管（B⁵a）；3. 右肺中叶内侧段前下亚段支气管（B⁵b）；a. 右肺中叶外亚段支气管（B⁴）；b. 右肺下叶基底干支气管

图 **4.2-6b**　右肺中叶内侧段支气管（B⁵）

　　图①至图③为定位片，图④至图⑥为右肺中叶内侧段支气管的矢状面、冠状面和横断面 CT 图像，图⑦和图⑧为右肺中叶内侧段亚段支气管的矢状面和横断面放大图像。

　　●观察右肺中叶内侧段支气管：○右肺中叶内侧段支气管（B⁵）接近水平方向向前沿右心缘走行。○内侧段支气管的前亚段支气管（B⁵a）接近水平方向前行，而前下亚段（B⁵b）则呈一定角度向前下方走行。两者在矢状面图像上更容易识别。

● **Point-07: 右肺下叶的肺段和亚段**

区域解剖简析:

右肺下叶有背段（S^6）、内基底段（S^7）、前基底段（S^8）、外基底段（S^9）和后基底段（S^{10}）等 5 个肺段。

①肺段支气管: a. 背段支气管（B^6）在右肺下叶支气管起点或稍下方的后壁发出,后行 5mm 左右分出上亚段支气管（B^6a）、外亚段支气管（B^6b）和内亚段支气管（B^6c）。由日本学者提出的"下背段支气管"（$B^※$）,为少数在背段支气管下方一个附加的支气管; b. 内基底段支气管（B^7）: 内基底段支气管在（B^6）开口下方 10~15mm 处从基底干支气管内侧壁发出,又称心支气管（Heart bronchus）。该支气管最细小,不再分亚段,向内下方分支分布充填在右侧心膈角区; c. 前基底段支气管（B^8）: 于 B^7 开口的下方从基底干支气管前壁分出,走向肺基底的前方,分出前外亚段支气管（B^8a）和前亚段支气管（B^8b）; d. 外基底段支气管（B^9）: 在 B^8 开口下方从基底干支气管外侧壁分出,向外侧走行并分出向后外的后亚段支气管（B^9a）和向前外方的前亚段支气管（B^9b）; e. 后基底段支气管（B^{10}）: 为右下叶基底干支气管向后下方延续的终末支气管,分出向后的后亚段支气管（$B^{10}a$）、向后外的外亚段支气管（$B^{10}b$）和向后内的内亚段支气管（$B^{10}c$）。

②肺段动脉: 右下叶肺动脉为叶间肺动脉干的终末支,沿右下叶支气管外侧下行,先后分出各个肺段动脉伴随同名的段支气管走行。a. 背段动脉（A^6）走行在背段支气管（B^6）的外上方,分出 A^6a 向上伴随 B^6a, A^6b 和 A^6c 则分别伴随 B^6b 和 B^6c 走行; b. 基底段肺动脉: 右下肺动脉向下分出前外股和后内股。前外股分出 A^7 和 A^8,后内股分出 A^9 和 A^{10}。上述肺段动脉伴随同名支气管 B^7、B^8、B^9 和 B^{10} 向内、前、外和后四个方向走向右下叶各基底段区域。

③肺段静脉: 下表归纳右肺下叶肺段静脉对各个肺段和亚段的分隔。

属静脉	V^6a	V^6b	V^6c
V^6 分隔内容	S^6a 和 S^6b	S^6b 和 S^6c	S^6c 和 $S^{10}a$
属静脉	V^7a	V^7b	
V^7 分隔内容	S^7a 和 S^8b	S^7a 和 S^7b	
属静脉	V^8a	V^8b	
V^8 分隔内容	S^8a 和 S^8b	S^8b 和 S^9b	
属静脉	V^9a	V^9b	
V^9 分隔内容	S^9a 和 S^9b	S^9b 和 $S^{10}b$	
属静脉	$V^{10}a$	$V^{10}b$	$V^{10}c$
V^{10} 分隔内容	$S^{10}a$ 和 $S^{10}c$	$S^{10}b$ 和 $S^{10}c$	行经 $S^{10}c$ 内

右肺下叶肺静脉的汇流过程大致如下:

V^6a、V^6b 和 V^6c 汇入 V^6, V^7a、V^7b 和 V^7c 汇入 V^7, V^8a 和 V^8b 汇入 V^8, V^9a 和 V^9b 汇入 V^9, $V^{10}a$、$V^{10}b$ 和 $V^{10}c$ 汇入 V^{10}。上述肺段静脉再从后上、外下和后下 3 个方向最终汇合形成右下肺静脉干进入左心房。

④肺段的解剖位置：a.背段（S^6）位于两肺下叶的尖顶区域；b.内基底段（S^7）扁小，充填于右心缘旁区，是全肺中唯一不分亚段并且与胸壁不接触的肺段；c.前基底段（S^8）位于右肺底前方区域；d.外基底段（S^9）位于右肺底外侧区域；e.后基底段（S^{10}）位于右肺底后方区域，并向内侧延伸靠拢内基底段（S^7）。

CT/MRI 建议观察平面：

①横断面 CT 图像为右肺下叶各个肺段的最基本和最重要的观察平面。
②冠状面和矢状面 CT 重建图像可补充观察背段与各基底段的关系。

CT/MRI 观察要点提示：

在 CT 横断面图像上基本可以识别右肺下叶各个肺段和亚段的支气管分支以及各个肺段的解剖位置和范围。内基底段不分亚段，重点观察其解剖位置和范围。其余 3 个基底段支气管的分支模式多样，多依序分支，也可出现 2 支或 3 支共干。

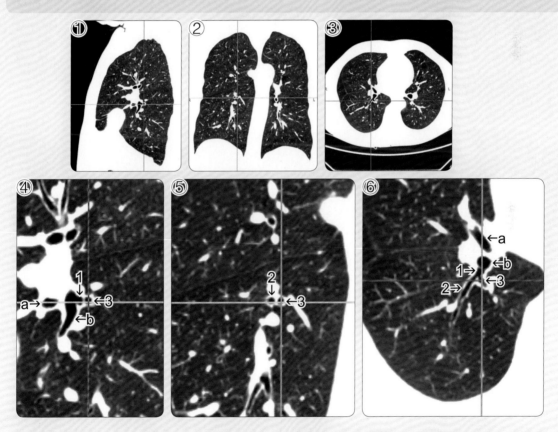

1. 右肺下叶背段气管（B^6）；2. 右肺下叶背段外亚段支气管（B^6b）；3. 右肺下叶背段内亚段支气管（B^6c）；a. 右肺中叶支气管；b. 右肺下叶基底干支气管

图 4.2-7a　右肺下叶背段支气管（B^6）

图①至图③为定位片，图④至图⑥为右肺下叶背段支气管的多平面 CT 图像。

●观察右肺下叶背段支气管：○矢状面图像显示在下叶支气管起始段的后壁向后方发出右肺下叶背段支气管，与前方的中叶支气管相对应。○冠状面图像显示内亚段和外亚段支气管内外排列的正圆环形阴影。○横断面图像可同时显示背段支气管向后分为内亚段和外亚段支气管。

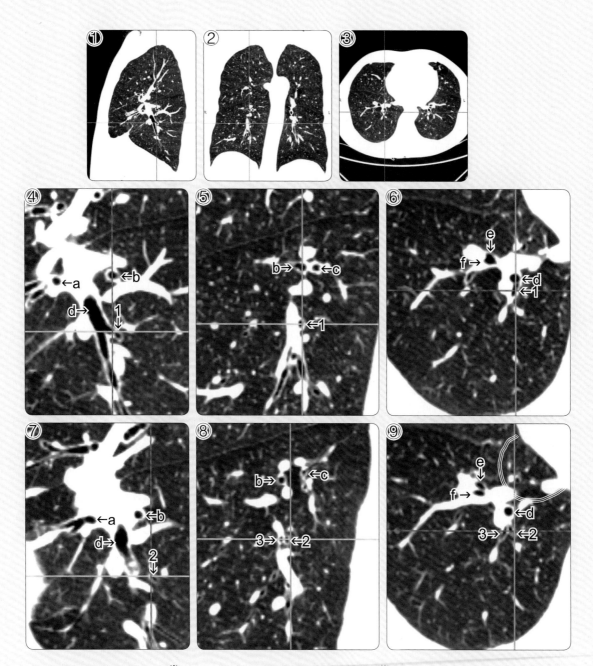

1. "下"背段支气管（B※）；2. "下"背段内亚段支气管（B※c）；3. "下"背段外亚段支气管（B※b）；a. 右肺中叶支气管；b. 背段外亚段支气管（B⁶a）；c. 背段内亚段支气管（B⁶b）；d. 右肺下叶基底干支气管；e. 右肺下叶前基底段支气管（B⁸）；f. 右肺下叶外基底段支气管（B⁹）

图 4.2-7b　右肺下叶 "下" 背段支气管（B※）

　　图①至图③为定位片，图④至图⑨为右肺下叶背段支气管（B⁶）和 "下" 背段支气管（B※）。

　　●观察右肺下叶 "下" 背段支气管：○右肺下叶 "下" 背段（S※）少见，"下" 背段支气管（B※）位于右肺下叶背段的下方，自背段支气管之下的后基底段支气管后壁发出后，与背段支气管平行向后走行。○ "下" 背段常见于背段短小或低矮而缺乏上亚段的个体，以填补在背段与后基底段之间的空间。

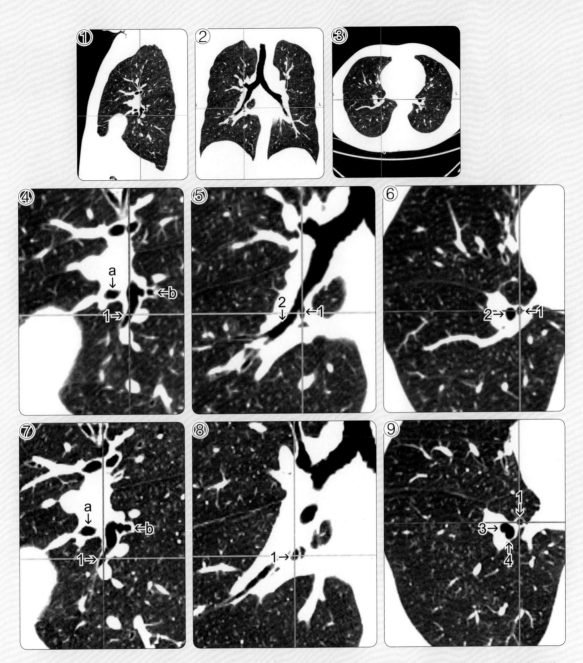

1. 右肺下叶内基底段支气管（B^7）；2. 右肺下叶基底干支气管；3. 右肺下叶前、外基底段支气管（B^8+B^9）；4. 右肺下叶后基底段支气管（B^{10}）；a. 右肺中叶支气管；b. 右肺下叶背段支气管（B^6）

图 4.2-7c　右肺下叶内基底段支气管（B^7）

　　图①至图③为定位片，图④至图⑨为不同高度层面的多平面 CT 重建图像。

　　●观察右肺下叶内基底段支气管：○冠状面图像显示右肺下叶内基底段支气管自右肺下叶基底干支气管内侧壁分出并向下走行，与基底干支气管形成锐角。○横断面图像显示内基底段支气管位于基底干支气管内侧，下方的横断面图像可进一步显示右肺下叶基底干支气管分为前基底段和外基底段（B^8+B^9）的共干支气管，后方为后基底段支气管（B^{10}），两者与内侧的内基底段支气管一起构成"品"字形状。

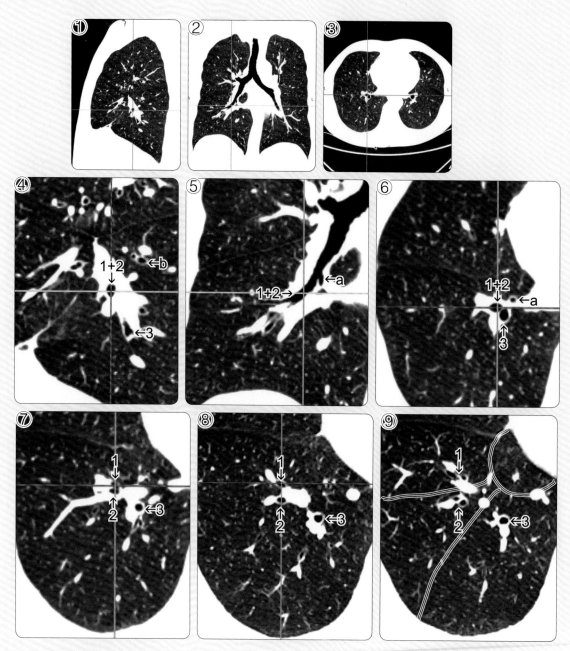

1. 右肺前基底段支气管（B⁸）；2. 右肺外基底段支气管（B⁹）；3. 右肺后基底段支气管（B¹⁰）；a. 右肺内基底段支气管（B⁷）；b. 右肺下叶背段支气管（B⁶）；三线. 肺段间分界

图 4.2-7d　右肺下叶前基底段支气管（B⁸）

　　图①至图③为定位片，图④为矢状面 CT 图像，图⑤为冠状面 CT 图像，图⑥至图⑨为自上而下的横断面 CT 图像。

　　●观察右肺下叶前基底段支气管：○本例右肺下叶基底段支气管为 2 分支模式，即自基底干支气管先分出 2 个支气管，前方 1 支为 B⁸ 和 B⁹ 的共干，后方 1 支为 B¹⁰。○右肺下叶前基底段支气管的分支分布：前基底段支气管向前下方分出内外两支亚段支气管，内亚段支气管向前下方分支分布，外亚段支气管向前下外方分支分布，整个前基底段位于右肺下叶基底部前区。

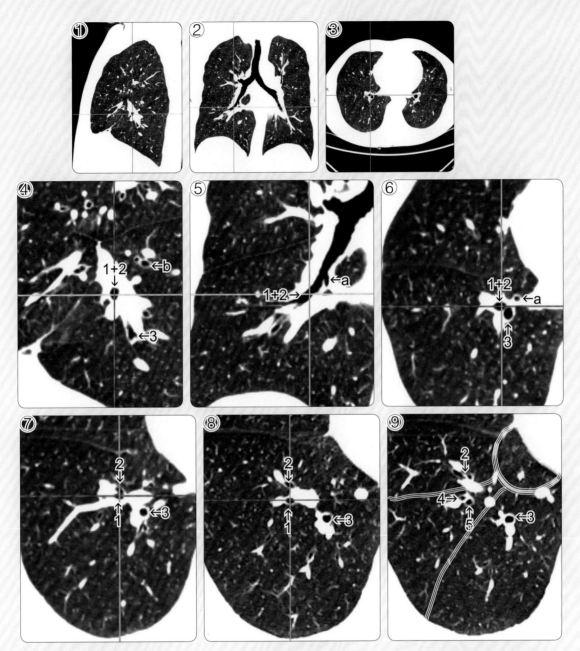

1. 右肺外基底段支气管（B⁹）；2. 右肺前基底段支气管（B⁸）；3. 右肺后基底段支气管（B¹⁰）；
4. 右肺外基底段外亚段支气管（B⁹a）；5. 右肺外基底段内亚段支气管（B⁹b）；a. 右肺内基底段支气管（B⁷）；b. 右肺下叶背段支气管（B⁶）；三线．各基底段分界

图 4.2-7e　右肺下叶外基底段支气管（B⁹）

　　图①至图③为定位片，图④为矢状面 CT 图像，图⑤为冠状面 CT 图像，图⑥至图⑨为自上而下的横断面 CT 图像。

　　●观察右肺下叶外基底段支气管：○本例右肺外基底段支气管与前基底段支气管共干，分支后外基底段支气管位于前基底段支气管后方。○右肺下叶外基底段支气管分出内外两个亚段支气管，外亚段支气管向外侧分支分布，占据整个右肺基底部的中间，呈内窄外宽的三角形，位于前、后基底段之间。内亚段支气管向下方分支分布，与内基底段毗邻。

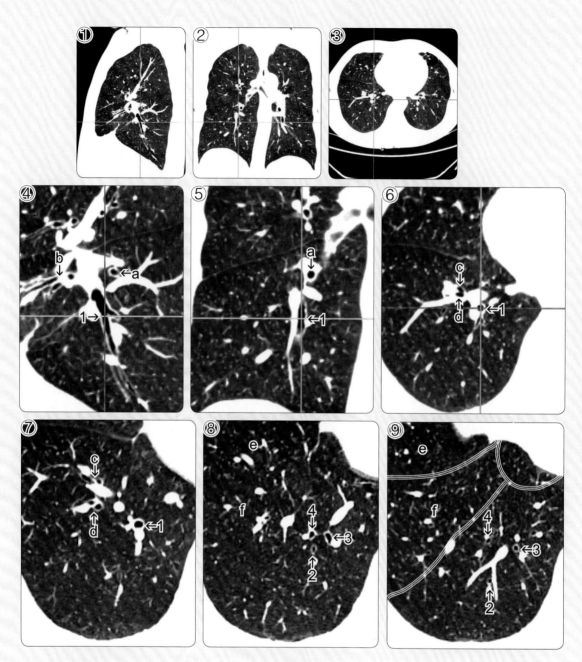

1. 右肺后基底段支气管（B¹⁰）；2. 右肺后基底段后亚段支气管（B¹⁰a）；3. 右肺后基底段内亚段支气管（B¹⁰b）；4. 右肺后基底段外亚段支气管（B¹⁰c）；a. 右肺下叶背段支气管（B⁶）；b. 右肺中叶支气管；c. 右肺前基底段支气管（B⁸）；d. 右肺外基底段支气管（B⁹）；e. 右肺前基底段（S⁸）；f. 右肺外基底段（S⁹）；三线. 段间分界

图 4.2-7f 右肺下叶后基底段支气管（B¹⁰）

图①至图③为定位片，图④和图⑤为矢、冠状面 CT 图像，图⑥至图⑨为横断面 CT 图像。

●观察右肺下叶后基底段支气管：○右肺下叶后基底段支气管沿下叶基底干支气管方向一直向后下方延伸形成终末支的后基底段支气管。○后基底段支气管分后亚段、外亚段和内亚段等 3 支亚段支气管，为基底段中范围最大的一个肺段，占据肺基底部的后 1/3 以上，向内侧至纵隔，延伸至内基底段的后方。

● Point-08：左肺上叶的肺段和亚段

区域解剖简析：

左肺上叶包括尖后段（S^{1+2}）、前段（S^3）、上舌段（S^4）和下舌段（S^5）。

①肺段支气管：左肺上叶的肺段支气管包括尖后段支气管（B^{1+2}）、前段支气管（B^3）、上舌段支气管（B^4）和下舌段支气管（B^5）。前两支自左肺上叶上部支气管分出，相当于右肺上叶。后两支自左肺上叶舌部支气管分出，相当于右肺中叶。a. 尖后段支气管（B^{1+2}）自上部支气管分出后上行约 10~20mm，分出 3 个亚段支气管，分别是向上方分出上亚段支气管（$B^{1+2}a$）、向后方分出后亚段支气管（$B^{1+2}b$）和向外方分出外亚段支气管（$B^{1+2}c$）。b. 前段支气管（B^3）向前走行 10mm 也分出 3 个亚段支气管，分别是向外侧的外亚段支气管（B^3a）、向前方的前亚段支气管（B^3b）和向前上方的前上亚段支气管（B^3c）。请注意，左上叶上部的两个肺段支气管均分出 3 个亚段支气管，这与左肺上叶空间需要更适当的分配和补充有关。c. 上舌段支气管（B^4）分出向外侧的外亚段支气管（B^4a）和向前下方的前亚段支气管（B^4b），两者趋于水平走行和分布。d. 下舌段支气管（B^5）在上舌段的下方同样分出向外侧的外亚段支气管（B^5a）和向前下方的前亚段支气管（B^5b），这两者以相同方向排列在（B^4a）和（B^4b）的下方，并且趋于倾斜向前下方走行和分布。

②肺段动脉：左肺动脉跨过左上叶支气管陆续分出前段肺动脉（A^3）、尖后段肺动脉（$A^{1+2}a+b$）、（$A^{1+2}c$）、上舌段肺动脉（A^4）和下舌段肺动脉（A^5）。这些肺段动脉严格伴随肺段支气管及其分支走行和分布。a. 左上叶前段肺动脉（A^3）伴行在 B^3 的内侧，水平向前成浅弧形分支和走行。b. 左上叶尖后段肺动脉的（$A^{1+2}a+b$）常常是以一个共干向上伴随 $B^{1+2}a+b$ 走行。c. 左上叶尖后段肺动脉的（$A^{1+2}c$）伴随在 $B^{1+2}c$ 的下方走行。d. 舌部肺动脉（A^{4+5}）在舌部支气管（B^{4+5}）的上方跨过并伴随其走行和分支。

③肺段静脉：左肺上叶尖后段肺静脉（V^{1+2}）向下近乎垂直走行，在其下方的左肺上叶前段肺静脉（V^3）自前往后走行至纵隔侧的主肺动脉和左肺动脉交界点外缘处与下行的（V^{1+2}）汇合，在接近左主支气管前方接收上舌段肺静脉（V^4）和下舌段肺静脉（V^5）的回流后，上述静脉血注入左上肺静脉干。各个肺段和肺亚段的静脉分界肺亚段和肺段的详细情况见下表：

属静脉	V^1a		
V^1 分隔内容	$S^{1+2}a$ 和 S^3c		
属静脉	V^2a	V^2b	V^2c
V^2 分隔内容	$S^{1+2}a$ 和 $S^{1+2}b$	$S^{1+2}b$ 和 $S^{1+2}c$	$S^{1+2}c$ 和 S^3a
属静脉	V^3a	V^3b	V^3c
V^3 分隔内容	$S^{1+2}c$、S^3a 和 S^4a	S^3b 和 S^4b	S^3b 和 S^3c
属静脉	V^4a	V^4b	
V^4 分隔内容	S^4a 和 S^4b	S^4b 和 S^5a	
属静脉	V^5a	V^5b	
V^5 分隔内容	S^5a 和 S^5b	S^5b 的下方	

④肺段的解剖位置：a. 尖后段（S^{1+2}）占据左上叶上部的肺尖部、后部和外侧的后半段；b. 前段（S^3）占据左上叶上部外侧的前半段、前部和前上部；c. 上舌段（S^4）在左上叶前段（S^3）的下方；d. 下舌段（S^5）位于上舌段（S^4）的下方和后方。

CT/MRI 建议观察平面：

①横断面 CT 图像为左肺上叶各个肺段的基本观察平面。

②冠状面和矢状面 CT 重建图像可进一步观察左肺上叶各个肺段的位置及其间的解剖关系。 冠状面图像还可以观察前后走行支气管的"环形征"。

CT/MRI 观察要点提示：

左肺上叶上部和下部支气管虽然相当于右肺上叶和中叶支气管，但因肺叶支气管分支不同加上个体差异，上述各个肺段和亚段支气管的表现不尽相同，这一点是该部解剖 CT/MRI 观察的重点和难点。 以各个肺段和相关支气管的解剖位置为线索，进行比较和识别是解决这些疑点的关键。

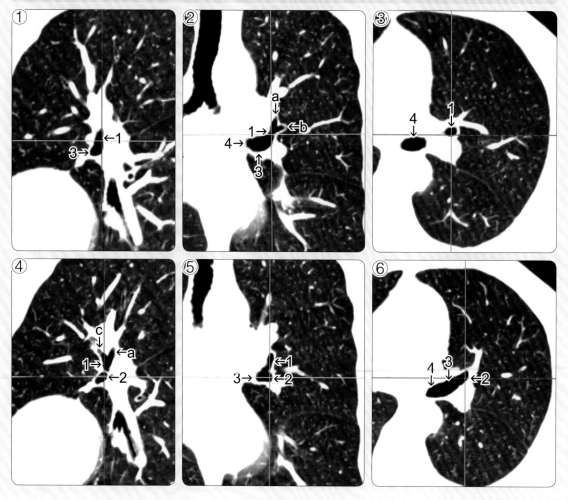

1. 左肺上叶上部支气管；2. 左肺上叶舌部支气管；3. 左肺上叶支气管；4. 左肺主支气管；a. 左肺上叶尖后段支气管（B^{1+2}）；b. 左肺上叶尖后段外亚段支气管（B^{1+2}c）；c. 左肺上叶前段支气管（B^3）

图 4.2-8a　左肺上叶上部支气管和舌部支气管

　　图①至图③和图④至图⑥分别为左肺上叶上部支气管和舌部支气管的 CT 图像。

　　●观察左肺上叶上部支气管和舌部支气管：○左肺上叶上部支气管在左肺上叶支气管末端向上分出，与左肺上叶支气管形成的支气管弓，向上托起左肺动脉弓。其下方与左肺上叶支气管相延续，向左上方走行并分出左肺上叶的各段支气管。○左肺上叶舌部支气管与上部支气管分支后走向前下方，陆续分出左肺舌部上舌段支气管与下舌段支气管。

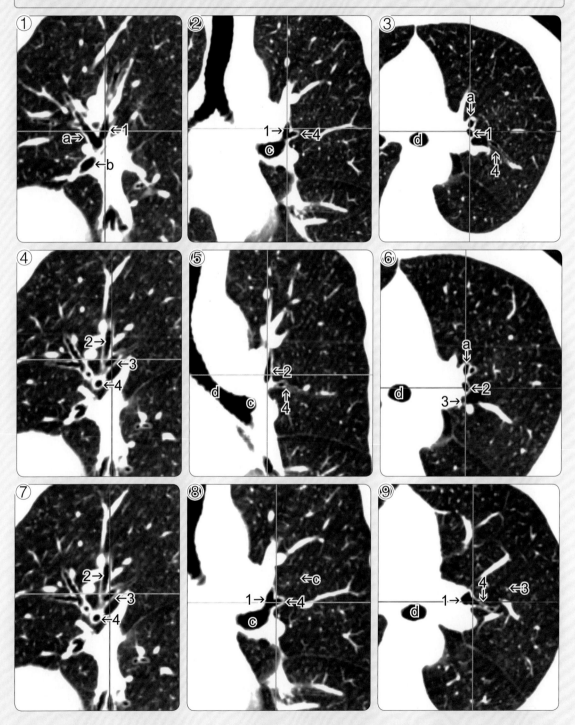

1. 左肺上叶尖后段支气管（B^{1+2}）；2. 左肺上叶尖后段上亚段支气管（B^{1+2}a）；3. 左肺上叶尖后段后亚段支气管（B^{1+2}b）；4. 左肺上叶尖后段外亚段支气管（B^{1+2}c）；a. 左肺上叶前亚段支气管；b. 左肺上叶舌部支气管；c. 左肺上叶支气管；d. 左肺主支气管

图 4.2-8b　左肺上叶尖后段支气管（B^{1+2}）

　　图①至图③和图④至图⑨分别为左肺上叶尖后段和各亚段支气管的多平面 CT 图像。

　　●观察左肺上叶尖后段及其亚段支气管：○左肺上叶尖后段支气管：自左肺上叶上部支气管向上略偏向后方和外侧走行。○各个亚段支气管：a. 上亚段支气管较尖后段支气管角度略偏前，向正上方走行。b. 后亚段支气管较尖后段支气管角度偏后向后上方走行。c. 外亚段支气管在尖后段支气管起始部附近发出，水平向外侧走行。

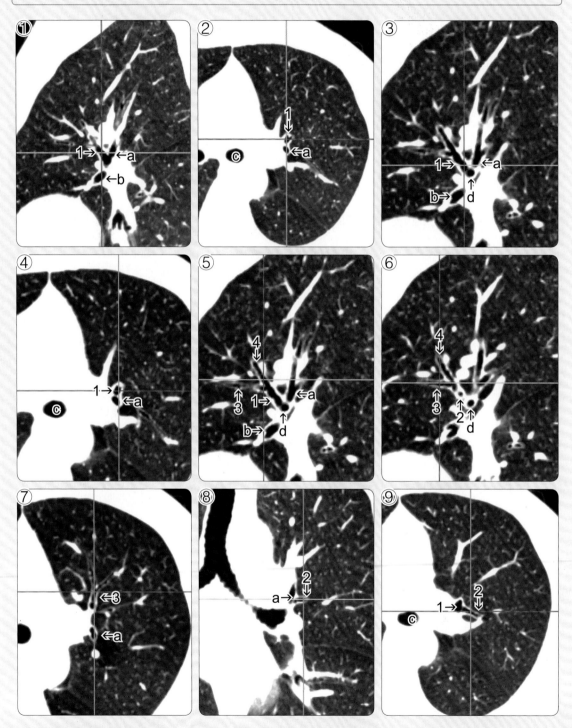

1. 左肺上叶前段支气管（B^3）；2. 外亚段支气管（B^{3}a）；3. 前亚段支气管（B^{3}b）；4. 上亚段支气管（B^{3}c）；a. 左肺上叶尖后段支气管（B^{1+2}）；b. 左肺上叶舌部支气管；c. 左肺主支气管；d. 左肺上叶尖后段外亚段支气管（B^{1+2}c）

图 4.2-8c　左肺上叶前段支气管（B³）

　　图①至图④和图⑤至图⑨分别为左肺上叶前段支气管和各个亚段支气管的多平面 CT 图像。
　　●观察左肺上叶前段及其亚段支气管：○左肺上叶前段支气管于尖后段支气管根部的前方分出，向前上方近 45° 角走行。○左肺上叶前段的 3 个亚段支气管：**a.** 上亚段支气管为前段支气管的延长段，以同样角度走向前上方。**b.** 前亚段支气管自前段支气管分出后趋于水平方向向前方走行和分支。**c.** 外亚段支气管在前段支气管的根部向外侧发出、接近水平走行和分布。

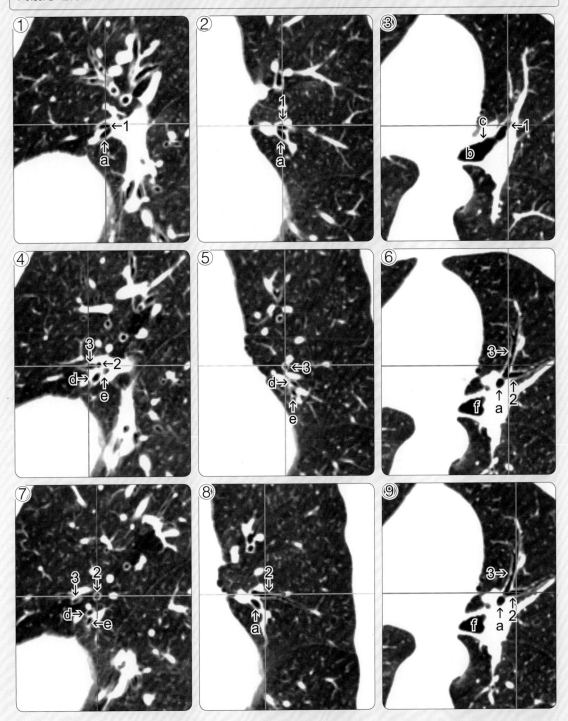

1. 左肺上叶上舌段支气管（B⁴）；2. 外亚段支气管（B⁴a）；3. 前亚段支气管（B⁴b）；a. 左肺上叶下舌段支气管（B⁵）；b. 左肺上叶上舌段支气管；c. 左肺上叶舌部支气管；d. 左肺下叶下舌段外亚段支气管（B⁵a）；e. 左肺下叶下舌段前亚段支气管（B⁵b）；f. 左肺下叶支气管

图 4.2-8d　左肺上叶上舌段支气管（B⁴）

　　图①至图③和图④至图⑨分别为左肺上叶上舌段和各亚段支气管的多平面 CT 图像。

　　●观察左肺上叶上舌段支气管：○左肺上叶上舌段支气管在舌部支气管分出后接近水平向前走行，在横断面图像上形成左肺上叶支气管、舌部支气管和上舌段支气管的 3 段联合。○左肺上叶上舌段的外亚段和前亚段支气管分别向外侧沿冠状面趋于水平走行和向前方略偏外侧走行，趋于水平。

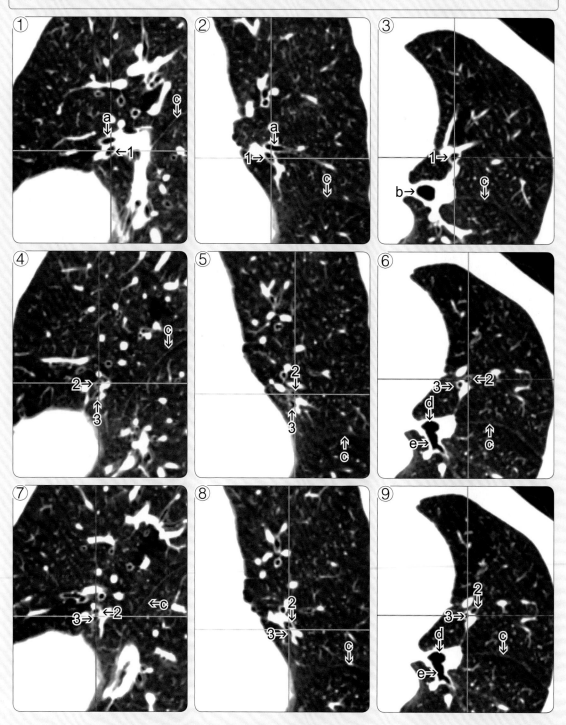

1. 左肺上叶下舌段支气管（B⁵）；2. 左肺上叶下舌段外亚段支气管（B⁵a）；3. 左肺上叶下舌段前亚段支气管（B⁵b）；a. 左肺上叶上舌段支气管（B⁴）；b. 左肺下叶支气管；c. 左肺斜裂；d. 左肺下叶基底干支气管；e. 左肺下叶背段支气管（B⁶）

图 4.2-8e　左肺上叶下舌段支气管（B^5）

　　图①至图③和图④至图⑨为左肺上叶下舌段支气管和各亚段支气管的多平面 CT 图像。
　　●观察左肺上叶下舌段支气管：○左肺上叶下舌段支气管：在舌部支气管分出后向前下方走行，倾斜角度较大，横断面显示其为孤立的环形阴影。○下舌段的外亚段支气管自下舌段支气管分出后斜向外下方走行，因倾斜角度大，故在冠状面和横断面图像上呈长椭圆环形阴影。○下舌段的前亚段支气管向前下方以更大的倾斜角度走行，横断面图像显示为环形阴影。

● Point-09: 左肺下叶的肺段和亚段

区域解剖简析：

　　左肺下叶也是 4 个肺段，有背段（S^6）、前内基底段（S^{7+8}）、外基底段（S^9）和后基底段（S^{10}）。与右肺下叶的区别主要在前内基底段（S^{7+8}）。

　　①肺段和亚段支气管：左肺下叶的背段和后基底段分别分 3 个亚段，前内基底段和外基底段分别分 2 个亚段。a. 背段支气管（B^6）约在左下叶支气管开口处附近后壁开口，管径约 6mm。其开口位置比右肺下叶背段支气管的开口略高。背段支气管向后笔直走行约 10mm 后分出向上的上亚段支气管（B^{6}a）、向外侧的外亚段支气管（B^{6}b）和向纵隔侧的内亚段支气管（B^{6}c）3 个亚段支气管。b. 前内基底段支气管（B^{7+8}）为基底干支气管的第 1 个分支，约在背段支气管开口下方 11mm 处自基底干支气管内侧发出后分沿左心缘区域走行的内亚段支气管（B^{7+8}a）和向前走行的前亚段支气管（B^{7+8}b）。c. 外基底段支气管（B^9）向外侧走行并分出向外后方的后亚段（B^{9}a）和向外前方的前亚段支气管（B^{9}b）。d. 后基底支（B^{10}）为基底干支气管的终末支，分出向后方的后亚段支气管（B^{10}a）、向后外方的外亚段支气管（B^{10}b）和向后内方的内亚段支气管（B^{10}c）。

　　②肺段动脉和肺段静脉：左肺下叶肺段动脉和肺段静脉的布局与右肺下叶类似；但是，在左肺下叶内基底段（S^7）和前基底段（S^8）合成前内基底段（S^{7+8}）时，其肺段动脉供血和肺段静脉引流等都将发生减少和调整。

　　③肺段的解剖位置：a. 背段（S^6）分布在左下叶的尖顶部。b. 前内基底段（S^{7+8}）位于左心缘至整个斜裂后方的区域，向左心膈角和左侧前肋膈角区域延伸，其内侧为左心缘，外侧为外基底段的前界。c. 外基底段（S^9）占据肺底的外侧部，前界为前内基底段的外界，后界为后基底段的外界；d. 后基底段（S^{10}）位于左肺基底的后方和后内侧，外侧为外基底段（S^9）的后界，内侧贴近脊柱和纵隔。

CT/MRI 建议观察平面：

　　①横断面 CT 图像为基本观察平面。
　　②冠状面 CT 图像有助于显示背段支气管（B^6）的正切环形阴影。

CT/MRI 观察要点提示：

　　①两肺下叶背段支气管（B^6）的主要区别是左侧位置略高于右侧。
　　②左肺下叶各个基底段的位置可以依据以下 3 点：a. 解剖位置。b. 肺段支气管和肺段动脉。c. 肺段周边的静脉和无肺纹带。

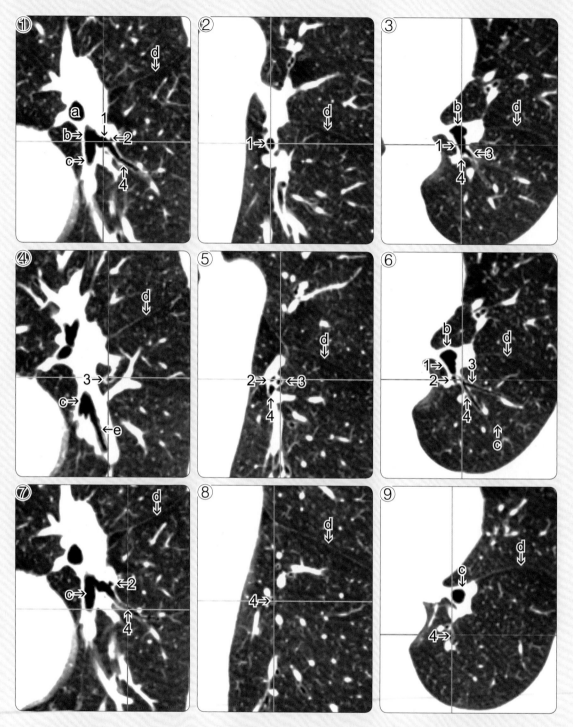

1. 左肺下叶背段支气管（B⁶）；2. 左肺下叶背段上亚段支气管（B⁶a）；3. 左肺下叶背段外亚段支气管（B⁶b）；4. 左肺下叶背段内亚段支气管（B⁶c）；a. 左肺上叶支气管；b. 左肺下叶支气管；c. 左肺下叶基底干支气管；d. 左肺斜裂；e. 左肺下叶后基底段支气管（B¹⁰）

图 4.2-9a　左肺下叶背段支气管（B⁶）

　　图①至图③和图④至图⑨为左肺下叶背段和各亚段支气管的多平面 CT 图像。

　　●观察左肺下叶背段支气管：○左肺下叶背段支气管为左肺下叶的第 1 个向后方水平发出的支气管，识别并不困难。○左肺下叶背段上亚段支气管向上走行分布，也可与其他段支气管共干或缺如。外亚段支气管向外侧和后方走行分布，内亚段支气管向内侧和下方走行和分布。

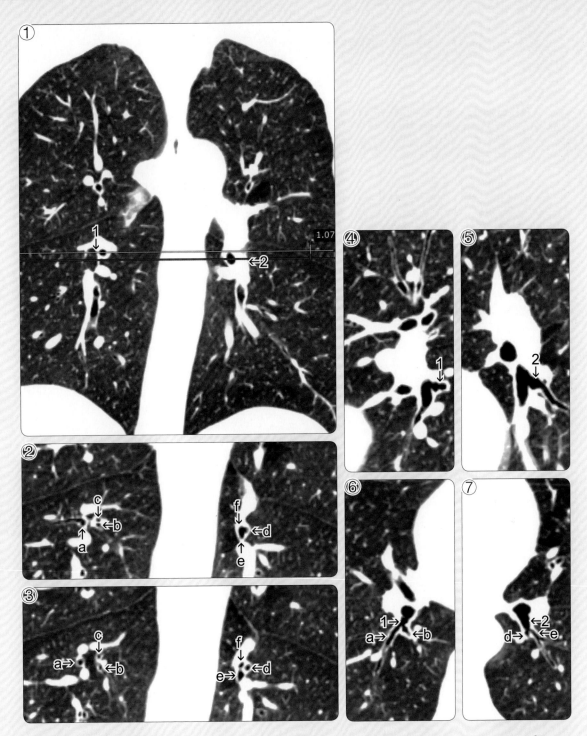

1. 右下叶背段支气管（B^6）；2. 左下叶背段支气管（B^6）；a. 右下叶背段外亚段支气管（B^{6}b）；
b. 右下叶背段内亚段支气管（B^{6}c）；c. 右下叶背段上亚段支气管（B^{6}a）；d. 左下叶背段外
亚段支气管（B^{6}b）；e. 左下叶背段内亚段支气管（B^{6}c）；f. 左下叶背段上亚段支气管（B^{6}a）

图 4.2-9b　两肺下叶背段支气管比较

图①至图⑦为两肺下叶背段和亚段支气管的多平面 CT 图像。

●观察两肺下叶背段支气管：○左肺背段支气管比右肺背段支气管管径略小，位置略高。
○两肺下叶背段的各个亚段支气管分支和走行基本上呈 3 个方向，但是其分出顺序和走行方向
并不一定，例如上亚段支气管并非一定向上方发出和走行，有时会缺如。

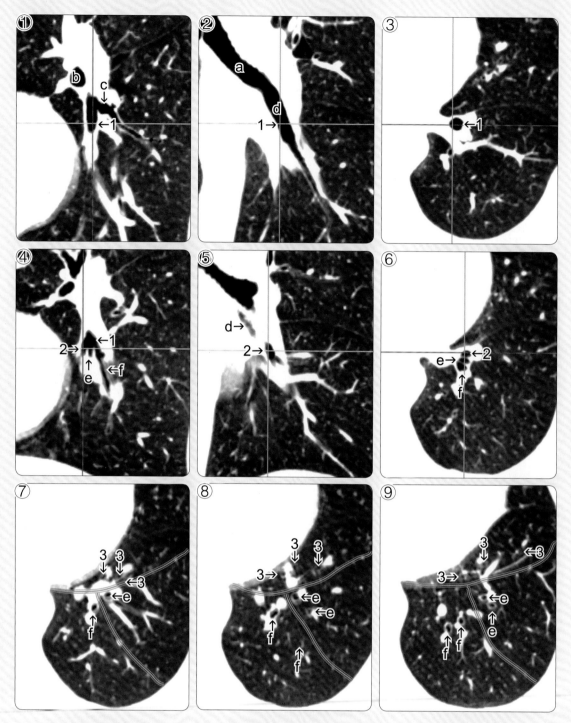

1. 左肺下叶基底干支气管；2. 左肺下叶前内基底段支气管（B⁷⁺⁸）；3. 左肺下叶前内基底段支气管分支（B⁷⁺⁸a、b）；a. 左肺主支气管；b. 左肺上叶支气管；c. 左肺下叶背段支气管；d. 左肺下叶支气管；e. 左肺下叶外基底段支气管（B⁹）；f. 左肺下叶后基底段支气管（B¹⁰）

图 4.2-9c　左肺下叶前内基底段支气管（B⁷⁺⁸）

　　图①至图③和图④至图⑨为左肺下叶基底干支气管和前内基底段支气管的 CT 图像。

　　●观察左肺下叶前内基底段支气管：○左肺下叶基底干支气管在肺下叶背段支气管以下，分出各个基底段支气管。○左肺下叶前内基底段支气管系基底干支气管分出的第 1 个分支，本例个体是 3 个基底段支气管同时分出，如农具三齿耙一样。○左肺下叶前内基底段支气管的分支分布在左肺斜裂后方的心缘旁区域。

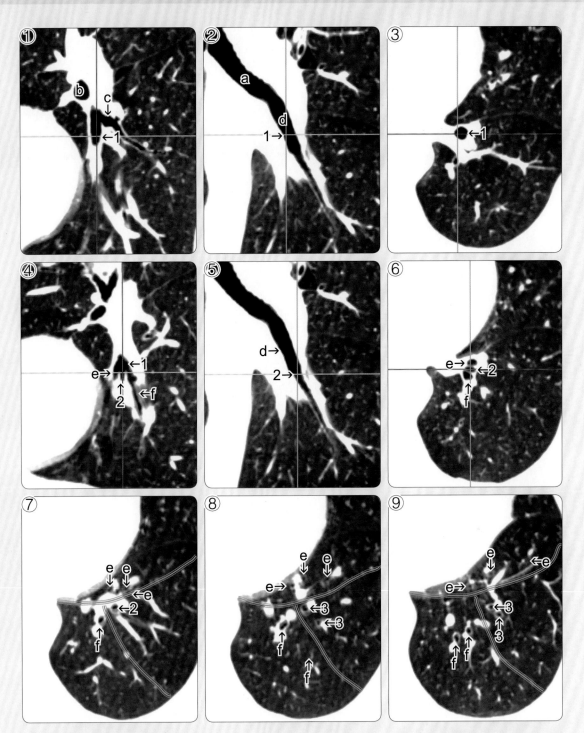

1. 左肺下叶基底干支气管；2. 左肺下叶外基底段支气管（B⁹）；3. 左肺下叶外基底段支气管分支（B⁹a、b）；a. 左肺主支气管；b. 左肺上叶支气管；c. 左肺下叶背段支气管；d. 左肺下叶支气管；e. 左肺下叶前内基底段支气管（B⁷⁺⁸）；f. 左肺下叶后基底段支气管（B¹⁰）

图 4.2-9d　左肺下叶外基底段支气管（B⁹）

图①至图③和图④至图⑨为左肺下叶外基底段支气管和各亚段支气管的 CT 图像。

●观察左肺下叶外基底段支气管：○左肺下叶外基底段支气管通常系基底干支气管分出的第 2 个基底段支气管，本例个体是 3 个基底段支气管同时分出，如农具三齿耙一样。○左肺下叶外基底段支气管在左肺下叶前内基底段和后基底段之间分支分布，绝大多数分出两个亚段支气管。

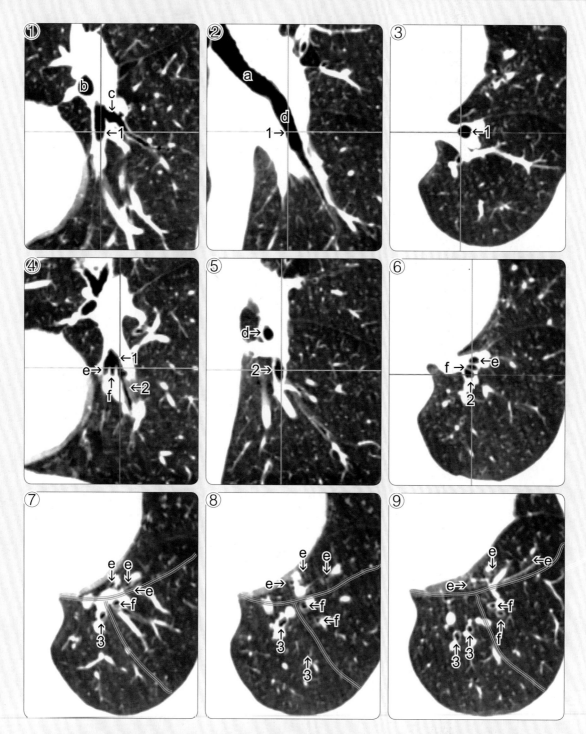

1. 左肺下叶基底干支气管；2. 左肺下叶后基底段支气管（B^{10}）；3. 左肺下叶后基底段支气管分支（B^{10}a、b）；a. 左肺主支气管；b. 左肺上叶支气管；c. 左肺下叶背段支气管；d. 左肺下叶支气管；e. 左肺下叶前内基底段支气管（B^{7+8}）；f. 左肺下叶外基底段支气管（B^9）

图 4.2-9e　左肺下叶后基底段支气管（B^{10}）

　　图①至图③和图④至图⑨为左肺下叶基底干支气管和后基底段支气管 CT 图像。

　　●观察左肺下叶后基底段支气管：○左肺下叶后基底段支气管通常系基底干支气管向后方分出的第 3 个分支，本例个体是 3 个基底段支气管同时分出，如农具三齿耙一样。○左肺下叶后基底段支气管通常分为 3 个亚段支气管，本例未显示明确的 3 个亚段。

a present：肺叶和肺段支气管拾趣

肺叶、肺段支气管在名称和分支方面有很多趣闻。

①最"奇葩"的名称

"中间支气管（intermediate branch）"恐怕是全肺支气管中最奇葩的名称。这一段支气管既不属于右肺上叶，也不属于右肺中叶，而是位于两者之间，故被称为中间支气管，是唯一不按肺叶和肺段命名的支气管。

②被"合并"的肺段

左肺因为受到心脏和主动脉等大血管的影响，体积有所减少，从而在左肺上叶和下叶都出现肺段合并的情况。左肺上叶的尖段和后段合二为一被称为"尖后段"。在左肺下叶的前基底段和内基底段合并为"前内基底段"。这两种情况只是比较常态的表现。有的个体常常会出现左肺上叶尖后段和左肺下叶前内基底段与右肺一样并未合并，仍然成"十肺段"布局，所以要注意上述这些肺段的合并并非是固定不变的。

③被"拷贝"的肺段

文献中有关于 S*，即"下背段（subsuperior segment）"的描述。这是在背段和后基底段之间出现的一个肺段，该肺段由日本学者提出，的确是可以经常看到的肺段。在国内文献中几乎未被提及，需要引起注意。下背段的分支表现与背段类似，在背段支气管开口的下方从下叶基底干支气管向后分出另外一个新的肺段，有其独立的肺段和亚段支气管，酷似原有背段的复制品，为背段的一部分。

④被"消失"的肺段或亚段

按照解剖教科书的描述，肺段和亚段都有一定的数目，其实有时某些肺段或亚段可能并不存在。最突出的例子就是两肺下叶背段 3 个亚段支气管分支中的上亚段支气管和上亚段常常不明显或根本就不存在。从而导致上段斜裂向后方倾倒，使正常个体在正位胸片上可见上段斜裂显示的线条阴影。有时两侧斜裂均被显示。

⑤"尖段"和"背段"之争

两肺上叶最高的肺段分别是"尖段"或"尖后段"，英语为"apical segment"。两肺下叶最高的肺段被称为"背段"或"上段"，英语为"superial segment"。两者均为各自肺叶的制高点，以至于在英文中有时两者均标记为"apical"，都是顶尖的意思。其实上叶的尖段处于全肺的顶端，称为"尖段"实至名归；下叶的尖部位于全肺的背部，称为"背段"似更为贴切。

⑥"说没就没"的支气管

右肺下叶支气管就是这样一个说没就没的支气管。右肺下叶支气管是右肺中间支气管的直接延续，是在右肺中叶支气管开口的下方移行为下叶支气管。但是，我们常常看到右肺中间支气管前壁分出中叶支气管后，几乎是从同水平的支气管后壁向后发出下叶背段支气管。此种情况下，右肺下叶支气管的长度几乎等于"0"或者根本就无法测量其长度。所谓的右肺下叶支气管也就"消失"了。

⑦基底干支气管、基底段支气管和肺基底段

上述解剖结构虽然都有"基底"二字，但是各自具有各不相同的含义。a. 基底干支气管：位于下叶背段支气管（B^6）与最后 1 个基底段支气管（通常是后基底段支气管）之间的支气管，其长度在 10~40mm 范围；b. 基底段支气管：是从基底干支气管陆续发出至各个肺基底段的支气管，其中，右肺包括（B^7）、（B^8）、（B^9）和（B^{10}）4 个基底段支气管，左肺包括（B^{7+8}）、（B^9）和（B^{10}）3 个基底段支气管；c. 肺基底段：是排列在两肺基底部的肺段，右肺有（S^7）、（S^8）、（S^9）和（S^{10}），左肺有（S^{7+8}）、（S^9）和（S^{10}）。上述所有支气管都在下肺叶内部，而 4 个基底段则不分先后都位于肺底且毗邻膈肌。（S^7）位于内侧，（S^8）位于前方，（S^9）位于外侧，（S^{10}）面积最大，位于后方。

总之，上述肺叶和肺段支气管在名称和表现上的这些复杂而有趣的表现及其多样的变化，充分反映出活体解剖学在本质上既有其一定的规律可循，又有其丰富的变化和广泛的个体差异存在。在实际 CT/MRI 的临床应用中，尤其需要在理解解剖基础原则的基础上，加以灵活理解和应用。

4.2.3　肺小叶

肺小叶（pulmonary lobule）是肺组织在大体解剖学上肉眼可辨的最小解剖单位。在 CT 图像上，正常的肺小叶可在肺的某些部位和某些特定的条件下进行识别和定位，是包括 CT/MRI 等影像学技术在内的影像学手段在未来可能有进一步提高空间的一个领域。

● Point-10：肺小叶的概念和解剖

区域解剖简析：

①肺小叶相关的解剖概念：包括肺小叶和腺泡。

a. 肺小叶（pulmonary lobule）：是指解剖学中所提及的"次级肺小叶（secondary pulmonary lobule）"。由 Miller 在 1947 年所描述，是被结缔组织间隔所包围且肉眼可见的最小肺解剖单位。有文献将次级肺小叶称为最小亚段的说法可能欠妥，因为再小的亚段也总是包含有数个肺小叶，这两者应是两个不同的概念。后来人们将次级肺小叶简称为"肺小叶"的目的也是为了避免将次级肺小叶与肺段相混淆。b. 腺泡（acinus）：腺泡是被包含在次级肺小叶中的若干个更小的、被称为"初级肺小叶（primary pulmonary lobule）"的解剖结构。Wyatt 认为一个次级肺小叶由 30 ～ 50 个腺泡组成，而 Horsfield 等则认为一个次级肺小叶只有 3 ～ 5 个腺泡。上述差别，可能因为作者们对初级肺小叶分支水平的界定不同或者每个次级肺小叶所涵盖腺胞的数目本身的差异就比较大。被包含在肺小叶内的腺泡虽然在解剖上没有肉眼可见的轮廓和界限，但腺泡在生理上被称为"终末呼吸单位（terminal respiratory unit，TRU）"，其支气管是以终末细支气管开始的，其后全部为呼吸性细支气管和直接向肺泡囊和肺泡开放的肺泡管。因为这些支气管的管壁没有纤毛存在，故腺胞内可以有渗出物滞留和细菌等微生物滋生，使之常常成为支气管肺炎或某些肉芽肿性疾病发生的策源地，在胸部平片和 CT 图像中显示为 3 ～ 5mm 大小的细小结节或斑片。而在大体解剖上肉眼可见的次级肺小叶反而不能成为在影像学上诊断支气管肺炎或某些肉芽肿的解剖单位。

②次级肺小叶的解剖：

次级肺小叶具有特定的形态、大小、中心结构和周围的结缔组织间隔，形成独立的解剖单位，其结构模式酷似一个小号的肺段。a. 次级肺小叶的形状为多面体形，每个肺小叶酷似蜂巢中的一个蜂房。此种表现在肺表面更为清晰。当个别肺小叶发生实变或肺小叶间隔增厚时均可以勾勒出肺小叶的形状；b. 次级肺小叶的直径大小 1 ～ 3cm 之间，大小有一定的变动范围；c. 次级肺小叶的中心由次级肺小叶支气管和同级的肺动脉及其周围的结缔组织鞘构成次级肺小叶的中心结构，也称次级肺小叶的核。肺小叶支气管的直径约 1mm，通常位于终末细支气管之前，为倒数第 2 级细支气管，有次级肺小叶动脉与之紧密伴随。d. 次级肺小叶的壁或间隔：在次级肺小叶的周围，即小叶与小叶之间，有一层结缔组织间隔，也称次级肺小叶的"壳"。此间隔由疏松结缔组织构成，间隔内含有静脉和淋巴管。在不同位置，次级肺小叶间隔发育的完善程度是不同的，在肺尖和两下肺叶的外侧面最为明显和完整，而在中上肺野和中心区域，次级肺小叶的间隔则较薄、不够完整甚或缺如。

CT/MRI 建议观察平面：

肺小叶在肺内不同部位的排列方向和形式是不同的，因此对肺小叶的观察效果也就受到肺小叶的排列方向的影响。

CT/MRI 观察要点提示：

在 CT 图像上观察肺小叶有以下几个要点需要注意：

①肺小叶中心结构是在目前 1mm 层厚 CT 图像上唯一可以清晰观察到的最小的肺内解剖结构，表现为 1~3mm 大小的模糊阴影。该阴影由肺小叶支气管、肺小叶动脉及其周围的结缔组织所形成的中心结构的综合阴影，无法进一步辨认其构成成分。该阴影之间的距离约与肺小叶直径相等。

②偶尔见于肺尖、肺底和下肺野的肺小叶间隔实际上已经因为某些原因发生增厚而超出了正常肺小叶间隔的厚度。肺小叶的其他解剖结构在目前影像学手段条件下尚无法显示。

a present ： 肺小叶和腺泡的影像学解剖和应用

①肺小叶的影像学解剖及其应用：在次级肺小叶内由多个腺泡充填其中，构成肺小叶的内容，可以称之为肺小叶的"瓤"；在肺小叶的周围，由纤维结缔组织包绕并形成肺小叶间隔或壁，可以称之为肺小叶的"壳"；在肺小叶的中心，有肺小叶支气管、肺小叶动脉和淋巴管等解剖结构加结缔组织鞘构成肺小叶的中心，可以称之为肺小叶的"中心"或"柄"。这些解剖结构构成的肺小叶的"瓤"、壳和柄就是我们需要在影像学上进行观察的内容。a. 肺小叶的"瓤"：以充盈空气的肺泡为主，某一个正常充气的肺小叶与相邻的同样充气的肺小叶在密度上是一样的，气体密度没有什么差异，故区分某一个肺小叶与其周围毗邻的肺小叶是不可能的。故在肺小叶的"瓤"里几乎除了气体没有其他。b. 肺小叶的"壳"：即肺小叶间隔，是由结缔组织为主构成的，既成为某一个肺小叶的壳，也是与周围毗邻肺的小叶之间的小叶间隔，在正常情况下小叶间隔的厚度没有达到肉眼观察的阈值，故在正常个体的 CT 图像上，肺小叶间隔无法显示和观察。但是在正常个体的肺尖、侧胸壁和肺底等部位，以及在肺间质性病变的情况下，如肿瘤、间质性肺炎、肺水肿和尘肺等职业病等情况下肺小叶间隔明显增厚时，肺小叶间隔就会非常清楚地显示为肺小叶边缘的多边形等异常阴影。另外，肺小叶周围有时会出现该肺小叶的引流静脉时，也可以显示此处的肺小叶间隔。c. 肺小叶的"柄"：即在肺小叶中心出现的肺小叶支气管（直径约 1mm）、肺小叶肺动脉、肺小叶淋巴管等与其周围的结缔组织鞘可以形成肉眼可见直径超过 1mm 的圆点状阴影，又称"肺小叶中心阴影"。这个是肺小叶唯一恒定会在 CT 等影像学图像上出现的解剖结构。当有肺小叶间隔出现时，肺小叶的柄出现在肺小叶的中心。

②腺泡的影像学解剖及其应用：充盈在肺小叶中的多个腺泡，是大小为 3~5mm、以肺泡为主体的桑葚样解剖结构，彼此紧密聚集、充满在一个肺小叶内，每个腺泡的外围没有结缔组织间隔，其中心为终末细支气管（口径 < 0.1mm）、伴行肺动脉以及包围两者的结缔组织鞘，这些解剖结构综合形成腺泡的中心。其大小约为 0.1mm。整个腺泡在正常情况下只有腺泡中心可能在 CT 图像上产生接近肉眼可见阈值的影像，在支气管血管鞘及其周围发生结缔组织增

生的情况下，在腺泡中心形成的圆点影方向分布在肺小叶中心阴影的周围。

综上所述，可见在肺小叶和腺泡的解剖结构中只有肺小叶中心阴影可在正常个体有部分显示的可能，肺小叶的小叶间隔、中心阴影乃至腺泡的中心阴影等在外围肺间质明显增生和增厚的情况下才有可能在薄层 CT 或 HRCT 等扫描技术条件下得以显示。

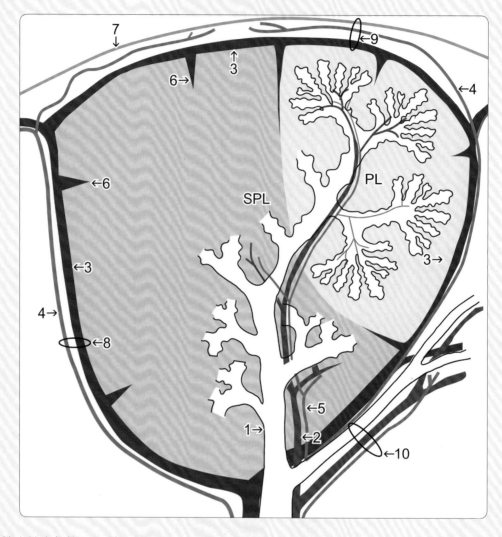

1. 肺小叶支气管；2. 肺小叶动脉；3. 肺小叶静脉；4. 肺小叶间隔内淋巴管；5. 伴随肺小叶动脉的淋巴管；6. 肺小叶内静脉；7. 胸膜脏层；8. 肺小叶间隔；9. 胸膜下间隙；10. 其他肺小叶；SPL：次级肺小叶（secondary pulmonary lobule）；PL. 初级肺小叶（primary lobule）

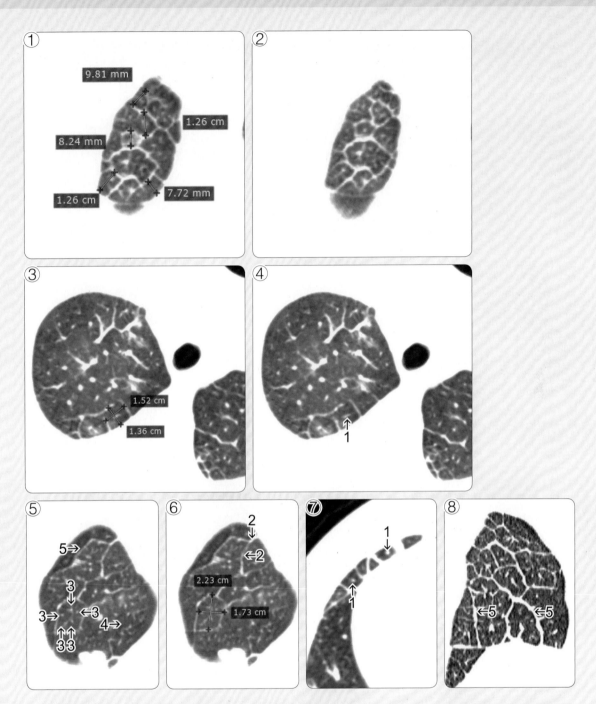

1. 肺小叶中心；2. 肺小叶间隔；3. 肺小叶内含腺泡；4. 肺小叶间隔不全；5. 肺小叶间隔连线

图 4.2-10a　肺小叶的 CT 表现（46 岁女性，肺水肿）

图①至图⑧为不同角度近肺尖、肺底和胸壁的多平面 CT 重建图像。

●观察次级肺小叶 CT 表现：

○位置：间质性肺水肿时次级肺小叶中心和间隔因积液增厚和增粗而被凸显出来，这些次级肺小叶的影像多出现在胸壁附近、肺尖和肺底等肺的外围部位。○形态：次级肺小叶可显示为正方形、矩形、三角形、多边形、花瓣状或呈马赛克状集结。○大小：肺小叶边长在 5~25mm 范围，平均值约为 15mm。○CT 表现：a. 肺小叶完整，肺小叶中心和肺小叶间隔完全显示，形成完整肺小叶形状；b. 肺小叶不完整，可能有肺小叶中心或其间隔显示不明显或欠缺；c. 二是肺小叶间隔连线，如胸片所见的 Kerley 氏 A 线等超过肺小叶范围；d. 腺泡的显示主要看肺小叶内均匀分布各个腺泡的中心结构，通常为 3~5 个。

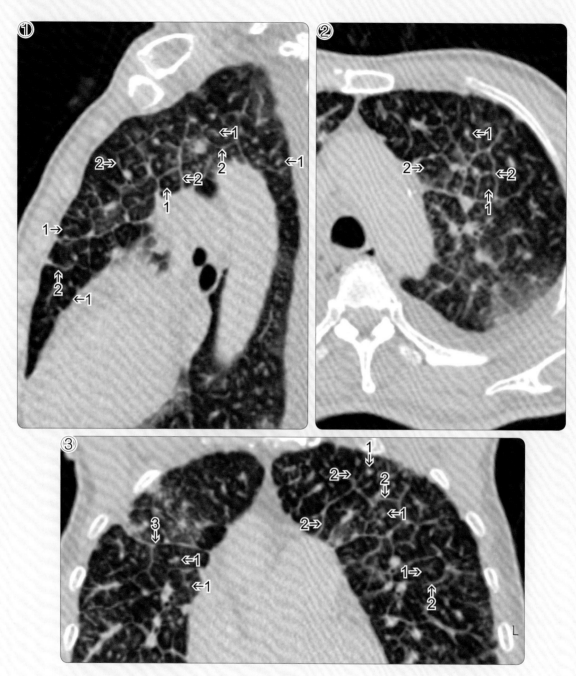

1. 肺小叶中心；2. 肺小叶间隔；3. 肺小叶间隔连线

图 4.2-10　肺小叶的 CT 表现（62 岁男性，肺癌转移）

　　图①、图②和图③为两上肺多平面 CT 图像。

●观察次级肺小叶 CT 表现：○位置：因肺癌癌性淋巴管炎，患者受累肺小叶多在靠近纵隔的两肺中带区域和内带区域，肺小叶间隔可达纵隔侧胸膜，少数到达肋胸膜侧。○形态：次级肺小叶同样显示为正方形、矩形、多边形、花瓣状或呈马赛克状群集镶嵌在一起。○大小：肺小叶的边长范围为 5~25mm，均值约 15mm。○ CT 表现：完整的肺小叶具有肺小叶中心和肺小叶间隔。因为转移或淋巴液集聚量的不同，部分肺小叶中心和间隔未能显示，而出现肺小叶间隔不完整的表现；也可以出现肺小叶间隔融合成长线条状，如胸片所见的 Kerley 氏 A 线；由于肺中带区域肺小叶排列比较随机，故肺小叶的识别相对比较困难。○肺小叶内的腺泡同样可在次级肺小叶内可见 3~5 个围绕肺小叶中心排列的更小的点状阴影。

a present：支气管管径、分级与解剖单位之间的关系

　　格氏解剖学关于支气管树分支序列的经典描述是：从主支气管到呼吸道末端的肺泡，支气管的分支大约经历了主支气管、叶支气管、段支气管、亚段支气管、各级细支气管、各级呼吸性细支气管以及肺泡管、肺泡囊至肺泡总共 23~25 次分支。这一传统描述的解剖学意义毋庸置疑。现在，让我们换一个角度，依据各级支气管的管径、管壁组织学构成与各级肺解剖单位之间的对应关系，将支气管分支归纳为 3 个阶段，或许更能开阔我们的视野，以加深对支气管分支临床解剖学意义的理解。

　　第 1 阶段为支气管阶段，含主支气管至亚段支气管的 1~4 级支气管区间，支气管口径基本上维持在 1cm 上下，各级分支之间的距离为数厘米不等，支气管壁有软骨环支撑，故其形态和口径相对固定。该阶段支气管分支的模式属于"厘米分支模式"。与此阶段相应的肺解剖单位为肺、肺叶、肺段和亚段。为 X 线平片、CT/MRI 影像学观察最成熟的部分。

　　第 2 阶段为细支气管阶段，含亚段支气管以下的 5~8 级支气管区间，分支间距离逐渐从数毫米缩短至 1mm 左右，支气管的口径也从数毫米缩短至 1mm 左右。在分支过程中，含有软骨环的支气管逐渐过渡到没有软骨环而仅有平滑肌的细支气管。此阶段为"毫米分支模式"。其相应的肺解剖单位为次级肺小叶。为 X 线平片、CT/MRI 影像学观察有明显进步的部分。

　　第 3 阶段在终末细支气管之后的 9~24 级支气管分支，支气管分支间距和支气管口径均从 1mm 左右进一步降低至 1mm 以内的数百"微米"级别。同时因支气管管壁出现肺泡而由细支气管转变为呼吸性细支气管，故第 3 阶段在功能上从通气转变为气体交换。相应的解剖单位为腺泡、肺泡管、肺泡囊和肺泡。此阶段为"微米分支模式"。依据腺泡位置不同，自终末细支气管至肺泡可经历 3~16 次支气管分支。上述第 1 阶段的支气管和第 2 阶段细支气管为"导气部"，第 3 阶段的呼吸性细支气管、肺泡管、肺泡囊和肺泡等为"换气部"。除了第 1 阶段支气管分支次数相对恒定为 4 次之外，在第 2 和第 3 阶段，其分支次数分别是 1~4 次和 3~16 次。就是说，从支气管至细支气管的转变既可以在第 5 级完成，也可以在第 8 级完成；而从呼吸性细支气管至肺泡的转变既可以在第 9 级完成，也可以在第 23~25 级完成。

第一阶段	第二阶段	第三阶段
支气管	细支气管	呼吸性细支气管 - 肺泡管 - 肺泡
1~4 级支气管	5~8 级支气管	9~24 级支气管
绒毯状黏液纤毛装置	孤立丛状黏液纤毛装置	无黏液纤毛装置
管壁：含软骨环	管壁：仅有平滑肌	管壁：对肺泡开放
包括：肺叶 - 肺段 - 亚段	包括：肺小叶	包括：腺泡 - 肺泡管 - 肺泡
厘米分支模式：4~16mm	毫米分支模式：0.1~1mm	微米分支模式：0.1mm 以下
导气部		换气部

　● 另外，在 F H.Netter 所绘制的支气管分级图中显示，第 1 阶段支气管为 5 级，到达亚段的起始支气管；第 2 阶段支气管为 15 级，包括从支气管过渡到细支气管，直至腺泡起始的终末细支气管；第 3 阶段支气管为 3~8 级，全部为呼吸性细支气管，自腺泡水平直至肺泡管、肺泡囊和肺泡。其总的支气管分级为 23~28 级，与上述经典分级方法近似。Netter 氏将支气管和细支气管的分级分别向下推延，而呼吸性细支气管范围减少。

4.3　肺门

　　肺门 (hilum of lung) 由进出两肺的解剖结构构成，是肺与外界保持沟通以获取营养和进出空气的门户，解剖学上也称"肺根" (root of lung)。了解肺门的正常解剖和形态就可以清楚识别肺门区域的异常改变，进而确定肺门区有无病变以及病变的位置和范围。

4.3.1　肺门的构成及其整体观察

　　CT/MRI 所观察到的肺门与胸片所显示的肺门迥然不同。胸片显示的肺门是肺根部支气管、肺动脉和肺静脉等解剖结构的重叠影像，纵隔内的肺根结构则无法显影；CT/MRI 图像则清晰、细腻、无重叠地显示肺门部支气管、肺动脉和肺静脉，可以观察活体肺门、肺内和纵隔的全部解剖结构。肺门的支气管成分由两肺主支气管和叶、段支气管构成；肺动脉成分则由左右肺动脉及其分支构成；肺静脉在肺门处汇合形成两肺上、下肺静脉干。此外，肺门区还有淋巴结、支气管动静脉和神经等。把肺门理解为一个简单的平面或开口在临床上并无实际意义，肺门的解剖结构自纵隔至肺内有一段移行的过程。完整地了解构成肺门各个解剖结构的形态、大小和彼此间准确的解剖关系是对肺门进行 CT/MRI 观察的基本内容。在两侧肺门的组成中，以支气管和肺动脉主干布局的肺门上段和中段两侧明显不同。左肺门的支气管和肺动脉为上下排列，左肺动脉在上，左主支气管在下；右肺门的支气管和肺动脉先前后排列，后内外排列。在上段，前为右肺动脉，后为右主支气管。在中段，内为中间支气管，外为叶间动脉干。在下段，以两肺的肺静脉干为主，两侧基本对称，前上为上肺静脉干，后下为下肺静脉干。

● Point–01: 肺门的概貌和分区

区域解剖简析：

　　其实，肺门和肺根是两个不同的解剖概念。在解剖学中，肺门 (hilum of lung) 是指两肺的主支气管、肺动脉和左右肺静脉的主干穿经纵隔胸膜的一个进出口；肺根 (root of lung) 则是指上述自纵隔进出肺内的解剖结构，因其酷似两肺的支气管树、动脉血管树和静脉血管树的根而被称之为"肺根"。在临床影像学的实际应用过程中，从胸部平片到 CT/MRI 图像，在讲述肺根的三维立体解剖结构时依然习惯使用"肺门"的名称。这种用法的肺门已为医学工作者所普遍接受，临床和影像学所使用的"肺门"与解剖学的"肺根"应该是异曲同工。

　　①肺门构成：肺门的主要结构包括主支气管、叶支气管和段支气管及其周围毗邻和伴行的肺动脉和肺静脉。除此之外，支气管动、静脉、自主神经丛、淋巴结、淋巴管和疏松结缔组织等结构也参与其中。各级支气管

为确定两侧肺门境界和分级的主要依据。肺动脉和肺静脉各有自身的分支规律，支气管和肺动脉分别从气管和主肺动脉发出，在纵隔至肺门阶段两者有一个匹配组合的过程，两者组合的结果就决定了两侧肺门的形态特点。在肺段和肺段以下，肺动脉几乎总是紧密伴行在同名支气管的周围。而肺静脉则是另辟蹊径，独立走行在肺段内部或边缘，最终汇聚形成两肺的上、下 4 支静脉干，回流至心脏的左心房。上述这些基本的解剖特点是我们学习和观察肺门解剖的依据。

②肺门分析：了解肺门的境界、位置和分级是观察、分析肺门解剖的手段。①肺门境界和位置：a. 右侧肺门的上界为右肺上叶支气管的分支处，左侧肺门则以左肺动脉弓顶为其上界；b. 下肺静脉干和基底干支气管为两侧肺门的下界，大约相当于左心房消失的层面，右侧略低于左侧。肺门位于 $T_5 \sim T_7$ 之间，肺门前方为膈神经、心包膈动静脉和肺前丛，后方为迷走神经和肺后丛，向下续为肺韧带。②肺门分级：两肺的主支气管和左、右肺动脉组成的第 1 肺门，也称"主肺门"，肺叶支气管和肺叶肺动脉组成第 2 肺门，也称"叶肺门"；肺段支气管、肺段动脉和肺段静脉构成第 3 肺门，也称"段肺门"。

CT/MRI 建议观察平面：

①横断面 CT/MRI 图像是观察两侧肺门解剖细节的基本平面。

②矢状面和冠状面 CT/MRI 图像有助于观察两侧肺门立体解剖关系和解剖毗邻。

CT/MRI 观察要点提示：

从胸部平片到 CT/MRI 图像，人们一直在探讨以分部的方法对肺门进行解剖分析。例如在正位胸片上将右侧肺门中右上叶静脉合成的下后干定为右上肺门，将右下肺动脉定为右下肺门，两者之间以肺门角为界划分。以左肺动脉弓和左主支气管作为左侧肺门的主体。在 CT/MRI 图像上，因为观察到的解剖结构更为细腻，有人提出以上叶支气管层面、隆突层面、中间支气管层面、中叶支气管层面和下叶支气管层面 5 个层面观察分析肺门。我们结合文献，采用"四线三段"肺门分段方法，将两侧肺门同时划分为上、中、下 3 段，对两侧肺门进行观察和分析。其中上线和下线用来划定两侧肺门的上界和下界，中间的两条线将肺门分为上段、中段和下段。上段以上叶支气管为主要解剖标志，中段以右肺中叶支气管、左肺舌部支气管和两肺下叶背段支气管为主要解剖标志，下段以两肺下叶支气管为主要解剖标志。肺门各段的观察：①上段：a. 左侧含左主支气管、左肺动脉弓、左肺上叶支气管和左肺上叶上部支气管；b. 右侧含右主支气管、右肺上叶支气管和右肺动脉上干。②中段：a. 左侧含左肺上叶舌部支气管、下叶背段支气管和左侧上肺静脉干；b. 右侧含右肺中间支气管、右肺叶间动脉、右肺下叶背段支气管、右肺中叶支气管和右侧上肺静脉干。③肺门下段：在肺门下段，两侧基本一致。以基底干支气管及其分支为主，肺动脉与同级支气管伴行，肺静脉自下而上在支气管和肺动脉内侧和前方汇入下肺静脉干。

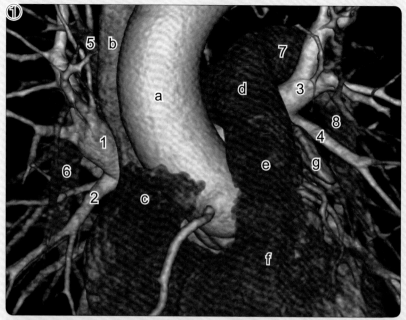

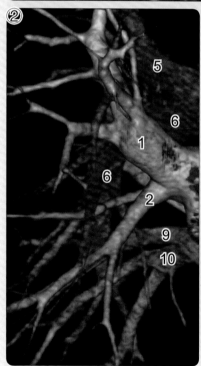
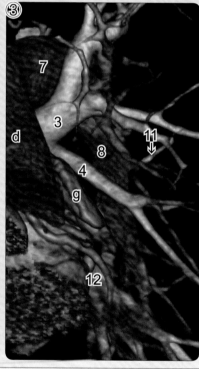

1. 右上肺静脉干上支
2. 右上肺静脉干下支
3. 左上肺静脉干上支
4. 左上肺静脉干下支
5. 右肺动脉前干
6. 右肺叶间动脉干
7. 左肺动脉弓
8. 左肺叶间动脉干
9. 右下肺静脉干上支
10. 右下肺静脉干下支
11. 左下肺静脉干上支
12. 左下肺静脉干下支

a. 升主动脉
b. 上腔静脉
c. 右心耳
d. 主肺动脉
e. 右心房和下腔静脉
f. 右心室流出道
g. 左心耳

图 4.3-1a　两侧肺门的 CTA-3D 成像

　　图①为胸部 CTA-3DVR 正面观，图②和图③为两侧肺门 CTA-3DVR 正面观。

● CTA-3DVR 图像观察两侧肺门的血管结构：

　　○胸部心脏和大血管的 CTA-3D 成像：胸部心脏和大血管整体的 CTA-3D 重建图像中可以观察到肺门的解剖结构，大致了解两侧肺门在整个胸部心脏大血管中的位置和地位。但是右侧肺门上方动脉主干和两肺下方的静脉主干等都被遮挡而无法观察。○两侧肺门的 CTA-3D 成像：在剔除心脏和大血管后的 CTA-3D 成像中，除左侧肺门下方被紧密毗邻的左心耳和左心室遮挡外，可以清晰地观察和评估其余大部分肺门。两侧肺门中的主要肺动脉和肺静脉主干的解剖位置及其相互重叠关系一目了然，具有重要的临床应用价值。然而其局限性是作为肺门解剖结构三大成分之一的气管和支气管在 CTA-3D 成像中无法显示，必须以 CTA-3D 成像后的多平面 CT 重建图像来弥补其缺失。

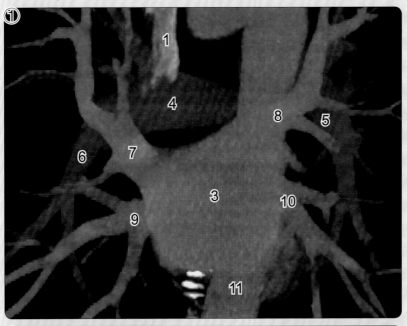

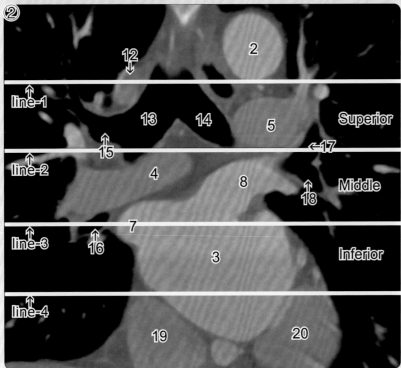

1. 上腔静脉
2. 主动脉弓
3. 左心房
4. 右肺动脉
5. 左肺动脉弓
6. 右下肺动脉
7. 右上肺静脉干
8. 左上肺静脉干
9. 右下肺静脉干
10. 左下肺静脉干
11. 降主动脉
12. 奇静脉
13. 右主支气管
14. 左主支气管
15. 右上叶支气管
16. 右中叶支气管
17. 左上叶上部支气管
18. 左上叶舌部支气管
19. 右心房和下腔静脉
20. 左心室
Superior. 肺门上段
Middle. 肺门中段
Inferior. 肺门下段

图 4.3-1b　肺门概貌和分区

图①为 CTA 后冠状面厚层血管重建图像，图②为 CTA 后冠状面厚层血管、气管重建图像。

●肺门概貌观察和分区：

可以使用 CTA-3D 重建图像和 CTA 多平面重建图像对两侧肺门进行观察，后者适合全面观察支气管、肺动脉和肺静脉等肺门的主要解剖结构，是观察肺门解剖的最佳方法。○肺门分区的意义：人为将肺门进行分区是为了更准确和快捷地分析肺门的解剖结构。○肺门分区的方法：自上而下以 4 条线将两侧肺门分为上段、中段和下段。线 1 经过奇静脉弓和主动脉弓底，线 2 经过右肺上叶支气管开口下缘和左肺动脉弓下缘，线 3 经过右肺中叶支气管近端和左上肺静脉干根部，线 4 经过两侧下肺静脉干下缘。○肺门分区的观察的优点：分 3 段观察两侧肺门可以将两肺门复杂的解剖结构分组梳理，观察可做到快捷、准确而不遗漏。

a present ： CT/MRI 肺门三段观察方法的优点

胸部平片和 CT/MRI 对肺门的划分方法是不同的，后者可以利用 3D 成像和多平面重建技术对肺门的解剖进行更深入的观察和分析。

在胸部平片上和在 CT/MRI 图像上，肺门的解剖含义、构成、分区和临床应用价值等是具有明显差别的。在正位胸部平片上，肺门前后的解剖结构是互相重叠的，右肺上叶后支静脉和下支静脉合成的下后干形成右侧肺门的外上缘，右下肺动脉的轮廓则形成右侧肺门的外下缘，两者构成的"肺门角"将右侧肺门划分为上部和下部。左肺动脉弓跨越左主支气管上方，在左侧肺门上方形成圆形突出的肺门阴影。左侧肺门高于右侧肺门。在侧位胸片上，两侧肺门的解剖结构互相重叠，以右肺中间段支气管为界可以将肺门分为前后两部分，前面由两侧上肺静脉干的重叠影像构成，后面则由两侧基底干支气管和下叶肺动脉等解剖结构重叠形成。常常无法区分两侧肺门的解剖结构。在胸部平片上能够进行解剖测量最为经典的对象就是右下肺动脉的宽径，其他解剖结构则大多无法进行量化分析。在胸部平片上对肺门的观察多局限于肺门的大小、位置、形态和轮廓并以此评估肺门区域是否出现异常病理生理性改变或肿瘤等占位性病变。

上述胸部平片所遇到的困惑，在 CT/MRI 图像上基本得以解决，CT/MRI 图像的根本进步是两侧肺门的解剖结构和每侧肺门前后的解剖结构都不再发生重叠，肺门解剖结构的表现更加细腻、真实和确切，也更具有三维立体的解剖信息。由于在 CT/MRI 图像上观察到的肺门解剖结构在内容上有明显的增加，并且也更方便了解肺门内部解剖布局的规律，故对肺门进行分段观察也就势在必行了。

关于肺门在 CT/MRI 图像上应该怎样分段，各段肺门的内容如何进行观察等问题需要在临床实际工作中不断进行探索和积累。为更好分析、识别和比较两侧肺门的解剖细节，我们在此推荐使用肺门三段分区观察的方法。

①上面关于两侧肺门表现的陈述中所使用的肺门三段观察方法（见图 4.3-1b）可以更好地应对 CT/MRI 图像中更加复杂多样的肺门解剖结构，将其根据上段、中段和下段的不同特征和规律进行细化分析、归纳和比较，从而方便记忆并快捷地进行识别。

②通过肺门三段分区的方法，可以区别对待两侧上段肺门、中段肺门明显不同而两侧下段肺门则基本一致的情况。

a. 肺门上段的观察内容：以左肺动脉弓为主要的解剖标志，与左肺动脉弓在相同水平上的右肺动脉上干、两肺主支气管、上叶支气管、上叶各个肺段支气管的分支及其伴行肺动脉等解剖分布和组合关系。b. 肺门中段的观察内容：包括左侧上叶支气管弓、右肺中间支气管以及与两者同水平的两肺叶间动脉干和两肺上肺静脉干等解剖结构。其中右侧肺门要特别注意观察右肺叶间动脉干的转弯段与右肺中间支气管的解剖关系，左侧要注重明显延长的左主支气管、左上叶支气管及由其分出的上部支气管和舌部支气管。对两侧上肺静脉干要注意其分支以及两侧在不同高度汇入左心房的表现等等。右侧肺门形成上肺静脉干、叶间动脉干中间支气管的前后排列顺序，左侧肺门形成左肺上静脉干下支、上支、左肺动脉弓与叶间动脉干跨越在左肺上叶支气管的前、上、后方的布局。c. 肺门下段的观察内容：肺门下段的解剖结构两侧极其相似，均以基底干支气管和下肺静脉干为主，前方为右肺中叶或左肺上叶舌部和所属肺段支气管伴随肺动脉向前分支走行，后方为两侧肺叶背段的肺段支气管及其伴随肺动脉向后分支走行和分布，中间的基底干支气管及其分支与伴行的肺动脉向后外下方走行和分布。

4.3.2　右侧肺门

　　右侧肺门位于上腔静脉和右心房的后方，奇静脉弓的下方。从上至下依次为右肺上叶支气管、右肺动脉、右主支气管和右下肺静脉。与左侧肺门比较，右侧肺门表现的独特之处在于两个方面，一是右肺动脉分出后向右走行于右主支气管的前方，分出上干后拐向下方，伴随右肺中间段支气管外侧向下移行为右下肺动脉；二是右肺分 3 个肺叶，右主支气管分出右肺上叶支气管之后移行为中间支气管，后者下端处向前分出中叶支气管，向后分出下叶支气管。上述改变使得右侧肺门的上段和中段与左侧肺门明显不同。但是两侧肺门的下段基本相同，以几乎相同的模式分布于下叶基底干支气管、肺动脉和下肺静脉干。

● Point-02: 右侧肺门上段

区域解剖简析：

　　右侧肺门上段主要解剖结构有右肺上叶支气管弓、奇静脉、右肺动脉上干、右肺上叶肺静脉和右肺上叶肺段支气管及其伴行肺动脉。

　　①右肺上叶支气管弓由气管、右肺主支气管和右肺上叶支气管构成，形成一个开口向上的"U"字形的弓，其上方有奇静脉弓跨过，比左肺上叶支气管弓小且位置较高。a. 右肺主支气管与气管之间的夹角为 20~30°，比左肺主支气管小 20° 左右。长度为 10~40mm，比左侧短 20~30mm。b. 右肺上叶支气管几乎以垂直的角度从右肺主支气管的外侧壁发出，长度为 10~20mm，管径为 8~10mm。

　　②奇静脉弓由奇静脉自后下方向前、上、外侧方向跨越右肺上叶支气管弓后注入上腔静脉后壁所形成，为右侧肺门上界的解剖标志。

　　③右肺动脉上干（truncus superior）是右肺动脉至右肺上叶的主要分支，分出尖段肺动脉（A^1）和前段肺动脉（A^3）两支肺段动脉，后段肺动脉（A^2）有两个来源，部分个体自（A^1）根部分出向后走行，称"返回动脉（recurrent artery）"。部分来自右肺叶间动脉干，称"上行动脉（ascending artery）"。

　　④右上叶肺静脉：右上叶各段肺静脉汇聚为右上叶肺静脉后，并最终形成右上肺静脉干粗大的上支。

　　⑤右上叶各肺段支气管和肺动脉以尖段、后段和前段的顺序先后发出。

CT/MRI 建议观察平面：

　　①横断面 CT 图像是观察右侧肺门上段的基本平面。
　　②冠状面和矢状面 CT 图像可显示右侧肺门上段的三维立体解剖关系。

CT/MRI 观察要点提示：

　　右侧肺门上段观察的两个重点。一是奇静脉弓顶为右侧肺门上界，与左侧肺门的上界大致持平。二是以右肺上叶支气管为右侧肺门上段观察的中心解剖结构。

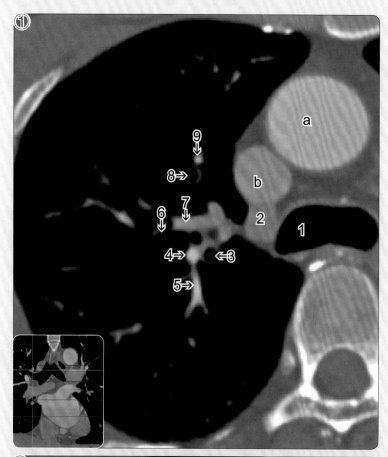

①

1. 右肺主支气管
2. 奇静脉弓
3. 尖段支气管
4. 尖段肺动脉
5. 后段肺动脉
6. 后段外亚段支气管
7. 后段外亚段肺动脉
8. 前段支气管
9. 前段肺动脉
a. 升主动脉
b. 上腔静脉
c. 右肺斜裂

②

1. 右肺主支气管
2. 右肺上叶支气管
3. 右肺前段支气管
4. 右肺前段肺动脉
5. 右肺上叶肺动脉
6. 右肺上叶肺静脉
7. 右肺上叶肺静脉分支
8. 右支气管动脉
9. 隆突下
a. 升主动脉
b. 上腔静脉
c. 右肺斜裂

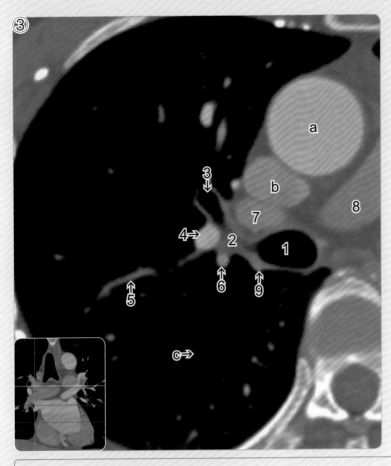

1. 右肺中间支气管
2. 右肺上叶支气管
3. 前段支气管
4. 右肺上叶肺静脉
5. 右肺上叶肺段静脉
6. 右肺上叶后段肺动脉
7. 右肺动脉上干
8. 右肺动脉
9. 右支气管动脉
a. 升主动脉
b. 上腔静脉
c. 右肺斜裂

图 4.3-2　右侧肺门上段

图①至图③为右侧肺门上段自上而下层面的横断面 CT 图像。

● 观察右侧肺门上段的横断面 CT 表现：

○ 奇静脉弓层面（图①）：该层面在气管隆嵴层面，也为右侧肺门的上界，可以观察右肺门上段的横断面表现。a. 奇静脉弓：位于右主支气管外侧，右肺上叶支气管的上方跨过，向前方注入上腔静脉后壁，内侧为气管隆嵴上方的气管分叉水平；b. 肺段支气管和肺动脉：此层面在右肺上叶支气管的上方，为右肺上叶各段支气管和肺动脉分支发出处，可见向上方走行的右肺上叶尖段支气管及其外侧的同名动脉呈并排的圆圈和圆点状。向外侧发出的右肺上叶外段支气管和同名动脉向外侧走行，动脉位于前方。前方的圆点和圆圈影为右肺上叶前段支气管和肺动脉的分支。○ 右肺上叶支气管层面（图②）：该层面可见右主支气管、右肺上叶支气管和右肺上叶前段支气管三者在此层面连续形成 "L" 字形支气管腔，为上叶唯一呈水平走行的 3 级支气管腔。在 3 级支气管形成的凹角左前方呈糖葫芦状依次排列右肺上叶肺动脉、上腔静脉和降主动脉。与之相对向后外方走行的粗大血管为右肺上叶的肺静脉（V^2b）。○ 右肺上叶支气管下方层面（图③）：右主支气管与右上叶支气管拐角处对应左前方的糖葫芦还在，不过由右肺动脉上干代替右肺上叶动脉。在右肺上叶肺静脉的位置为右上肺静脉上干，右主支气管在此结束并移行为中间支气管。

● Point-03: 右侧肺门中段

区域解剖简析：

右侧肺门中段的解剖结构包括右肺中间支气管、右肺叶间肺动脉干、右肺中叶、右肺下叶背段支气管及其伴行的肺动脉和肺静脉。

①右肺中间支气管和叶间肺动脉干是右肺门中段的主要结构。

a. 中间支气管也称"中间段支气管"，此段支气管位于右肺上叶支气管开口至右肺中叶支气管开口之间，是右肺所特有的不属于任何肺叶的一段支气管，长度为 2~3cm，管径 10~11mm。b. 叶间肺动脉干是右肺动脉分出上干之后转向下方的动脉干。从中间支气管前方转向外侧，先后发出上行动脉、右肺中叶动脉和右肺下叶背段动脉。该动脉干向下伴随基底干支气管走行，随即分出各个基底段肺动脉。右肺中间支气管和叶间肺动脉干为右侧肺门中段的主体成分，也是右侧肺门与左侧肺门中段的不同之处。

②右肺中叶的支气管自中间支气管远端的前壁发出，管径约 7mm，向前外侧走行约 15mm 分出向外侧走行的外侧段支气管和向前下方走行的内侧段支气管。右肺中叶的肺动脉自叶间肺动脉干末端发出后分支或直接发出内侧段肺动脉和外侧段肺动脉，上述动脉严格伴行在右肺中叶支气管及其内、外侧段支气管的上方。右肺中叶肺静脉位于中叶支气管的下方，继续向左心房侧延续形成右上肺静脉干的下股，在距离上股 10~15mm 处独自进入左心房。

③右肺下叶背段的支气管在右中叶支气管开口的同一水平或略下方开口于下叶支气管的后壁，背段支气管甚短，长度平均 5mm。分出内、外、上 3 支亚段支气管。右肺下叶背段肺动脉发自下叶肺动脉起始段并走行在背段支气管上方，其亚段肺动脉也严格与相应亚段支气管伴行。由 3~4 个属支静脉汇合形成的背段肺静脉向前下方倾斜走行，最终在上肺静脉干的后方形成下肺静脉干的上支向内下方汇入左心房。

右侧肺门中段以右肺中间支气管和叶间肺动脉干测量高度约长 30mm。

CT/MRI 建议观察平面：

①横断面 CT 图像是观察右侧肺门中段的基本平面。

②冠状面图像可显示右肺中间支气管和叶间肺动脉干，矢状面可补充观察右肺中叶和下叶背段的支气管及其相关的肺动脉和肺静脉。

CT/MRI 观察要点提示：

右侧肺门中段应以中间支气管、中叶和背段支气管为线索进行观察。

①中间支气管和叶间肺动脉干是观察右侧肺门中段的主体内容。主要观察两者的伴行和叶间动脉干在层面下移过程中与中间支气管之间的解剖位置关系，叶间动脉干围绕中间支气管变换位置，先在前方后逐渐转向外侧并向后倾斜，与右肺下叶基底干一致并分支。

②右肺中叶和下叶背段支气管和肺动脉前后呼应，识别难度不大。右肺中叶和下叶背段的肺静脉回流以及分别汇入上肺静脉干下支和下肺静脉干上支的行程则是 CT/MRI 观察的难点，需要多平面图像参考。

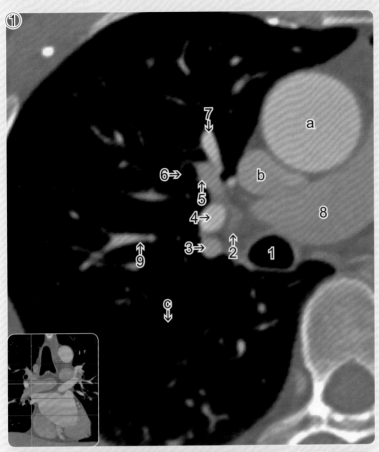

1. 右肺中间支气管
2. 心包隐窝
3. 上行动脉
4. 右肺上叶肺静脉
5. 右肺上叶前段肺动脉
6. 右肺上叶前段支气管
7. 右肺上叶前段肺静脉
8. 右肺动脉
9. 前段与后段间的肺静脉
a. 升主动脉
b. 上腔静脉
c. 右肺斜裂

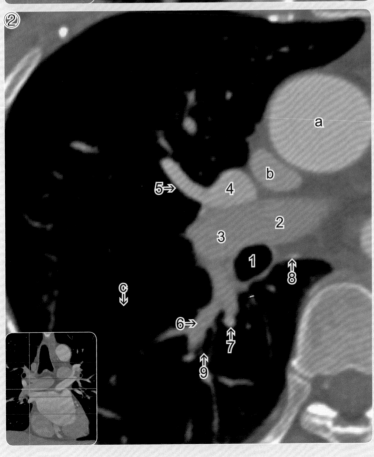

1. 右肺中间支气管
2. 右肺动脉
3. 右肺叶间肺动脉干
4. 右肺上叶肺静脉
5. 右肺上叶前段肺静脉
6. 右下叶背段外亚段肺动脉
7. 右下叶背段内亚段肺动脉
8. 支气管动脉
9. 右下叶背段外亚段支气管
a. 升主动脉
b. 上腔静脉
c. 右肺斜裂

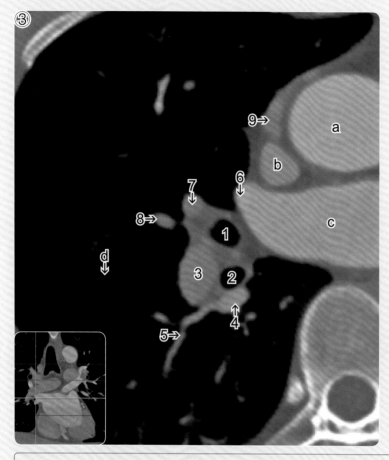

1. 右肺中叶支气管
2. 右下叶基底干支气管
3. 右肺中间肺动脉干
4. 右下叶背段肺静脉
5. 右下叶背段外亚段肺静脉
6. 右肺上肺静脉干
7. 右肺中叶内段肺动脉
8. 右肺中叶外段肺动脉
9. 心包隐窝
a. 升主动脉
b. 上腔静脉
c. 左心房
d. 右肺斜裂

图 4.3-3　右侧肺门中段

图①至图③为右侧肺门中段自上而下层面的横断面 CT 图像。

●观察右侧肺门中段的横断面 CT 表现：

○支气管的表现：该层面先是由中间支气管替代上叶支气管成为此段中唯一的主要支气管成分，中间支气管的出现表明右侧肺门已经进入中段。在此段没有支气管从中间支气管直接发出，随着层面的继续下行，中间支气管管径略变细，向前下方分出中叶支气管，向后下方分出下叶支气管，中间支气管的分支成中叶和下叶支气管处即为中段肺门的结束。中段的这些支气管结构成为中段肺门的主体。○肺动脉的表现：在右肺门中段，肺动脉成分由右肺动脉向外下方走行并自中间支气管的前方转向外侧并向下走行，移行为右下肺动脉干，紧密贴靠在中间支气管的外侧并与之并行，分出右肺中叶和下叶的肺动脉支。右肺动脉沿中间支气管的此种旋转走行与左肺动脉弓类似，不过前者的旋转主要发生在横断面上，后者则发生在矢状面上。○肺静脉的表现：在右肺门中段，右肺上叶的肺静脉从各个肺段向内、向下逐步汇流并注入至右上肺静脉干，这些静脉分支汇流并最终注入右上肺静脉干的过程均发生在右肺动脉及其分支主干的前方，成为右侧肺门中段解剖结构的重要参与部分。

中段肺门的表现归纳起来就是支气管和肺动脉从中间支气管和右肺动脉逐步向远侧分支走行，而肺静脉则是自右肺上叶的外围向心脏回流汇成右上肺静脉干。

● Point-04: 右侧肺门下段

区域解剖简析：

右侧肺门下段包括右肺下叶基底干支气管、肺动脉和右下肺静脉干。

①右肺下叶基底干支气管及其分支：a. 右肺下叶基底干支气管系右肺下叶背段支气管（B^6）开口至右肺下叶后基底段支气管（B^{10}）开口的一段支气管，其长度为 2~3cm；b. 基底干支气管分支最常见的顺序是内、前、外和后基底段支气管。可能出现的变异包括前、外基底段支气管共干或外、后基底段共干，甚至前、外、后基底段支气管同时分支。共干可大大缩短基底干支气管的长度。

②右肺下叶基底干肺动脉及其肺段和亚段肺动脉严格与同名支气管伴随走行，前基底段肺动脉、外基底段肺动脉和后基底段肺动脉分别在同名支气管的前方，外侧和后方，即走行在各自支气管的外围。

③右下肺静脉干有上支和下支。a. 右下肺静脉干上支接收背段肺静脉（V^6）的 3~4 个属支的汇流，其中以 S^6a 和 S^6c 之间的 V^6b 最为粗大，V^6b 在主肺动脉与基底干支气管之间向前下方走行的过程中接收其他静脉分支后一并汇入右下肺静脉干的上支；b. 右下肺静脉干下支通常由前、中、后三股静脉合成。前股为前基底段肺静脉和内基底段肺静脉合成（V^{7+8}），中股为外侧基底段肺静脉（V^9），后股为后基底段肺静脉（V^{10}）。前股几乎水平走行向内后汇入右下肺静脉干，中股和后股分别走行在外基底段和后基底段的亚段之间，分隔两个肺段，水平向前内方向汇入右下肺静脉干。唯一的变异是 V^7 独自形成一个小股肺静脉。

上述基底段的支气管和伴行的肺动脉分布在右下肺静脉干前后，酷似鸟爪抓树枝的表现。其中内基底段、前基底段和外基底段的支气管和肺动脉在前，后基底段支气管和肺动脉在后。这些支气管和肺动脉如向下方伸出的鸟爪，抓在右下肺静脉干这个粗壮树枝上。

左、右两肺下叶基底干支气管的主要区别是背段支气管开口水平不同，右侧略低于左侧。另外，左侧内基底段和前基底段支气管共干是常态。

CT/MRI 建议观察平面：

①横断面 CT 图像是观察两侧肺门下段的最基本的平面。

②矢状面和冠状面 CT 重建图像和 MRI 图像可以依据需要选择使用，矢状面和冠状面重建图像有助于观察两侧肺门下段的整体形态和对称性，特别是两侧上、下肺静脉干与左心房之间的关系。

CT/MRI 观察要点提示：

右侧肺门下段的上方层面与中段下方层面均可能出现右肺中叶支气管和肺动脉的显示，整个肺门下段应以基底干支气管及其分支为观察的基础，内侧基底段支气管位于内侧且最早分出，易于识别，其他基底段支气管的分支顺序为观察的重点。基底干支气管自背段支气管口开始，至后基底段支气管分出为止。

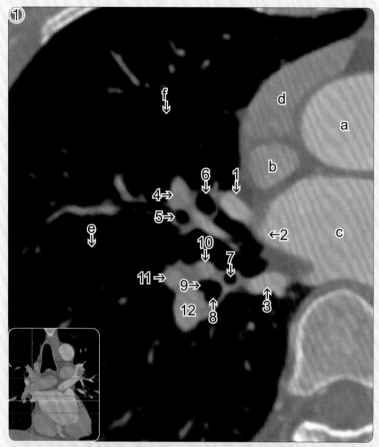

1. 右上肺静脉干上支
2. 右上肺静脉干下支
3. 右下肺静脉干上支
4. 右肺中叶肺动脉
5. 右肺中叶外侧段支气管
6. 右肺中叶内侧段支气管
7. 右肺下叶内基底段支气管
8. 右肺下叶基底干支气管
9. 右肺下叶前基底段支气管
10. 右下叶内基底段肺动脉
11. 右下叶前基底段肺动脉
12. 右下叶基底干动脉

a. 升主动脉瓣
b. 上腔静脉
c. 左心房
d. 右心耳
e. 右肺斜裂
f. 右肺水平裂

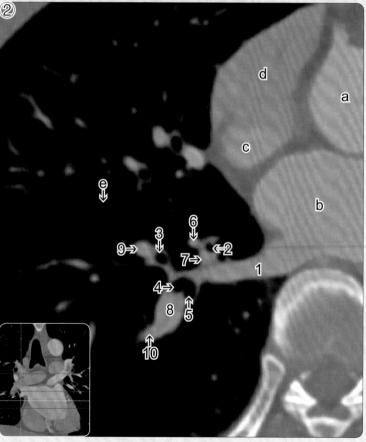

1. 右下肺静脉干下支
2. 内基底段支气管
3. 前基底段支气管
4. 外基底段支气管
5. 后基底段支气管
6. 内基底段肺动脉
7. 内基底段肺静脉
8. 基底干肺动脉
9. 前基底段肺动脉
10. 后基底段肺静脉

a. 主动脉瓣
b. 左心房
c. 上腔静脉
d. 右心房（右心耳）
e. 右肺斜裂

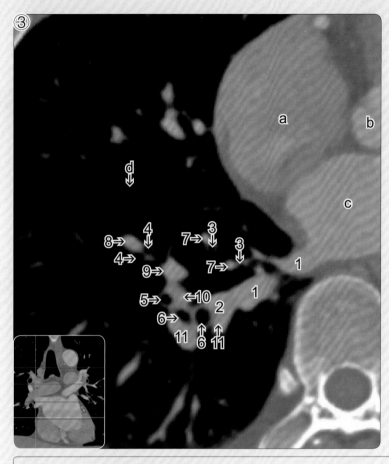

1. 右下肺静脉干下支
2. 右肺下叶后基底段肺静脉
3. 内基底段支气管分支
4. 前基底段支气管分支
5. 外基底段支气管
6. 后基底段支气管分支
7. 内基底段肺动脉分支
8. 前基底段肺动脉
9. 前基底段肺静脉
10. 外基底段肺动脉
11. 后基底段肺动脉
a. 右心房
b. 主动脉瓣
c. 左心房
d. 右肺斜裂

图 4.3-4　右侧肺门下段

图①至图③为右侧肺门下段自上而下层面的横断面 CT 图像。

●观察右侧肺门下段的横断面 CT 表现：

○支气管的表现：在上方层面显示右肺中叶的支气管分为外侧段支气管在外侧，内侧段支气管在内侧，两者在右肺中叶的肺门区，位于斜裂的前方。右肺下叶的内基底段在内侧，外侧前方为前基底段支气管，后方为外基底段支气管和后基底段支气管的共干。这些支气管位于右下肺静脉干上支的外侧，随着层面的下移，内基底段支气管和前基底段支气管逐渐分开并分布在右下肺静脉干下支的前方。外基底段支气管和后基底段支气管则分布在右下肺静脉干下支的后方，其后为基底干肺动脉，三者形成倒"品"字排列。在最下方层面前、外、后基底段支气管进一步分开，前基底段支气管位于右下肺静脉干下支的前方，外、后基底段支气管位于右下肺静脉干下支的后方。○肺动脉的表现：前、外、后基底段肺动脉各自与同名支气管相伴随，除基底干肺动脉外，均在各个同名支气管的内侧和后方。只有前基底段肺动脉在右下肺静脉干下支的前方，其余在后方。○肺静脉的表现：在右肺门的下段，只有右下肺静脉干下支逐渐从向外走行变为向后外方向走行并略偏向下方。其属支分别从外侧和后方向肺门方向走行，汇流至右下肺静脉干的下支。

4.3.3 左侧肺门

左侧肺门自上而下依次为左肺动脉弓、左肺上叶支气管弓和左下肺静脉，后者从左肺主支气管前方上行与左肺动脉弓交叉，形成与右侧肺门上段和中段明显不同的布局。左侧肺门是左肺动脉弓向后跨越左肺上叶支气管弓的上方，左主支气管在此弓下方分出上叶和下叶支气管而没有中间支气管存在。左侧肺门的下段与右侧肺门基本相同，下叶支气管基底干及其分支向后下方走行，分支、分布在下肺静脉干的周围。

● Point-05: 左侧肺门上段

区域解剖简析：

左侧肺门上段的主要解剖结构为左肺动脉弓。

①左肺动脉自主肺动脉分出后向后、左、上方走行并跨越左肺上叶支气管弓后弯曲向下续于左下肺动脉，形成十分突出的左肺动脉弓。自左肺动脉弓开始陆续分出尖、前、后、舌支，供血至左肺上叶的尖后段、前段、上舌段和下舌段。

②左肺上叶支气管弓出现在左肺门上段，由左主支气管、左肺上叶支气管和左肺上叶上部支气管组成。其中左肺上叶支气管段应属于左肺门中段。a. 左肺主支气管以与人体正中矢状面呈 40~55° 的夹角向外下方走行，故其管腔在横断面呈长椭圆形，长与宽之比为 1.5~2；b. 左肺上叶上部支气管（固有上叶支气管）大致垂直上行 5~10mm 左右后即分出左肺上叶尖后段支气管和前段支气管。

③左肺上叶尖后段和前段的肺静脉向下集中汇集形成 2 股粗大的静脉支，来自左肺上叶前段的肺静脉集中在左肺上叶上部支气管的根部，来自左肺上叶尖后段的肺静脉集中至左肺前段肺静脉的内侧。两者在左肺门中段汇合成左肺上静脉干的上支。

CT/MRI 建议观察平面：

①横断面 CT/MRI 图像是观察左侧肺门上、中、下段最基本的平面。

②矢状面和冠状面图像可观察左肺上叶支气管弓的整体形态，CTA 图像重建有助于分辨肺动脉和肺静脉。

CT/MRI 观察要点提示：

横断面 CT 图像观察左侧肺门上段的重点包括支气管、肺动脉和肺静脉这 3 个部分。

①观察左主支气管、左肺上叶上部支气管及其分出的尖后段支气管和前段支气管时，左肺上叶上部支气管的确认是重点和难点。

②观察肺动脉应以左肺动脉弓及其向尖后段和前段的分支为重点。观察肺静脉应以左肺上叶尖后段肺静脉与前段肺静脉如何向下走行并集中汇合形成左上肺静脉干上支为主。

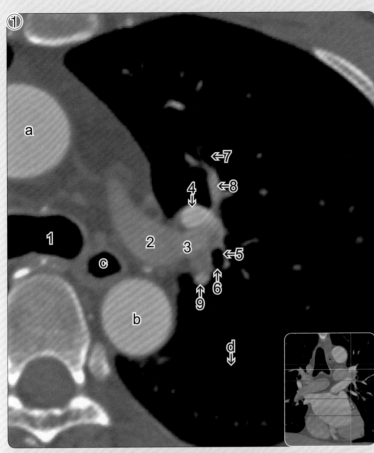

①

1. 左主支气管
2. 左肺动脉
3. 左肺上叶肺动脉
4. 左肺上叶尖后段肺静脉
5. 左上叶尖后段前亚段支气管
6. 左上叶尖后段后亚段支气管
7. 左肺上叶前段前亚段支气管
8. 左肺上叶前段肺动脉
9. 左肺上叶尖后段肺动脉
a. 升主动脉
b. 降主动脉
c. 食道
d. 左肺斜裂

②

1. 左肺主支气管
2. 左肺动脉
3. 左肺动脉弓
4. 左肺上叶尖后段肺动脉
5. 左肺前段支气管
6. 左肺尖后段支气管
7. 左肺前段肺动脉
8. 左肺上叶尖后段肺静脉
9. 左肺上叶前段肺静脉
a. 升主动脉
b. 食道
c. 降主动脉
d. 左肺斜裂
e. 心包隐窝

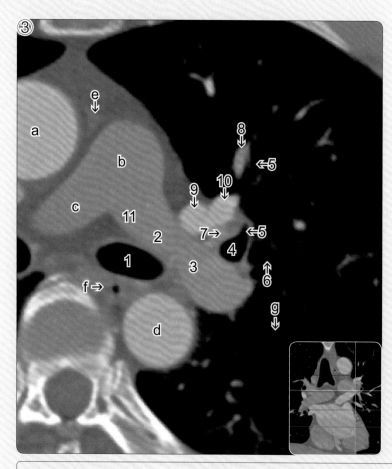

1. 左肺主支气管
2. 左肺动脉弓前部与上部
3. 左肺动脉弓后部
4. 左上叶上部支气管
5. 左上叶前段前亚段支气管
6. 左上叶前段外亚段支气管
7. 左上叶尖后段肺动脉
8. 左上叶前段肺动脉
9. 左上叶尖后段肺静脉
10. 左上叶前段肺静脉
11. 左肺动脉
a. 升主动脉
b. 主肺动脉
c. 右肺动脉
d. 降主动脉
e. 心包隐窝
f. 食道

图 4.3-5　左侧肺门上段

图①至图③为左侧肺门上段自上而下层面的横断面 CT 图像。

●观察左侧肺门上段的横断面 CT 表现：

○支气管表现：左肺动脉弓内侧为左主支气管的上 2/3，外侧为左肺上叶上部支气管及其分支。a. 左主支气管上 2/3：在上方层面的隆突处呈近似圆形，向下逐渐呈长椭圆形，上、中、下层面的长宽比依次为 1：1、1：1.5 和 1：2。食管从左主支气管的外侧转向后方和内侧；b. 左上叶上部支气管自左肺上叶支气管分出后沿左肺动脉弓的外侧上行，分出尖后段支气管后继续向上走行，前段支气管向前上方走行，两者逐渐分开。○肺动脉表现：自下而上观察，在左肺动脉弓近段率先发出的肺动脉分支在左上叶上部支气管的内侧伴随上行并分出尖后段肺动脉上行，前段肺动脉向前上方分别伴随同名支气管走行。尖后段肺动脉位于尖后段支气管内侧偏后，前段肺动脉位于前段支气管的后下方。○肺静脉的表现：自上而下观察，在上方层面，左肺上叶尖后段肺静脉位于主肺动脉与左肺上叶肺动脉组成的"L"字拐角内，靠近左肺上叶肺动脉并位于其前方。在中间层面，显示上叶尖后段肺静脉继续下行，而前段肺静脉水平向后走行，指向尖后段肺静脉的外侧。全下方层面，即左肺动脉弓下方层面，显示左肺上叶尖后段肺静脉和前段肺静脉两者在左肺上叶上部支气管和肺动脉的前方呈内外排列并紧密靠拢，即将汇合形成左上肺静脉干上支。

● Point-06: 左侧肺门中段

区域解剖简析：

左侧肺门中段的解剖结构以左肺上叶舌部和下叶背段支气管为中心。

①左肺上叶舌部的解剖结构：a. 左肺上叶舌部支气管自左肺上叶支气管呈水平方向外侧和前方分出，与上部支气管不同，多数舌部支气管向前外下方向走行约 10mm，先后分出上舌段支气管（B^4）和下舌段支气管（B^5），后者向下方倾斜的角度更大。另有少数个体在左肺上叶舌部支气管的开口处立即分出 B^4 和 B^5 两个肺段支气管。上方的 B^4 偏内分支分布至左心缘，下方的 B^5 偏外分支分布至外后方的斜裂。b. 左肺上叶舌部肺动脉（A^{4+5}）自左肺动脉弓的叶间干段向前外方向发出舌部肺动脉（A^{4+5}）后，再分上舌段动脉（A^4）和下舌段动脉（A^5），两者严格地伴随同名肺段和亚段支气管走行和分支。部分个体直接从叶间干分别分出（A^4）和（A^5）。c. 在左肺门中段的中间层面，上舌段肺静脉（V^5）与下舌段肺静脉（V^5）汇聚成左肺上叶舌部肺静脉（V^{4+5}），向肺门侧移行为左上肺静脉干的下支。

②左肺下叶背段的解剖结构：a. 左肺下叶背段支气管（B^6）自左肺下叶支气管后壁向后方发出，其位置与舌部支气管持平或略高。分出后向后外方向走行并分支。b. 左肺下叶背段肺动脉（A^6）发自左肺动脉弓叶间干段，与左肺上叶舌部肺动脉等高或略低，与背段支气管及其分支伴随走行；c. 左肺下叶背段肺静脉（V^6）在背段支气管的后下方沿基底干支气管和降主动脉之间自上而下汇入下肺静脉干。

左侧肺门中段上界是左肺上叶舌部支气管的开口处，下界是基底干支气管和左下肺静脉干的上缘。

CT/MRI 建议观察平面：

①横断面 CT 图像同样是观察左侧肺门中段详细解剖结构的基本平面。

②矢状面和冠状面 CT 重建图像和 MRI 图像可以帮助更清晰地区分左肺上叶舌部和左肺下叶背段的支气管、肺动脉和肺静脉以及它们之间的解剖毗邻关系。

CT/MRI 观察要点提示：

左侧肺门中段涵盖左肺上叶舌部和左肺下叶背段的肺门结构，分属两个肺叶，与肺门的上段和下段不同，在观察时需要特别注意两者在肺门中段的组合。

①比较观察左肺上叶舌部的支气管和肺动脉与右肺中叶的支气管和肺动脉在位置、分支模式和分布上的差别是观察左侧肺门中段的重点内容。而两侧下叶背段的支气管和肺动脉的分支、分布类似，仅高度略有不同。

②左肺下叶背段的位置虽然高于左肺上叶舌部，但是来自背段各个亚段的肺静脉（V^6a、V^6b 和 V^6c）从不同方向汇流至背段底部的 V^6 后，在肺门区域沿基底干支气管从上方向下汇入位于左心房后下方的左下肺静脉干的上支。

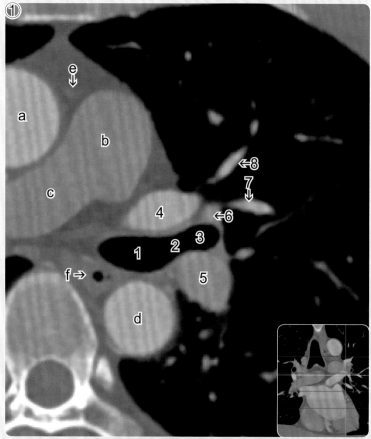

①
1. 左肺主支气管
2. 左肺上叶支气管
3. 左肺舌部支气管
4. 左上肺静脉干上支
5. 左肺叶间动脉干
6. 左肺上叶舌部肺动脉
7. 左肺上叶舌部肺静脉
8. 左肺上叶前段肺静脉
a. 升主动脉
b. 主肺动脉
c. 右肺动脉
d. 降主动脉
e. 心包隐窝
f. 食道

②
1. 左肺舌部上舌段支气管
2. 左肺下叶支气管
3. 左上肺静脉干上支
4. 左上肺静脉干下支
5. 左肺下叶背段支气管
6. 左肺上叶舌段肺动脉
7. 左肺叶间干肺动脉
8. 左肺上叶舌叶肺静脉
9. 左肺上叶背段肺动脉
10. 左肺下叶背段肺静脉
a. 升主动脉
b. 降主动脉
c. 主肺动脉
d. 右肺动脉
e. 左肺斜裂
f. 食道
g. 左心耳
★. 嵌入肺门内的肺组织

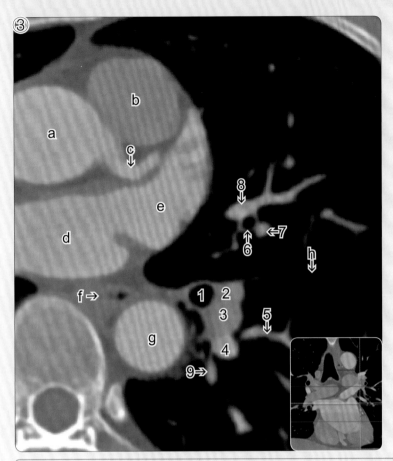

1. 左肺基底干支气管
2. 左下叶前内基底段肺动脉
3. 左下叶外、后基底段肺动脉
4. 左肺下叶肺静脉
5. 左肺下叶肺静脉属支
6. 左肺上叶下舌段支气管
7. 左肺上叶下舌段肺动脉
8. 左肺上叶舌段肺静脉
9. 左肺下叶肺静脉属支
a. 主动脉瓣
b. 肺动脉瓣
c. 右冠状动脉
d. 左心房
e. 左心耳
f. 食道
g. 降主动脉
h. 左肺斜裂

图 4.3-6　左侧肺门中段

　　图①至图③为左侧肺门中段自上而下层面的横断面 CT 图像。
　　●观察左侧肺门中段的横断面 CT 表现:
　　○支气管的表现: 上方层面显示层面经过左肺上叶支气管弓的下方, 自内向外依次为左肺主支气管、左肺上叶支气管和左肺上叶舌部支气管且三者连成一线, 舌部支气管为左肺舌叶的开口和顶点, 舌叶的支气管自此向前外下方分支、分布至整个舌叶; 中间层面显示左前方为左肺上叶的上舌段支气管, 后方为左肺下叶支气管及其向后发出的左肺下叶背段支气管, 这些支气管基本上在纵隔内; 下方层面显示后方为左肺下叶基底干支气管, 左前方为左肺上叶下舌段支气管, 前者在肺门内, 后者在肺内, 两者拉开距离。○肺动脉的表现: 上方层面显示左肺叶间动脉干位于左肺上叶支气管的后方, 左肺上叶舌段肺动脉位于左肺上叶支气管的前方, 前者为左肺动脉弓的延续, 后者为左肺上叶肺动脉的下支至舌叶; 中间层面和下方层面显示左下肺动脉继续向下走行, 下舌段肺动脉伴随同名支气管走行。○肺静脉的表现: 上叶前段肺静脉和上舌段肺静脉分别在水平方向上走向左上肺静脉干上支和下支, 下叶背段肺静脉沿下肺动脉干后方下行汇入下肺静脉干上支。

● Point-07: 左侧肺门下段

区域解剖简析：

左侧肺门下段由左肺下叶基底干支气管、肺动脉和左下肺静脉干构成。

①左肺下叶基底干支气管：a. 范围在左肺下叶背段至后基底段支气管开口之间，陆续分出前内基底段、外基底段和后基底段支气管。其长度2~3cm，决定背段支气管和后基底段支气管开口的水平。b. 左肺下叶基底干支气管常见的分支顺序是前内基底段、外基底段和后基底段。可能会出现一些变异如内基底段支气管和前基底段支气管分开发出或者外基底段支气管成为最后发出的基底段支气管等。

②左肺下叶基底干肺动脉及其肺段和亚段肺动脉与右肺一样，与同名支气管伴随走行，前基底段肺动脉、外基底段肺动脉和后基底段肺动脉分别在同名支气管的前方、外侧和后方，即走行在各自支气管的外围。

③左下肺静脉干来自背段肺静脉（V^6）和基底静脉干两个属支。a. 背段肺静脉（V^6）形成左下肺静脉干上支，有3~4个属支，以位于 S^6b 和 S^6c 之间的 V^6b 最为粗大和明显，V^6b 于主动脉和基底干支气管之间向前向下走行并接收其他属支的静脉血，后续为左下肺静脉干上支。b. 基底静脉干来自前、中、后3股静脉，汇合形成左下肺静脉干下支。前股为前内基底段肺静脉（V^{7+8}），中股为外侧基底段肺静脉（V^9），后股为后基底段肺静脉（V^{10}）。其中 V^{7+8} 位置较高，呈水平走行，向内后方汇入左下肺静脉干下支，而外侧基底段肺静脉（V^9）和后基底段肺静脉（V^{10}）位置较低，在外基底段亚段和后基底段亚段之间，向前内上方汇入左下肺静脉干的下支。

左下肺静脉干好像左心房向外下方伸出的一条树枝，前内基底段支气管和伴行肺动脉及其分支如向前下方伸出的鸟爪，外、后基底段支气管和伴行肺动脉及其分支则如向后下方伸出的鸟爪，牢牢抓住左下肺静脉干。

CT/MRI 建议观察平面：

①横断面 CT 图像仍然是观察左侧肺门下段的基本平面。

②矢状面和冠状面 CT 重建图像有助于观察上下走行的左侧肺门下段支气管、肺动脉和肺静脉之间的解剖关系和整体形态。

CT/MRI 观察要点提示：

左侧肺门下段的观察重点是左肺下叶基底干支气管和左下肺静脉干。

①左肺下叶基底干支气管及其分支是最主要的观察对象。

a. 确定基底干支气管长度和范围需要识别左下叶背段支气管开口和最后一个基底段支气管（后基底段支气管）的开口；b. 各个基底干支气管分支的数目和顺序可能在个体之间有所不同。

②左下肺静脉干分上支和下支。a. 左下肺静脉干上支来自背段肺静脉（V^6），而背段肺静脉在背段支气管 [B^6] 层面形成后，向前下方走行，于（B^6）的内下方汇入左下肺静脉干；b. 左下肺静脉干下支来自基底静脉干，后者是由各个基底段之间的段间肺静脉向上内方走行汇合形成的，基底静脉干形成前后，可能以多种不同方式与背段肺静脉合成左下肺静脉干。

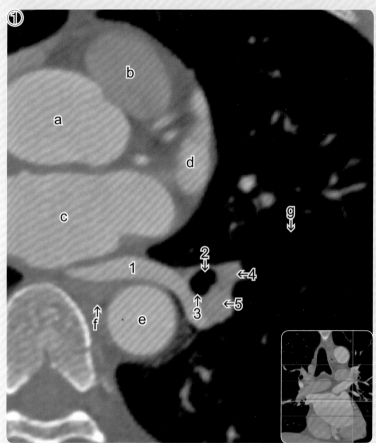

1. 左下肺静脉干（上支）
2. 左下叶前内基底段支气管
3. 左下叶基底干支气管
4. 左下叶前基底段肺动脉
5. 左下叶基底干肺动脉
a. 主动脉瓣
b. 肺动脉瓣
c. 左心房
d. 左心耳
e. 降主动脉
f. 食道
g. 左肺斜裂

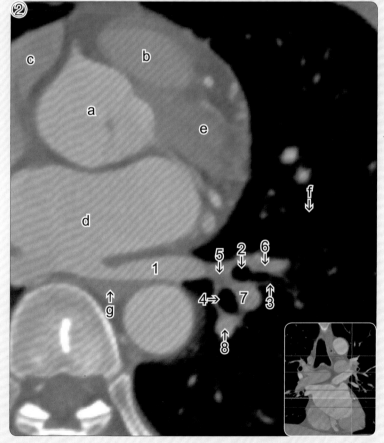

1. 左下肺静脉干（下支）
2. 左下叶前内基底段支气管
3. 前内基底段支气管分支
4. 左下叶基底干支气管
5. 左下叶前内基底段肺动脉
6. 左下叶前股肺静脉
7. 左下叶外基底段肺动脉
8. 左下叶后基底段肺动脉
a. 主动脉瓣
b. 右心室流出道
c. 右心耳
d. 左心房
e. 左心室（壁）
f. 左肺斜裂
g. 食道

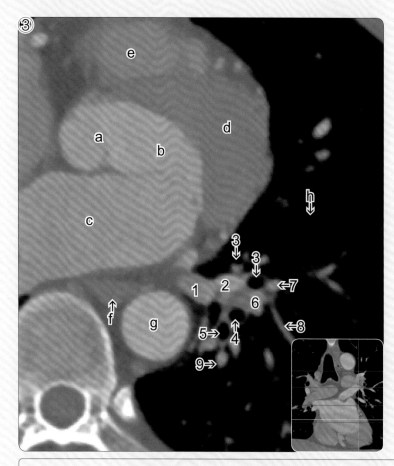

1. 左下肺静脉干（下支）
2. 左肺基底静脉干
3. 前内基底段支气管分支
4. 外基底段支气管
5. 后基底段支气管
6. 外基底段肺动脉
7. 左肺下叶前股肺静脉
8. 左肺下叶中股肺静脉
9. 左肺下叶后股肺静脉
a. 主动脉瓣
b. 左心室流出道
c. 左心房
d. 左心室（壁）
e. 右心室
f. 食道
g. 降主动脉
h. 左肺斜裂

图 4.3-7　左侧肺门下段

　　图①至图③为左侧肺门下段自上而下层面的横断面 CT 图像。

　　●观察左侧肺门下段的横断面 CT 表现：左下肺静脉干上支的出现表明层面进入左肺门下段。○支气管的表现：上方层面显示左肺基底干支气管即将开始分支，前方为左肺下叶前内基底段支气管，后方为基底干支气管，两个支气管之间可见支气管隆嵴。中间层面显示左肺下叶前内基底段支气管以及完全分出，位于前方并向外侧分出外亚段支气管，基底干支气管在前内基底段支气管的后方继续下行。下方层面显示前内基底段支气管向下方的几个分支。基底干支气管分出外基底段支气管和后基底段支气管，其内侧不规则形状的透亮阴影为嵌入肺门内的肺组织。○肺动脉的表现：上方层面显示左肺下叶前内基底段肺动脉伴行在前内基底段支气管的外侧。基底干肺动脉略粗，位于基底干支气管后方。中间层面显示左肺下叶前内基底段肺动脉伴行在前内基底段支气管的内侧，基底干肺动脉已经分出外基底段肺动脉和后基底段肺动脉，分别伴行在基底干支气管的外侧和后方。下方层面显示各个基底段的肺动脉伴随各自相应的支气管走行和分布，其位置分散，基本上位于各个同名支气管的外侧。○肺静脉的表现：上方层面和中间层面相距 1cm 左右，分布显示左下肺静脉干上支和下支水平汇入左心房后壁中央区域，其汇入左心房的位置和形态均有明显不同。下方层面显示来自各基底段的肺静脉位于各个基底段支气管的前方并向左下肺静脉干下支靠拢。

4.3.4　肺门的冠状面和矢状面观察

通过两侧肺门上、中、下段的横断面 CT 观察，我们对两侧肺门各自的解剖细节以及两侧肺门在解剖结构组合方面的不同已有比较深入的了解。但是，如何直观地对两侧肺门进行比较分析，则需要通过冠状面和矢状面 CT 图像的观察，再进一步加深对两侧肺门自上而下的主要差别以及两侧肺门中支气管、肺动脉和肺静脉之间在不同层面上的毗邻关系等方面的理解。冠状面和矢状面图像的观察是我们理解肺门解剖结构的重要补充。

● Point-08: 肺门的冠状面表现

区域解剖简析：

冠状面 CT/MRI 图像最适合对两侧肺门的支气管、肺动脉和肺静脉的分支模式、位置高低和布局范围等正常解剖进行比较和分析。

①两侧肺门支气管的比较：a. 左肺主支气管明显长于右肺主支气管，文献普遍认为左肺主支气管长度约为右肺主支气管长度的两倍左右。b. 两肺叶支气管的分支模式不同。右肺主支气管短而直，分出右肺上叶支气管后移行为中间支气管，中间支气管末端向前分出中叶支气管后，即移行为下叶支气管。左肺主支气管比较长且弯曲，在其末端直接分出上叶支气管和下叶支气管。上叶支气管再分为上部和舌部支气管，分别相当于右肺上叶和中叶的支气管。c. 两侧肺门肺段级别支气管高度比较：两肺支气管分支模式不同，故而致使同名支气管的高度出现一定差异。其中右肺上叶支气管开口明显高于左肺上叶支气管开口。右肺中叶支气管开口明显低于左肺上叶舌部支气管的开口，而两肺上叶前段支气管开口高度则大致相同。

②两侧肺门肺动脉和肺静脉的比较：a. 左肺动脉弓向左上后方走行，跨越左肺上叶支气管弓。右肺动脉向右前方近水平走行，分出上干之后沿右肺中间支气管外侧下行。故左肺动脉弓明显高于右肺动脉，两者高度相差 15~20mm。b. 右上肺静脉干在右肺叶间动脉干向下转弯处的后方下行回流至左心房，而左上肺静脉干则沿左肺动脉弓下方向内侧走行回流至左心房。故左上肺静脉干明显高于右上肺静脉干，两侧的高度差与两侧肺动脉的高度差相仿。c. 两侧的下肺静脉干上支均引流至两肺下叶背段的肺静脉，故由其所形成的下肺静脉干上支的高度比较接近。故两侧下肺静脉干几乎是等高的。

CT/MRI 建议观察平面：

CTA 后的冠状面 CT 重建图像为观察和比较两侧肺门解剖的最佳途径。

CT/MRI 观察要点提示：

①分段观察冠状面 CT 重建图像是了解两侧肺门概况的最简捷途径。

②比较两侧肺门时以支气管、肺动脉和肺静脉为线索，可提纲挈领，快速而不遗漏地对两侧肺门的解剖结构进行比较准确的评估和分析。

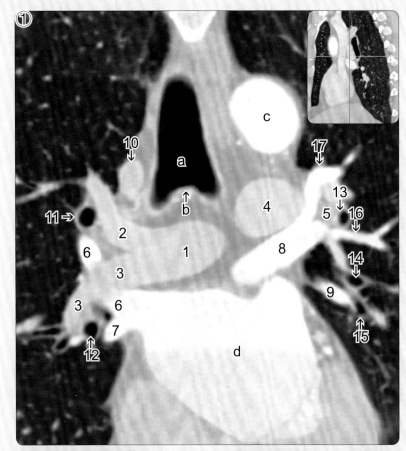

①
1. 右肺动脉
2. 右肺动脉上（前）干
3. 右肺叶间动脉干
4. 左肺动脉弓
5. 左肺叶间动脉干
6. 右上肺静脉干上支
7. 右上肺静脉干下支
8. 左上肺静脉干上支
9. 左上肺静脉干下支
10. 奇静脉弓
11. 右上叶前段支气管
12. 右中叶支气管
13. 左上叶前段支气管
14. 左肺上舌段支气管
15. 左肺下舌段支气管
16. 左上叶前段肺静脉
17. 左上叶尖后段肺静脉
a. 气管
b. 气管隆嵴
c. 主动脉弓
d. 左心房

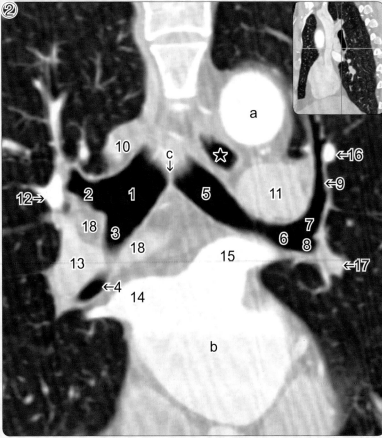

②
1. 右肺主支气管
2. 右肺上叶支气管
3. 右肺中间支气管
4. 右肺中叶支气管
5. 左肺主支气管
6. 右肺上叶支气管
7. 右上叶上部支气管
8. 右上叶舌部支气管
9. 右上叶尖后段支气管
10. 奇静脉弓
11. 左肺动脉弓
12. 右肺上叶肺静脉
13. 右上肺静脉干上支
14. 右上肺静脉干
15. 左上肺静脉干
16. 左上叶尖后段肺静脉
17. 左上叶上舌段肺动脉
18. 右肺叶间动脉干
a. 主动脉弓
b. 左心房
c. 气管隆嵴
★. 嵌入左肺门区的肺组织

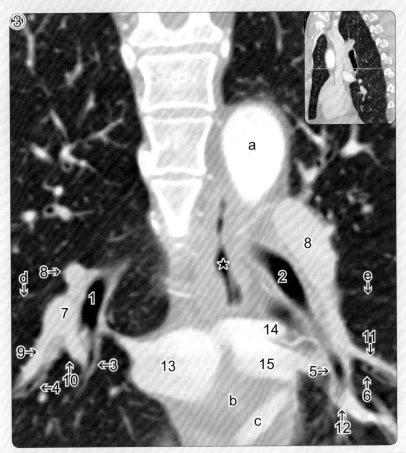

1. 右下叶基底干支气管
2. 左下叶基底干支气管
3. 右下叶后基底段支气管
4. 右下叶外基底段支气管
5. 左下叶后基底段支气管
6. 左下叶外基底段支气管
7. 右下叶基底干动脉
8. 右下叶背段肺动脉
9. 右下叶外基底段肺动脉
10. 右下叶后基底段肺动脉
11. 左下叶外基底段肺动脉
12. 左下叶后基底段肺动脉
13. 右下肺静脉干
14. 左下肺静脉干上支
15. 左下肺静脉干下支
a. 主动脉弓
b. 左心房
c. 冠状静脉窦
d. 右肺斜裂
e. 左肺斜裂
★. 嵌入左侧肺门的肺组织

图 4.3-8a　两侧肺门的冠状面概貌

　　图①至图③为自前往后的冠状面 CT 图像。

●观察两侧肺门的冠状面 CT 表现：

　　○支气管的表现：前方层面显示气管下段和气管隆嵴位于胸部正中线，但是距离右肺门更近一些。两肺上叶前段和右肺中叶支气管均显示为正面圆环形阴影，表明这些支气管呈前后水平走行。与之类似的还有左肺上叶上舌段支气管，但是后者表现为椭圆形，提示该支气管肺非水平走行。中间层面显示两肺主支气管、右肺上叶支气管和左肺上叶支气管弓等大致在同一冠状面上。后方层面显示两肺基底干支气管，左侧高于右侧表明左下叶和左下叶基底干支气管分出的位置相对较高。○肺动脉的表现：前方层面显示主肺动脉向前方走行跨越右上肺静脉干的上支。右肺动脉向右侧走行在气管隆嵴与右上肺静脉干之间，分出右肺动脉上干和右肺叶间动脉干。中间层面和后方层面显示左肺动脉弓跨越左上叶支气管弓，向后下方转为左下肺动脉。右肺动脉则沿右肺中间支气管和下叶基底干支气管外侧伴随下行。○肺静脉的表现：两侧肺静脉干的表现非常直观，左侧上、下肺静脉干及其各自的上下支均显示左侧高于右侧。其中又以两侧上肺静脉干的差别更为明显。

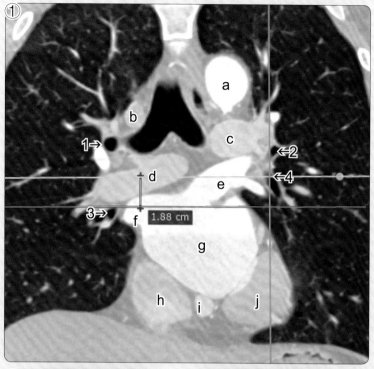

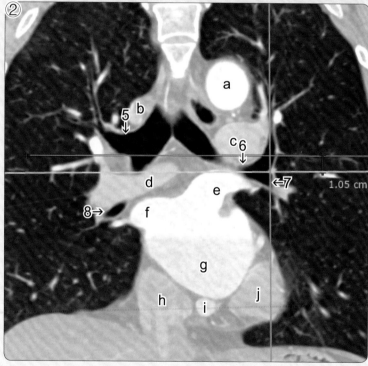

1. 右肺上叶前段支气管
2. 左肺上叶前段支气管
3. 右肺中叶内侧段支气管
4. 左肺上叶上舌段支气管
5. 右肺上叶支气管开口上缘
6. 左肺上叶支气管开口上缘
7. 左肺上叶舌部支气管
8. 右肺中叶支气管

a. 主动脉弓
b. 奇静脉弓
c. 左肺动脉弓
d. 右肺动脉
e. 左上肺静脉干
f. 右上肺静脉干
g. 左心房
h. 右心房
i. 冠状静脉窦
j. 左心室

图 4.3-8b　两侧肺门支气管比较 -1

　　图①和图②为两侧肺门支气管冠状面 CT 重建图像。

　　●观察两侧肺门支气管表现的差别：

　　○上图显示同样向前走行的右肺上叶前段支气管较左肺上叶前段支气管位置稍高，基本持平。同样向前走行的右肺中叶内侧段支气管约低于左肺上叶上舌段支气管 15~20mm（图①）。

　　○下图显示右肺上叶支气管开口下缘约高于左肺上叶支气管开口下缘 10mm 左右。右肺中叶支气管开口则明显低于左肺上叶舌部支气管开口（图②）。

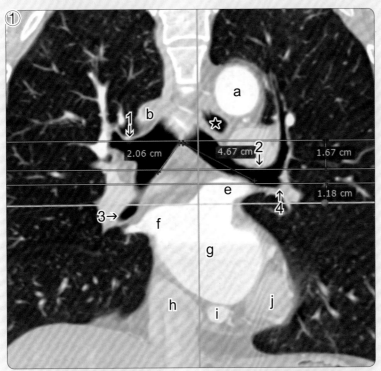

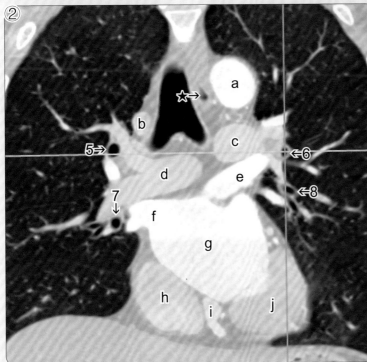

1. 左肺上叶支气管上缘
2. 右肺上叶支气管上缘
3. 右肺中叶支气管
4. 左肺舌部支气管
5. 右肺上叶前段支气管
6. 左肺上叶前段支气管
7. 右肺中叶支气管
8. 左肺上叶上舌段支气管

a. 主动脉弓
b. 奇静脉弓
c. 左肺动脉弓
d. 右肺动脉
e. 左上肺静脉干
f. 右上肺静脉干
g. 左心房
h. 右心房
i. 冠状静脉窦
j. 左心室
★. 嵌入肺门的肺组织

图 4.3-8c 两侧肺门支气管比较 -2

图①和图②为两侧肺门支气管冠状面 CT 重建图像。

●观察两侧肺门支气管表现的差别：

○上图显示右肺主支气管的长度仅为左肺主支气管的 1/2 左右。左肺上叶支气管开口约低于右肺上叶支气管开口 20~25mm。右侧中叶支气管低于左肺上叶上舌部支气管 10mm 左右（图①）。○下图显示右肺上叶前段支气管比左肺上叶前段支气管口径略大，位置略高。右肺中叶支气管开口则明显低于左肺上叶舌部支气管（图②）。

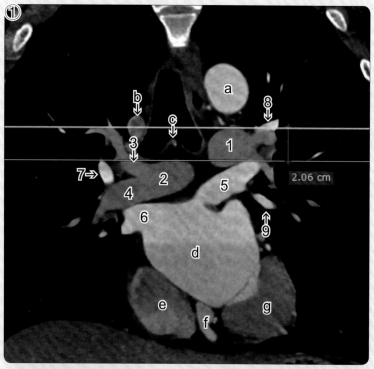

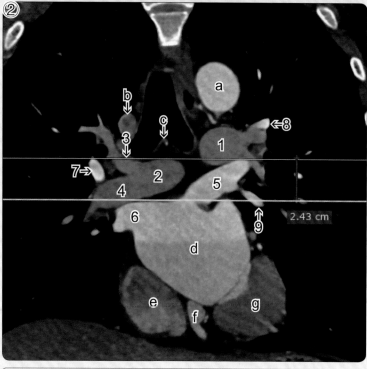

1. 左肺动脉弓
2. 右肺动脉
3. 右肺动脉上干
4. 右肺叶间动脉干
5. 左上肺静脉干
6. 右上肺静脉干
7. 右肺上叶肺静脉
8. 左肺上叶肺静脉
9. 左肺上叶舌部肺静脉
a. 主动脉弓
b. 奇静脉弓
c. 气管隆嵴
d. 左心房
e. 右心房
f. 冠状静脉窦
g. 左心室

图 4.3-8d　两侧肺门肺动脉和肺静脉比较 -1

　　图①和图②为两侧肺门肺动、静脉的冠状面 CT 图像。

　　●观察两侧肺门肺动脉和肺静脉的 CT 表现：

　　○上图显示左肺动脉弓上缘高于右肺动脉上缘 20mm 左右。右肺动脉分为上干和叶间动脉干两个干支，左肺动脉弓则单独延续并陆续分出动脉支至左肺的各个肺段（图①）。○下图显示两侧肺门上肺静脉干的测量结果，左上肺静脉干明显高于右上肺静脉干，两者的高度差与两侧肺动脉的高度差相仿（图②）。

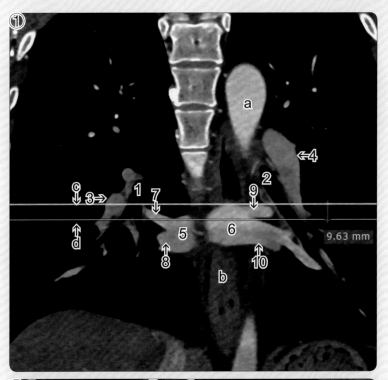

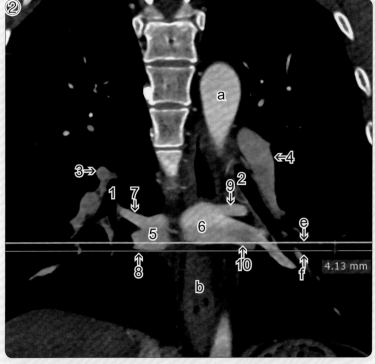

1. 右肺下叶基底干支气管
2. 左肺下叶基底干支气管
3. 右肺叶间动脉干
4. 左肺叶间动脉干
5. 右下肺静脉干
6. 左下肺静脉干
7. 右下肺静脉干上支
8. 右下肺静脉干下支
9. 左下肺静脉干上支
10. 左下肺静脉干下支
a. 降主动脉
b. 食道
c. 左下肺静脉干上缘
d. 右下肺静脉干上缘
e. 左下肺静脉干下缘
f. 右下肺静脉干下缘

图 4.3-8e　两侧肺门肺动脉和肺静脉比较 -2

　　图①和图②为两侧肺门肺动、静脉的冠状面 CT 图像。

　　●观察两侧肺门肺动脉和肺静脉的 CT 表现：

　　○上图显示两侧下肺静脉干的上缘（上支）的测量结果显示左下肺静脉干上缘（上支）高于右下肺静脉干上缘（上支）约 10mm（图①）。○两侧下肺静脉干下缘（下支）的测量结果显示左下肺静脉干下缘（下支）低于左下肺静脉干下缘（下支）约 5mm（图②）。另外两图均显示左侧基底干支气管和伴行的肺动脉明显高于右侧。

● Point–09：肺门的矢状面表现

区域解剖简析：

两侧肺门的矢状面 CT 图像是分别对左侧肺门和右侧肺门各自独立地、自外往内地连续性观察，每幅图像与对侧肺门无关联。

①两侧肺门支气管的比较：a. 两肺主支气管长度不同：左肺主支气管明显长于右肺主支气管，文献普遍认为左肺支气管的长度约为右肺主支气管长度的两倍左右。b. 两肺叶支气管的分支模式不同：右肺主支气管短而直，分出右肺上叶支气管后移行为中间支气管，中间支气管末端向前分出中叶支气管后，即移行为下叶支气管；左肺主支气管比较长且弯曲，在其末端直接分出上叶支气管和下叶支气管。上叶支气管再分为上部支气管和舌部支气管，分别相当于右肺的上叶支气管和中叶支气管。c. 两侧肺门肺段级别支气管高度比较：两肺支气管分支模式不同，故而致使同名支气管的高度出现一定差异。其中右肺上叶支气管开口明显高于左肺上叶支气管开口。右肺中叶支气管开口明显低于左肺舌部支气管的开口，而两肺上叶前段支气管开口高度则大致相同。

②两侧肺门肺动脉和肺静脉的比较：a. 左肺动脉弓向左上后方走行，跨越左肺上叶支气管弓。右肺动脉向右前方近水平走行，分出上干之后沿右肺中间支气管外侧下行。故左肺动脉弓明显高于右肺动脉，两者高度相差 15~20mm。b. 上肺静脉干：右上肺静脉干在右肺叶间动脉干向下转弯处的后方下行回流至左心房，而左上肺静脉干则沿左肺动脉弓下方向内侧走行回流至左心房。故左上肺静脉干明显高于右上肺静脉干，两侧的高度差与两侧肺动脉的高度差相仿。c. 下肺静脉干：两肺的下肺静脉干上支均引流两肺下叶背段的肺静脉，故其所形成的下肺静脉干上支水平接近。故两侧下肺静脉干几乎是等高的。

CT/MRI 建议观察平面：

选择两侧肺门区各 4cm 范围进行 CTA 后矢状面 CT 图像重建，目的是详细观察分析两侧肺门结构的前、后、上、下毗邻、组合关系。

CT/MRI 观察要点提示：

①图像重建范围的确定：以肺门层面的冠状面 CT 图像作为定位片，自两侧肺门的外缘向内选择 4cm 范围进行矢状面 CT 图像重建，基本上可以观察到两侧肺门在肺内和纵隔内的矢状面 CT 表现。

②观察内容：以矢状面 CT/MRI 图像观察两侧肺门解剖结构的不同组合特点时，重点应注意以下两点：a. 两侧肺门区内各级主要支气管的分支模式以及两侧同名、同级支气管开口位置的高度对比；b. 两侧肺门区支气管与其周围肺动脉和肺静脉之间的解剖位置关系。

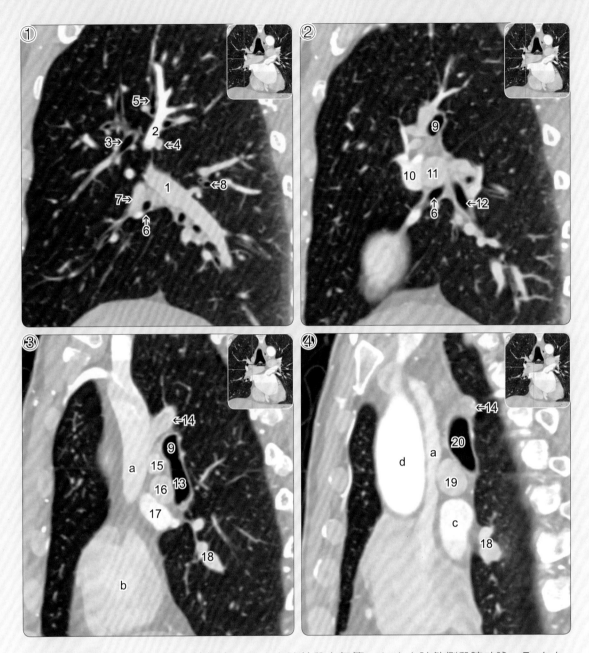

1. 右下肺动脉干；2. 右上叶肺静脉；3. 右上叶前段支气管；4. 右上叶外侧段肺动脉；5. 右上叶尖段支气管；6. 右中叶支气管；7. 右中叶肺动脉；8. 右下叶背段支气管；9. 右上叶支气管；10. 右上肺静脉干；11. 右肺叶间动脉干；12. 右肺基底干支气管；13. 右肺中间支气管；14. 奇静脉；15. 右肺动脉上干；16. 右肺动脉叶间动脉干；17. 右上肺静脉干；18. 右下肺静脉干；19. 右肺动脉；20. 右主支气管；a. 上腔静脉；b. 右心房；c. 左心房；d. 升主动脉

图 4.3-9a　右侧肺门矢状面观察

图①至图④为右侧肺门自外向内 1cm 间隔的矢状面重建 CT 图像。

● 观察右侧肺门矢状面 CT 表现：

在自外向内的矢状面 CT 图像逐级集中显示成 "寻根之旅"。〇右肺门肺内部分显示右肺上叶、中叶和下叶的肺段支气管及其伴随动脉分支向内集中至上叶、中叶和下叶支气管，肺动脉接近右肺动脉（图①和图②）。〇右肺门纵隔部分显示支气管为右主支气管和中间支气管，肺动脉为右肺动脉和左肺上下肺静脉干。前方为升主动脉和上腔静脉（图③和图④）。

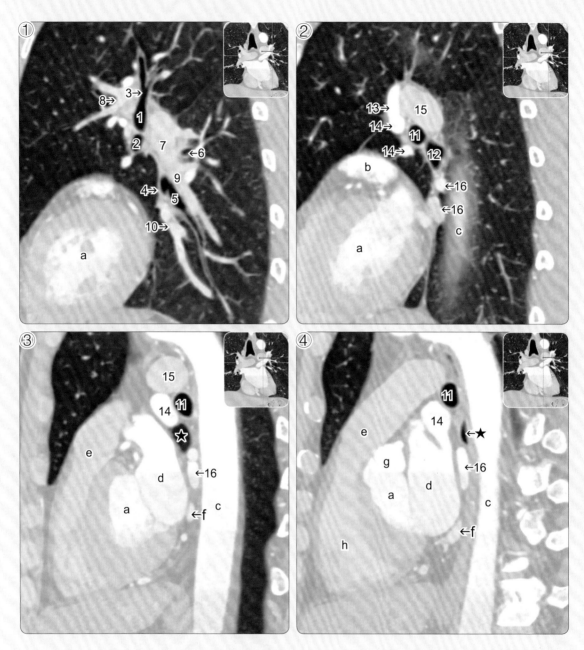

1. 左上叶上部支气管；2. 左上叶舌部支气管；3. 左上叶尖后段支气管；4. 左下叶前内基底段支气管；5. 左下叶基底干支气管；6. 左下叶背段支气管；7. 左肺叶间动脉干；8. 左肺上叶前段肺动脉；9. 左肺基底干肺动脉；10. 左下肺静脉干；11. 左上叶支气管；12. 左下叶支气管；13. 左肺上叶静脉，14. 左上肺静脉干；15. 左肺动脉弓；16. 左下肺静脉干；a. 左心室；b. 左心耳；c. 降主动脉；d. 左心房；e. 肺动脉瓣；f. 冠状窦；g. 主动脉瓣；h. 右心室；★. 嵌入左肺门的肺组织

图 4.3-9b　左侧肺门矢状面观察

　　图①至图④为左侧肺门自外向内 1cm 间隔的矢状面重建 CT 图像。

　　●观察左侧肺门矢状面 CT 表现：

　　左肺门位于心脏后方，支气管和肺动脉与右侧不同。○左肺门肺内部分显示左肺上叶支气管由上部（固有上叶）和舌部支气管组成，左肺动脉为单一主干，以左肺动脉弓续为叶间动脉干（图①和图②）。○左肺门纵隔部分显示仅有左主支气管和左肺动脉弓，静脉与右侧类似。肺门前方为左心房、左心室、右心室、动脉圆锥和主肺动脉（图③和图④）。

a present ： 衣架和拐杖

在肺门的讲述中，气管与两肺主支气管和上叶支气管构成两个向上弯曲的 "U" 字形的 "右肺上叶支气管弓" 和 "左肺上叶支气管弓"，酷似两个空心状的挂衣钩。而纵隔右侧的奇静脉弓和纵隔左侧的主动脉弓和左肺动脉弓就像挂在前面两个衣架上的 3 个实心的拐杖，两大一小。

下面让我们仔细观察这两个挂衣钩和三根拐杖的解剖组成。

①右侧是 1 个小拐杖挂在 1 个小衣钩上：a. 小衣钩由气管、右肺主支气管和右肺上叶支气管组成一个向上弯曲的 "U" 字形右上肺支气管弓，其内侧为气管，底为右肺主支气管，外侧为右肺上叶支气管。酷似 1 个空心的挂衣钩。b. 小拐杖由半奇静脉（左侧下肋间静脉）和副半奇静脉（左侧上肋间静脉）汇入奇静脉（右侧肋间静脉）后沿脊柱右侧向上行至气管隆嵴水平，向前方跨越右侧气管支气管角注入上腔静脉的后壁。

②左侧是 2 个大拐杖挂在 1 个大衣钩上：a. 大衣钩由气管、左主支气管、左肺上叶支气管和左上叶上部支气管这 4 段气管连接形成一个大大的向上弯曲的 "U" 字形左上肺支气管弓，其内侧为气管和左主支气管，底为左上叶支气管，外侧为左肺上叶上部（固有上叶）支气管。酷似一根又长又圆的更大号的挂衣钩。b. 1 号最大的拐杖是主动脉弓挂在左侧大衣钩的内上方。c. 2 号拐杖是左肺动脉弓挂在左侧大衣钩的外下方。主动脉弓和左肺动脉弓就像两根粗大的拐杖，分别挂在左上肺支气管弓这个挂衣钩上。请记住两侧的上肺支气管弓和这 3 条血管弓的特点和临床价值。

4.4　肺间质

在正常情况下，即使在对肺部解剖结构显示最佳的 CT 图像上也常常难以显示绝大部分肺间质。然而，观察肺部正常 CT/MRI 解剖时，肺间质是否正常也是不应忽视的内容。肺间质的作用有两点，一是支撑肺组织维持正常形态，从而使肺内血管和各级支气管、气道维持开通以确保空气和血液顺利进出肺脏；二是通过肺泡的基底膜建立空气与血液之间气体交换的机制。肺间质是辅助肺实质完成呼吸功能不可或缺的解剖和生理环节。正常情况下肺间质不显山不露水，在禽流感、嗜鸽者肺、尘肺、间质性肺水肿、结节病、"癌性淋巴管炎（lymphangitis carcinomatosa）"、成人呼吸窘迫综合征（ARDS）和新型冠状肺炎等肺间质性疾病发生时，就能显示出增厚或增生的肺间质，本节介绍肺间质的基本概念、解剖分布、肺尖阴影和肺间质异常的基本 CT 表现。

4.4.1　肺间质的概念和解剖分布

肺间质（pulmonary interstitium）是支持肺实质的结缔组织支架，这些结缔组织成分就好像浇注在肺泡壁、各级支气管、肺动脉和肺静脉周围的固定剂或塑形剂，从胸膜下、肺小叶间隔深入到肺小叶和腺泡内的每一个角落乃至每个肺泡，再沿着各级支气管血管鞘从肺泡通往肺门、纵隔和胸膜下，形成一个从肺内至肺的表面无所不在的结缔组织网格系统。我们可以依据所处的部位将全部肺间质分为外围肺间质、中轴肺间质和肺泡肺间质 3 个部分：①外围肺间质（peripheral interstitium）包括肺叶表面脏层胸膜下结缔组织与肺小叶间隔。两者分别构成肺叶和肺小叶的外壳；②中轴肺间质（axial interstitium）包绕在各级支气管和肺动脉周围的结缔组织鞘从纵隔进入肺叶内，直至各个肺小叶的中心；③肺泡肺间质（alveolar interstitium）是指肺泡壁内的结缔组织成分，与肺泡内皮和毛细血管内皮共同组成基底膜，此基底膜就是所谓的肺泡肺间质的主要成分。这三部分肺间质在肺内融会贯通形成一体。

● Point–01：肺间质的解剖基础

区域解剖简析：

肺间质由外围肺间质、中轴肺间质和肺泡肺间质组成。

①外围肺间质（peripheral interstitium）：包括胸膜下肺间质和肺小叶间隔两大部分。胸膜下肺间质在肋胸膜和膈胸膜区域比较完整，在纵隔侧和叶间裂处则因为肺门的存在而出现发育不完整的情况；而肺小叶间隔不完整则更常见。肺小叶间隔的水肿或增生可显示为 Kerley 氏 A、B、C 线。

②中轴肺间质（axial interstitium）在各级支气管和肺动脉周围形成结缔组织鞘。Weibe 曾描述中轴肺间质以纤维网的形式包绕着支气管和动脉分支，从肺门向外围延续到肺叶、肺段、亚段、肺小叶和腺泡。

③肺泡肺间质（alveolar interstitium）又被称为肺泡壁（alveolar wall）。

肺泡肺间质在组织学形态上有两个特点：a. 肺泡肺间质以基底膜的形式存在于肺泡和毛细血管之间，系 1 层极薄的由蛋白多糖(黏多糖酸)、弹力纤维和胶原纤维组成的基底膜；b. 肺泡肺间质构成的肺泡壁分有薄侧和厚侧。薄侧即由纤维丝将毛细血管基膜与肺泡上皮基膜紧密融合形成厚度仅 0.4 μm 的基底膜，为二氧化碳和氧气进行气体交换的弥散侧；厚侧则在两层基膜之间有结缔组织填充，使其厚度达到较厚的 1~2 μm，增加了 2.5 倍至 5 倍。一方面因厚度明显增加而无法进行气体交换，另一方面当此结缔组织间隔内的液体数量和压力增加到一定程度时即可逆向进入肺泡，从间质性肺水肿转变成实质性肺水肿。而薄侧的基底膜发生增殖和增厚时，则气体交换机制就受到阻碍和破坏。了解肺泡壁厚侧与薄侧的解剖特点对于理解气体交换和肺水肿发生的机制和临床表现等都是非常重要的。就大体解剖位置而言，肺泡肺间质通常离开胸膜、小叶间隔和支气管血管鞘而位于由肺泡堆积的肺实质区域，我们可以在 CT 观察时去体会和理解。

4.4.2　肺间质的 CT/MRI 观察

中轴肺间质、外围肺间质和肺泡肺间质在正常情况下难以准确显示和进行定性和定量分析，因为各部分肺间质难以与其毗邻的胸膜、支气管壁、血管和肺泡壁等解剖结构进行区分。上述肺间质的异常改变在 CT 图像上可能表现为3 种各自不同的模式，或者由多种模式不同程度混杂在一起出现。在对肺间质性增殖性病变进行 CT 观察时要有针对性地区别对待。

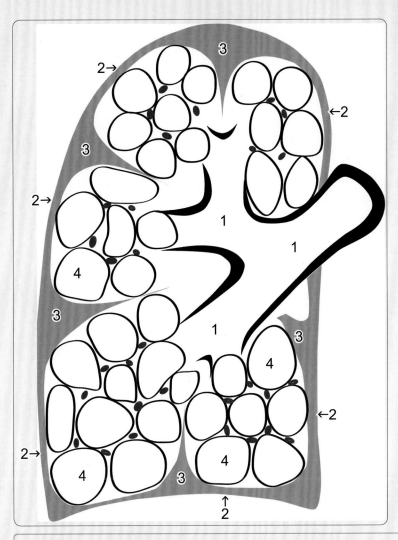

图 4.4-1　肺间质分布示意图

●本图显示中轴肺间质、外围肺间质和肺泡肺间质的分布模式。

○中轴肺间质自肺门向外围延伸至肺小叶和腺泡级别的支气管血管鞘中，与支气管树基本一致。○外围肺间质位于胸膜下和小叶间隔，成为肺叶和肺小叶的外壳。○肺泡肺间质位于肺泡壁的基底膜。其增生或增厚表现为在肺野内出现不同程度磨玻璃阴影乃至实变。

1. 支气管树
2. 胸膜下间隙
3. 肺小叶间隔
4. 肺泡腔
● . 中轴肺间质
● . 外围肺间质
○ . 肺泡肺间质（肺泡壁）
● . 毛细血管网

● Point-02: 正常可见的肺间质 – 肺尖阴影

正常个体肺间质的绝大部分在 CT/MRI 图像上不能显示和识别，但是在半数左右正常个体的肺尖部常可见外围肺间质的阴影，即"肺尖阴影"。

CT/MRI 建议观察平面：

5mm 以下横断面 CT 图像是观察肺尖阴影并进行分析的最佳方法。冠状面和矢状面图像可以从整体上评估其有无具体形态。

CT/MRI 观察要点提示：

①肺尖阴影由肺尖部胸膜下肺间质和肺小叶间隔形成，约出现半数

（43%~61%）的正常个体，其出现与否及其范围和程度与年龄和疾病等因素没有相关性，可能与个体肺尖部的解剖发育和生理环境有关。

②肺尖阴影的分型：随机抽样显示肺尖阴影可分为边缘型、网格型、破网型、星型、线条型和马赛克型等类型。a.边缘型肺尖阴影（约占16%）分布在肺尖的边缘，呈零星曲线、直线或斑条状阴影。b.网格型肺尖阴影（约占25%）呈完整的网格状，网格的大小比较均匀，每个网格基本上代表一个次级肺小叶。c.破网型肺尖阴影（约占28%）显示部分网格不完整，似破网状。d.星型肺尖阴影显示肺小叶间隔形成交叉或集中，呈星芒状结节影，有可能被误为病变甚至肿瘤，需要认真鉴别。e.线条型肺尖阴影（约占14%）显示肺小叶间隔的数目更少、程度更轻，仅表现为向不同方向走行的线条阴影。f.马赛克型肺尖阴影（约占11%）表现为肺小叶大小的多边形致密阴影，独立出现或镶嵌在周围的网格阴影当中形成马赛克状影像。

肺尖阴影与肺尖区其他病变的鉴别点如下：a.肺尖阴影绝大多数都发生在肺尖区域2cm层面内，其他部位非常少见。b.肺尖阴影的上述表现形态均与次级肺小叶间隔一致或与之相关。c.肺尖阴影不伴随既往病史或局部症状。d.随诊观察没有明显的动态消长改变。

肺尖阴影与病理性肺间质异常的影像学表现也不相同。后者发生在肺尖之外的肺间质，后者仅在病变累及肺间质或各种肺间质疾病时发生。中轴肺间质在支气管、肺动脉和肺静脉的周围增厚形成鞘状表现，越往肺门侧越明显；外围肺间质多见于中下肺野，常常显示为 Kerley 氏 A、B、C 线；c.肺泡肺间质则常常表现为在透明肺野内的磨玻璃阴影。

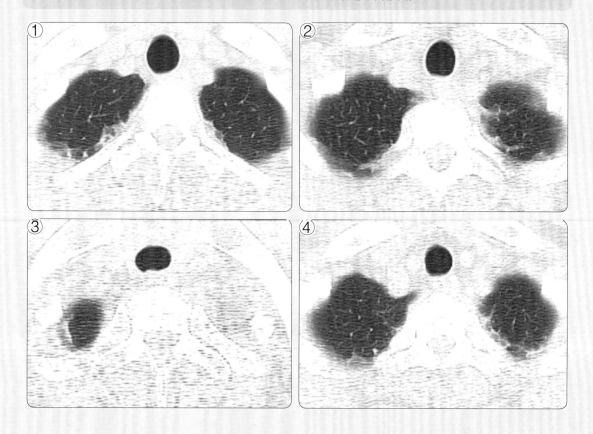

图 4.4-2a　边缘型肺尖阴影

图①至图④为不同个体的肺尖部 CT 图像。

●边缘型肺尖阴影的表现：○肺尖阴影均出现在肺尖区域的边缘，其位置多在后缘、内侧边缘和外侧边缘，出现在前缘者极少。○肺尖阴影的形态多表现为排列在边缘的线条状阴影、并排在边缘的肺小叶结构和自边缘伸向肺内的条索阴影。

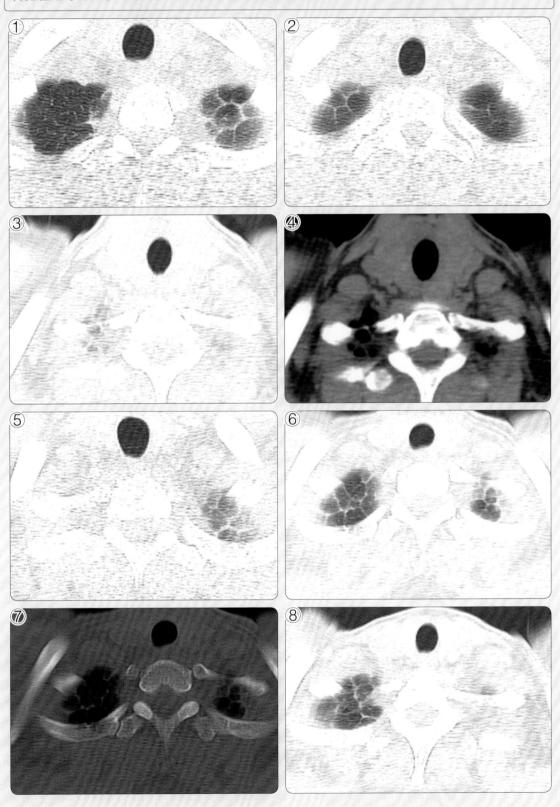

图 4.4-2b　网格型肺尖阴影

图①至图⑧为不同个体的肺尖部 CT 图像。

●观察网格型肺尖阴影的表现：○图①至图⑧中显示至少一侧肺或两侧肺的肺尖阴影互相交织形成完整的网格状。○图③和图④以及图⑥和图⑦分别为同一个体不同肺窗的图像。

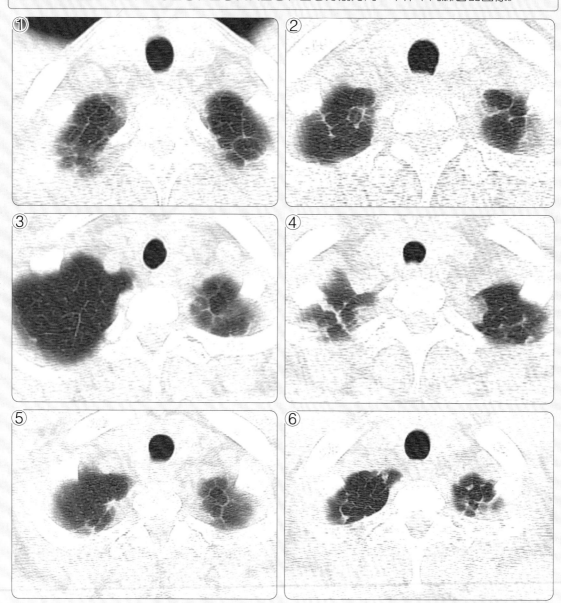

图 4.4-2c　破网型肺尖阴影

图①至图⑥为不同个体的肺尖部 CT 图像。

●观察破网型肺尖阴影的表现：

○上述各图显示一侧肺或两侧肺的肺尖阴影呈破损的网格样表现，其范围与网格型相似，但是网格的构成并不完整，部分出现断裂，甚至可以出现较多网格缺如的表现。○破网型除网格不完整外，其形态也显示多样，粗细不均，甚至出现星型或马赛克样表现。

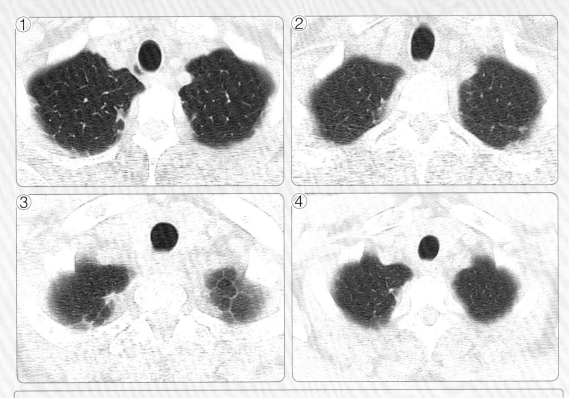

图 4.4-2d　星型肺尖阴影

图①至图④为不同个体的肺尖部 CT 图像。

●观察星型肺尖阴影的表现：○图①、图③和图④显示星型肺尖阴影发生在右肺肺尖，图②显示两肺肺尖出现星型肺尖阴影。○阴影呈星芒状结构，中心致密增浓，向外以星芒状伸出线条影，形状大小略有差异，但是大同小异。这些星型肺尖阴影实际上由肺小叶间隔相互交叉或集中所形成。需要注意与病变特别是肿瘤进行鉴别。

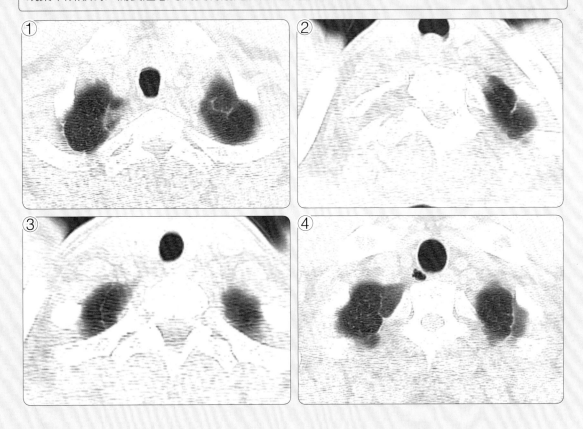

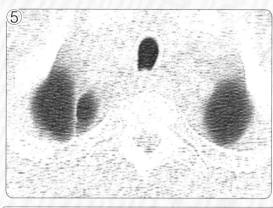
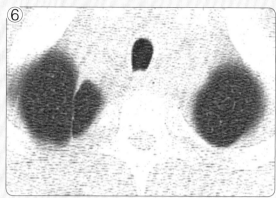

图 4.4-2e 线条型肺尖阴影

图①至图④为不同个体的肺尖部 CT 图像，图⑤和图⑥为另外一个个体的 CT 图像。

●观察线条型肺尖阴影的表现：

○图①至图④肺尖阴影为向不同方向走行的曲线或直线阴影，在肺野内分布，其厚度与肺小叶间隔相仿，不构成网格等结构。○线条型肺尖阴影应与可能出现在肺尖区域的其他阴影进行鉴别。图⑤和图⑥显示右肺尖前后走行的直线，其两端与胸膜相连并呈牵拉改变，该例个体为奇静脉裂。另外在肺尖区域前后走行的血管或神经等结构也可引起与奇静脉裂类似的表现。

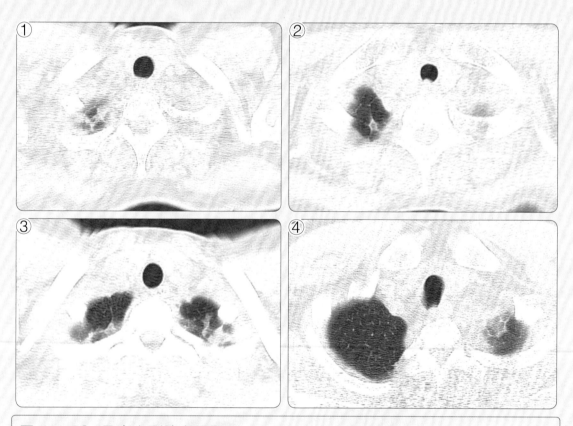

图 4.4-2f 马赛克型肺尖阴影

图①至图④为不同个体的肺尖部 CT 图像。

●观察马赛克型肺尖阴影的表现：○上述各图均显示在肺尖阴影内出现多边形均匀致密阴影，形态酷似镶嵌在墙上的瓷砖。○多边形的边缘由致密的线条组成，常常代表肺小叶。○马赛克型阴影常常与其他肺尖阴影同时存在，使形态表现多样化。

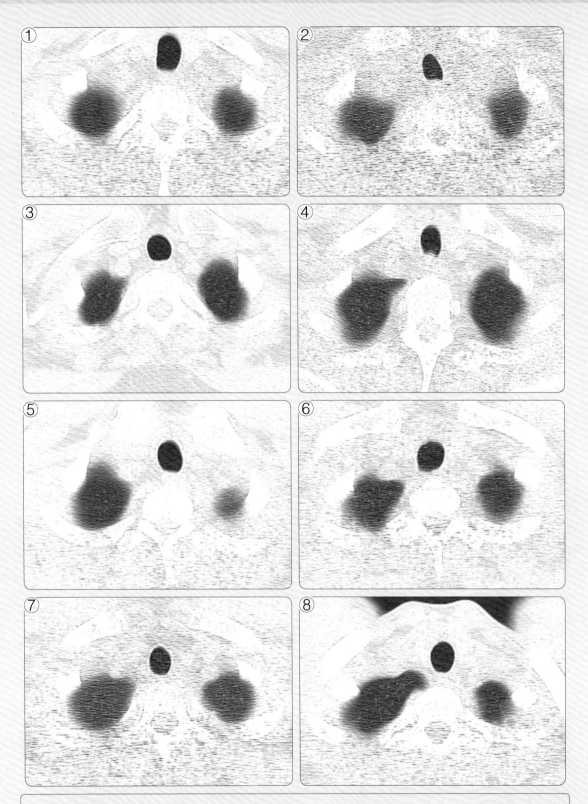

图 4.4-2g　无肺尖阴影

　　图①至图⑧为不同个体的肺尖部 CT 图像。

　　●观察无肺尖阴影的表现：○上述个体自上而下逐层观察，在肺尖层面 CT 图像中均未显示肺尖阴影，此种无肺尖阴影的个体占全部正常个体的半数左右（39%~57%）。○通常在显示肺尖部的第 1 层无肺尖阴影，以下则均无肺尖阴影。但是在极少数个体，在肺尖区域下方层面可能出现肺尖阴影。

● Point-03: 病理性增厚的肺间质

如前所述，在正常个体，肺间质的绝大部分在 CT/MRI 图像上难以显示和识别，只有因为发生接触、吸入、感染或不明原因导致的肺间质增生和增厚时，方能在 CT/MRI 图像上得以显示。这些病理性的肺间质增生和增厚与肺尖阴影明显不同。各自都有其特定的部位和形态。

CT/MRI 建议观察平面：

横断面、冠状面和矢状面薄层 CT 图像，特别是 1mm 左右的薄层 CT 均可清晰地显示各种病理性的肺间质增生和增厚。冠状面 CT 图像可显示间质性肺部疾病的程度和大局观。

CT/MRI 观察要点提示：

肺间质性疾病具有 2 个明显特点，一是同病异影，即同为间质性疾病，因为发生的部位不同，其影像学表现可能截然不同。二是异病同影。即各种不同病因的间质性疾病，往往在 CT/MRI 表现上会出现十分雷同的表现，特别是在疾病的晚期，如蜂窝肺、弥漫性纤维化或弥漫分布的小结节等可能是各种间质性肺部疾病的末期表现。

①中轴肺间质异常可表现为以支气管树增粗和模糊为主，可出现支气管正面像上的圆环征和侧面像上的双轨征，而肺动静脉血管增粗有时不易识别和评估。②外围肺间质异常可表现为叶间裂的增厚和小叶间隔的显影。其中小叶间隔的异常显示不在肺尖，而多出现在中下肺野和肺的边缘区域。③肺泡肺间质异常见于正常肺野，表现为磨玻璃阴影。

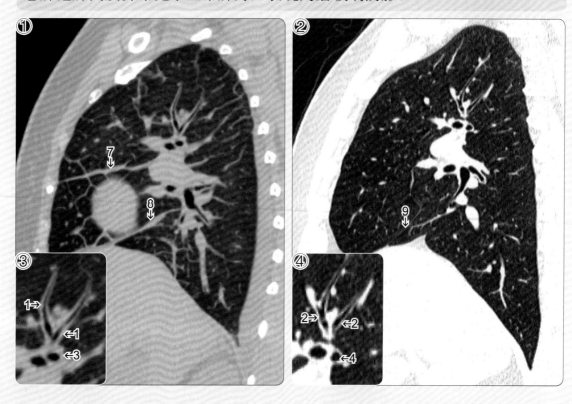

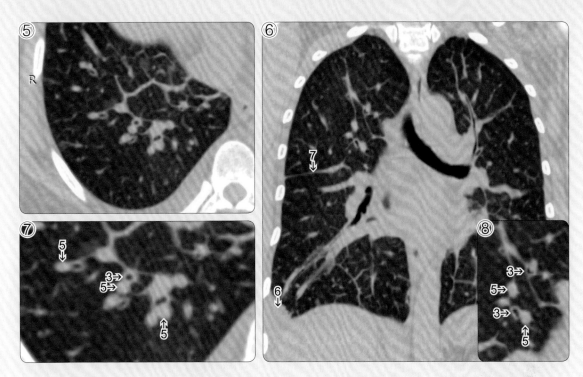

1. 支气管的粗轨道征；2. 正常支气管的双线征；3. 支气管的厚环征；4. 正常支气管的圆圈征；
5. 支气管粗点征；6. 右肺肋膈角积液；7. 水平叶间裂增厚；8. 斜裂下段增厚；9. 正常斜裂

图 4.4-3a　中轴肺间质增厚

图①、图⑤和图⑥为来自肺水肿患者（男性，46 岁）的矢状面、横断面和冠状面 CT 图像；图②为正常个体的矢状面 CT 图像，图③和图④分别为图①和图②的放大图像，图⑦和图⑧分别为图⑤和图⑥的放大图像。

●观察中轴肺间质增厚的 CT 表现：

○图①、图⑤和图⑥显示中轴肺间质增厚，自肺门向肺野内延伸，在不同平面显示肺门阴影和肺纹理明显增粗并延伸至肺的边缘。支气管壁显示增粗，形成双轨征和厚环征。○图②显示正常个体的肺纹理表现正常，支气管和血管也未显示有增厚的表现。○另外在肺内，特别是外围出现肺小叶间隔和肺小叶中心增厚的表现，右侧胸腔伴随胸腔积液改变。

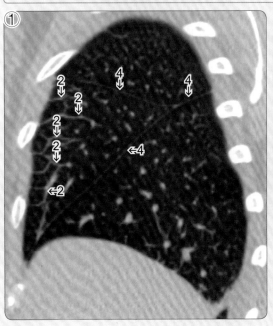

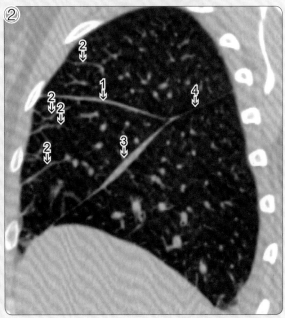

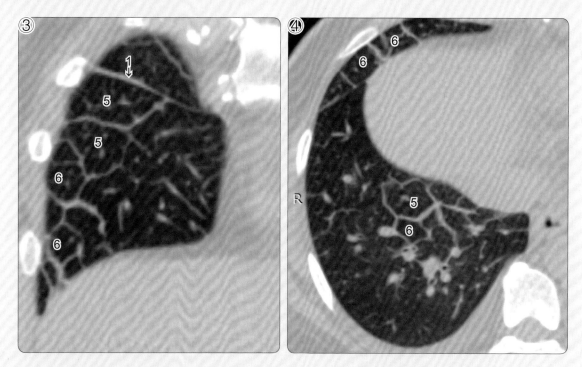

1. 水平裂增厚；2.Kerley 氏 B 线；3. 斜裂增厚（可能有少量积液）；4. 正常叶间裂；5. 肺小叶融合；6. 独立肺小叶

图 4.4-3b　外围肺间质增厚

　　图①至图④为来自肺水肿患者（男性，46 岁）不同时期和不同平面的 CT 图像。

　　●观察外围肺间质增厚的 CT 表现：

　　○图①和图②显示除贴近前胸壁的肺小叶间隔增厚外，后者显示叶间裂胸膜间质明显增厚，沿前胸壁呈横线状排列，类似于平片所见的 Kerley 氏 B 线。○图③和图④除显示水平叶间裂增厚，还显示肺小叶间隔增厚，有的为独立肺小叶，有的则互相融合，可见肺小叶中心。

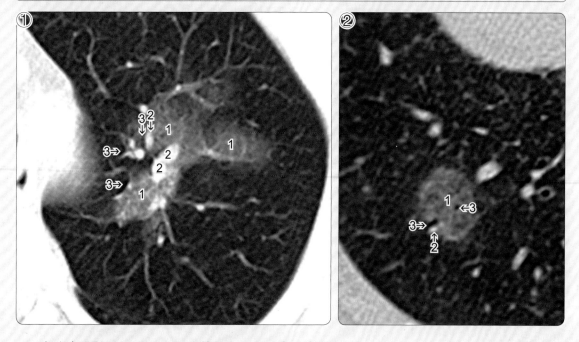

1. 磨玻璃阴影（GGO）；2. 血管阴影；3. 含气支气管相

图 4.4-3c　肺泡肺间质增厚

图①和图②分别为肺泡出血和肺部间质性炎症的病例。
●观察肺泡肺间质增厚的 CT 表现：
○肺泡肺间质病变的密度：肺泡肺间质病变形成浅淡的磨玻璃样或云雾状阴影：a. 肺泡肺间质病变产生的磨玻璃样或云雾状阴影，高于黑色的支气管腔和深灰色的肺野，低于白色的血管以及大叶肺炎等肺实变的病变；b. 在磨玻璃或云雾状阴影内可见支气管腔和肺血管阴影，这一点与大叶肺炎肺实变时的完全遮盖不同。○肺泡肺间质病变的位置：肺泡肺间质病变就位于正常的肺野区域内。与中轴肺间质和外围肺间质不同，前者位于肺门区域的大血管和大支气管分支区域，后者位于胸膜、叶间裂和小叶间隔区域。

a present：肺间质疾病的分期和"异病同影"

肺间质性疾病种类繁多，迄今已经报道的肺间质性疾病多达 300 余种或更多。可以说每发现一种新病毒或者每发明一种抗生素或抗肿瘤药物就有可能增加一种新的肺间质性疾病。有人指出在当前条件下建立一个完整的肺间质性疾病谱和分类是不切实际的，因为其病种实在是太多了，并且其中有许多疾病的病因学和发病机制还在探讨当中。尽管如此，肺间质性疾病的胸部平片和 CT 等影像学表现却又常常是出奇的雷同。单纯依靠影像学表现进行鉴别诊断有时只是一种奢求。这种困局产生的原因有两点，一是肺间质性疾病具有不同的分期，同一种疾病在各个分期的表现可能不同；二是肺间质的分布是固定的，肺间质对于各种刺激的免疫应答方式也仅有少数几种共同的模式，这样一来，多种间质性疾病出现雷同的影像学表现也就不奇怪了。

①关于间质性疾病的分期：多数间质性疾病，例如间质性肺炎，其病理改变可能依次经历渗出期、机化期和纤维化期。每一个具体的间质性疾病在被诊断时，可能处在疾病的不同时期，这就可能出现同病异影。a. 在疾病初期的渗出期，在肺间质和终末气道内发生纤维蛋白、细胞和液体的渗出，伴随透明膜形成、上皮碎屑堆积和水分的聚集等，后续出现淋巴细胞和单核细胞的浸润；b. 在渗出期之后的机化期，渗出被增殖的肺泡上皮覆盖，胶原纤维等结缔组织伴随新生血管进入间质并逐步替代正常组织结构，增殖的结缔组织等卷入并阻塞、闭塞血管、气道导致气体交换机制被破坏；c. 属于疾病后期的纤维化期，随着纤维化愈加广泛，肺泡、支气管和血管等肺的正常组织结构发生坍塌、破坏和扭曲，被重新架起的则是无功能的纤维结缔组织支架，最终导致"终末肺"的发生。

②关于"异病同影"的问题：许多肺间质性疾病具有雷同的病理发展过程就决定了大多数肺间质性疾病的影像学表现常常是非常类似的。在整个疾病过程中均可出现的肺内异常阴影包括细小结节、线条、磨玻璃阴影、网格或蜂窝等几种基本的表现模式，它们既可单独出现，也可混杂在一起构成复杂的影像学表现。所以同病异影就不足为奇了。a. 细小结节阴影既可出现在肺小叶中心，也可以出现在小叶间隔和胸膜下，或模糊或清晰锐利，每个结节的大小或均匀一致，或大小不一；结节的数目和分布的范围可能出现较大的差异。b. 线条阴影多由肺小叶间隔形成，其厚度和长度各不相同。出现在间质性肺水肿和癌性淋巴管炎时的 Kerley 氏 A、B、C 线为其经典的代表。c. 磨玻璃阴影 (ground glass opacity；GGO) 的解剖基础有两点，一是肺实质中的肺泡仍然处于充气状态，二是肺泡壁的厚度或肺泡内的渗出有不同程度增加。上述病理改变与肺炎时肺泡被炎性渗出物完全充填所产生的致密阴影不同，只是使得本来透亮的肺实质在透过度上有所减低，从而在肺内出现浅淡的磨玻璃阴影。其特点是透过浅淡的磨玻璃阴影尚可以观察到支气管和血管的阴影。d. 网格和蜂窝往往发生在肺间质性疾病的末期，是不同时期纤维化过程的表现。网眼和蜂窝越大预示病变期别越高，预后也就越差。

当然，由这些病理基础所决定的影像学表现也不会是千篇一律的，各种肺间质性疾病的发展速度，各时期病变的比重和程度以及表现形式都有其自身规律可循，再结合其临床表现、实验室检查结果等，大多数病例是可以获得或接近准确诊断。

4.5 纵隔和心脏大血管

纵隔分隔两肺位居胸部中央，也称"纵隔障"。纵隔前接胸壁，后依脊柱，向上经胸出入口与头颈部和两侧上肢沟通，向两侧以左右主支气管、肺动脉和肺静脉经肺门与两肺沟通，向下方既可借助膈肌与腹腔分隔，又可经膈肌诸裂孔与腹腔沟通。纵隔内包含有胸段气管、胸段食管、心脏、主动脉、上腔静脉、下腔静脉、迷走神经、膈神经和胸腺等重要器官和解剖结构。本节将讲述纵隔内其他脏器和解剖结构、心脏大血管和冠状动静脉等内容。

4.5.1 纵隔内其他脏器和解剖结构

纵隔内最重要的脏器当属心脏和大血管，故纵隔也是循环中枢的所在地。除心脏和大血管之外，纵隔内其他脏器和解剖结构包括胸腺、胸段食管、胸段气管和主支气管、行经纵隔的神经、奇静脉、胸导管和淋巴结等。胸腺是纵隔内唯一的内分泌腺体，胸腺瘤是最常见的原发性纵隔肿瘤之一。胸段食管、胸段气管和主支气管是消化道和呼吸道行经纵隔的主干道，也是食管和气管肿瘤、外伤和异物等疾病的好发部位。奇静脉、胸导管、迷走神经和膈神经等解剖结构虽然比较细小，但是其在纵隔内的行程路径和毗邻也是不可忽视的重要解剖内容。纵隔内和肺内的淋巴结布局构成胸部最主要的淋巴回流系统，在肺部肿瘤和其他疾病诊治过程中占有极其重要的地位。

● Point-01：纵隔内的其他脏器

区域解剖简析：

除心脏和大血管外，纵隔内脏器还包括胸段气管、胸段食管和胸腺。

①胸段气管：a. 胸段气管位于上纵隔中心，上界前方位于胸骨柄上缘的颈静脉切迹处，后方位于 C_7 椎体的下缘，大致与肺尖持平。下界止于气管隆嵴，约在 $T_5 \sim T_6$ 水平。b. 胸段气管的长度为 10~13cm，占气管全长的 2/3 左右，其前壁和两侧壁由 16~20 个 "U" 字形的气管软骨环组成，后壁由平滑肌和纤维结缔组织构成平直的软组织板，可略向前方凹陷。气管横径平均约为 1.94cm，前后径平均约为 1.87cm。c. 气管隆嵴 (carina of trachea) 位于 T_5 至 T_6 水平，是两侧主支气管内壁向上方突出的软骨嵴，隆突角 (carinal angle) 为 60~85°，若大于 90° 或抬高则提示有左心房增大或隆突下淋巴结肿大等占位性病变存在的可能。

②胸段食管：a. 胸段食管上段位于气管的后方和左后方，气管隆嵴以下的胸段食管位于左心房和脊柱之间，右肺伸入纵隔形成的肺嵴可致食管左移形成 "奇静脉食管隐窝 (azygoesophageal recess)"；b. 胸段食管的长度相当于胸段气管的 2~3 倍，达 20~30cm。

③胸腺 (thymus gland) 是纵隔内具有内分泌功能的淋巴器官，由左右两

叶组成。a. 胸腺位于前上纵隔的正中线两侧的胸腺三角内，其前方为胸骨，后方为心底部的大血管，两侧为纵隔胸膜。在少数个体，正常胸腺向下可以延伸达到前中纵隔的第 4 肋软骨水平，向上则可沿气管和头臂血管的前面延伸直至与甲状腺接壤。胸腺原发肿瘤可以发生在胸腺的任何部位。b. 正常胸腺成前尖后宽的三角形或锥形铸形于纵隔内。在正常成年人，胸腺重量为 20~40g，一般不会超过一个鸡蛋的重量。儿童期胸腺充实、柔软而饱满，其长度为 4~6cm，宽度为 2.5~5cm，厚度在 1cm 左右。通常右叶较薄，约 9mm；左叶较厚，约 11mm。至 20 岁以后，其厚度可递减至 5~6mm。尽管胸腺的重量和体积在成年期相对稳定，但胸腺内脂肪组织的浸润却呈递增性变化，活性淋巴样组织的总量在逐渐减少。应当注意的是，人体正常胸腺的形态、大小和内部的组织构成在一生中都是处于动态变化中，尤其是可随着周围环境或刺激因素的作用而发生明显的应激性改变。

CT/MRI 建议观察平面：

①横断面图像是对纵隔解剖结构最基本和最准确的观察平面。

②冠状面和矢状面图像可进一步补充观察纵隔内脏器的准确位置、形态和相互之间的立体毗邻关系等细节改变。

CT/MRI 观察要点提示：

①胸段气管和食管在纵隔后部前后排列并沿脊柱前方下行，气管在隆突处分为两侧主支气管进入肺内。而食管则继续下行进入腹腔。气管和食管在解剖形态和管腔充盈方面有诸多不同。a. 气管以气管软骨环为支架构成马蹄铁形管腔，其形态固定不变，管壁也清晰可见。当气管软骨环发生钙化和骨化时，则在 CT 图像上显示得更加明显。食管壁由肌肉构成，虽然具备一定的口径，但是随着内部充盈的不同和外在结构的挤压和牵拉，致使食管的口径、位置、走行和形态等可能出现较大改变。b. 气管和食管的管腔充盈状态不同。气管内仅有气体存在，若出现气体之外的任何物质均属异常。而食管腔可以是空虚的，也可以不同程度充盈食物或气体，空虚时皱缩且管壁不能显示，充盈时管径增大且管壁显示比较清楚。

②胸腺是一个实质性的内分泌器官。a. 胸腺多位于胸骨柄上缘至第 4 肋软骨水平，紧贴在头臂血管的前方，其位置相对比较局限，上界可达甲状腺下缘，下界可至主肺动脉的前方。b. 在婴幼儿至青春期，胸腺容易识别，青春期后随着年龄的增长，胸腺逐步脂肪化而不易显示。格氏解剖学指出，胸腺的脂肪化在 40 岁前基本完成。有人在 CT 观察的报告中指出 30 岁以下胸腺的 CT 显示率为 100%，30~49 岁为 73%，49 岁以上者仅 17%。在 MRI 图像中以 T_1WI 图像最容易在纵隔脂肪的背景下识别胸腺。c. 正常胸腺的形状和大小差别明显。在婴幼儿和少数青春期的个体，正常的胸腺可明显增大遮挡心脏和纵隔的部分轮廓，在纵隔的一侧或两侧出现蝶翼状、帆状、锥形、波浪形、椭圆形乃至圆形的外凸阴影。反之，胸腺实质明显萎缩的中老年个体，如在血管前区相当于胸腺部位发现圆形或卵圆形软组织块，即使是未超出纵隔轮廓也应考虑为胸腺瘤存在的可能。

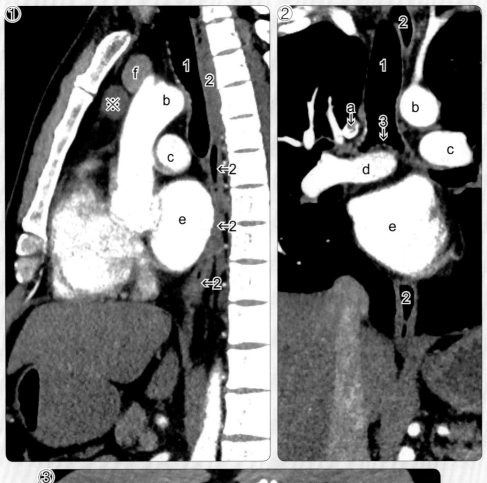

1. 气管
2. 食管
3. 气管隆嵴
a. 奇静脉
b. 主动脉弓
c. 肺动脉弓
d. 右肺动脉
e. 左心房
f. 左侧头臂静脉
g. 右侧头臂静脉
※. 胸腺肿物

图 4.5-1a　胸段气管和食管 - 多平面表现

　　图①为矢状面 CT 重建图像，图②为冠状面 CT 重建图像，图③为横断面 CT 图像。
　　●观察气管和食管的 CT 表现：
　　○气管：在纵隔后方，与食管前后紧密毗邻，沿脊柱前方下行，管腔形态相对固定存在，主要在中下段左侧在主动脉弓段受压内凹形成主动脉弓压迹，右侧下段在奇静脉处有较小的奇静脉弓压迹形成。气管全程左后方与食管紧密毗邻。○食管上段位于气管左后方，自气管隆嵴开始，食管继续下行并经膈肌裂孔至腹腔并移行为贲门，食管内可充盈气体。在左心房段食管可受压向后移位，形成左心房压迹。

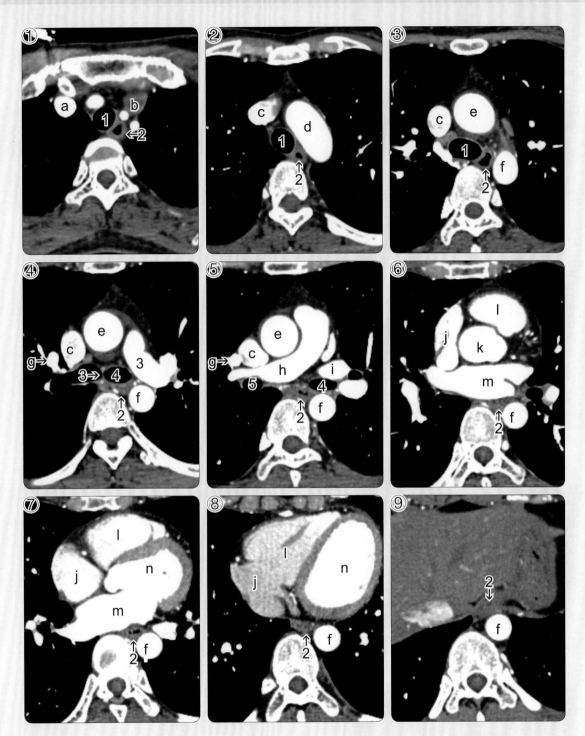

1. 气管；2. 食管；3. 气管隆嵴；4. 左主支气管；5. 右主支气管；a. 右侧头臂静脉；b. 左侧头臂静脉；c. 上腔静脉；d. 主动脉弓；e. 升主动脉；f. 降主动脉；g. 右侧上肺静脉；h. 右肺动脉；i. 左侧上肺静脉；j. 右心房；k. 主动脉瓣；l. 右心室；m. 左心房；n. 左心室

图 4.5-1b　胸段气管和食管全程的横断面观察

图①至图⑨为胸段气管和食管全程的横断面 CT 图像。

●观察胸段气管和食管全程的横断面 CT 表现的观察点：○胸段气管和食管的解剖位置，特别是食管上段与气管的位置关系，下段与脊柱、主动脉和心脏之间的位置关系。○气管的毗邻、管腔形态、完整性和气管隆嵴。○食管充盈情况和管壁的厚度与完整性。

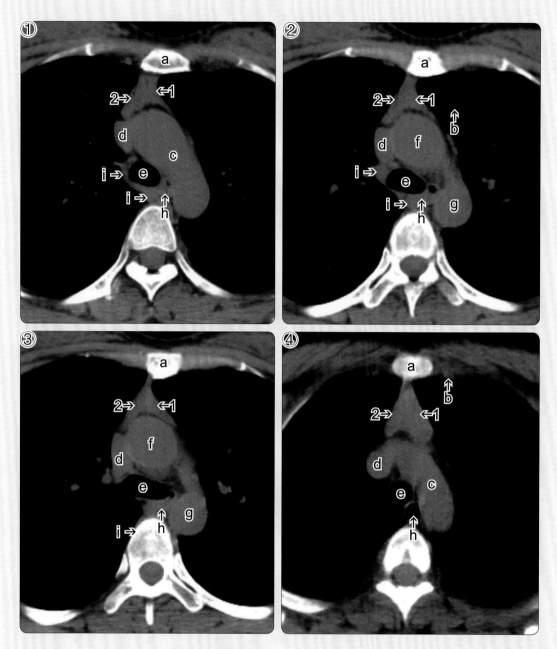

1. 胸腺左叶；2. 胸腺右叶；a. 胸骨；b. 胸廓内动静脉；c. 主动脉弓；d. 上腔静脉；e. 气管；
f. 升主动脉；g. 降主动脉；h. 食管；i. 奇静脉

图 4.5-1c　胸腺 - 青春期型

　　图①至图③为 **29 岁女性**个体的 **5mm** 层厚横断面 CT 图像，图④为 **10 岁男性**个体的 **5mm** 层厚的横断面 CT 图像。

　　●观察青春期胸腺的 CT 表现：

　　○图①至图③显示第 **1** 例青春期胸腺位于主动脉弓前方纵隔内，呈三角形软组织密度，与肌肉相似且均匀一致，沿升主动脉前缘向后延伸，其向两侧分叶的轮廓表现十分清楚，但两叶之间无明显分界。胸腺与后方主动脉和上腔静脉等大血管之间有低密度带分隔，间接提示胸腺包膜的存在。○图④显示第 **2** 例青春期胸腺，位于相同的解剖位置，胸腺出现与局部纵隔形态相适应的三角形，胸腺后缘呈圆钝之分叶状，与大血管前缘之间有低密度间隙分隔，轮廓非常清晰。○此两例显示青春型胸腺具有较大的年龄跨度。

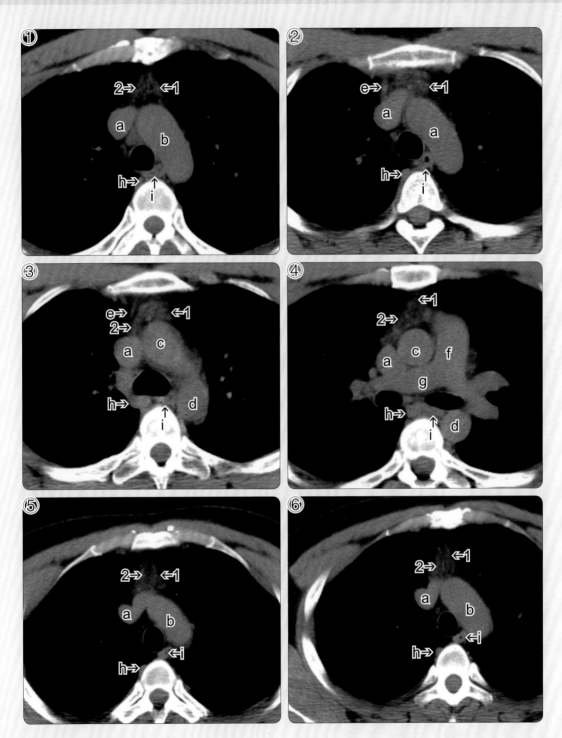

1. 胸腺左叶；2. 胸腺右叶；a. 上腔静脉；b. 主动脉弓；c. 升主动脉；d. 降主动脉；e. 右侧胸廓内静脉；f. 主肺动脉；g. 右肺动脉；h. 奇静脉；i. 食管

图 4.5-1d　胸腺 - 退变型

　　图①为 30 岁男性个体 5mm 层厚横断面 CT 图像，图②至图④为 25 岁男性个体 5mm 层厚横断面 CT 图像，图⑤和图⑥为 33 岁个体 5mm 层厚横断面 CT 图像。

　　●观察轻度退变胸腺的 CT 表现：

　　○ 3 例胸腺位于主动脉和上腔静脉前方纵隔内，呈三角形，残留的胸腺组织呈细斑点状位于低密度的脂肪背景中，提示胸腺退变，即脂肪化。胸腺与大血管之间有模糊的低密度脂肪带分隔。○ 3 例的年龄跨度可以达到 15 年左右，说明退变胸腺的年龄跨度也比较大。

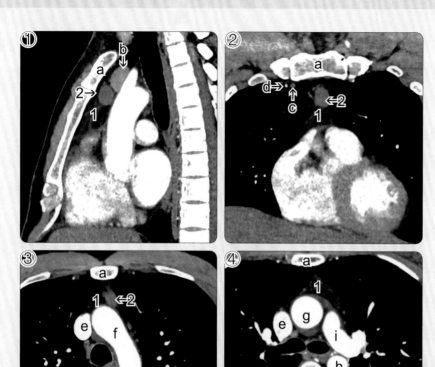

1. 胸腺
2. 胸腺瘤
a. 胸骨
b. 左侧头臂静脉
c. 胸廓内动脉
d. 胸廓内静脉
e. 上腔静脉
f. 主动脉弓
g. 升主动脉
h. 降主动脉
i. 左肺动脉弓

图 4.5-1e 退变型胸腺 + 胸腺瘤

图①至图④为一名 39 岁男性个体的 1mm 层厚的多平面 CT 图像，显示退变胸腺内的胸腺瘤。

●观察明显退变胸腺内胸腺瘤的 CT 表现：

○图①至图③显示在各个平面的 CT 重建图像中均显示左侧头臂静脉下方的纵隔内均在退变的胸腺背景中出现一个软组织均匀密度的肿块阴影，代表胸腺内良性肿瘤的表现；图④显示在右肺动脉水平层面，可见胸腺内分布均匀的细斑点阴影，代表胸腺退变，明显被脂肪组织替代的表现。

胸腺瘤可能发生在正常退变的胸腺背景中，胸腺瘤的生长可以突出并改变纵隔的形态。

a present ： 胸腺的变化

胸腺是一个几乎可以一生处在动态变化中的器官，遇到激烈的外部刺激，作为一个免疫应答器官，胸腺会做出应激的改变。

正常胸腺在出生时重量为 10~15g，其相对体积和重量都是一生中最大的。此后，至 5~6 岁时生长达到 20g 左右，在性成熟期达到 25~40g，以后基本上维持这样的大小和重量，至 60 岁后胸腺开始有比较明显的减退和缩小，最终减少到 10g 左右并且整个胸腺被脂肪结缔组织所取代，被称为 "胸腺剩件 (vestige of thymus)"。出生时，在胸腺的结缔组织小隔中仅见单个存在的脂肪细胞，在 20~30 岁之间，胸腺皮质中的脂肪细胞有所增加，此后此种脂肪浸润呈现递增趋势，通常在 40 岁之前大多数个体的胸腺可完成脂肪化。此时的胸腺在显微镜下仅可观察到髓质和残存的小斑片状皮质，而在 CT/MRI 图片上则以肉眼难以区分脂肪化的胸腺组织和胸腺外的纵隔脂肪，从而看不清楚胸腺的轮廓。胸腺的此种退变过程与个体的肥胖程度并不相关。在儿童期，胸腺组织丰满、坚实而富有弹性，外形为锥体状，轮廓饱满而向外膨突。在儿童期和青少年期，胸腺血供丰富，其外观显示为深红色。随着年龄的增长，胸腺的厚度逐渐变薄并因以淋巴细胞为主而呈灰白色，继而因脂肪浸润和淋巴样组织的减少，胸腺逐渐变为黄色并显示随着其功能细胞和组织的进一步萎缩、内凹，胸腺的分叶也更加明显。老年人的胸腺在 CT/MRI 图像上，通常无法识别其胸腺的轮廓。当胸腺在人类生命过程中受到外界刺激和环境条件发生剧烈变迁时，其大小跟形态都可随时发生变化。如遇有重度创伤、感染或中毒的刺激，胸腺可能骤然间增大或退缩并于短期内出现波动或恢复。

理解上述胸腺的正常发育过程和在某些疾病时的改变，可以在临床上更恰当地处置和认识胸腺的 CT/MRI 表现。

● Point-02：纵隔内其他血管和神经

区域解剖简析：

除心脏和进出心脏的大血管外，纵隔内其他血管和神经包括支气管动脉、奇静脉系统、胸廓内动静脉、迷走神经和膈神经等。

①支气管动脉（bronchial arteries）供血支气管、淋巴结、心包和食管等解剖结构。其起点、行程和数目变异较大，一侧最多可达 4 支。a. 右侧支气管动脉通常为一支，起自右侧第 3 肋间后动脉或与左侧支气管动脉上支共干，向外走行经右主支气管的后面或下方进入右肺。b. 左侧支气管动脉多为上、下 2 支。上支起自胸主动脉上方或主动脉弓（常与右支气管动脉形成共干），靠近 T_5 椎体。下支于左主支气管的下方起自胸主动脉。上述 2 支分出后向外走行，经左主支气管上面、后面或下面进入左肺。部分学者认为支气管动脉可分布至肺泡壁且与肺动脉之间存在吻合。介入放射学已经证实绝大多数肺癌主要接受支气管动脉的供血。

②奇静脉系统包括奇静脉、半奇静脉和副半奇静脉。a. 奇静脉 (azygos vein) 为奇静脉系统的主干，其长度约 20cm，管径约为 10mm。多数位于胸椎椎体的右前方，少数位于胸椎椎体的正前方或者左前方，其行程可能围绕胸椎椎体旋转。整体走行在胸椎的中、下段，多行经第 5~11 肋间，向上可达第 2 肋间，向下至 12 肋间以下。奇静脉的末端在气管分叉略上方的 T_4 水平转向前方，呈弓状跨越右肺上叶支气管弓，向前注入上腔静脉的后壁，有静脉瓣防止血液逆流。b. 半奇静脉 (hemiazygos vein) 为奇静脉系统的副干。其管径仅为奇静脉的一半，约为 5mm。长度较奇静脉短，位于脊柱左侧下半段，其分布范围多在 6~11 肋间，收集左下肋间后静脉，有时可能有左肋下静脉参与其中。半奇静脉至奇静脉的汇入点多在第 T_7~T_{10} 水平向右汇入奇静脉左侧壁，其入口处管径可略增粗达 6mm；c. 副半奇静脉 (accessory hemiazygos vein) 为脊柱左侧上半段更细的副干，管径 3.5mm 左右，长度也最短。收集左上肋间后静脉血后，约有 80% 直接汇入奇静脉，剩余 20% 与半奇静脉形成共干后注入奇静脉。

③胸廓内动、静脉走行于壁层胸膜外的胸骨后间隙内，距离胸骨外缘 1cm 左右。a. 胸廓内动脉 (internal thoracic artery) 自锁骨下动脉第 1 段发出并分支，其胸内主支组成心包膈动脉下行供血心包和膈肌。前穿支经上 6 个肋间隙穿出胸壁供血前胸壁内侧区皮肤和皮下组织。在女性，第 2~4 前穿支特别发达供血乳腺。终末支系在第 6 肋间隙处发出的肌膈动脉和腹壁上动脉。b. 胸廓内静脉 (internal thoracic vein) 有数个静脉瓣防止静脉血逆流。

每侧胸廓内静脉的下段常有两支，伴随在胸廓内动脉的内外两侧上行，至第3 肋软骨水平附近合成 1 支静脉上行，通常在胸廓内动脉的内侧，向上注入同侧的头臂静脉。淋巴结多在第 1、2 肋间水平的胸骨两侧组成"内乳淋巴链"以引流胸廓前壁、乳房内侧、膈肌和肝上面等处淋巴，分别注入胸导管和右淋巴导管。

④迷走神经 (vagus nerve) 在颈总动脉和颈内静脉沟内走行，入胸后两侧迷走神经的行程不同。a. 左侧迷走神经在颈根段经左侧头臂静脉后方进入纵隔，上段走行在左颈总动脉和左锁骨下动脉之间，于主动脉弓外缘分出喉返神经；中段沿主动脉弓外缘向后下方走行至左侧肺根的后方；下段在肺根后下方分散成心肺丛和食管丛后再集中形成迷走神经前干经食管前进入腹腔。b. 右侧迷走神经在颈根段于右侧锁骨下动、静脉之间分出喉返神经；上段沿气管食管外侧沟或气管右后缘向后下方走行于肺根后方；中段沿食管和心脏右侧面分散形成心肺丛和食管丛；下段是心肺丛和食管丛再集中形成的迷走神经后干经食管后方进入腹腔。两侧喉返神经的不同路径是临床诊断、治疗和手术时必须加以注意的内容。

⑤膈神经 (phrenic nerve) 在迷走神经和前斜角肌的外侧经锁骨下动、静脉之间进入纵隔内，在纵隔内两侧膈神经均伴随心包膈动、静脉走行，在远离肺根前方沿心包向前下方到达膈肌，在胸腔内，膈神经均在迷走神经的前方下行。左侧膈神经沿升主动脉走行在左心室和心尖前面至膈肌。右侧膈神经则在右侧肺根的前方沿上腔静脉和右心室外侧下行分支至胸膜与膈肌。

CT/MRI 建议观察平面：

①横断面图像便于准确理解这些血管和神经的具体解剖位置。

②冠状面和矢状面图像可观察上述血管和神经上下走行的全貌和毗邻。

CT/MRI 观察要点提示：

上述血管和神经均比较细小，熟记其走行路径非常重要。

①支气管动脉和胸廓内动静脉应以 CTA/MRA 或者其后的多平面图像进行观察和识别，两者的解剖路径为观察和识别的重要参考。奇静脉管径较粗，通过平扫即可进行识别，奇静脉各段的位置、行程和汇合点为 CT/MRI 观察的解剖依据。②迷走神经和膈神经自身不强化且较上述血管更加细小，在观察和识别时需要注意以下几点：a. 需要在有脂肪背景的条件下进行追踪和观察；b. 在观察上注意两点：一是在冠状面和矢状面的图像上追踪观察两者的走行路径和形态。再在横断面上确定迷走神经和膈神经的具体位置和毗邻关系。在肺门层面迷走神经在肺门后方，膈神经在肺门前方。在肺门以下只能观察膈肌上方的膈神经。

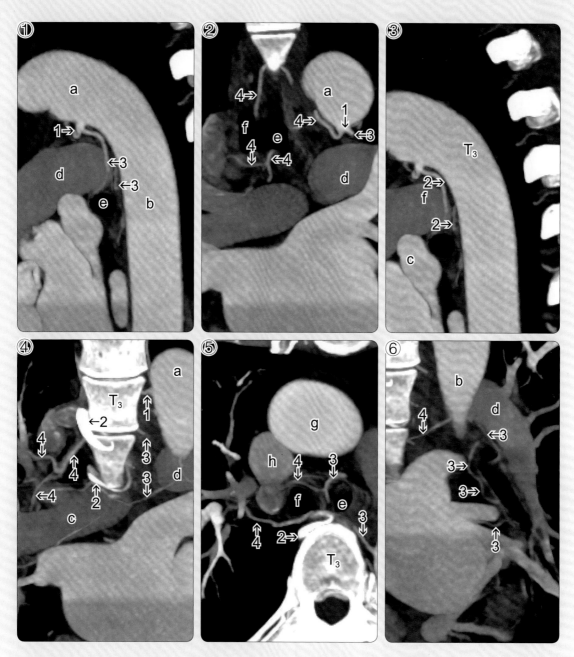

1. 左侧支气管动脉（起自主动脉弓）；2. 右侧支气管动脉（起自肋间后动脉）；3. 左侧支气管动脉分支；4. 右侧支气管动脉分支；a. 主动脉弓；b. 胸主动脉；c. 右肺动脉；d. 左肺动脉；e. 左主支气管；f. 右主支气管；g. 升主动脉；h. 上腔静脉；T₃. 第 3 胸椎

图 4.5-2a　支气管动脉

　　图①至图⑥为气管隆嵴区域的 CTA 后矢状面、冠状面和横断面 CT 重建图像。

　　●观察支气管动脉及其分支的 CT 表现：

　　支气管动脉造影为支气管动脉及其分支的最佳观察方法，可以完整地观察支气管动脉的分支及其全程。CTA 后的多平面 CT 图像通常不能完整地观察两侧支气管动脉的分支和全程。但是可以对支气管动脉周围毗邻的解剖结构同时进行观察，从而获得更多有用的信息。○左支气管动脉起自主动脉弓段和降段，向左侧分布为主。右支气管动脉起自右侧第 3 肋间动脉，以向右侧分布为主。○支气管动脉的起点和分支变异较多。

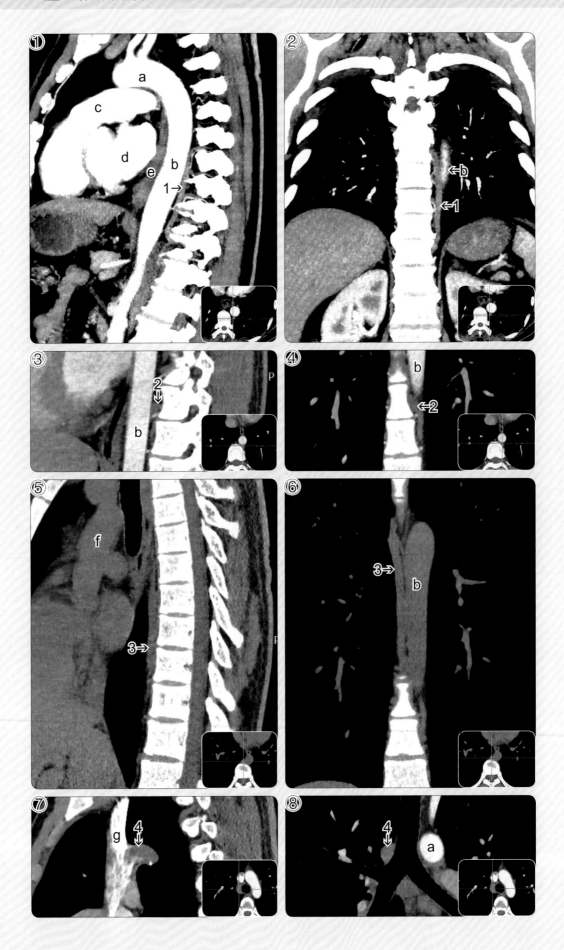

1. 半奇静脉；2. 半奇静脉汇入奇静脉；3. 奇静脉；4. 奇静脉弓；a. 主动脉弓；b. 降主动脉；c. 主肺动脉瓣；d. 左心房；e. 食管；f. 升主动脉；g. 上腔静脉

图 4.5-2b　奇静脉

　　图①至图④和图⑤至图⑧分别为 1 例 CTA 后和另外 1 例平扫后的 CT 多平面重建图像。

　　●观察各段奇静脉的 CT 表现：奇静脉系统的汇流过程大致分 2 步，a. 半奇静脉和副半奇静脉引流左侧的肋间静脉；b. 半奇静脉和副半奇静脉两者分头或共干汇入引流右侧肋间静脉的奇静脉；c. 沿脊柱旁走行奇静脉跨越右侧气管支气管角上方向前注入上腔静脉或右侧头臂静脉的后壁汇流心脏。上述图像显示半奇静脉上行（图①），越过脊柱前方汇入奇静脉（图②），奇静脉上行（图③）经奇静脉弓（图④）向前注入上腔静脉。

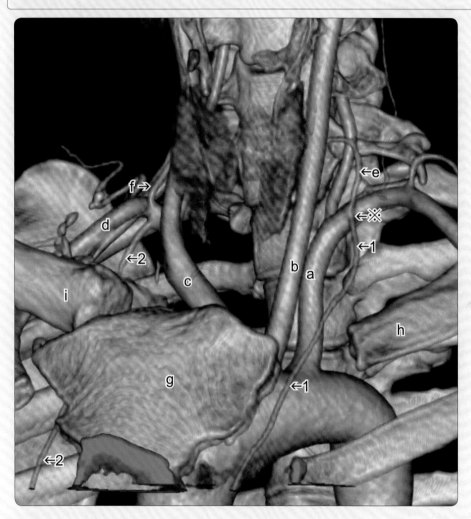

1. 左胸廓内动脉；2. 右胸廓内动脉；a. 左锁骨下动脉；b. 左颈总动脉；c. 无名动脉；d. 右锁骨下动脉；e. 左甲状腺下动脉；f. 右甲状腺下动脉；g. 胸骨柄；h. 左第 1 肋骨；i. 右锁骨；※. 左侧胸廓内动脉与甲状腺下动脉的起点

图 4.5-2c　胸廓内动脉和静脉 -1

　　上图为胸廓内动静脉 CTA-3VDR 图像。

　　●观察胸廓内动静脉的 CT-3VDR 表现：○两侧胸廓内动脉对称发自两侧锁骨下动脉的前壁，左侧几乎与同侧甲状腺下动脉共干，右侧也与同侧甲状腺下动脉上下呼应。○在动脉期仅显示两侧胸廓内动脉于锁骨下方经胸出入口进入胸腔并沿胸骨两侧下行。

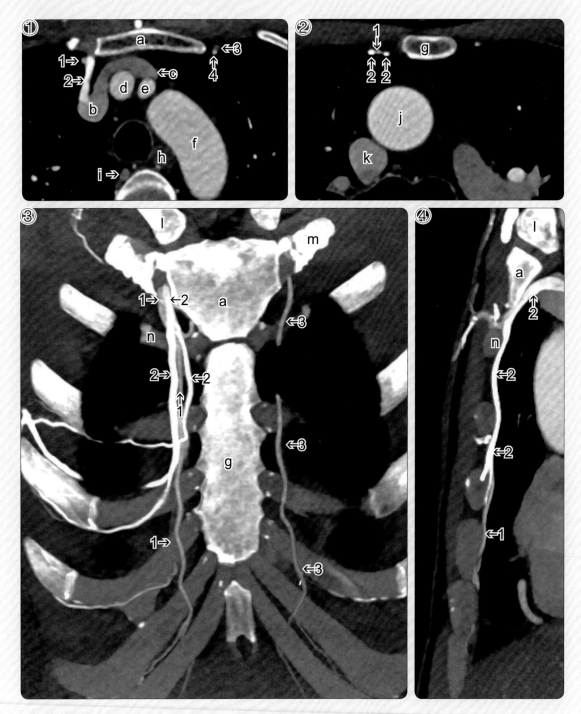

1. 右胸廓内动脉；2. 右胸廓内静脉；3. 左胸廓内动脉；4. 左胸廓内静脉；a. 胸骨柄；b. 右头臂静脉；c. 左头臂静脉；d. 无名动脉；e. 左颈总动脉；f. 主动脉弓；g. 胸骨体；h. 食管；i. 奇静脉；j 升主动脉；k. 上腔静脉；l. 锁骨胸骨端；m. 第 1 肋软骨；n. 第 2 肋软骨

图 4.5-2d 胸廓内动脉和静脉 -2

　　图①和图②为 CTA 横断面图像，图③和图④为冠状面和矢状面的厚层 CT 重建图像。

　　○下方层面 CTA 横断面图像显示胸廓内动脉位于中间，胸廓内静脉位于两侧（图②），上方层面 CTA 横断面图像显示胸廓内动静脉位于胸廓内动脉的内侧且引流至同侧的头臂静脉（图①）。○冠状面和矢状面的厚层 CT 重建图像造影剂自肘静脉逆行而同时显示右侧的胸廓内静脉，从而观察到动静脉之间的排列关系（图③和图④）。

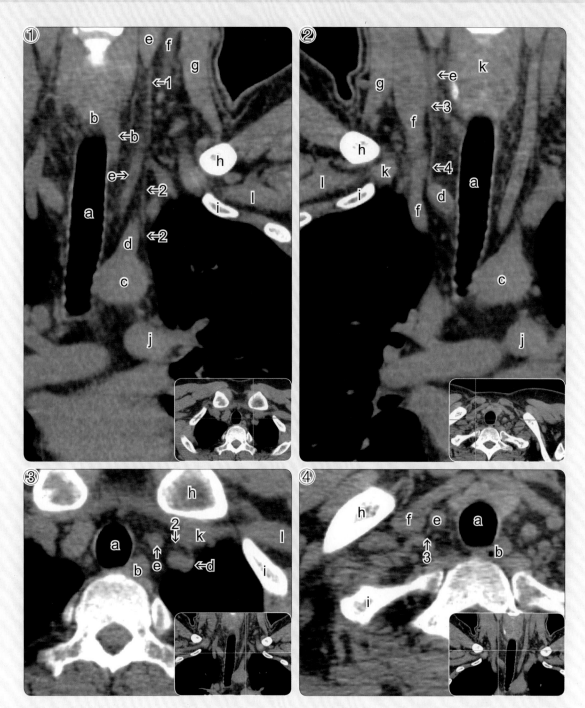

1. 左迷走神经颈段；2. 左迷走神经胸段；3. 右侧迷走神经颈段；4. 右侧迷走神经胸段；a. 气管；
b. 食管；c. 主动脉弓；d. 锁骨下动脉；e. 颈总动脉；f. 颈内静脉；g. 胸锁乳突肌；h. 头臂静脉；
i. 左第 1 肋骨；j. 左肺动脉；k. 左锁骨下静脉；l. 腋静脉

图 4.5-2e　迷走神经

　　图①和图③、图②和图④分别左侧和右侧迷走神经的定位冠状面和横断面 CT 重建图像。

　　●迷走神经的观察方法：○在 CT/MRI 图像上，因为纵隔内脂肪背景的衬托，迷走神经可能在颈部和上胸部得到比较清楚的显示。○因为经典的解剖学认为，迷走神经是走行在颈总动脉和颈内静脉之间的沟内，故在此处可能发现迷走神经在横断面图像形成一个点状阴影（图③和图④），以其定位常常可能观察到迷走神经在冠状面和矢状面图像上表现为上下走行的线条阴影（图①和图②）。○神经与血管的区别是前者细而单一，并且不分叉也不强化。

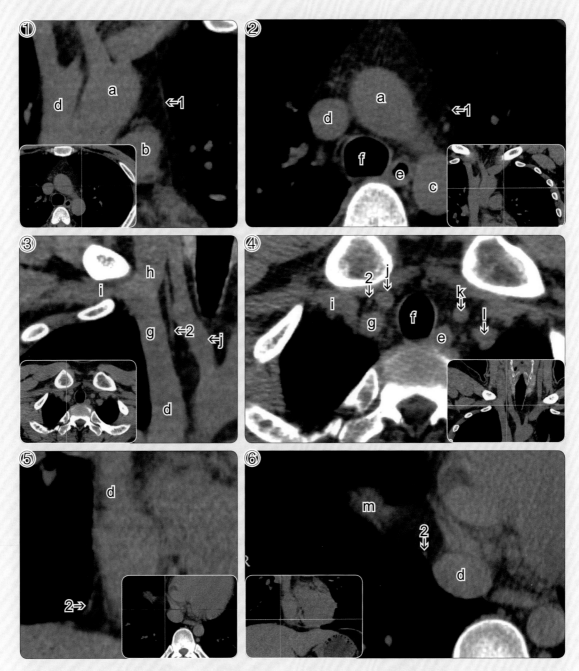

1. 左侧膈神经；2. 右侧膈神经；a. 升主动脉；b. 主肺动脉；c. 降主动脉；d. 上腔静脉；e. 食管；f. 气管；g. 右侧头臂静脉；h. 颈内静脉；i. 锁骨下静脉；j. 无名动脉；k. 左侧颈总动脉；l. 左侧锁骨下动脉；m. 膈肌

图 4.5-2f 膈神经

图①和图②为左侧膈神经主动脉弓水平的冠状面和横断面 CT 图像，图③至图⑥为右侧膈神经胸出入口水平和膈肌上方水平的冠状面和横断面 CT 图像。

●膈神经的观察方法：○在 CT/MRI 图像上，因为纵隔内脂肪背景的衬托，膈神经可能在上胸部和膈肌上方水平得到比较清楚的显示。○在颈部和上胸部，膈神经在走行路径和位置上与迷走神经不同，其位置略偏前，大致走行在气管的前方和升主动脉与主动脉弓交界处下行，在横断面 CT 图像上定位常常可能观察到迷走神经在冠状面和矢状面图像上表现为上下走行的线条阴影（图①至图④）。○在膈肌上方层面，于上腔静脉右侧和食管左侧常常看见其横断面的影像，定位可在冠状面和矢状面图像上显示其向下进入膈肌的走行（图⑤和图⑥）。

● Point-03：纵隔和肺内淋巴结

区域解剖简析：

胸部淋巴结包括胸壁淋巴结和胸腔淋巴结，胸壁淋巴结有胸骨后淋巴结、肋间淋巴结和膈上淋巴结。胸腔淋巴结则包括纵隔和肺内的淋巴结，了解和掌握纵隔与肺内淋巴结的布局对于以肺癌为代表的胸部肿瘤的 TNM 分期诊断极为重要。肺癌分期规定侵及同侧肺内及肺门淋巴结为 N_1，侵及同侧纵隔淋巴结为 N_2，侵及对侧肺门淋巴结、对侧纵隔淋巴结和锁骨上淋巴结者为 N_3。肺内淋巴结为限定在肺的脏层胸膜之内的淋巴结，纵隔淋巴结为包括在两侧纵隔胸膜之内的淋巴结。第 39 版《格氏解剖学》关于胸内淋巴结分区基本上接近美国癌症联合会（AJCC，American Joint Committee for Cancer，AJCC）的意见，后者也是目前在解剖学上被广泛认可的胸内淋巴结 14 组分区法 ※。

AJCC 胸内淋巴结分区法包括纵隔淋巴结、肺门和肺内淋巴结。

①纵隔淋巴结：纵隔淋巴结分为 1 ～ 9 组。1 组即上纵隔组淋巴结，指左侧头臂静脉下缘以上的纵隔内全部淋巴结；2 组即上段气管旁组淋巴结，位于左侧头臂静脉下缘至主动脉弓顶水平之间的气管旁淋巴结；3 组即血管前气管后组淋巴结，包括升主动脉和头臂血管前方的淋巴结和气管后方的淋巴结，其范围与 2 组和 4 组淋巴结持平；4 组即下段气管旁组淋巴结，位于主动脉弓顶至同侧上叶支气管上缘之间的气管旁淋巴结；5 组即主动脉下组淋巴结，与 4 组在同一水平，位于主 - 肺动脉窗内的导管韧带外侧和主动脉弓下方之间区域，又称"Botallo 氏淋巴结"；6 组即主动脉旁组淋巴结，与 4 组在同一水平，位于升主动脉和主动脉弓外侧的淋巴结，与 5 组淋巴结紧密毗邻；7 组即隆凸下组淋巴结，位于气管隆凸和两侧主支气管下缘之间的三角形区域内；8 组即食管旁组淋巴结，位于 7 组和 9 组淋巴结之间，大致分布在左心房至膈肌段的食管周围；9 组即肺韧带组淋巴结，位于两侧下肺韧带内。

②肺门和肺内淋巴结：肺门淋巴结包括 10 组、11 组和 12 组，肺内淋巴结包括 13 组和 14 组，两者以肺段支气管开口为界。10 组即主支气管周围组淋巴结，包括左主支气管和右主支气管的前、后和上方的淋巴结。左侧范围较大。11 组即叶支气管之间组淋巴结，右侧包括右肺上叶支气管、中间支气管和右肺中叶支气管之间的淋巴结（11s），右肺中叶支气管与右肺下叶支气管之间的淋巴结（11i）；左侧则将左上叶上部支气管与舌部支气管之间淋巴结和左肺上叶支气管与下叶支气管之间的淋巴结统一称为"11L"。12 组即叶支气管周围组淋巴结，包括所有 5 个叶支气管周围的淋巴结。13 组为段支气管周围组淋巴结，包括所有分布在 18 个肺段支气管开口至亚段支气管开口之间的淋巴结。14 组为亚段支气管以下组淋巴结，包

※ AJCC（美国癌症学会）将胸内淋巴结分为 14 组，纵隔淋巴结自上而下进行排序被分为 1 至 9 组，肺门淋巴结自内向外进行排序被分为 10 至 14 组。AJCC 分区法问世后被广泛应用、修改并延续至今。

括全部亚段支气管以下的淋巴结。

③ AJCC 淋巴结分区法需要注意区分的 3 个区域：a. 纵隔淋巴结中气管左侧 4、5、6 组这 3 组淋巴结可以主动脉弓作为解剖标志进行划分，主动脉弓内侧为 4 组，外侧为 5 组，下方为 6 组；b. 纵隔淋巴结隆突下 7、8、9 组这 3 组淋巴结可将左心房作为解剖标志进行划分，左心房上为 7 组，左心房后为 8 组，左心房下为 9 组；c. 肺门与肺内淋巴结的划分：肺门与肺内淋巴结包括 10~14 共 5 组淋巴结，以肺段支气管开口为界，前面的 10 组（主支气管周围淋巴结）、11 组（叶支气管间淋巴结）和 12 组（叶支气管周围淋巴结）为肺门淋巴结，肺门淋巴结与纵隔淋巴结及心脏大血管之间密切关联，切除难度大，疗效不佳；后面的 13 组（肺段支气管周围淋巴结）和 14 组（亚段支气管开口之后淋巴结）为肺内淋巴结，肺内淋巴结在肺段支气管开口以下，远离纵隔淋巴结和心脏大血管，临床分期低，手术易切除且疗效较好。

AJCC 分区法是胸内淋巴结最经典的分区方法，后来的 ATS 分区法及其修正案等各种胸内淋巴结分区均以 AJCC 分区法为基础。

CT/MRI 建议观察平面：

①横断面 CT/MRI 图像是胸内淋巴结分组、定位诊断的最基本平面。

②根据需要进一步进行 CT 图像的多平面重建、多平面 MRI 图像的观察有助于更准确地确定淋巴结的位置及其与心脏、主要支气管和血管之间的立体解剖关系和浸润深度。应该在常规 CT 检查之后选择应用。

CT/MRI 观察要点提示：

近年在外科和影像学科所流行的 ATS 分区法及其修正案更加科学合理，现将 ATS 分区法修正案的淋巴结分组归纳如下：

X 组（锁骨上组）：为在 AJCC 分区法基础上增加的内容，包括锁骨以上颈前血管区域和锁骨上窝这两部分的淋巴结。观察时可在锁骨胸骨端下缘划线，本组淋巴结涵盖此线上方的颈部和两侧的锁骨上窝区域，也可将锁骨下动静脉作为参考标志进行划分。

2 组（上气管旁组）：涵盖 AJCC 分区法 3 组中的气管后组。

4 组（下气管旁组）：涵盖 AJCC 分区法 3 组中的气管后组。

5 组（主动脉 - 肺动脉组）：相当于 AJCC 分区法的 5 组和 6 组。

6 组（前纵隔组）：相当于 AJCC 分区法 3 组中的血管前淋巴结。

7 组（隆突下组）：与 AJCC 分区法相同。

8 组（食管旁组）：明确划定在左心房后方区域。

9 组（肺韧带组）：与 AJCC 分区法相同。

10 组（气管支气管肺门组）：为 AJCC 分区法中的 10 组。

11 组（肺内组）：包括 AJCC 分区法中的 11、12、13、14 组

14 组（膈上组淋巴结）：为在 AJCC 分区法基础上增加的内容，观察时可分 4 群：前群位于剑突和两侧的第 6、7 肋软骨的后方，右群在下腔静脉附近膈神经处，左群在食管裂孔附近膈神经处，后群位于膈肌脚后方。

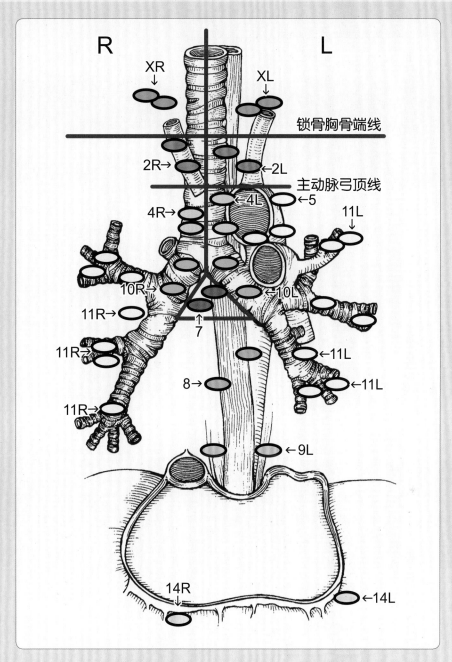

●. 锁骨上组（X 组）；●. 上气管旁组（2 组）；○. 下气管旁组（4 组）；○. 主动脉肺动脉组（5 组）；●. 前纵隔组（6 组）※；●. 隆突下组（7 组）；●. 食管旁组（8 组）；○. 肺韧带组（9 组）；○. 气管支气管组（10 组）○. 肺内组（11 组）○. 膈肌上组（14 组）
●. 上横红线为 X 组下界；下横红线为主动脉弓顶线；竖红线为气管中线，分隔左侧（L）和右侧（R）；红线三角为隆突下组淋巴结范围

※前纵隔组（6 组）：在上图中无法显示，其位置在 2 组和 4 组淋巴结水平的前方，即升主动脉、上腔静脉和头臂血管前方的前纵隔内。

a present：AJCC 与 ATS（修正案）的区别

　　1988 年推出的 ATS 胸内淋巴结分区法（修正案），对 AJCC 胸内分区法进行了以下几个有积极临床价值的修改：

　　①增加：修正案增加了位于胸腔外的锁骨上淋巴结和膈上淋巴结，使胸内淋巴结分区涵盖的范围更大也更合理。其中，锁骨上淋巴结被定为 X 组。膈肌上淋巴结定为 14 组。

　　②取消：修正案取消了最上纵隔组（1 组）和血管前气管后组（3 组）淋巴结。取消 1 组是因为 1 组与 2 组淋巴结的位置重叠，实际上难以划分，故没有实际的临床意义。取消 3 组之后，将 3 组的血管前淋巴结另行划为前纵隔组，即新的 6 组，涵盖 2 组和 4 组范围内的所有血管前淋巴结。将 3 组中的气管后淋巴结归入 2 组（上气管旁组）和 4 组（下气管旁组）中。

　　③合并：修正案将 AJCC 的 5 组和 6 组淋巴结合并为主动脉肺动脉组（5 组），因为 AJCC 分区法勉强划分开的 5 组和 6 组实际上也难以划分而没有实际临床意义。

　　④重组：修正案将 AJCC 分区法中的 10~14 组淋巴结重组为 10 组和 11 组，10 组与纵隔关系极为密切，为肺门组。11 组淋巴结为肺内组，便于手术切除。

AJCC 分区法 .1979	ATS 分区法（修正案）.1988
	X 组 . 锁骨上组
1 组 . 最上纵隔组	
2 组 . 上气管旁组	2 组 . 上气管旁组（含 AJCC3 组中的气管后组）
3 组 . 血管前和气管后组	
4 组 . 下气管旁组	4 组 . 下气管旁组（含 AJCC3 组中的气管后组）
5 组 . 主动脉下组	5 组 . 主动脉 - 肺动脉组（相当于 AJCC 分区法的 5 组和 6 组）
6 组 . 主动脉旁组	6 组 . 前纵隔组（相当于 AJCC3 组中的血管前淋巴结）
7 组 . 隆突下组	7 组 . 隆突下组
8 组 . 食管旁组	8 组 . 食管旁组
9 组 . 肺韧带组	9 组 . 肺韧带组
10 组 . 主支气管周围组	10 组 . 气管支气管（肺门）组
11 组 . 叶支气管之间组	11 组 . 肺内组，包括 AJCC11、12、13、14 组
12 组 . 叶支气管周围组	
13 组 . 段支气管周围组	
14 组 . 亚段支气管以下	14 组 . 膈上组

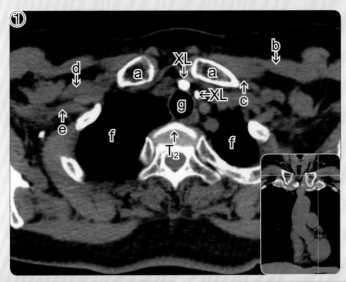

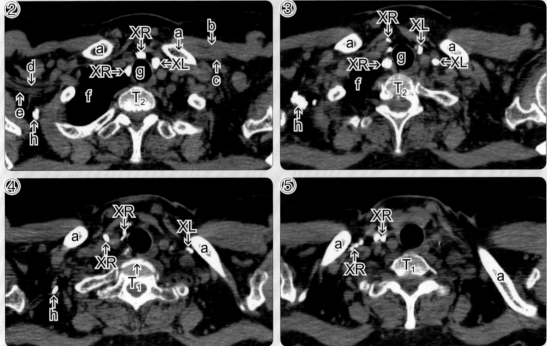

XR. 右侧锁骨上淋巴结（X 组）；XL. 左侧锁骨上淋巴结（X 组）；T_1. 第 1 胸椎；T_2. 第 2 胸椎；a. 锁骨；b. 胸大肌；c. 胸小肌；d. 锁骨下静脉；e. 锁骨下动脉；f. 肺尖；g. 气管；h. 腋窝淋巴结

图 4.5-3a　ATS 修正案 - 锁骨上组淋巴结（X 组）

　　图①为锁骨胸骨端上缘定位 CT 图像，图②至图⑤为锁骨上组淋巴结。

　　●观察锁骨上区（X 组）淋巴结：锁骨上淋巴结原本不属于胸内淋巴结，在 AJCC 分区法中未列入胸内淋巴结分区中。将之汇入是 ATS 分区法的一个进步。○锁骨上区淋巴结的定位：锁骨向后外方向前内下方走行，其胸骨端连接胸骨柄。将锁骨胸骨端上缘层面定位为锁骨上淋巴结的下界比较合理，也容易做到。故应使用锁骨胸骨端的上缘来定位锁骨上淋巴结的下界。○锁骨上淋巴结（X 组）表现：a. 本组淋巴结出现在颈根部或锁骨上窝，伴随在该区域中头臂血管的周围和之间；b. 淋巴结增大可推挤或浸润毗邻的头臂血管；c. 在锁骨胸骨端下缘层面以下则属于上气管旁组淋巴结，进入腋窝脂肪体内则属于腋窝淋巴结。

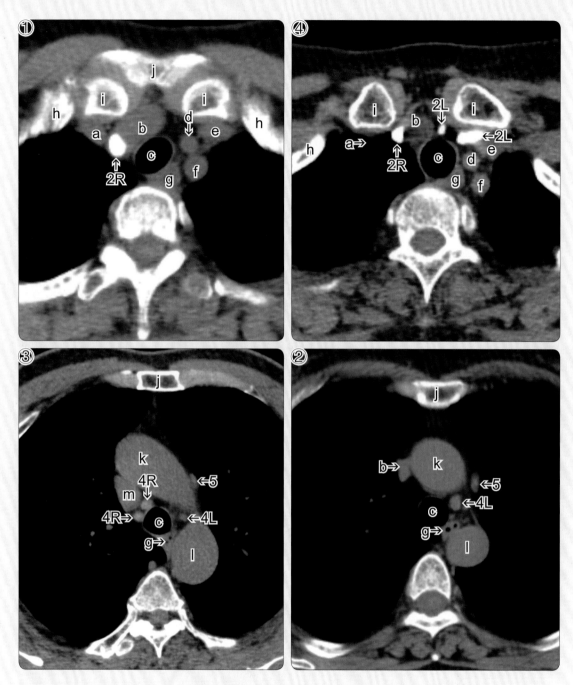

2R. 右侧上气管旁组淋巴结；2L. 左侧上气管旁组淋巴结；4R. 右侧下气管旁组淋巴结；4L. 左侧下气管旁组淋巴结；a. 右侧头臂静脉；b. 无名动脉；c. 气管；d. 左侧颈总动脉；e. 左侧头臂静脉；f. 左侧锁骨下动脉；g. 食管；h. 第 1 肋软骨（钙化）；i. 锁骨；j. 胸骨；k. 升主动脉；l. 降主动脉；m. 上腔静脉

图 4.5-3b　ATS 修正案 - 上气管旁组（2 组）和下气管旁组（4 组）

　　图①和图②显示上气管旁组淋巴结，图③和图④显示下气管旁组淋巴结。

　　●观察上气管旁组和下气管旁组淋巴结：○上气管旁组位于胸出入口至主动脉弓顶水平，可以气管中线分左侧（2L）和右侧（2R）。○下气管旁组位于主动脉弓顶至气管隆嵴水平，气管中线右侧全部为右下气管旁组（R4），而气管中线左侧则以动脉导管或韧带为界分为左下气管旁组（L4）和主动脉 - 肺动脉组⑤淋巴结，前者在气管中线左侧，但是不超过动脉导管或韧带，后者在动脉导管或韧带的外侧，在主动脉弓的下方和外侧。

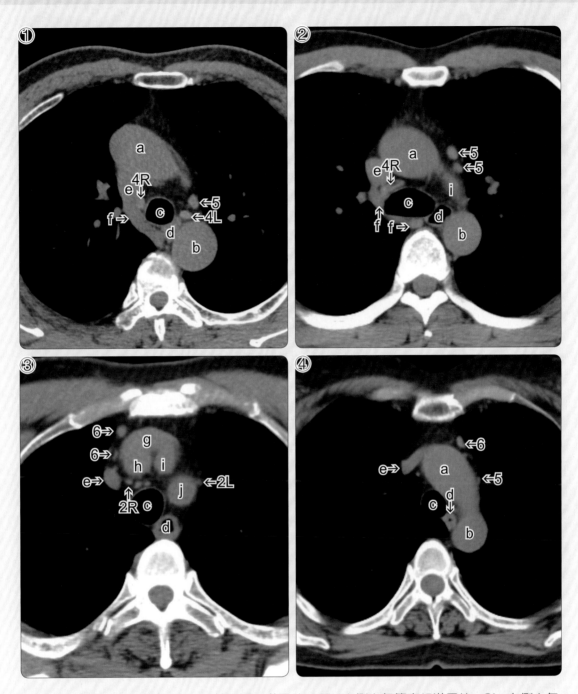

5. 主动脉 - 肺动脉组淋巴结；6. 前纵隔组淋巴结；2R. 右侧上气管旁组淋巴结；2L. 左侧上气管旁组淋巴结；4R. 右侧下气管旁组淋巴结；4L. 左侧下气管旁组淋巴结；a. 升主动脉；b. 降主动脉；c. 气管；d. 食管；e. 右头臂静脉；f. 奇静脉；g. 左头臂静脉；h. 无名动脉；i. 左颈总动脉；j. 左锁骨下动脉

图 4.5-3c　ATS 修正案 - 主动脉 - 肺动脉组（5 组）和前纵隔组（6 组）

　　图①和图②显示主动脉 - 肺动脉组淋巴结，图③和图④显示前纵隔组淋巴结。

　　●观察主动脉 - 肺动脉组淋巴结和前纵隔组淋巴结：○主动脉 - 肺动脉组（5 组）淋巴结需要与同在主动脉弓下方的左侧下气管旁组（4L）淋巴结进行区别，左侧下气管旁组（4L）淋巴结位于气管与动脉导管或韧带之间，而主动脉肺动脉组（5 组）则位于动脉导管或韧带的外侧，分布在主动脉弓的下方和外侧。○前纵隔组（6 组）淋巴结位于前纵隔的头臂血管、升主动脉和上腔静脉等动静脉血管的前面。在 AJCC 分区法中属于上气管旁组和下气管旁组。

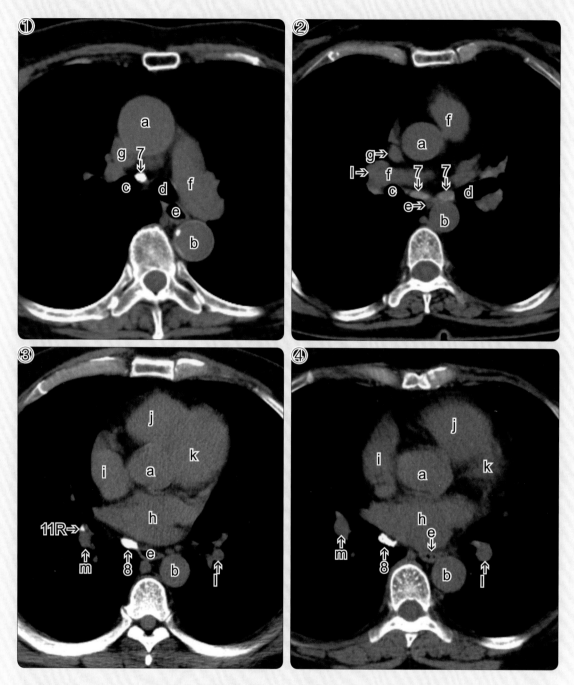

7. 隆突下组（7组）淋巴结；8. 食管旁组（8组）淋巴结；11R. 肺内组淋巴结；a. 升主动脉；b. 降主动脉；c. 左主支气管；d. 右主支气管；e. 食管；f. 肺动脉；g. 上腔静脉；h. 左心房；i. 右心房；j. 右心室；k. 左心室；l. 左基底干动脉；m. 右基底干动脉

图 4.5-3d ATS 修正案 - 隆突下组（7组）和食管旁组（8组）

图①和图②显示隆突下组淋巴结，图③和图④显示食管旁组淋巴结。

●观察隆突下组和食管旁组淋巴结：○隆突下组（7组）淋巴结位于隆突下方和两侧主支气管之间的三角形区域内，其下界在左心房的后上方，其上界至气管隆嵴。○食管旁组（8组）淋巴结仅限于左心房水平层面的食管周围，其上方的淋巴结归属隆突下组和气管支气管组，其下方两侧为肺韧带组淋巴结，后者通常位于两侧下肺静脉干的下方至膈肌水平，有时两者不易区分。当其距离食管比较远时，可能与其下方的肺韧带组或内侧的肺内组等淋巴结相互混淆或融合在一起无法区分。

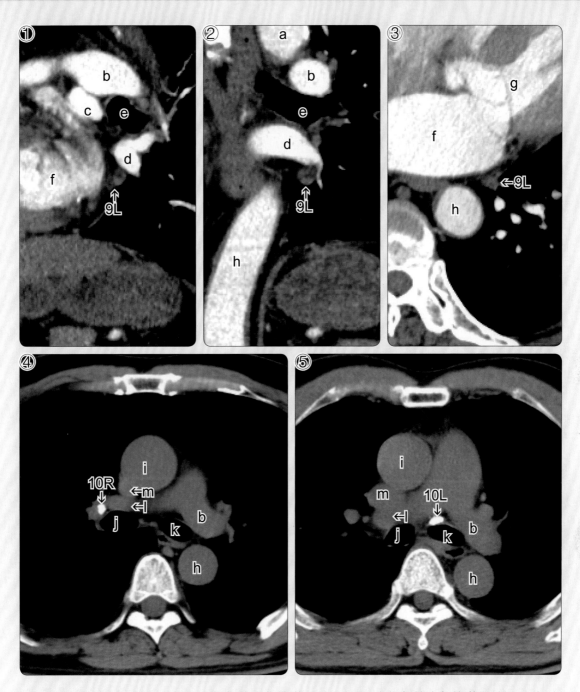

9L. 左侧肺韧带淋巴结；10R. 右侧气管支气管淋巴结；10L. 左侧气管支气管淋巴结；a. 主动脉弓；b. 左肺动脉弓；c. 左上肺静脉干；d. 左下肺静脉干；e. 左主支气管；f. 左心房；g. 左心室；h. 降主动脉；i. 升主动脉；j. 右主支气管；k. 左主支气管；l. 右肺动脉；m. 上腔静脉

图 4.5-3e　ATS 修正案 - 肺韧带组（9 组）和气管支气管组（10 组）

　　图①至图③肺韧带组淋巴结，图④和图⑤显示气管支气管组（10 组）淋巴结。

　　●观察肺韧带组和气管支气管组淋巴结：○肺韧带组（9 组）淋巴结通常在两侧下肺静脉干下方至膈肌水平的两层胸膜之间，接收来自膈肌胸膜的淋巴。与上方的食管旁组淋巴结和下方的膈上组淋巴结关系密切。○气管支气管组（10 组）淋巴结主要位于两侧主支气管的前方和上方，是纵隔淋巴结与两肺淋巴结之间的中转淋巴结，下方为隆突下组淋巴结。本组淋巴结在 ATS 修正案中被划定为肺门淋巴结，其外围的淋巴结为肺内组淋巴结。本组淋巴结的左侧进一步向外下方延伸，其范围是右侧的 2 倍。

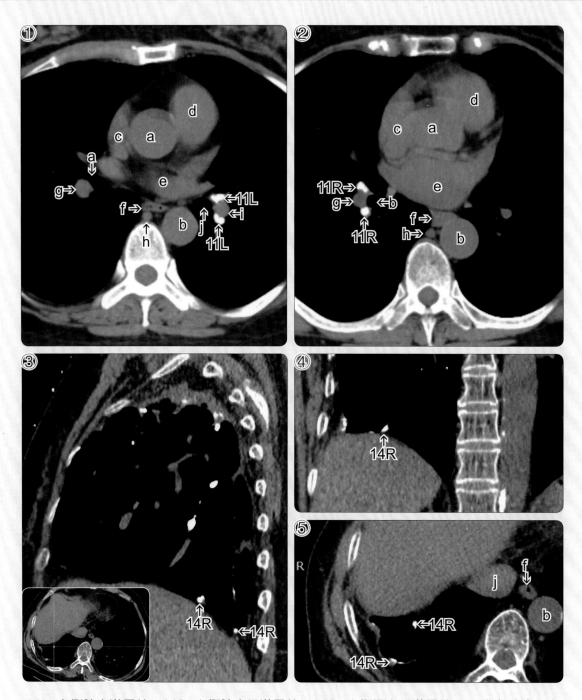

11L. 左侧肺内淋巴结；11R. 右侧肺内组淋巴结；14R. 右侧膈上组淋巴结；a. 升主动脉（主动脉瓣）；b. 降主动脉；c. 右心房；d. 左心室；e. 左心房；f. 食管；g. 右基底动脉干；h. 奇静脉；i. 左基底动脉干；j. 下腔静脉

图 4.5-3f　ATS 修正案 - 肺内组（11 组）和膈上组（14 组）

　　图①和图②显示肺内组淋巴结，图③和图④显示膈上组淋巴结。

　　●观察肺内组和膈上组淋巴结：○肺内组（11 组）淋巴结位于两肺叶支气管开口以下，其范围至亚段支气管周围区域，离开纵隔并位于肺门的外围，与纵隔和心脏呈分离状态，便于与肺一起手术切除。○膈上组（14 组）淋巴结位于膈肌上方的胸膜外，与锁骨上组淋巴结一样，属于 ATS 修正案在 AJCC 分区法基础上另外增加的淋巴结分区，也在胸腔之外。与其上方的肺韧带组淋巴结和食管旁组淋巴结关系较为密切。

4.5.2　心脏和大血管

心脏和大血管几乎占据纵隔内的绝大部分空间，并且其解剖结构比较复杂，其解剖和生理作用也远比纵隔内的其他器官和结构更重要。无论是从学习难度方面，还是从临床重要性方面而言，心脏和大血管的解剖学习和影像学观察都是既重要而又比较困难的一部分内容，应当引起临床工作者的高度重视。这里分别讲述在常规 CT/MRI 图像中对心脏、心包、主动脉、腔静脉、肺动脉、肺静脉、冠状动脉和心脏静脉等内容的观察。

● Point–04：心脏概貌

区域解剖简析：

心脏是一个由 4 个腔室组成的扁圆锥体状中空肌性器官，自右后上方向左前下方呈倾斜角度位于纵隔下半部，心脏的平均长度约 12cm，横径为 8~9cm，前后径约 6cm。作为整个循环系统的动力枢纽，有节律地将血液循环至全身。男性心脏重量平均 300g，女性心脏平均 250g。

心脏的外形有一尖、一底、两面、三缘和 4 条沟。

①一尖即心尖部，朝向左前下方，由左心室构成。

②一底即心底部，朝向右后上方，以两侧心房以及进出心脏的动静脉大血管根部为主所构成。

③两面系膈面和胸面。a. 膈面指心脏与膈肌接触的面，又称"底面"。此面较小，几乎全部由左、右心室构成，其中左心室占据左后方 2/3 区域，右心室占据右前方 1/3 区域。b. 胸面指除膈面以外的心脏表面，其中绝大部分被肺包围，为肺面。前方仅左心室前面一小部分与前胸壁胸骨下段左侧和左侧第 4~6 肋软骨内面接触，后方在左心房的后面与脊柱接触。

④三缘主要指心脏正面观所显示的心脏下缘、左缘和右缘。a. 下缘即右心室壁与膈肌接触的边缘，因其呈锐角又称"锐缘"。b. 左缘由左心室构成，呈圆钝状，又称"钝缘"。c. 右缘全部由右心房构成，轮廓相对比较平坦。

⑤4 条沟包括房室沟、房间沟、前室间沟和后室间沟。a. 房室沟因形成环绕心脏长轴的环，排列在人体的斜冠状面上，又称"冠状沟"。沟内走行的动脉称"冠状动脉"。在心脏前面，右房室沟占 2/3，左房室沟占 1/3，两者在肺动脉圆锥处连接。在心脏膈面，左房室沟占 2/3，右房室沟占 1/3。b. 房间沟在心脏右后方分界左、右心房。上腔静脉和下腔静脉在此沟的前方进入右心房，右肺静脉干在此沟的后方进入左心房。c. 前室间沟位于心脏前面偏左，右心室面积占 2/3 以上，左心室面积不足 1/3。d. 后室间沟位于膈面偏右，左心室面积达 2/3 以上。右心室面积不足 1/3。

CT/MRI 建议观察平面：

心脏 3D-CTVR 图像是观察心脏房室整体轮廓和形态的一种可靠的影像学手段。多平面 CT/MRI 图像可对心脏各个房室的形态进行详细的观察。

CT/MRI 观察要点提示：

心脏 3D-CTVR 对心脏概貌的观察。

　　①心脏前面观与正位胸片类似，可显示梨形心脏的左缘、右缘、下缘和心底部。心脏前面以右心室为中心分成 3 部分呈左右排列：a. 中间为右心室，形态清晰且地位突出；b. 右侧为右心房和右心耳，以冠状沟与右心室分隔；c. 左侧为左心室，以室间沟与右心室分界。

　　②心脏后面观与前面观全然不同，以左心房为中心分成 3 部分呈上下排列。a. 中间为左心房，呈蟹盖状。上 2/3 为左心房的后上壁，向两侧伸出的 4 支蟹腿，分别为 4 个肺静脉干。下 1/3 为左心房后下壁，以房室沟与其下方的左心室分界，整个左心房左侧略高于右侧。b. 上方的左肺动脉形成较高的左肺动脉弓，跨越左上肺静脉干向后外下方移行为左下肺动脉干。右肺动脉略低，分出上干后跨越右上肺静脉干向后外下方移行为右下肺静脉干。c. 下方的左心室和右心室之间以后室间沟分界。请注意心脏后面有一个"三"字形结构，上方为左、右肺动脉，中间为两上肺静脉干，下方为两下肺静脉干。

　　③心脏左侧面观，显示心脏左侧面的 3 组解剖结构：a. 呈斜椭圆形的左心室最为突出，几乎占据整个心脏的下半部；b. 右心室、肺动脉圆锥和左肺动脉弓在左心室的上方组成一个弯曲的弓形，从上方和前后包围左心房和左心室；c. 左心房和左心耳又被左肺动静脉的主干所遮掩，左心耳在前上方，左心房在后下方。

　　④心脏右侧面观，可见以上腔静脉为界显示前方的心脏和后方的大血管：a. 心脏部分仅可见右心房和右心室，约占据前 1/2 以上，在右心耳和肺动脉圆锥之间有升主动脉向上移行为主动脉弓；b. 位于右心房、室后方的大血管部分，自前往后依次为右肺上、下肺静脉干和右下肺动脉干。

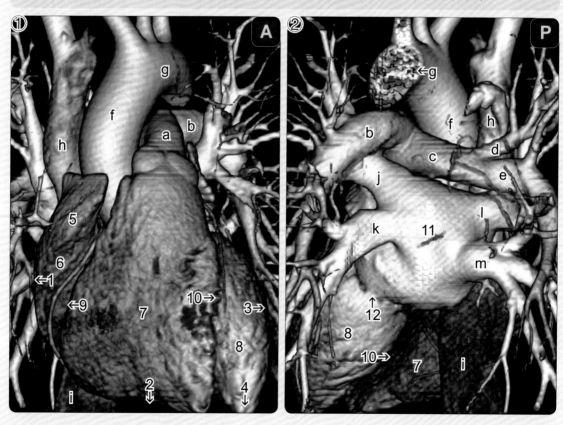

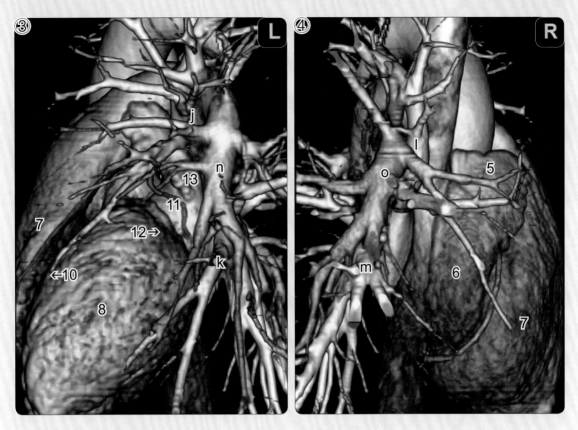

1. 心右缘；2. 心下缘；3. 心左缘；4. 心尖部；5. 右心耳；6. 右心房；7. 右心室；8. 左心室；9. 右房室沟；10. 前室间沟；11. 左心房；12. 左房室沟；13. 左心耳；a. 主肺动脉；b. 左肺动脉弓；c. 右肺动脉；d. 右肺动脉上干；e. 右肺动脉下干；f. 升主动脉；g. 主动脉弓；h. 上腔静脉；i. 下腔静脉；j. 左上肺静脉干；k. 左下肺静脉干；l. 右上肺静脉干；m. 右下肺静脉干；n. 左下肺动脉干；o. 右下肺动脉干

图 4.5-4a　心脏概貌

图①为 3D-CTVR 前面观图像，图②为 3D-CTVR 后面观图像，图③为 3D-CTVR 左侧面观图像，图④为 3D-CTVR 右侧面观图像。

●观察心脏前面观、后面观、左侧面观和右侧面观 3D-CTVR 表现：○ 3D-CTVR 前面观图像与胸部正位平片极其相似，但是观察到的解剖结构更多，包括心脏的心右缘、心左缘、心下缘、心尖、右心房、右心耳、右心室、左心室、前室间沟和右侧房室沟前段等解剖结构。○ 3D-CTVR 后面观图像在去掉降主动脉和脊椎等结构后，可以直观地观察到心脏后方的解剖结构，心脏的心腔可以观察到左心房、左心室和右心室以及上腔静脉和下腔静脉等。特别是在心脏上半部可见左右肺动脉、左右上肺静脉干和左右下肺静脉干组成的 "三" 字形的肺动静脉主干的组合。另外对左右肺动脉跨越左右上肺静脉干向后外下方走行的表现等均可十分逼真地显示。○ 3D-CTVR 左侧面观图像类似胸部平片的左侧位片，但是观察心脏左侧的解剖结构更清楚，也更逼真。图像的下半部为左心室，其前方以前室间沟与右心室的流出道分隔，上方为肺动脉圆锥和左心耳，上方后面可观察到左肺动脉弓和主肺动脉下干等。○ 3D-CTVR 右侧面观图像类似右侧位胸部平片，可以观察到心脏右侧面的解剖结构，其包括前方的右心房、右心室和两者之间的房室沟。自右心房往后依次为上下腔静脉、右侧上下肺静脉干和右侧肺动脉的主要分支，以及右侧肺动脉和肺静脉的肺内分支等。○ 3D-CTVR 的前、后、左、右方向的观察是了解心脏各个腔室和进出心脏主要动静脉干支整体表现的最佳途径和方法。

● Point-05：心脏各个房室与瓣膜

区域解剖简析：

①左心房 (left atrium) 在胚胎发育过程中，最终定位与心脏的后上方，又称"后心房"。其血液来自上下肺静脉干，经二尖瓣排入左心室。左心房的右前壁为房间隔，房间隔下部有卵圆窝。其顶壁和后壁宽阔光滑，后壁的上 2/3 有 4 个开口对接两侧上、下肺静脉干，后者与左心房组合酷似趴在心脏后上方的一只螃蟹。左心耳（left auricle）系左心房沿主肺动脉根部向前方伸出的隐窝样腔隙，位于整个心脏的最高点。

②二尖瓣 (bicuspid valve) 位于左心房的左前下方，又称僧帽瓣 (mitral valve)。其前尖位于右前方，呈宽大的三角形，又称"大瓣"。略小的后尖位于左后方，由数个低矮的扇贝状小尖组成窄而长的四边形。瓣膜自外向内依次为基底区、透明区和粗糙区，瓣膜关闭时粗糙区紧密接触形成"闭锁线（locking line）"，前尖和后尖的基底区连接为"瓣膜连合"。

③左心室 (left ventricle) 位于左心房左前下方的心脏左侧，与其右侧的右心室合成完整的圆锥形。其流入道自二尖瓣至心尖，位于左心室底部，系由二尖瓣、腱索、肉柱、乳头肌构成的肉柱部。其流出道自心尖至主动脉瓣，系左心室前壁的光滑部，即主动脉前庭（Aortic vestbule），与右心室的动脉圆锥类似。流出道略长于流入道，两者的血流方向约成 90°。

④主动脉瓣 (aortic valve) 为左心室的出口，包括主动脉瓣、主动脉窦和冠状动脉开口。左半月瓣和右半月瓣在前方，后半月瓣在后方。主动脉窦也称 Valsalva 窦，系半月瓣与主动脉壁之间形成的囊袋样膨大。左冠状动脉开口在左主动脉窦，右冠状动脉开口在右主动脉窦，因此左、右主动脉窦也称左、右冠状窦。

⑤右心房 (right atrium) 位于心脏右侧。其左前下方为右心室，左后上方为左心房。上腔静脉入口位于右心房的后上部，因血流向下而无瓣膜。下腔静脉入口位于右心房后下方的最低处，其前缘有 1 个静脉瓣（Eustachian 嵴）。右心房在上、下腔静脉之间形成上窄下宽的椭圆形或锥形，其外壁为平滑膨隆，为上腔静脉和下腔静脉与右心房融合形成的腔静脉窦。其内后壁上部为房间隔，内前壁为粗糙不平的梳状肌。右心耳 (right auricle) 系右心房向左上方延伸并覆盖升主动脉根部的隐窝样结构。冠状窦口位于下腔静脉口与三尖瓣口之间，其前缘有半月形薄膜状的冠状窦瓣（Thebesian 瓣）。其他心肌小静脉直接开口注入右心房腔。

⑥三尖瓣 (tricuspid valve) 系右心房的出口，位于肺动脉瓣的右下方，由前尖、后尖和隔侧尖构成。关闭后呈"Y"字形；瓣膜附着部为基底区，往外依次为透明区和三角形的游离缘，后者系瓣膜关闭时互相接触的粗糙区，各瓣膜相邻处为瓣膜连合。其中前尖与隔侧尖之间的前内侧连合与室间隔膜部、主动脉纤维环以及房室结等重要结构紧密贴近，行三尖瓣分离手术时应尽量此处而选择其他联合处进行扩张。

⑦右心室 (right ventricle) 在胚胎发育过程中最终定位于心脏的正前方，又称"前心室"。其右上后方为右心房，左侧为左心室。右心室在正面和侧面观察均呈上窄下宽的圆锥形。其流入道自三尖瓣口至心尖，位于右心室下部的肉柱部，由三尖瓣以及下壁、前壁和隔壁的肉柱组成，包括嵴状隆起型、索状游

离型（节制索 moderator band）和锥状隆起型（乳头肌 papillary muscles）。在心脏舒张期引导血流向左前下方进入右心室。其流出道自心尖部至肺动脉瓣的漏斗部，为右心室前壁的光滑部，在心脏收缩期将右心室的血液射入肺动脉。流入道与流出道两者的长度比为 2：3，血流方向约成 60°角。

⑧肺动脉瓣 (valve of pulmonary trunk) 位于主动脉瓣左前方的略高水平上，突出在心脏的最前方。肺动脉瓣的瓣膜分为后方的左、右半月瓣和前方的前半月瓣。肺动脉窦 (sinus of pulmonary trunk) 是各个肺动脉瓣与肺动脉壁之间略微膨隆的腔隙。肺动脉瓣的游离缘称为半月瓣弧缘。

CT/MRI 建议观察平面：

① CT-3DVR 图像可全面观察心脏各个房室的整体形态和相互关系。

②常规横断面、冠状面和矢状面 CT/MRI 图像可进一步补充观察并建立心脏的立体解剖概念。关于专门使用的心脏长轴位和短轴位等特殊的检查体位请参考相关的心血管教科书。

CT/MRI 观察要点提示：

① CT-3DVR 成像技术虽然缺失心肌成分，但依然是观察心脏整个形态和轮廓的最佳方法。在观察时要注意心肌是缺如的。

② CT/MRI 横断面、矢状面和冠状面图像并非针对心脏各个腔室和各个瓣膜的所设计的体位，在观察时应注意调整和解释。其优点是可以在常规 CT/MRI 检查时对心脏的解剖结构及其相互解剖关系进行分析和评估。

a present：注意某些心脏解剖和术语的应用

我们在阅读医学文献时会注意到，有关解剖叙述与解剖文献中的术语常常可能出现差别甚至意义相互矛盾，这些问题的产生常常与人体的胚胎发展过程或者人们的应用习惯有关。因此，理解这些术语和名称的概念上的区别非常必要。

首先，在正常发育的个体，右心室位于心脏的前下方而不是在右侧，又称前心室。左心房位于心脏的后上方而不是左侧，又称后心房。而与之完全不同的是右心房仍在右侧，左心室仍在左侧。此种情况的发生都是由于在胚胎发育过程中，心脏各个腔室沿人体纵轴呈不同程度顺时针旋转、折曲和互相整合所形成的新布局，最终将左心房定位在心脏的后上方，而左心室定位在左心房的左前下方，右心房定位在左心房的右前下方，右心室定位在心脏的前下方。除此之外，整个心脏也与人体形成约 45°角的倾斜。

其次，解剖文献中关于主动脉叶瓣的命名有 3 种方法。多数解剖文献中所使用的右叶瓣、左叶瓣和后叶瓣是根据胚胎时期心脏旋转之前的瓣膜位置来命名的。它们分别相当于旋转后的前叶瓣、左后叶瓣和右后叶瓣。另外在临床上，为了便于应用，通常根据有无冠状动脉的开口对主动脉瓣和主动脉窦进行命名。因此，前叶瓣又称右冠状动脉叶瓣，左后叶瓣就是左冠状动脉叶瓣，右后叶瓣就是无冠状动脉叶瓣。这样，既方便记忆，也具有一定的临床意义。

最后，我们再谈谈心尖与心底。我们都知道心尖是在心脏的左前下方，是由左、右心室共同构成的。那么，把爱埋在心底，这"心底"又在哪里呢？心底不在心脏的膈面上，而是在心脏后上方，由进出心脏大血管集中组成。如同将心脏向后上方悬吊固定的底座。

正确理解上述解剖结构的特殊的方位概念，有助于更深入理解其与周围毗邻结构之间准确的解剖关系。

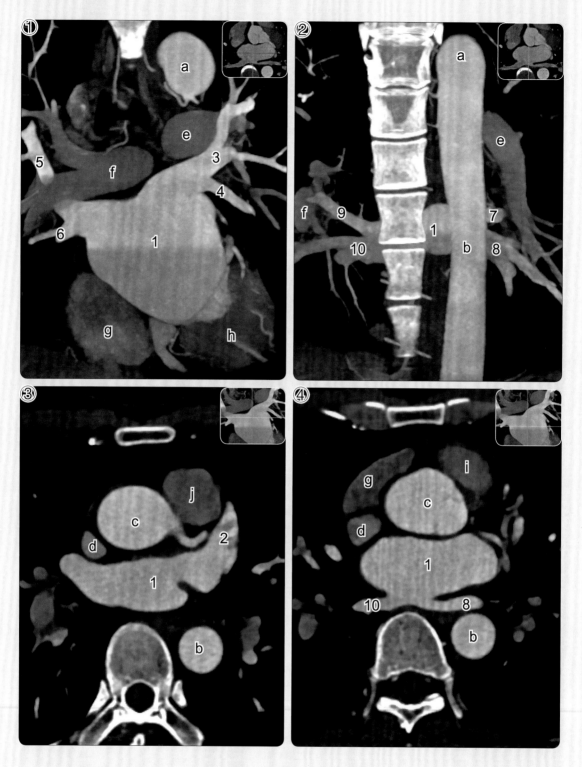

1. 左心房；2. 左心耳；3. 左上肺静脉干上支；4. 左上肺静脉干下支；5. 右上肺静脉干上支；
6. 右上肺静脉干下支；7. 左下肺静脉干上支；8. 左下肺静脉干下支；9. 右下肺静脉干上支；
10. 右下肺静脉干下支；a. 主动脉弓；b. 降主动脉；c. 升主动脉（主动脉瓣）；d. 上腔静脉；
e. 左肺动脉；f. 右肺动脉；g. 右心房；h. 左心室；i. 右心室；j. 肺动脉瓣

图 4.5-5a　左心房与肺静脉干

　　图①和图②为左心房和肺静脉干的冠状面 CT 重建图像，图③和图④为左心房和肺静脉干的横断面 CT 重建图像。

　　●观察左心房和肺静脉干的表现：○左心房位于心脏的后上方，在心脏的各个房室中位置最高，其中又以左心耳位置为左心房位置最高点。左心房左右径和上下径较长而前后径较短，故在冠状面图像上呈类圆形或椭圆形，在横断面图像上呈扁圆形。○肺静脉干有 4 个主干和 8 个分支，两侧上肺静脉干大致在左心房顶向两侧上方发出，两侧下肺静脉干大致在左心房的后下方向两侧发出。两侧上肺静脉干的上支较粗大，接收右肺上叶和左肺固有上叶静脉血。下支较细，接收右肺中叶和左肺上叶的舌段静脉血。两侧下肺静脉干的上支较细，接收两肺下叶背段静脉血。下支较粗，接收两肺基底段的静脉血。○观察左心房和肺静脉干时注意：a. 左心房是一个前后径较扁，与上下径和左右径差别很大，多平面观察比较十分必要。在不同层面的横断面图像可更准确地观察到左心房与其他房室和大血管之间的解剖关系。b. 左心房后壁轻度向后下方倾斜，两侧上肺静脉干自左心房后壁上方向前上方走行，两侧下肺静脉干自左心房后壁下方向后下方走行，故应在左心房中间和后方层面进行冠状面厚层 CT 重建，可分别观察到两侧上肺静脉干和下肺静脉干的详细分支、分布。

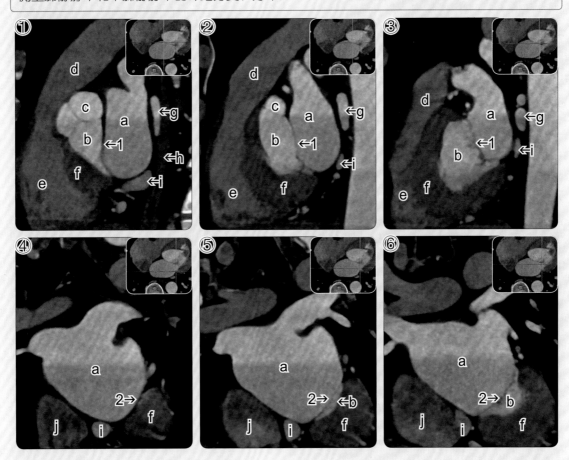

1. 二尖瓣前尖（瓣）；2. 二尖瓣后尖（瓣）；a. 左心房；b. 左心室；c. 主动脉瓣；d. 肺动脉；e. 右心室；f. 左心室壁；g. 右下肺静脉干；h. 食管；i. 冠状窦；j. 右心房

图 4.5-5b　二尖瓣

　　图①至图③和图④至图⑥分别为二尖瓣前尖和后尖定位后的重建 CT 图像。

　　●观察二尖瓣前尖和后尖的 CT 表现：○前尖（图①至③）：二尖瓣前尖基底区至游离缘的 3 幅定位后矢状面 CT 重建图像大致显示在基底区前尖瓣膜较厚而整齐，在透明区前尖瓣膜较细而整齐，在粗糙区前尖瓣膜呈锯齿状参差不齐。○后尖（图④至⑥）：二尖瓣后尖基底区至游离缘的 3 幅定位后冠状面 CT 重建图像大致显示在基底区后尖瓣膜较厚而整齐，在透明区后尖瓣膜较细而整齐呈细线条状，在粗糙区后尖瓣膜呈锯齿状，参差不齐。○二尖瓣显示的条件包括：a. 造影剂对比；b. 与重建图像平面垂直；c. 瓣膜自身的厚度。

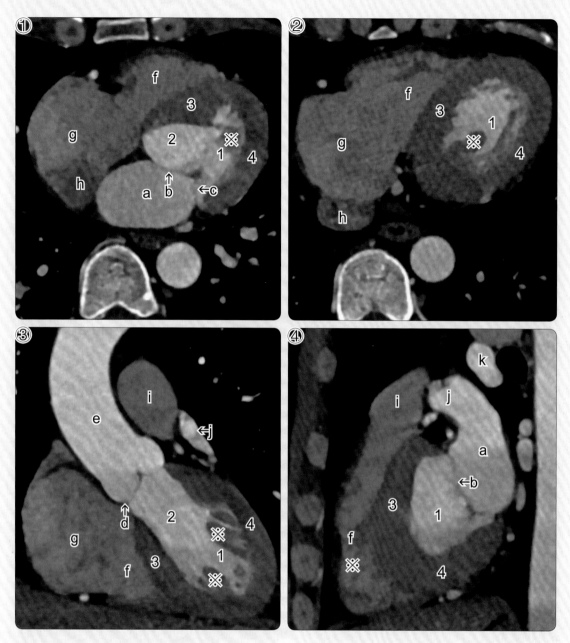

1. 左心室流入道；2. 左心室流出道；3. 室间隔；4. 左心室壁；a. 左心房；b. 二尖瓣前尖；c. 二尖瓣后尖；d. 主动脉瓣；e. 升主动脉；f. 右心室；g. 右心房；h. 下腔静脉；i. 主肺动脉；j. 左心耳；k. 左上肺静脉干；※. 肉柱

图 4.5-5c 左心室

图①为二尖瓣层面的左心室横断面 CTA 图像，图②为下方层面的左心室横断面 CTA 图像，图③为主动脉瓣层面的左心室冠状面 CTA 图像，图④为二尖瓣层面的左心室矢状面 CTA 图像。

●观察左心室的 CTA 表现：○左心室的位置：左心室位于心脏左侧的下方（图①、②、③），其心肌壁明显厚于其他心腔，此后壁成为左心室最明显的标志。○左心室腔的划分：左心室腔依据血流方向可划分为流入道和流出道，流入道沿心腔的外侧和前方分布，其重要的标志是可见乳头肌交织的肌肉密度阴影。而在左心室的室间隔侧和后壁处可见心腔内的含造影剂的血液周围为光滑的壁，系左心室的流出道。○左心室的形状：为全身供血的左心室无论在任何平面进行观察，都显示为一个椭圆形或圆锥形状的心腔并且拥有最为健硕的心肌，其形状总是向外突出呈膨隆状。

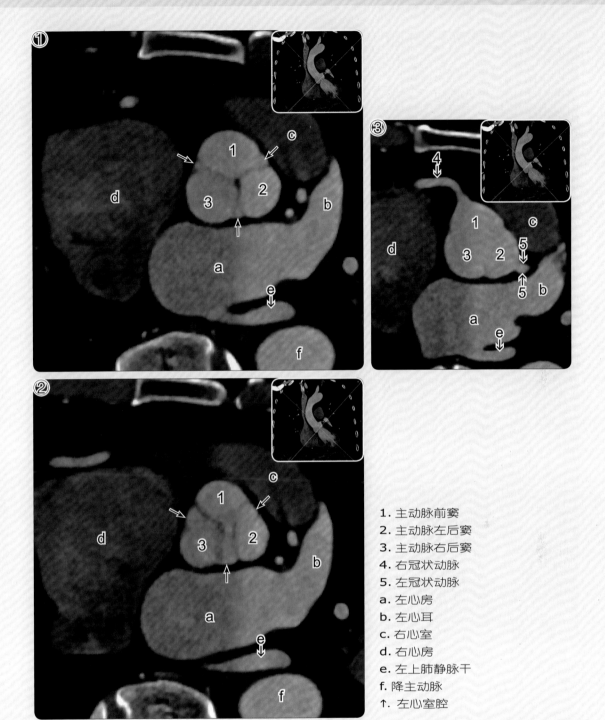

1. 主动脉前窦
2. 主动脉左后窦
3. 主动脉右后窦
4. 右冠状动脉
5. 左冠状动脉
a. 左心房
b. 左心耳
c. 右心室
d. 右心房
e. 左上肺静脉干
f. 降主动脉
↑. 左心室腔

图 4.5-5d　主动脉瓣

　　图①、图②和图③依次分别为主动脉瓣近侧、中间和远侧层面 45°角倾斜平面的 CTA 重建图像，显示各个主动脉瓣、主动脉窦和冠状动脉。

　　●观察主动脉瓣、主动脉窦和冠状动脉：○主动脉窦中间层面（图①）：定位线在主动脉窦中间最凸出处，显示各个主动脉窦最饱满，与各主动脉窦对应的 3 个瓣膜圆弧形细线状互相紧贴在一起，整体呈"丫"字形，在各个瓣膜基部之间可见细小圆形阴影为自左心室流入主动脉的血液（含造影剂）。○主动脉窦近侧层面（图②）：定位线在主动脉窦近侧，显示主动脉窦缩小，其间自左心室流入主动脉血液（含造影剂）的间隙增大。○主动脉窦远侧层面（图③）：定位线在主动脉窦远侧，显示主动脉窦凸出程度明显缩小，左冠状动脉发自主动脉左后窦，又称左冠窦。右冠状动脉发自前窦，又称右冠窦。右后窦无冠状动脉发出，又称无冠窦。

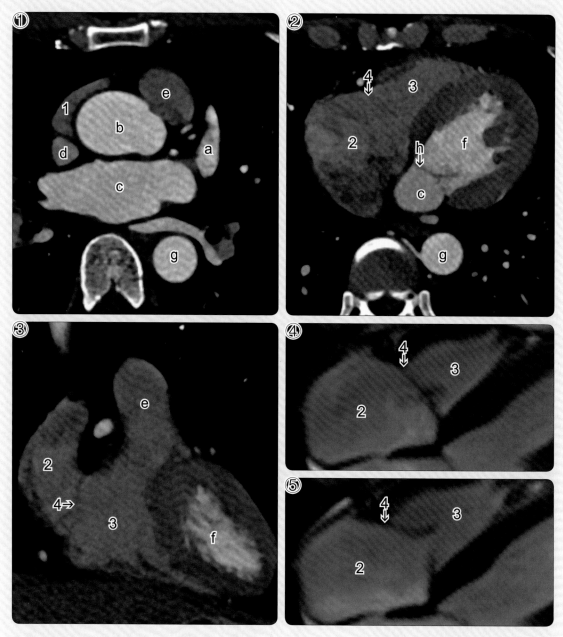

1. 右心耳；2. 右心房；3. 右心室；4. 三尖瓣；a. 左心耳；b. 主动脉瓣；c. 左心房；d. 上腔静脉；e. 主肺动脉；f. 左心室；g. 降主动脉；h. 二尖瓣

图 4.5-5e　右心房、右心室和三尖瓣

　　图①和图②为心脏横断面 CTA 图像，图③为心脏冠状面 CTA 图像，图④和图⑤为 MRI 心脏三尖瓣图像。

　　●观察右心房、右心室和三尖瓣 CT/MRI 表现：○右心耳在较高的横断面图像上位于上腔静脉的前方，从右侧覆盖主动脉瓣的右前方，与左侧的左心耳相互对应。○右心房位于左心耳下方的心脏右侧，在较低层面与其右前方的右心室以三尖瓣沟通、连接。○右心室位于心脏整体的前下方，心室壁心肌后段明显薄于左心室。其右后方为右心房。○三尖瓣位于右心房和右心室之间，以右侧房室沟可以追踪观察，当造影剂较淡时，显示欠清楚（图②和图③）。反之在造影剂较浓时，可以清晰观察其开放和关闭（图④和图⑤）。注意，在常规 CT/MRI 检查时不宜观察心脏瓣膜的形态和变化，需要通过特定的技术和方向进行观察。

a present：心脏的旋转与四腔室架构的形成

心脏的 4 个腔室是依照一定的架构组成的，被称为四腔室架构，这与心脏骨架（cardiac skeleton）的概念不同。后者为连接心房和心室的 4 个致密的纤维结缔组织环，固定心脏的四大瓣膜。心脏架构为大致垂直的两条线，一条为分隔左右心房和左右心室的房、室间隔连线，分布在心脏的纵轴线上。另一条为环绕心脏的房室沟连线，呈左高右低和前高后低状。这两条线基本上是互相垂直的，特别是在心脏膈面上形成后十字交叉，成为心脏架构重要的解剖标志，也是心脏四心腔的分割线。另外，左冠状动脉和右冠状动脉中的哪一条能超过该十字交叉的中心点是决定冠状动脉优势类型的关键条件。有人报告近 9 成（88.12%）为右侧冠状动脉到达和超过后十字交叉中心点，所以在临床报告中右优势型占绝大多数。

上述心脏架构在观察心脏 CT/MRI 图像时，成为我们划分心 4 个心腔的重要解剖依据，随着心脏在胚胎发育过程中的旋转，导致心脏 4 个心腔的位置发生重要变更。我们在 CT/MRI 图像的观察中发现：左心房和右心室在横断面的 CT/MRI 图像上分居心腔的前方和后方，在斜冠状面的 CT/MRI 图像上则分居心脏的上方和下方。而左心室和右心房这两个心腔均名副其实地位居心脏的左侧和右侧。

图①为心脏斜冠状面 CTA 重建图像，显示心脏架构在人体斜冠状面上的表现；图②为心脏的横断面 CTA 图像，显示心脏架构在人体横断面上的表现。

在心脏的斜冠状面 CTA 图像上（图①），房室沟连线与房室间隔连线互相垂直，成为心脏四腔室的分割线。左心房位于心脏的后上方，右心室位于心脏的前下方。右心房和左心室分居心脏的右侧和左侧；在心脏横断面的 CTA 图像上（图②），同样显示房室沟连线与房室间隔连线互相垂直，成为心脏四腔室的分割线。左心房位于心脏的后方，右心室位于心脏的前方。右心房和左心室分居心脏的右侧和左侧。

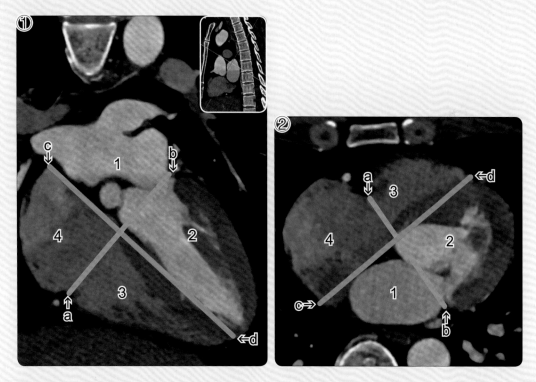

1. 左心房；2. 左心室；3. 右心室；4. 右心房；a. 右侧房室沟；b. 左侧房室沟；c. 房间隔；d. 室间隔；⬤. 房室沟连线；⬤. 房间隔与室间隔连线

● Point-06: 心包、心包窦和心包隐窝

区域解剖简析:

心包 (pericardium) 包括纤维心包和浆膜心包,后者形成的心包囊。

①纤维心包 (fibrous pericardium) 是心脏外围的一层致密而坚韧的纤维结缔组织膜,保护、支撑和固定心脏。纤维心包的绝大部分被纵隔胸膜所覆盖,少部分直接接触胸壁和膈肌。纤维心包在心底部、气管分叉部、胸骨上部、前胸壁和膈肌等处有 5 个固定心包和心脏的点。a. 心底部的纤维心包紧密融合于心底部大血管外膜,将心脏向右后上方悬吊并固定;b. 气管分叉部的纤维心包与气管前筋膜融合;c. 胸骨上部的纤维心包与上、下胸骨心包韧带连接并固定;d. 前胸壁的纤维心包与胸骨下部左侧和左侧第 4、5 肋软骨内侧面连接并固定;e. 膈肌上面的纤维心包与膈肌中心腱紧密融合在一起。

②浆膜心包 (serosal pericardium) 的脏层和壁层形成心包腔。a. 浆膜心包脏层大部分与心肌间质融合形成心外膜 (epicardium) 并覆盖在心肌的表面。在室间沟以及大部分心室表面和小部分心房表面,心外膜与心肌之间可有心表脂肪堆积;b. 浆膜心包的壁层与纤维心包紧密衬贴不留间隙。c. 心包腔也称"浆膜心包囊 (serosal pericardial sac)",内含生理性浆液 20~25ml,最多可达 50ml。

心包窦 (pericardial sinuses) 是心包囊在心底部大血管与左心房之间折曲形成的较大心包腔隙,有横窦和斜窦。a. 横窦 (transverse sinus) 位于左心房、升主动脉、肺动脉干和上腔静脉之间,呈横行分布;b. 斜窦 (oblique sinus) 在横窦的后下方的两侧上、下肺静脉之间,其前壁系左心房后壁,后壁附着于纤维心包。横窦与斜窦之间被包绕两侧上、下肺静脉的双层心包反折所分隔。

心包隐窝 (pericardial recesses) 系心包横窦和心包斜窦向外围的延伸,故文献中将心包隐窝分为心包横窦组和心包斜窦组。

①心包横窦组也称为"心包上隐窝 (superior pericardial recess)",包括主动脉上隐窝、主动脉下隐窝、左肺动脉隐窝和右肺动脉隐窝。a. 主动脉上隐窝 (superior aortic recess) 是心包横窦沿升主动脉向上的延伸,分升主动脉前部、后部和右侧部;b. 主动脉下隐窝 (inferior aortic recess) 系心包横窦沿升主动脉后方向下的延伸,位于升主动脉与左、右心房之间;c. 左肺动脉隐窝 (left pulmonary recess) 是心包横窦向左肺动脉根部延伸至左肺动脉周围;d. 右肺动脉隐窝 (right pulmonary recess) 是心包横窦向右肺动脉末端延伸形成至右肺动脉周围。

②心包斜窦组也称为"心包后隐窝 (posterior pericardial recess)",包括腔静脉后隐窝、左肺静脉隐窝和右肺静脉隐窝。a. 腔静脉后隐窝为最常见的心包隐窝之一,虽然与主动脉隐窝群邻近,但两者来源不同;b. 左肺静脉隐窝来自斜窦的延伸,位于左肺上、下静脉干之间和周围;c. 右肺静脉隐窝系斜窦向右侧延伸至右肺静脉上、下干之间和周围。

横窦组与斜窦组的心包隐窝可以互相沟通。另有文献提及的"心包前下窦"位于心脏下缘,系由心脏前壁和心脏底壁移行处的浆膜心包囊折叠所形成的,系固有心包腔的直接延伸部分,因其位置最低,故心包积液常积聚于此。

心包腔、心包窦、心包隐窝和心脏表面脂肪等解剖结构都为心脏的搏动提供了缓冲条件和空间,从而保证心脏的安全和功能发挥。

CT/MRI 建议观察平面:

①横断面 CT/MRI 图像为心包、心包窦和心包隐窝的基本观察平面。

②冠状面、矢状面 CT/MRI 图像可补充观察心包、心包窦和心包隐窝的

解剖位置及其与毗邻的心脏、血管和支气管之间的解剖关系。

CT/MRI 观察要点提示：

CT/MRI 影像学技术的进步大大提高了各种心包结构的检出能力。观察时应注重使用薄层扫描、多平面重建和解剖标志的确认等技术要点。

①心包的观察效果取决于多种因素，这一点与我们观察硬脑膜十分相似。a. 解剖文献称心包膜厚度约 1~2mm，实际上心包的厚度范围不止于此，其总厚度既可超过 2mm，也可薄到肉眼无法观察的 0.2mm 以下。其中浆膜心包仅有一层上皮和极少结缔组织，其本身以肉眼无法观察。而观察不到不见得是心包缺失。b. 心包钙化与增强可使心包的显示率明显提高；c. 图像的空间、密度和信号等分辨率均可能影响观察效果。例如薄层 CT 扫描可增加空间分辨率，MRI-T_2 图像可提高心包液与周围结构之间的密度差别，脂肪和液体的存在可以清晰刻画出心包的厚度与形态，当心包与膈肌和心肌紧密贴合在一起时就难以观察到心包膜及其确切的厚度变化。d. 心包与扫描平面之间的角度同样影响显示效果，当心包的分布方向与扫描平面成垂直角度时可以清楚显示，两者之间的倾斜角度越大则显示能力越低。e. 心脏搏动影响心包观察，心底部和心房区域心脏搏动较轻，心包显示较好。心尖搏动幅度大，既可能掩盖心包影像，也可能出现伪影致假阳性的观察结果。f. 正常个体有少量心包液的存在是正常的。在正常个体的 CT/MRI 图像上，可能在心包隐窝内或心脏下方的膈肌附近出现少量心包液。看不到心包液时不能否定其存在。

②心包窦和心包隐窝的观察：a. 心包窦是否出现以及心包隐窝的数目、大小和形态差异较大，某个窦或隐窝不出现或者超出想象的大可能均属正常。关键是在其出现时能与淋巴结肿大或主动脉夹层等病变进行鉴别。b. 心包窦和心包隐窝的分组和位置相对恒定，问题在于准确识别。心包隐窝分组文献中有不同的观点，当其归属和分组难以确定时，可根据与该心包隐窝关联最密切的解剖结构进行命名。

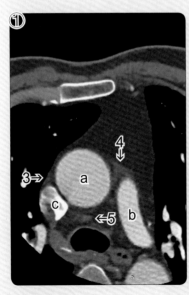
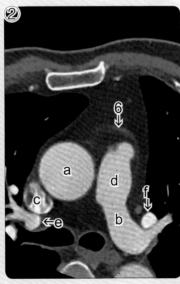
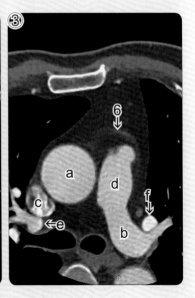

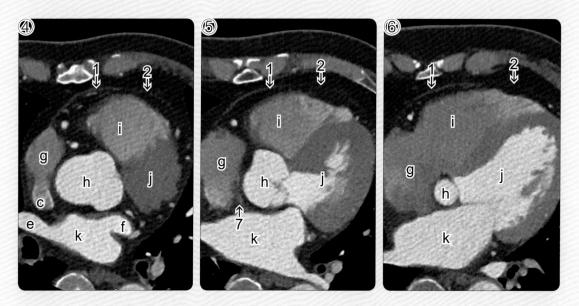

1. 心包（可清晰显示部分）；2. 心包（显示模糊或未显示部分）；3. 上腔静脉隐窝；4. 主动脉上隐窝；5. 右肺动脉隐窝；6. 肺动脉隐窝；7. 主动脉下隐窝；a. 升主动脉；b. 左肺动脉；c. 上腔静脉；d. 主肺动脉；e. 右上肺静脉；f. 左上肺静脉；g. 右心房；h. 主动脉瓣区；i. 右心室；j. 左心室；k. 左心房

图 4.5-6a　心包横断面 CT 观察

　　图①至图⑥为同一个体的心脏 CTA 横断面图像。

　　●心包的横断面 CT 表现：横断面 CT 图像有助于观察沿人体上下方向走行分布的心包膜和心包隐窝。○心包是可以显示的：在上述 CT 横断面图像中可见在纵隔脂肪和心肌表面脂肪的对比下，心包显示为细线条样阴影。是否含有心包液尚不足以显示。○心包的显示可能存在一定的限度：在各个平面 CT 图像上的显示是有限度的和不均匀的，因心包与心脏房室的心肌的密度相仿，当两者紧密贴在一起时无法观察到心包的影像，而在室间沟和心室等处，因心包膜和心脏房室之间存在心表脂肪，故可以衬托显示心包的影像。

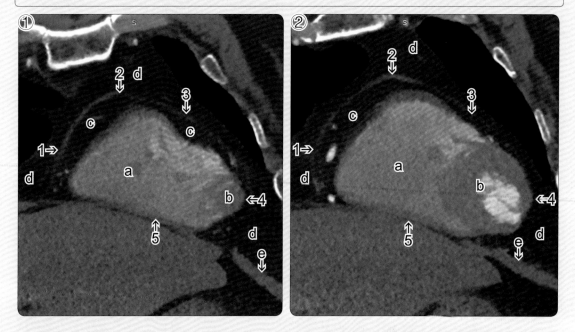

1. 心脏右缘心包；2. 心脏前上缘心包；3. 心脏左缘心包；4. 心尖部心包；5. 膈肌部心包；a. 右心室；b. 左心室；c. 心肌表面脂肪；d. 纵隔内脂肪；e. 膈肌

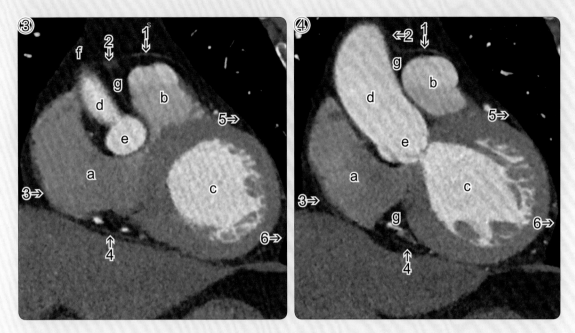

1. 心脏前上面心包；2. 心底部心包隐窝；3. 左心缘心包；4. 膈肌上心包；5. 左心缘心包；6. 心尖部心包；a. 右心房；b. 右心室流出道和肺动脉瓣区域；c. 左心室；d. 主动脉根部；e. 主动脉瓣和主动脉窦区域；f. 纵隔内脂肪；g. 心包内脂肪

图 4.5-6b　心包冠状面 CT 观察

图①至图④为同一个体的心脏 CTA 冠状面重建图像。

● 心包的冠状面 CT 表现：冠状面 CT 图像有助于显示沿人体前后方向走行分布的心包膜。

○ 在冠状面 CT 图像上，可见在心脏前上缘、左心缘和右心缘以及膈肌上方等处的部分心包显示与横断面图像一样的线条状阴影。○ 当心包与心脏两者之间有心表脂肪存在时，心包显示比较清楚，当两者紧贴在一起时，心包阴影不能显示。

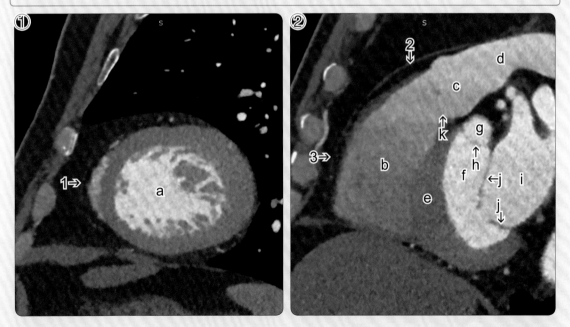

1. 左心室前方心包；2. 右心室流出道和主肺动脉前上方心包；3. 右心室前方心包；a. 左心室腔；b. 右心室流出道；c. 肺动脉窦区域；d. 主肺动脉；e. 室间隔；f. 左心室流出道；g. 主动脉瓣区域；h. 主动脉瓣膜；i. 左心房；j. 二尖瓣；k. 肺动脉瓣

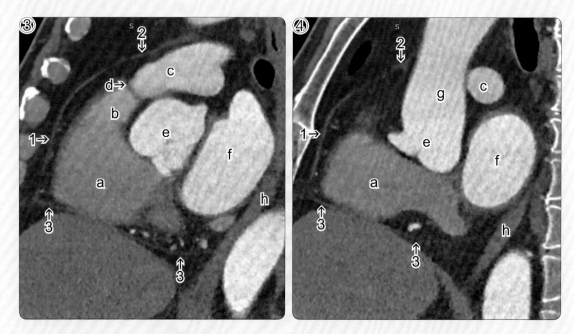

1. 心脏前面心包；2. 心底部心包和心包隐窝；3. 膈肌上心包；a. 右心室；b. 右心室流出道；c. 主肺动脉；d. 肺动脉瓣；e. 主动脉窦区域；f. 左心房；g. 主动脉根部；h. 食管

图 4.5-6c 心包矢状面 CT 观察

图①至图④为同一个体的心脏 CTA 矢状面 CT 重建图像。

●观察心包的矢状面 CT 表现：矢状面图像有助于观察沿人体冠状面分布的心包膜。○在本例矢状面的重建 CT 图像上，可见心脏前方的心包显示最清楚，范围也比较大。而在心脏膈面、心脏底部和心脏后方的心包显示较差。○心包膜在 CT/MRI 图像上显示的条件：a. 心包膜的厚度是否达到肉眼观察的阈值；b. 心包膜与扫描和图像重建的平面是否垂直；c. 心包膜的内外两侧是否有脂肪背景的对比。

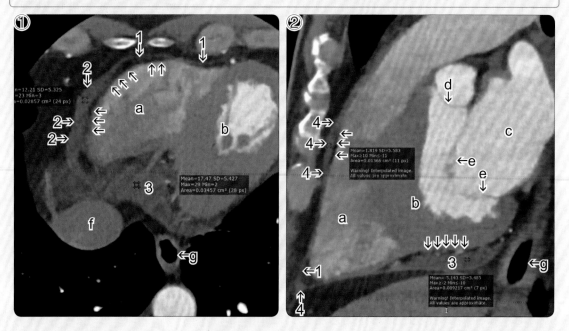

1. 右心室前壁心包；2. 右心室侧壁心包；3. 心脏后壁心包；4. 心脏前壁至膈面心包反折；a. 右心室；b. 左心室；c. 左心房；d. 主动脉瓣；e. 二尖瓣；f. 下腔静脉；g. 食管；↑. 心表脂肪

图 4.5-6d　心包液少量集聚的 CT 观察

　　图①为心脏膈肌上方层面的横断面 CT 图像，图②为同一个体的矢状面 CT 图像。

　　●观察心包液少量集聚的 CT 表现：○在横断面 CT 图像上，可见在心脏膈肌上方层面的右侧壁心包呈宽带状增厚，CT 值为 12.21Hu。同时在室间沟后方可见三角形水样密度阴影，CT 值为 17.47Hu。○在矢状面 CT 图像上可见心脏前面和膈面心包的反折，前面的部分心包轻度增厚，CT 值为 1.82Hu，膈面后方的心包明显增厚，CT 值为 5.14Hu。上述 CT 值测量提示为心包液集聚。

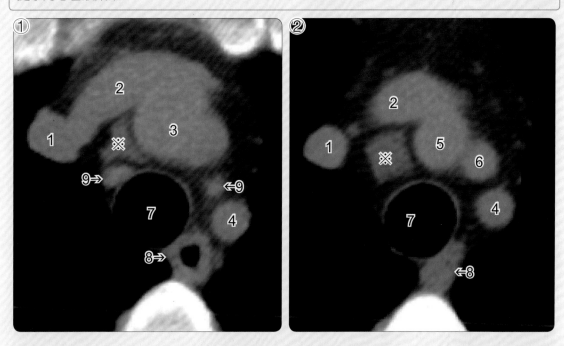

※. 心包隐窝；1. 右侧头臂静脉；2. 左侧头臂静脉；3. 主动脉弓顶；4. 左侧锁骨下动脉；5. 无名动脉；6. 左颈总动脉；7. 气管；8. 食管；9. 淋巴结

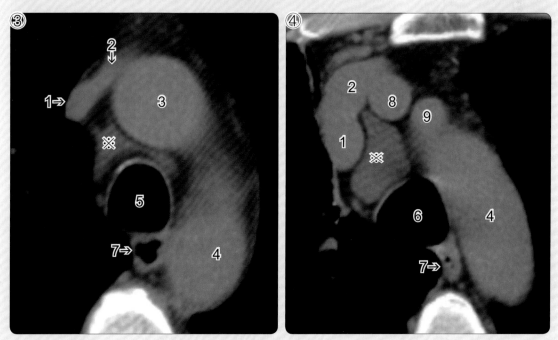

※. 心包隐窝；1. 上腔静脉；2. 左侧头臂静脉；3. 升主动脉；4. 主动脉弓；5. 气管；6. 气管隆嵴；7. 食管；8. 无名动脉；9. 左颈总动脉

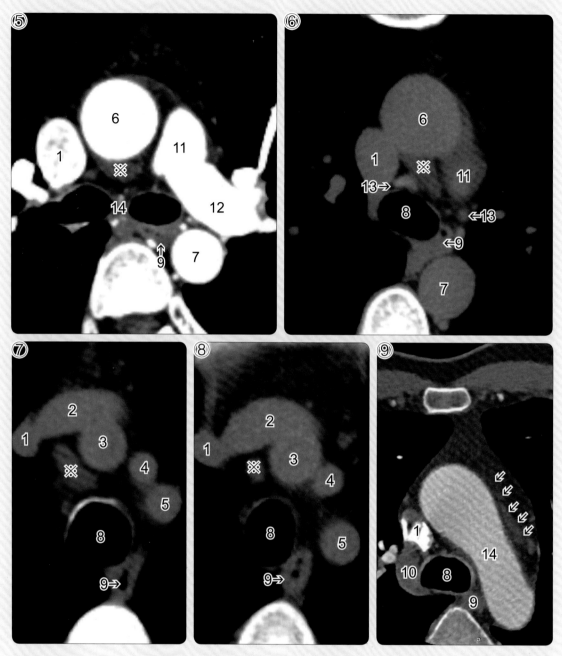

※. 心包隐窝；1. 上腔静脉；2. 左侧头臂静脉；3. 无名动脉；4. 左颈总动脉；5. 左锁骨下动脉；6. 升主动脉；7. 降主动脉；8. 气管；9. 食管；10. 奇静脉；11. 主肺动脉；12. 左肺动脉弓；13. 淋巴结；14. 主动脉弓；↑. 主动脉弓旁心包隐窝

图 4.5-6e   主动脉上隐窝

　　图①至图⑨为不同个体的主动脉上隐窝。

●观察主动脉上隐窝的位置及其常见 CT 表现：○主动脉上隐窝的位置：是心包隐窝中位置最高的一组，是自左肺动脉弓的水平向上延伸至由主动脉弓分出的各个头臂血管之间，甚至达到左侧头臂静脉水平之上。在分布上是以主动脉为中心或与之关联，故文献中将之称为"主动脉上隐窝""腔静脉后隐窝"等。○主动脉上隐窝的形态：因心包隐窝所毗邻的血管结构不同，其形态多种多样，有三角形（图①）、四边形（图②）、阿米巴形（图③）、多边形（图④）、半圆形（图⑤）、舌形（图⑥）、椭圆（肾）形（图⑦）、圆形（图⑧）和长带形（图⑨）等多种形状，其中圆形和椭圆形需要与淋巴结鉴别。

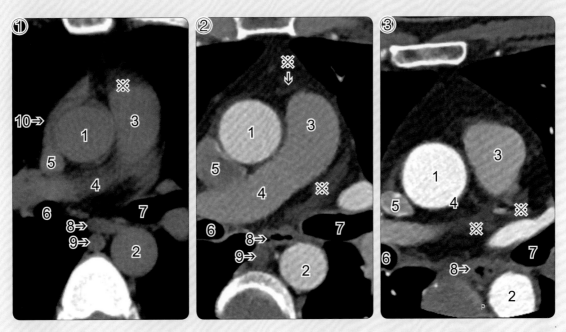

※. 心包隐窝；1. 升主动脉；2. 降主动脉；3. 主肺动脉；4. 右肺动脉；5. 上腔静脉；6. 右肺中间支气管；7. 左肺主支气管；8. 食管；9. 奇静脉；10. 右心耳

图 4.5-6f　肺动脉隐窝

　　图①至图③为肺动脉层面的横断面 CT 图像，显示肺动脉隐窝。

　　●观察肺动脉隐窝的 CT 表现：○肺动脉隐窝的位置：肺动脉隐窝沿肺动脉的分支分布，其位置较主动脉隐窝低，分别分布在左肺动脉的前方、左肺动脉弓和右肺动脉的下方。○肺动脉隐窝的形态：主肺动脉隐窝位于主肺动脉前方，呈半圆形（图①）。左肺动脉隐窝位于主肺动脉与右肺动脉移行部的前方，与之平行呈长条形，系心包在左肺动脉弓下方的反折（图②）。右肺动脉隐窝位于右肺动脉的下方，呈长条形，似右肺动脉的延长线（图③）

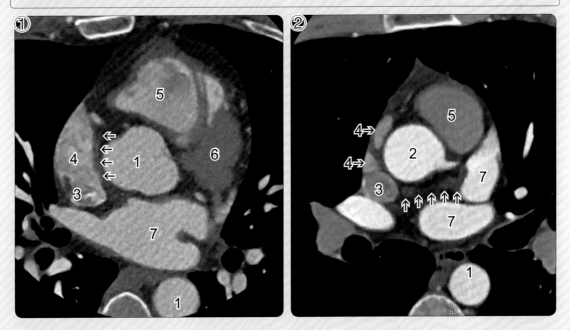

1. 主动脉瓣；2. 升主动脉；3. 上腔静脉；4. 右心房；5. 右心室；6. 左心室；7. 左心房；↑. 主动脉下心包隐窝

图 4.5—6g 主动脉下隐窝

　　图①为主动脉瓣层面的横断面图像，图②为主动脉根部层面的横断面 CT 图像。
　　●观察主动脉下隐窝的 CT 表现：○主动脉下隐窝的位置：在主动脉根部，分布在主动脉瓣及其上方层面的主动脉与各个心房和心室之间的缝隙中。○主动脉下隐窝的形态：主肺动脉隐窝位于主肺动脉前方，呈浅弧线形（图①）或直线形（图②）。

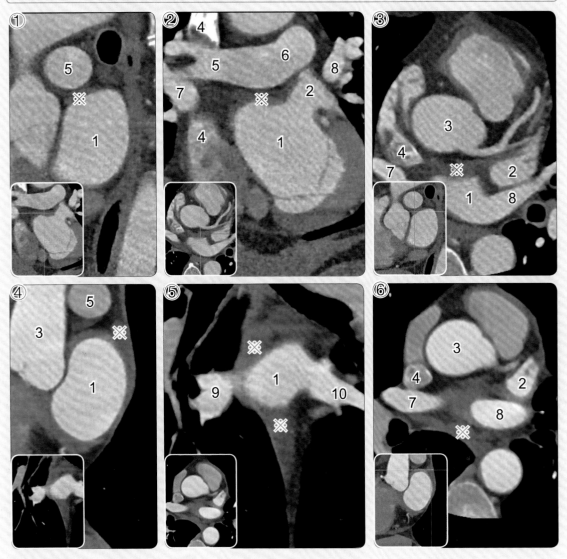

※. 心包横窦；※. 心包斜窦；1. 左心房；2. 左心耳；3. 升主动脉；4. 上腔静脉；5. 右肺动脉；6. 左肺动脉；7. 右上肺静脉干；8. 左上肺静脉干；9. 右下肺静脉干；10. 左下肺静脉干

图 4.5-6h 心包横窦和斜窦

　　图①至图③为心包横窦的多平面 CT 图像。图④至图⑥为心包斜窦的多平面 CT 图像。
　　●观察心包横窦、心包斜窦的 CT 表现：○心包横窦：表现为横长条形水样密度阴影，位于心包腔中央，前方为主动脉根部，其右侧为右心房和上腔静脉入口，其左侧为左心耳，其后方和下方为左心房（图①、②和③）。白心包横窦向上通往各个主动脉上隐窝，向下通往主动脉下隐窝。○心包斜窦：表现为上下走行的椭圆形阴影，位于左心房的后方和上方，其前方为左心房，两侧为左右肺静脉干根部，可以沿左心房后面向下延伸，但是不衍生其他心包隐窝（图④、⑤和⑥）。○心包横窦与心包斜窦的沟通：两者可被两侧肺静脉干根部的心包反折分隔，也可在左心房后上方沟通。

● Point-07：胸部大血管

区域解剖简析：

进出心脏的 4 组大血管包括主动脉和腔静脉、肺动脉和肺静脉。

①主动脉包括升主动脉、主动脉弓和胸主动脉 3 段。a. 升主动脉 (ascending aorta) 为主动脉的起始段。起自左侧第 3 胸肋关节后方，向右前上方走行约 5cm 至右侧第 2 肋软骨上缘处移行为主动脉弓，全程轻度向前和向右两个弯曲。升主动脉最突出的解剖结构就是其根部的 3 个主动脉窦（Valsalva 窦）和发自左后窦和前窦的左、右冠状动脉。升主动脉根部依次被右心房、右心耳和右心室的流出道包围和覆盖，伸出心脏后的升主动脉位于心脏的最前方，其右后方、后方和左后方依次毗邻上腔静脉、右肺动脉和主肺动脉。升主动脉只有左、右冠状动脉两个分支，主动脉夹层 (aortic dissection) 累及升主动脉根部时极易导致冠状动脉闭塞而致命。b. 主动脉弓 (aortic arch) 位于升主动脉之后，自右侧第 2 肋软骨上缘先向左后方上行，跨越气管下段左缘时转而向后方下行，至 T_4 椎体左缘处移行于胸主动脉。主动脉弓除向上弓形弯曲外，还在气管旁有一个右凸的浅弧形弯曲。主动脉弓前段最粗，向后逐渐变细。主动脉弓右侧自前往后依次为上腔静脉、气管和食管，左侧主要有迷走神经和膈神经等下行，偶尔可见左上肋间静脉干在主动脉弓左侧走行，形成"主动脉乳头 (aortic nipple)"。主动脉弓下方的主 - 肺动脉窗内含动脉导管韧带和喉返神经，主动脉弓前面可毗邻向上延伸的胸腺。主动脉弓分支常见 3 种类型，A 型最普遍，依次分出无名动脉、左颈总动脉和左锁骨下动脉。B 型其次，第 1 支为无名动脉与左颈总动脉合成共干，第 2 支为左锁骨下动脉。C 型最少，依次分出无名动脉、左侧颈总动脉、左侧椎动脉和左侧锁骨下动脉。其他如左锁骨下动脉与左颈总动脉公干等分支类型极少见。c. 胸主动脉 (thoracic aorta) 为降主动脉胸段，起自 T_4 椎体下缘，止于 T_{12} 椎体下缘前方的主动脉裂孔处。主动脉弓与胸主动脉移行处管径略为狭窄，称主动脉峡 (aortic isthmus)，其余部分管径基本均匀一致。胸主动脉前方自上向下依次毗邻左侧肺门、左心房和左心室，右侧依次毗邻奇静脉、半奇静脉、胸导管、食道、右肺、椎体和胸膜等。左侧毗邻左侧胸膜和左肺。胸主动脉分支包括脏支和壁支，脏支有心包支、食管支和支气管动脉。壁支包括第 3~11 肋间动脉分两支分布至两侧胸壁和供血膈肌的膈上动脉。

主动脉的管径由近及远随着供血量减少逐渐递减，降主动脉管径应为升主动脉的 50%~75%，

②腔静脉包括上腔静脉和下腔静脉胸段。a. 上腔静脉 (superior vena cava) 由两侧头臂静脉在右侧第 1 肋软骨下缘后方汇合形成，下行 6~8cm 至第 3 肋软骨后方进入右心房。其上段为心包外段，占总长度的 2/3 以上。前方有胸腺，左侧有升主动脉上段，右侧覆盖纵隔胸膜并凸向右肺肺野，后方的腔静脉后间隙内有迷走神经和血管走行。其下段长度约 2cm，为心包内段，自奇静脉向下开口于右心房后上方，无瓣膜。其左前方为升主动脉根部，后方依次为右肺动脉远端和右主支气管，外侧为右上肺静脉的分支。b. 下腔静脉胸段 (thoracic part of inferior vena cava) 长度约 2.5cm，自腹腔进入胸腔后很快进入心包和右心房，其长度可因吸气程度不同有较大差异。心包内段长约 1cm。其入口的左前方有一轻微隆起的下腔静脉瓣膜，部分人可缺如。其前方接触右心房和部分冠状窦，右侧和右后方为右肺下叶，后方为奇静脉隐窝和胸椎，左后方为食道和降主动脉，左前方和左侧为冠状窦的主体。心包外段长约 1.5cm。前方毗邻右心室，右侧紧邻膈肌和肝右叶，后方为奇静脉隐窝和椎体，左侧自前往后依次

为左心室、左肺下叶肺嵴、食道和降主动脉。

③肺动脉包括主肺动脉、左肺动脉和右肺动脉。a. 主肺动脉（肺动脉干，pulmonary trunk）起自肺动脉圆锥顶端的肺动脉环，向左后上方走行 5cm 左右分支。依次位于升主动脉的左前方、左侧和左后方的于主 - 肺动脉窗内，在隆突下方分出左肺动脉和右肺动脉。b. 左肺动脉 (left pulmonary artery) 为主肺动脉的直接延续，分支后与正中线约成 45°角向左、后、上方跨越左主支气管，形成前后走行的左肺动脉弓。左肺动脉弓下自内往外依次为左主支气管、左肺上叶支气管和左肺上叶上部支气管。其外侧自前往后依次毗邻左上叶肺静脉、左上叶肺动脉和左上叶尖段支气管。左肺动脉弓向下续为叶间动脉干和基底干动脉并发出分支供血左肺上、下叶。c. 右肺动脉 (right pulmonary artery) 分支后与主肺动脉构成反"L"字形，与主肺动脉同水平或略偏下方向右侧走行。其前方自内向外依次为升主动脉、上腔静脉和右上肺静脉，后方依次为隆突下区和右主支气管。右肺动脉在气管隆嵴和右主支气管的前方右行并向右上方分出较细的前干至右肺上叶，主干拐向下方移行为叶间动脉干并在斜裂和水平叶间裂交汇处分支至右肺中叶和下叶。

④两肺上、下肺静脉干从左心房上 2/3 进入左心房并移行为其后壁。a. 左肺静脉有双干型、单干型和三干型。双干型最常见，由左上叶肺静脉和左下叶肺静脉各自延续为上肺静脉干和下肺静脉干。单干型少见，即左上叶肺静脉与左下叶肺静脉形成 1 条静脉干。三干型即左上叶肺静脉和左下叶肺静脉各自形成 1 支肺静脉干，再各自分出一条副叶静脉合并成第 3 条左肺静脉干，此型非常罕见。b. 右肺静脉只有双干型和三干型。双干型多见，即右上叶肺静脉和右中叶肺静脉组成右上肺静脉干，右下叶肺静脉组成右下肺静脉干。三干型少见，即右肺上、中、下叶肺静脉分别延续形成 3 条静脉干。

CT/MRI 建议观察平面：

① 3D-CTVR 和厚层重建 CT/MRI 图像可观察大血管的全貌。

②横断面、冠状面和矢状面 CT/MRI 图像可常规使用和进一步观察上述大血管细节形态和毗邻解剖关系。

CT/MRI 观察要点提示：

①主动脉要观察 3 点：a. 升主动脉、主动脉弓和胸主动脉分别为上行段、弓段和下行段；b. 主动脉窦分为前窦、左后窦和右后窦，前两者分别发出右冠状动脉和左冠状动脉；c. 降主动脉应为升主动脉管径的 50%~75%，低于或高于此百分比范围分别提示升主动脉和降主动脉有异常扩张或动脉瘤形成。

②腔静脉上段长度基本恒定，下段较短且因呼吸状态不同而改变。上腔静脉和下腔静脉的心包内段要注意其解剖毗邻关系。

③肺动脉观察要注意主肺动脉、右肺动脉和主肺动脉三者的走行方向和分支点。a. 主肺动脉基本上为前后走行，但是略偏向右前方。其分支点在左主支气管根部的后方。b. 左肺动脉为主肺动脉的延续，但两者之间有拐点，左肺动脉也以前后走行为主，但是偏向左前方并跨越左主支气管。c. 右肺动脉分出后先向右前方走行，再拐向右侧方向，走行在右主支气管后面。

④肺静脉干观察要点是位置和分支类型。a. 在发出位置上，两上肺静脉干自左心房上段发出向前、外、上方走行，左高右低。两下肺静脉干自左心房中段发出向后、外、下方走行，左高右低。b. 在分支类型上，两侧肺静脉干均以双干型为主，三干型和单干型均比较少见。

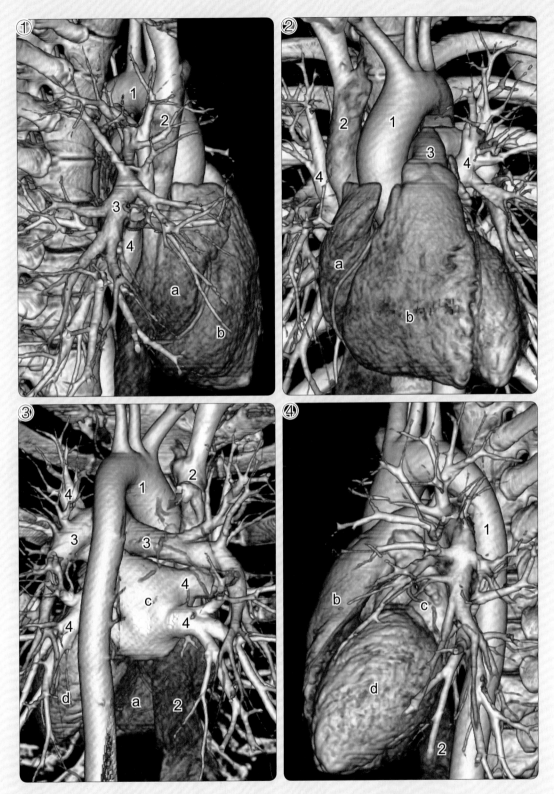

1. 主动脉；2. 腔静脉；3. 肺动脉；4. 肺静脉；a. 右心房；b. 右心室；c. 左心房；d. 左心室

图 4.5-7a　胸部大血管 CT-3DVR

　　图①至图④依次为心脏大血管 CT-3DVR 右侧面观、前面观、后面观和左侧面观图像。

　　● 以 CT-3DVR 观察心脏大血管全貌表现：○主动脉作为心脏外围最显著的大血管，自心脏发出经胸腔前部、上部和后部呈巨大 "?" 完成胸腔全程。从前方、上方和后方如前后走行

　　的彩虹门将肺动脉和肺静脉的主干包围在其中，其右侧有腔静脉上下走行于心脏的右侧缘。○腔静脉自颈部、上肢和腹部进入胸腔，于心脏右缘进入右心房。○肺动脉自右心室发出后与主动脉弓下方分支进入两肺。○肺静脉在两侧肺动脉的下方自左心房后面的上 2/3 区域发出两侧上下肺静脉干进入两肺，其左侧肺静脉干根部被降主动脉部分遮挡。

　　CT-3DVR 的优点是在各个方向上可以观察到所有大血管及其分支，不足是心脏与各大血管之间互相重叠，会影响对各个大血管的全面观察。

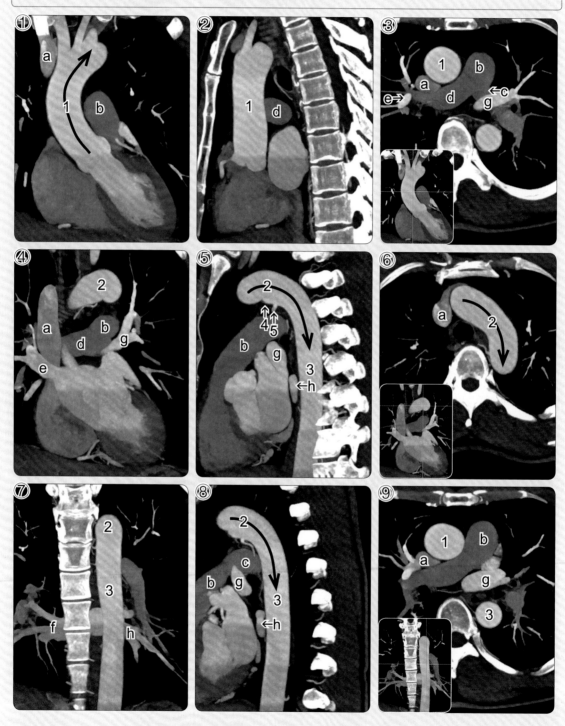

1. 升主动脉；2. 主动脉弓；3. 降主动脉；4. 动脉导管遗迹；5. 支气管动脉；a. 右心房；b. 主肺动脉；c. 左肺动脉；d. 右肺动脉；e. 右上肺静脉干；f. 右下肺静脉干；g. 左上肺静脉干；h. 左下肺静脉干

图 4.5-7b　胸主动脉观察

　　图①至图③为升主动脉段的多平面 CTA 重建图像，图④至图⑥为主动脉弓段的多平面 CTA 重建图像，图⑦至图⑨为降主动脉段的多平面 CTA 重建图像。

●观察胸主动脉各段的 CTA 表现：胸主动脉最突出的特点是其在胸腔内全程表现为一个向上方拱起的巨大弯曲，形成"？"形主动脉弓。○升主动脉段在冠状面图像显示有明显向右侧弯曲，成为仅次于主动脉弓的第 2 个弯曲。其起始段为主动脉窦及其发出的两侧冠状动脉。○主动脉弓段除在矢状面图像上向上弯曲的主动脉弓外，在横断面图像上可见其向左侧有一个轻度的弯曲，为胸主动脉的第 3 个弯曲。另外在主动脉弓下方可见动脉导管周围向下方形成轻度突起，其后充盈造影剂的血管为支气管动脉。○降主动脉段向下走行，未形成明显弯曲。

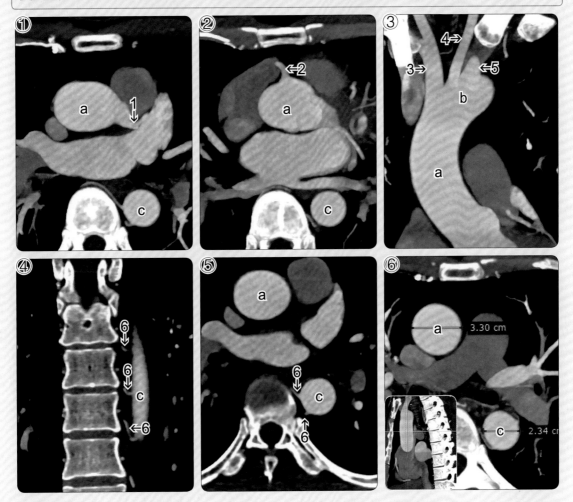

1. 左冠状动脉；2. 右冠状动脉；3. 无名动脉；4. 左颈总动脉；5. 左锁骨下动脉；6. 肋间动脉；a. 升主动脉；b. 主动脉弓；c. 降主动脉

图 4.5-7c　胸主动脉分支及升、降主动脉口径测量

　　图①至图⑤为 45 岁男性胸主动脉分支的多平面 CT 图像，图⑥为升、降主动脉管径测量。

●观察胸主动脉分支及升、降主动脉管径测量：○左冠状动脉发自主动脉左后窦，右冠状动脉发自略低层面的主动脉前窦，发出后形态决定于其走行方向。○无名动脉、左颈总动脉和左锁骨下动脉依次自主动脉弓发出，三分支形最常见。○肋间动脉在第 3 至 11 肋间及其以下发自降主动脉，自颈总动脉发出后沿两侧肋间走行分布。○升、降主动脉管径测量：升主动脉=4：2~4：3，即正常时，降主动脉管径应为升主动脉的 50%~75% 范围内，本例升主动脉为 3.3cm，降主动脉为 2.34cm，后者为前者的 71%，属于正常范围。

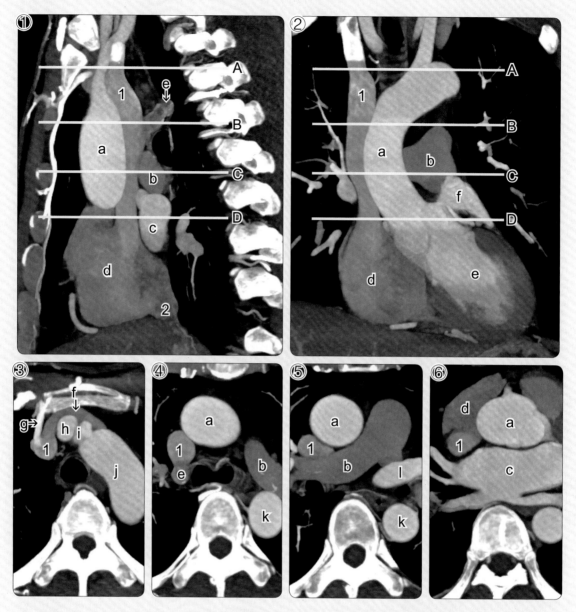

1. 上腔静脉；2. 下腔静脉；A. 两侧头臂静脉汇合水平；B. 奇静脉汇入水平；C. 右肺动脉水平；
D. 右心房入口水平；a. 升主动脉；b. 肺动脉；c. 左心房；d. 右心房；e. 奇静脉；f. 左头臂静脉；
g. 右侧胸廓内静脉；h. 无名动脉；i. 左颈总动脉；j. 主动脉弓；k. 降主动脉；l. 左上肺静脉干

图 4.5-7d　上腔静脉

　　图①和图②为上腔静脉矢状面和冠状面 CT 图像，显示上腔静脉各段水平标志线；图③至
图⑥分别为上述各个水平的横断面 CT 图像。

　　●观察上腔静脉的 CT 表现：○矢状面图像显示上腔静脉自上而下略迂曲走行在升主动脉
和右心房后方，其后有右肺动脉和左心房，奇静脉从后上方注入其后壁。其进入右心房位置在
下腔静脉的前上方。○冠状面图像显示上腔静脉在升主动脉的右后方下行，并被后者推挤向右
侧呈长弧形弯曲。上腔静脉从右心房的外上方向下注入，其入口位于下腔静脉入口的外上方。
○横断面图像可详细观察上腔静脉周围的毗邻结构：在左侧头臂静脉汇入水平，左侧头臂静脉
和右侧胸廓内静脉从前方注入上腔静脉，后者与主动脉弓及其分支连成弧形围绕在气管的前方
和两侧；在奇静脉汇入水平上腔静脉向左侧伸入气管隆嵴与升主动脉之间，右侧为右肺；在右
肺动脉水平位置，上腔静脉伸入升主动脉与右肺动脉之间的凹窝内，与后方的中间支气管对应；
在主动脉瓣水平位置，其前方为右心房，后方为左心房，右侧为肺，左侧为主动脉瓣。

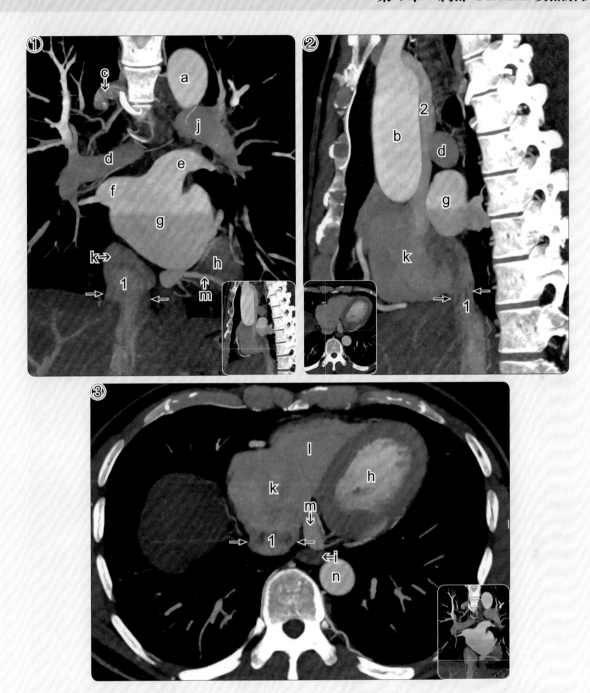

1. 下腔静脉；2. 上腔静脉；a. 主动脉弓；b. 升主动脉；c. 奇静脉；d. 右肺动脉；e. 左上肺静脉干；f. 右上肺静脉干；g. 左心房；h. 左心室；i. 食管；j. 左肺动脉；k. 右心房；l. 右心室；m. 冠状静脉窦；n. 降主动脉；← 和 →. 指示下腔静脉边缘

图 4.5-7e 下腔静脉

图①至图③依次冠状面、矢状面和横断面 CT 图像。

●观察下腔静脉的 CT 表现：○下腔静脉经肝脏向上略偏左前方向注入右心房后下壁，呈左右径大，前后径小的扁椭圆形，其口径明显大于上腔静脉，表明其回流心脏的血量大于上腔静脉（见图①、②、③）。○本图观察注意点：在冠状面 CT 图像上可见在膈肌水平显示下腔静脉的管径上下不同（图①），下段两侧缺如且局部密度不均，表明局部有逆流血混杂其中，这一点从横断面图像中也可以观察到（图③）。观察 CTA 图像时应当注意这些血流动力学改变的影像学表现。

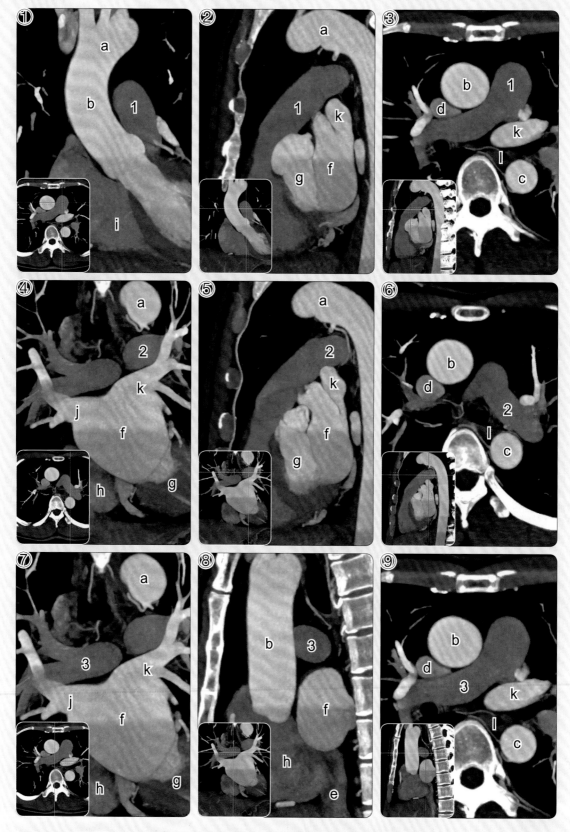

1. 主肺动脉；2. 左肺动脉；3. 右肺动脉；a. 主动脉弓；b. 升主动脉；c. 降主动脉；d. 上腔静脉；e. 下腔静脉；f. 左心房；g. 左心室；h. 右心房；i. 右心室；j. 右上肺静脉干；k. 左上肺静脉干；l. 食管

图 4.5-7f　肺动脉主干

图①至图③依次冠状面、矢状面和横断面 CT 图像。

●观察胸下腔静脉的 CT 表现：○下腔静脉自右心房的后下方注入，呈左右径大、前后径小的扁椭圆形，其大小明显大于上腔静脉，表明其回流心脏的血量大于上腔静脉（见图①、②、③）。○本图观察注意点：在冠状面 CT 图像上可见在膈肌水平显示下腔静脉的管径上下不同（图①），下段两侧缺如而明显较上段窄，该征象表明来自肝脏静脉的大量门静脉血液此时不含造影剂而没有显示，这一点从横断面图像中也可以观察到（图③）。观察 CTA 图像时应当注意这些血流动力学改变的影像学表现。

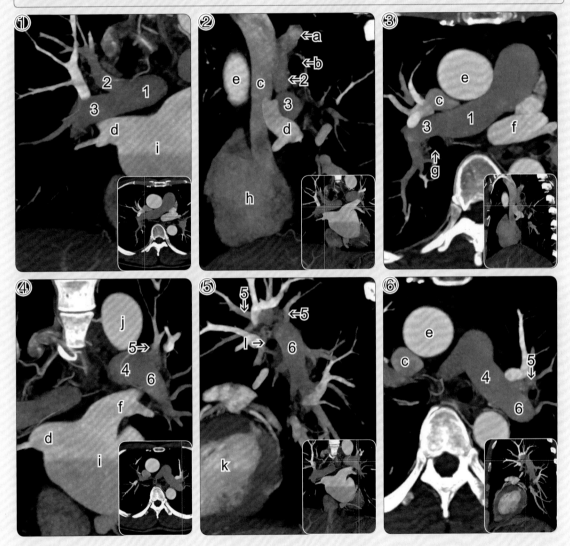

1. 右肺动脉；2. 右肺动脉上干；3. 右肺叶间动脉干；4. 左肺动脉；5. 左肺动脉上叶分支；6. 左肺动脉叶间干；a. 奇静脉；b. 右肺上叶支气管；c. 上腔静脉；d. 右上肺静脉干；e. 升主动脉；f. 左上肺静脉干；g. 右肺中间支气管；h. 右心房；i. 左心房；j. 主动脉弓；k. 左心室；l. 左肺上叶支气管

图 4.5-7g　左、右肺动脉分支

图①至图③和图④至图⑥分别为右肺动脉和左肺动脉主要分支的多平面 CT 图像。

●观察左、右肺动脉分支的 CT 表现：○右肺动脉比较恒定地分出右肺动脉上干和叶间动脉干分别供血右肺上叶和右肺中、下叶。○左肺动脉弓以上分支供血左肺上叶，不形成主干。左肺动脉叶间干以下陆续发出分支向左肺上叶舌部和左肺下叶供血。

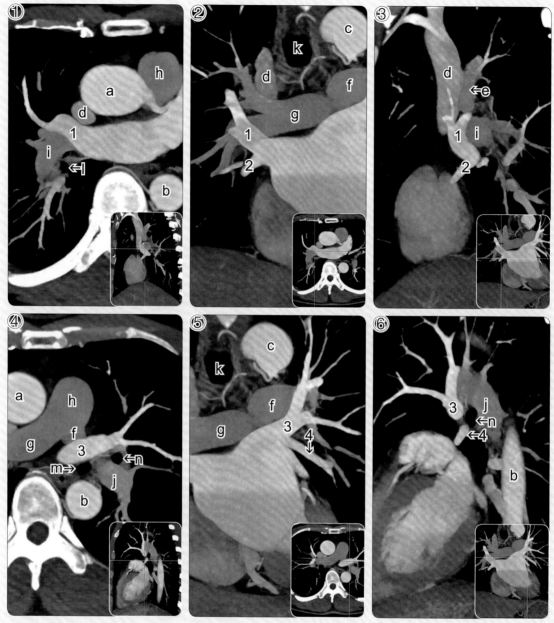

1. 右上肺静脉干上支；2. 右上肺静脉干下支；3. 左上肺静脉干上支；4. 左上肺静脉干下支；a. 升主动脉；b. 降主动脉；c. 主动脉弓；d. 上腔静脉；e. 奇静脉；f. 左肺动脉；g. 右肺动脉；h. 左肺动脉；i. 右肺动脉叶间干；j. 左肺动脉叶间干；k. 气管；l. 右肺下叶背段支气管；m. 左主支气管；n. 左肺上叶支气管

图 4.5-7h　左、右上肺静脉干

　　图①至图③和图④至图⑥分别为左、右上肺静脉干的多平面 CT 图像。

　　●观察左、右上肺静脉干的 CT 表现：○两侧上肺静脉干发自左心房的左侧和右侧上方最高处，左侧高于右侧。每侧个分出上方比较粗大的上支和相对细小的下支，上支引流右肺上叶和左肺固有上叶的静脉血，下支分别引流右肺中叶和左肺舌部的静脉血。从任何平面观察均为两侧上静脉干上支向前上方走行，而下支向前下方走行。○两侧上肺静脉干的上支和下支在冠状面和矢状面图像上均可同时显示，冠状面显示上支向外上方走行，下支向外下方走行。矢状面显示上支向前上方走行，下支向前下方走行。此种走行方向是区分两侧上肺静脉干的上支和下支的重要依据。而在横断面上必须分别在上方和下方不同层面上显示上支和下支。

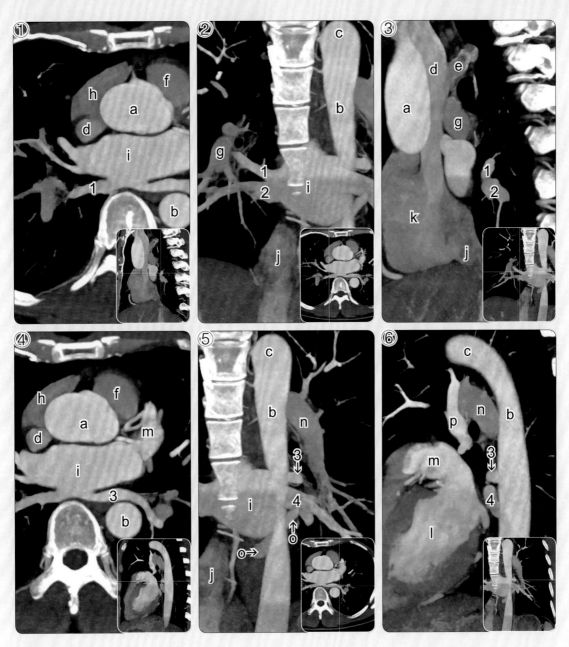

1. 右下肺静脉干上支；2. 右下肺静脉干下支；3. 左下肺静脉干上支；4. 左下肺静脉干下支；a. 升主动脉；b. 降主动脉；c. 主动脉弓；d. 上腔静脉；e. 奇静脉；f. 主肺动脉；g. 右肺动脉叶间干；h. 右心耳；i. 左心房；j. 下腔静脉；k. 右心房；l. 左心室；m. 左心耳；n. 主肺动脉叶间干；o. 冠状静脉窦；p. 左上肺静脉干

图 4.5-7i　左、右下肺静脉干

●观察左、右下肺静脉干的 CT 表现：○两侧下肺静脉干发自左心房后壁中 1/3 区域，接近水平向两侧走行，左侧略高于右侧。与两侧上肺静脉干不同，每侧的上支比较粗大而下支相对细小一些，上支分别引流两肺下叶背段的静脉血，下支分别引流两肺各个基底段的静脉血。从任何平面观察，两侧下肺静脉干自外侧和后方向左心房走行，上支向前下方，下支向前上方走向左心房后壁。○与两侧上肺静脉干相似，两侧下肺静脉干的上支和下支在冠状面和矢状面图像上均可同时显示，冠状面显示上支接近水平方向向内侧汇入左心房，下支向内上方汇入左心房。矢状面显示上支位于上方，呈圆形断面阴影。下支位于下方，呈椭圆形断面阴影。位置关系和形状是区分两侧下肺静脉干的上支和下支的重要依据。而在横断面上，上支和下支必须分别在上、下方不同层面上显示。

4.5.3　心脏血管

心脏血管负责心脏自身的血液供应，包括冠状动脉和心脏静脉。

左、右冠状动脉发自升主动脉的前窦和左后窦，冠脉开口绝大多数在窦内，极少在窦外。两侧冠状动脉主干分别沿左、右房室沟绕行，在后十字交叉处汇合形成一个前高后低近乎完整的环，从此环发出的分支在心尖吻合，整体酷似斜戴在心脏上的王冠（an oblique inverted crown），故称冠状动脉。

冠状动脉开口处的管径在 4 ~ 5mm 之间。左冠状动脉口径较大者约60%。右冠状动脉口径较大者约 17%。两侧基本相同者约占 23%。冠状动脉优势（dominant）主要指冠状动脉的后室间支由哪侧冠状动脉提供，与供血量和管径无关。《格氏解剖学》认为左冠状动脉优势占 70%。而现代冠状动脉介入学则认为右冠状动脉优势约85%。此种情况可能与后者能提供更大样本有关。

心脏的静脉回流途径有 3 条：主要是经冠状窦及其属支回流右心房，其二为心前静脉引流右心室前壁血液回流右心房，其三为位于心壁内的心最小静脉且直接开口于以右心房为主的各个心腔。冠状窦及其属支为心脏静脉回流的主要途径。冠状动脉与心脏静脉互不伴行，但两者的分支分布比较类似，这也便利我们观察和学习冠状静脉的解剖。可能由于临床地位的原因，冠状静脉的研究远没有冠状动脉那么详尽。

● Point–08：冠状动脉

区域解剖简析：

左冠状动脉（Left coronary artery，LCA）供血左心室、左心房、左心耳、右心室前壁左侧、房间隔和室间隔前 2/3 等处的心肌。由左主干、前降支和回旋支组成。绝大部分开口于左后窦内。

①左主干（Left main coronary artery，LM）自左冠状动脉口至分支前，长度约为 0.2~4cm，绝大多数在 0.6~1cm 范围，无主干或主干超过 1.6cm 者均比较少见。其管径为 4~5mm，较右冠状动脉略粗。其行程先向左再向左前方走行在左心耳与肺动脉干之间。其分支有前降支和左回旋支，两者间夹角为40°~150°，近半数为直角。在两者之间常常可见 1 个中间支。

②前降支（Left Anterior Descending Branch，LAD）是左主干直接延续的主要分支，于肺动脉干的左侧沿前室间沟下行绕过心尖止于心脏的隔面，也是冠状动脉中最易发病者，有"猝死动脉"之称。其长度止于心尖部前者约 30%，越过心尖至后室间沟下 1/3 者约 60%，至后室间沟中 1/3 者约 10%。前降支的分支有对角支、右室前支和前间隔支。a. 对角支（Diagonal branches）在前降支途中向左心室前壁发出的 3~5 支，最多可达 9 支，没有对角支者很少见。当其管径接近前降支并与之平行时易被误为前降支。b. 右室前支 (Right anterior ventricular branches) 自前降支向右心室前壁垂直发出，较小且可多达 6 支。其分布在肺动脉圆锥处时被称为左圆锥支，与右冠状动脉的右圆锥支吻合形成 Vieussens 环，可在左右冠状动脉间起侧支循环作用。c. 前间隔支（Anterior septal artery）大多数发自前降支，偶尔发自主干，呈直角方向进入室间隔的前 2/3 部分。前间隔支的数目、大小、长短差异很大。

③左回旋支 (Left circumflex branch，LCX) 几乎以垂直角度从左主干分出，沿左房室沟向心脏左后方走行，止于心脏膈面。主要供应全部左心房壁、左心室部分前壁、外侧壁和后壁。左回旋支有 5 个分支：a. 钝缘支 (Obtuse marginal branch) 发自左回旋支近端，有 1~3 支恒定存在，沿心脏钝缘下行至心尖，分布于钝缘及相邻的左心室壁。b. 左室前支 (Left anterior ventricular branches) 自左回旋支起始段发出至左室前壁上部，有 1~3 支。c. 左室后支 (Left posterior ventricular branches) 是左回旋支在隔面的分支，可多达 6 支或缺如，取决于冠状动脉的优势状态。房室结动脉来自此支。d. 左房支 (Left auticular branches) 的前支发自左回旋支的起始段，供血左房前壁和心耳部。中间支多在钝缘支开口附近发出，后支与左回旋支平行围绕左心房侧壁。上述动脉都可跨过心脏中线到达上腔静脉与右房的结合部，其中供血窦房结的分支称窦房结动脉，常为最大的心房支。e. 房间隔前支 (Anterior branch of interatrial septum) 又称 Kugel 动脉或心耳大吻合动脉，出现率约 93.03%。于左回旋支近端 1~2mm 处发出后沿主动脉根部后方的心房前壁走行至房间沟下部进入房间隔。

右冠状动脉 (right coronary artery，RCA) 全程沿右房室沟走行，没有大的分支，开口于主动脉右窦内者约 94%，分为右心房室沟前段、右心缘段和右心房室沟后段，依次供血右心房，右心室前壁、心脏隔面和室间隔后 1/3 等区域。

①右心房室沟前段在右心耳与肺动脉干之间沿右心前房室沟下行至下心缘 (锐缘) 分出右圆锥支和右室前支。a. 右圆锥支 (Right conus artery) 偶尔可直接开口于右冠窦，被称为第 3 冠状动脉。该分支比较恒定，以直角向左侧走行于肺动脉圆锥右前方，与左圆锥支构成的 Vieussens 环。b. 右室前支 (Right anterior ventricular branches) 于右圆锥支起点下方以直角向右心室前面发出 1~7 个分支，多为 2~3 支，分支越多则血管越细。

②右心缘段为右冠状动脉从心脏前面经下心缘 (锐缘) 转到心脏膈面的急转弯段，在冠状动脉造影时常显示为锐角。分出锐缘支和右房动脉。a. 锐缘支 (right marginal branch) 多为比较粗大的 1 支，少数为 2 支或缺如。在跨越锐缘时向前方发出后沿右心缘走行或者平行于下心缘走向左侧。b. 右房动脉 (right atrial artery) 是右冠状动脉向右房方向发出的细小分支，包括右房前支、中间支和后支，其前支较恒定，分布至右房前壁和右心耳，当其延伸至上腔静脉入口处的窦房结时被称为窦房结动脉 (sinus node artery)。中间支供血右房的侧壁，后支供血右房的后壁。

③右心房室沟后段在心脏膈面，分后降支和左室后支。a. 后降支 (Posterior descending branches) 在后室间沟内走行，也称后室间支，比较粗大，为右冠状动脉向后方的延续，供血左心室后壁、右心室后壁和室间隔的后 1/3。b. 左室后支 (Posterior branches of left ventricular) 为右冠状动脉在后十字交叉附近发出并沿左侧房室沟走行的动脉。最长者可至心脏左缘，供血左心室后壁和左房的一部分。左室后支近段垂直向上发出的细小分支称为房室结动脉。

CT/MRI 建议观察平面：

①心脏 3D-VR 是观察冠状动脉整体布局的最佳手段。

② CTA 后的横断面和其他平面图像重建可以详细观察冠状动脉与周围心肌等解剖结构之间的关系。

CT/MRI 观察要点提示：

多平面 CT/MRI 等对血管周围的解剖结构具有独到的观察和评估效果。

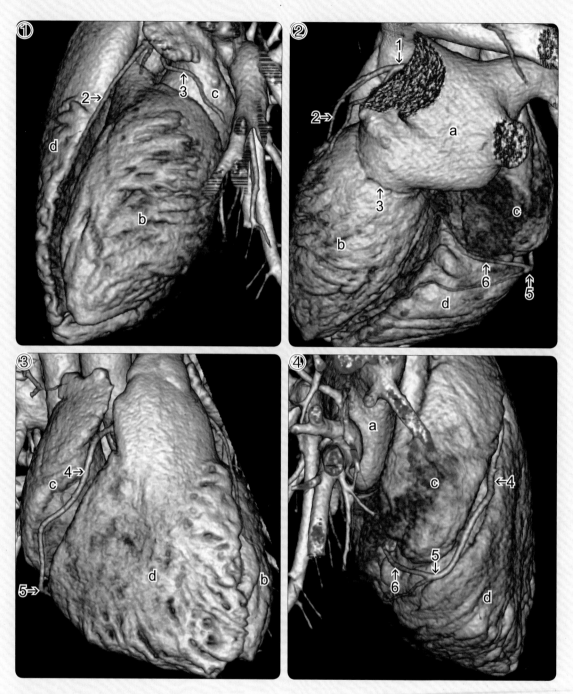

1. 左主干；2. 前降支；3. 左回旋支；4. 右房室沟前段；5. 右心缘段；6. 右房室沟后段；a. 左心房；b. 左心室；c. 右心房；d. 右心室

图 4.5-8a　冠状动脉 CT-3DVR

　　图①至图④分别为左侧面观、后面观、前面观和右侧面观图像。

　　●观察冠状动脉的 CT-3DVR 表现：○左冠状动脉自主动脉左后窦发出：a. 左主干长度短，走行在左心耳和肺动脉圆锥之间，常被左心耳所掩盖，切去左心耳后的后面观和左侧面观均可见其主动脉自左后窦发出并分支为前降支和回旋支；b. 前降支为左主干的延续，沿前室间沟下行至心尖；c. 回旋支几乎与左主干和前降支呈垂直角度沿左侧房室沟前段走向左侧房室沟内。○右冠状动脉自主动脉前窦发出：a. 右心房室沟前段沿右心房室沟下行；b. 右心缘段以锐角越过右心缘进入心脏膈面；c. 右心房室沟后段在膈面右心房室沟内走行，多数超过心底十字交叉至左心房室沟内。

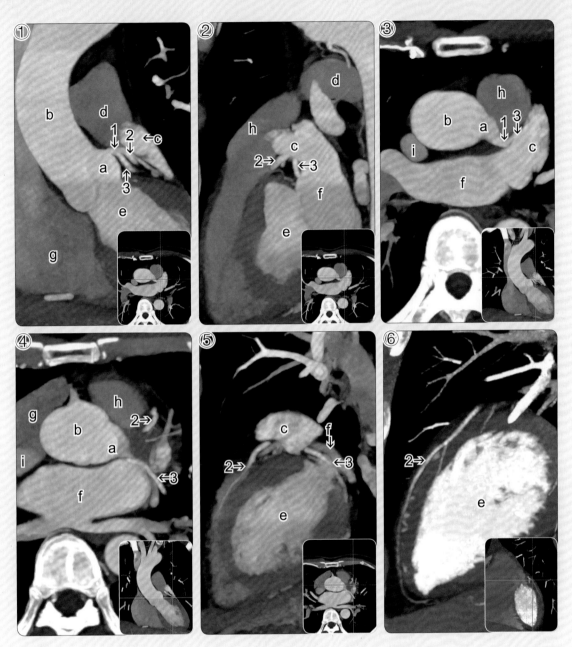

1. 左主干；2. 前降支；3. 左回旋支；a. 主动脉左后窦；b. 升主动脉；c. 左心耳；d. 主肺动脉；
e. 左心室；f. 左心房；g. 右心房；h. 主肺动脉；i. 右肺动脉

> **图 4.5-8b　左冠状动脉多平面 CT 观察**
>
> 　　图①至图③依次为冠状面、矢状面和横断面 CT 重建图像，显示左冠状动脉起点和分支，图④和图⑤为横断面和矢状面 CT 图像，显示左冠状动脉的前降支和左回旋支走行方向和分布，图⑥为矢状面 CT 图像，进一步显示前降支的全程。
>
> 　　●观察左冠状动脉的 CT 表现：○左冠状动脉的起点和分支：a. 左冠状动脉起自主动脉左后窦，有一个很短的主干，通常不超过 1cm。b. 左冠状动脉主干的末端分出前降支和左回旋支两个主要分支，其分支部分被左心耳从前方和上方掩盖，需要在不同平面上显示和观察这两个分支（图①、②、③）。○前降支和左回旋支的走行和分布：a. 前降支向前走行在右肺动脉左侧，进而向下走行在前室间沟；b. 左回旋支向后走行在左房室沟前段（图④、⑤），矢状面图像与前降支走行方向一致时，可显示其全程到达心尖并延伸至膈面，但行程较短（图⑥）。
> ○观察注意点：多平面 CT 显示冠状动脉不够完整，但可观察其与周围结构间的解剖关系。

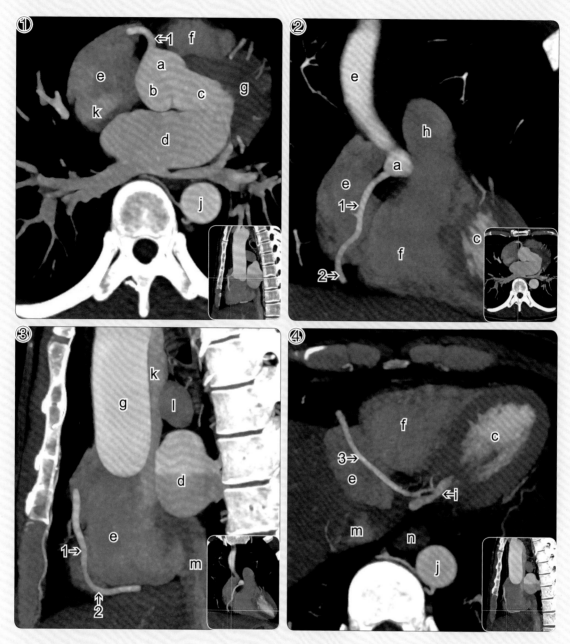

1. 右房室沟前段；2. 右心缘段；3. 右房室沟后段；a. 主动脉前窦（右冠窦）；b. 主动脉右后窦（无冠窦）；c. 左心室；d. 左心房；e. 右心房；f. 右心室；g. 升主动脉；h. 主肺动脉；i. 冠状静脉窦；j. 降主动脉；k. 上腔静脉；l. 右肺动脉；m. 下腔静脉；n. 食管

图 4.5-8c 右冠状动脉多平面 CT 观察

图①至图④为右冠状动脉各段的多平面 CT 图像。

●观察右冠状动脉的多平面 CT 表现：○右冠状动脉起自略低水平的主动脉前窦，只有一个主干，不分支。前窦后方为主动脉右后窦（无冠窦）（图①）。○右冠状动脉分 3 段：a. 右心房室沟前段沿右心房室沟前段下行（图①至图③）；b. 右心缘段系右冠状动脉指以锐角越过右心缘进入心脏膈面的转弯段（图②、③）；c. 右心房室沟后段在水平方向上走行于膈面的右心房室沟后段内，多数超过心底十字交叉而延伸至左心房室沟内，形成右冠状动脉优势（图④）。○观察注意点：多平面 CT 图像同样在观察右冠状动脉时无法完整地体现右冠状动脉的全程，但是右冠状动脉的各段与周围结构的解剖关系可以清晰显示。

a present : 副冠状动脉与冠状动脉的侧支循环

副冠状动脉与冠状动脉的侧支循环在冠状动脉的诊断和治疗中具有一定临床价值。

1. 副冠状动脉 (accessory coronary artery) ：副冠状动脉是一种正常的解剖变异，即在部分个体可能出现与左、右冠状动脉类似的另外一支直接起自主动脉窦的细小动脉，在冠状动脉梗死时可能起到重要的代偿作用。副冠状动脉绝大多数起自右冠窦 (96.7%) ，极少数发自左冠窦 (3.3%) 。起自右冠窦者，其开口多数在右冠状动脉开口前方 1~5mm 处，少数在其后方的 1~3mm 处。副冠状动脉的数目以 1 支占绝大多数，最多者可达 4 支。副冠状动脉的范围小者仅分布于肺动脉圆锥，大者可分布至右室前壁、冠状沟脂肪、主动脉壁和肺动脉壁并组成动脉网，因此在历史文献至曾有 "圆锥动脉" "漏斗前动脉" "脂肪动脉" "第三冠状动脉" 以及 "副冠状动脉" 等名称。

副冠状动脉的出现率，国内各家报告不甚一致，据报告显示高者可达 56.5%、52. 5%、47.0% 和 44.2% 等，最少的报告组为 10%。

2. 冠状动脉的侧支循环 (Coronary collateral circulation) ：当冠状动脉的主要分支被阻塞时，其远侧部的心肌是否发生坏死取决于该个体是否能迅速建立起完善的侧支循环。Bloor 等把有可能产生冠状动脉侧支循环 (侧副血管) 的途径分为三类，即壁内侧副血管、心外侧副血管以及冠状动脉间侧副血管等。

①壁内侧副血管：已经确认的有动脉心腔血管和心最小静脉。a. 动脉心腔血管：是冠状动脉与心腔之间直接交通的血管。这些血管在结构上具有静脉特征，与微动脉相似。约占冠状动脉总血流量的 2% 以下。b. 心最小静脉 (smallest cardiac veins) ：由 Thebesius 等率先描述的心最小静脉是指直接在心腔的心内膜面开口的心肌壁内的静脉血管，又称 Thebesius 静脉。

②心外侧副血管：即冠状动脉系统与心外动脉之间的吻合血管，在冠状动脉自身供血不足时，心外血管的血液可流入冠状动脉。这些吻合血管呈网状，常位于大血管根部。如升主动脉壁动脉网和肺动脉壁动脉网等，其血管口径极小，在 20~55μm 之间。

③冠状动脉间侧副血管：最初由 Schlesinger 证实在正常人两侧冠状动脉之间存在吻合，后来人们经过试验和在临床实践中观察到大量在冠状动脉发生阻塞之后，可以在两侧冠状动脉之间建立起 "侧副血管" 以实现侧支循环。

在心脏血管介入诊断和治疗技术迅速发展的今天，进一步观察和利用副冠状动脉和冠状动脉侧支循环的理论，有助于改善冠状动脉诊断和治疗的现状，甚至拯救更多的生命。

● Point-09：心脏静脉

区域解剖简析：

心脏静脉包括冠状窦及其属支、心前静脉和心最小静脉。

冠状窦及其属支为心脏静脉的主体，回收心脏绝大部分静脉血。心前静脉主要回收右心室前壁和心右缘区域的静脉血，注入右心房。心最小静脉为右心房和右心室壁内的细小静脉。

①冠状窦 (coronary sinus) 为心脏的终端静脉，走行于左心房室沟后段，长 2~3cm，越过心脏后十字交叉后，开口于右心房的下腔静脉口和右心房室口之间，并有心内膜形成的冠状窦瓣 (valve of the coronary sinus)。冠状窦的 3 个属支是心大静脉、心小静脉和心中静脉，另有左室后静脉和左房斜静脉。a. 心大静脉 (great cardiac vein) 自心尖部沿前室间沟上行进入左心房室沟后向左绕行至心脏后面汇入冠状窦。沿途接收室间沟、两侧心室壁、心左缘静脉和左心房等属支的静脉血液。b. 心小静脉 (small cardiac vein) 沿右心缘向后走行于右心房室沟中。最终开口于冠状窦末端附近。沿途接收右心房和右心室后壁和右缘静脉，后者可在房室沟内加入心小静脉或独自开口于右心房。c. 心中静脉 (middle cardiac vein) 位于心脏下方的膈面，起始于心尖部，于后室间沟内向后上走行并终止于冠状窦末端附近。接收两侧心室后壁和室间隔的静脉。d. 左室后静脉 (posterior vein of left ventricle) 走行于心中静脉左侧的左心室隔面，向上开口于心大静脉或冠状窦中段。主要接收左心室后壁的静脉血。e. 左房斜静脉 (oblique vein of left atrium）是沿左心房后面斜行下降终止于冠状窦起始段的小静脉，向上与左腔静脉韧带 (ligament of the left vena cava) 相延续。两者是胚胎时期左侧总主静脉 (left common cardinal vein) 的遗迹。

②心前静脉 (anterior cardiac veins) 通常有 2~3 条（可多至 5 条）在心外膜下向上走行至右心房室沟前段的右冠状动脉的深面或浅面的房室沟附近分别或汇合后注入右心房。沿途接收右心室前壁的静脉。另外，沿心下缘走行的右缘静脉通常加入心前静脉或独自开口于右心房。

③心最小静脉 (Thebesian's veins) 为大量存在于右心房和右心室心肌壁内的细小静脉，而在左心房和左心室极其少见。这些静脉的存在已被解剖学证实，但因为管径小、数目多、变化大，故其解剖位置较难显示。

CT/MRI 建议观察平面：

①心脏 CT-3DVR 的左后面观和左侧面观可观察心脏静脉总体布局。
②多平面 CT/MRI 图像可对心脏静脉做进一步详细观察。

CT/MRI 观察要点提示：

心脏静脉的 CT/MRI 观察重点是冠状静脉窦及其属支。
①冠状静脉窦：位于左心房室沟后段内，以 CT-3DVR 左后面观图像可最清晰地观察其全貌。
②冠状静脉窦属支的观察：a. 心大静脉自心尖沿前室间沟上行进入左房室沟向左绕过心左缘后随直接注入或续为冠状窦的起点；b. 心小静脉沿右心缘向后进入右心房室沟，最终在下腔静脉与右房室沟之间注入冠状静脉窦末端的右侧；c. 心中静脉自心尖沿后室间沟在膈面后行，在越过后十字中心后即刻注入冠状窦末端的左侧。

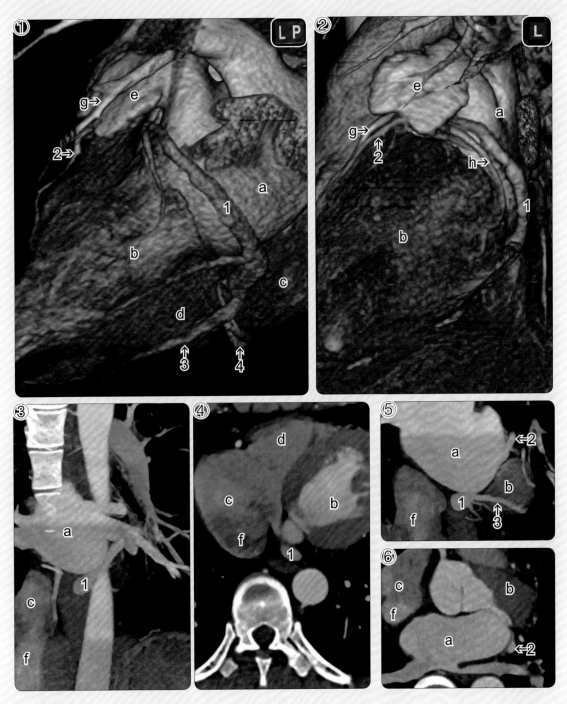

1. 冠状静脉窦；2. 心大静脉；3. 心中静脉；4. 心小静脉；a. 左心房；b. 左心室；c. 右心房；d. 右心室；e. 左心耳；f. 下腔静脉；g. 左冠前降支；h. 左冠回旋支

图 4.5-9　心脏静脉

　　图①和图②分别为心脏 3D-CTVR 左后面观和左侧面观，图③至图⑥为多平面 CT 图像。

　　●观察心脏静脉的主要分支：○冠状窦沿左侧房室沟后段自左上向右下方向走行，与左冠回旋支逆向伴行，越过后十字中心注入右心房。○冠状窦的静脉属支：上述图中可以观察到的属支有：a. 心大静脉：沿前室间沟上行进入冠状沟后向左汇入冠状窦，与左冠前降支伴行；b. 心中静脉：沿室间沟膈面后行汇入冠状窦末端；c. 左室后静脉：与心中静脉伴行，向前在心中静脉左侧汇入冠状窦；d. 心小静脉：从右心冠状沟走向后十字中心前汇入冠状窦末端。

4.6 乳腺、腋窝和膈肌

乳腺位于前胸壁表面，腋窝位于胸廓两侧上方，膈肌构成胸廓的底。三者在解剖上均与胸廓关系密切，是 3 个不同类型的解剖结构或器官。乳腺为具有副性征的外分泌器官，在女性尤为突出和重要。腋窝介于胸壁与上肢之间，是连接和沟通胸腔、颈部和上肢的一个过渡空间。膈肌既是分隔离胸部和腹部的一个完整的肌性屏障，同时又具备沟通胸部和腹部的几个重要通道。

4.6.1 乳腺

乳腺（mammary glands）是人类和哺乳动物皮肤的特化器官。其形态发育受内分泌激素的影响，具有明显的性别特征，是女性的重要器官和医学美容的重点部位之一。正常情况下，儿童和男性乳房不发达。

● **Point-01: 乳腺**

区域解剖简析：

乳腺与乳房是两个不同的概念，乳腺被包含在乳房之内。

①乳腺形态和位置：随年龄而改变，青春期女性的乳腺紧张而富于弹性，坚挺凸向前方呈半球形或圆锥形。哺乳期，乳腺腺体可以倍增。哺乳期之后，随着乳腺退变和脂肪的增加，乳房可不同程度增大和下垂。乳腺位于胸部前方的浅筋膜的浅层和深层之间，覆盖并略超出胸大肌的表面，乳腺的高度大致在第 2~6 肋的范围内，内侧接近胸骨外缘，外侧接近腋中线，两侧乳腺和乳房的位置和形态基本对称。

②乳房的构成：a. 乳腺包含 15~20 个乳腺叶（lobes of mammary gland），每个乳腺叶又有若干个乳腺小叶（lubule of mammary gland）组成。在乳腺小叶的远侧形成逐级输乳管（lactiferous duct）并最终经各个乳腺叶在乳头开口。这些乳腺小叶和乳腺叶的周围被脂肪包绕形成脂肪囊（adipose capsula），也称乳房脂肪体（adipose body of mamma）。b. 乳房悬韧带系自乳腺叶和脂肪囊有许多向外连接皮肤及浅筋膜浅层，向内连接浅筋膜深层的结缔组织纤维束，以乳房上部较多，帮助固定乳腺叶，又称乳房悬韧带（suspensory ligament of breast）或 Cooper 韧带。乳腺癌侵及 Cooper 韧带并伴随淋巴水肿时，可致局部皮肤内陷并呈特殊的橘皮样改变。c. 乳腺底部稍微凹陷，与胸肌筋膜间的结缔组织间隙称乳房后隙，故乳腺是可以轻度移动的。d. 皮肤和乳腺导管构成乳头和乳晕。乳房的皮肤较体部其他部位薄而细腻，乳头突出于乳房前面正中，呈圆锥形、扁平或内陷状。乳头的位置在年轻女性多位于第 4 肋间隙，但个体间差异较大。乳头的颜色呈粉红色、淡褐色或深褐色，取决于黑色素的含量。乳晕是乳头基部盘状皮肤增厚区域，色泽也呈粉红至深褐色不等。

③乳房的血液供应包括胸廓内动脉的肋间前支、腋动脉的胸外侧支、胸肩峰动脉、胸背动脉和上方 4 条肋间后动脉的前穿支等，胸廓内动脉占 30% 左右；乳腺静脉分深浅静脉，深静脉汇入胸廓内静脉、肋间后静脉和腋静脉，以胸廓内静脉为主，也成为乳腺癌肺转移的重要途径。

④乳房的淋巴引流极为丰富，分浅、深两组。浅组在皮下和皮内，深组在

乳腺小叶的周围，为外科手术的重点。乳房淋巴有 75% 引流至腋区的 20~40 个淋巴结，其余引流至胸骨旁淋巴结区和膈淋巴结等 5 组：a. 乳房外侧部和中央部引流至胸肌淋巴结（前群）；b. 乳房上部引流至腋窝尖部淋巴结和锁骨上淋巴结（上群）；c. 乳房内侧部引流至胸骨旁淋巴结以及对侧乳房（内侧群）；d. 乳房内下部引流至膈上、膈下和腹前壁上部淋巴结（下群）；e. 乳房深部的淋巴管经乳房后隙引流至胸大、小肌之间的 Rotter 淋巴结（深群）。

CT/MRI 建议观察平面：

①横断面 CT/MRI 图像基本可以全面观察乳腺结构的细节。

②冠状面和矢状面 CT/MRI 图像可观察乳腺的全貌、乳腺叶以及进一步由浅入深地观察乳腺的解剖层次以发现深部淋巴结并进行定位。

CT/MRI 观察要点提示：

乳腺的 CT/MRI 观察有 3 个重点，一是乳腺实质有否病变存在，二是乳房的皮肤、乳头和乳晕等结构是否受累，三是乳房周围的淋巴结是否受累。

①乳腺实质的解剖结构因个体之间差异、生理发育阶段不同等原因而各自不同，在 CT/MRI 图像上可以分为致密型、分叶型、团块型、束带型、串珠型、萎缩型和消瘦型以及有否钙化等。其中致密型、分叶型和团块型可能成为观察分析和检出病变时的难点。

②乳腺皮肤、乳头和乳晕区域自身有无肿大、增厚或受到牵拉内陷等改变常可间接提示病变存在，也帮助我们全面评估病情。

③观察乳腺淋巴结前群、上群、内侧群、下群和深群（Rotter 淋巴结）是否转移可以妥善制订手术计划以提高乳腺肿瘤的治愈率。

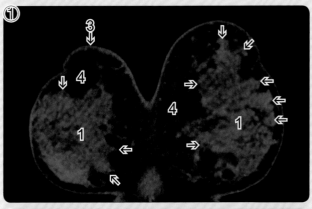

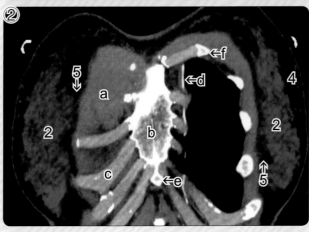

1. 乳腺组织（前胸壁）
2. 乳腺组织（侧胸壁）
3. 皮肤
4. 浅筋膜浅层
5. 浅筋膜深层（乳腺后间隙）
a. 胸大肌 + 胸小肌
b. 胸骨体
c. 肋软骨
d. 胸廓内动静脉
e. 胸骨剑突
f. 肋骨
↑. 乳腺叶

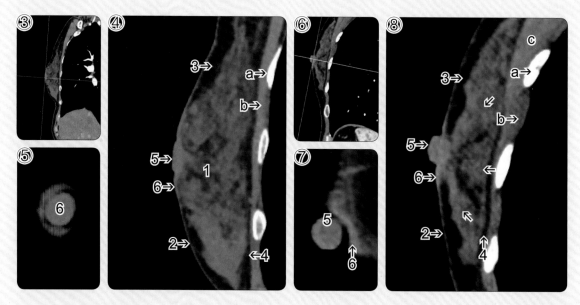

1. 乳腺组织（前胸壁）；2. 皮肤；3. 浅筋膜浅层；4. 浅筋膜深层；5. 乳头；6. 乳晕；a. 肋骨；b. 肋间肌；c. 胸大肌 + 胸小肌；↓. 乳腺叶

图 4.6-1a　乳腺 - 冠状面和矢状面观察

　　图①和图②为 1 例乳腺的 CT 图像，图③至图⑤和图⑥至图⑧分别为 2 例乳腺的 CT 图像。

　　●观察乳腺的位置和解剖结构：○图①和图②显示前胸壁与侧胸壁乳腺组织、乳腺小叶和乳腺与浅筋膜的解剖关系。○图③至图⑧为两例乳腺的乳头、乳晕、乳腺叶和浅筋膜的表现，乳头凹陷或正常突起都属于正常表现。

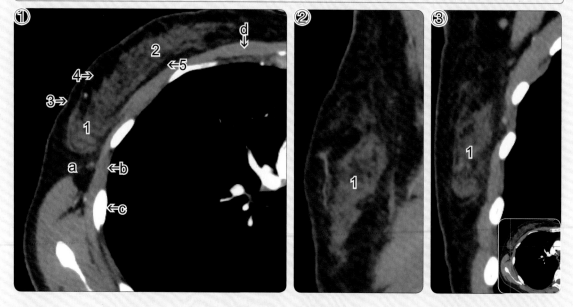

1. 乳腺组织（腋尾部）；2. 乳腺组织（前胸壁 + 侧胸壁）；3. 皮肤；4. 浅筋膜浅层；5. 浅筋膜深层；a. 腋窝；b. 肋间肌；c. 肋骨；d. 胸大肌 + 胸小肌

图 4.6-1b　乳腺 - 乳腺腋尾表现

　　图①为横断面 CT 图像，图②为矢状面 CT 图像，图③为定位片。

　　●观察乳腺腋尾部表现：○图①和图②分别显示乳腺腋尾在横断面和矢状面图像上的表现。○乳腺腋尾部分向后上方深入腋窝，CT 观察时加以注意可以免除乳腺腋尾病变的漏诊。

4.6.2　腋窝

腋窝（Axillary fossa）位于肩部下方的胸、臂部之间，是一个由骨骼、肌肉和皮肤包围形成的锥形脂肪体区域。腋窝的上方向内与锁骨上窝和胸出入口的侧口沟通，向上则与颈部相连，下方被腋窝皮肤所封闭。随着上肢的运动，腋窝可呈现不同的形状。来自颈部、乳腺、上肢和胸腔的病变均有可能累及腋窝以及通过腋窝的血管和神经，故腋窝是胸部不可忽视的一个解剖区域。

● Point-02：腋窝

区域解剖简析：

腋窝解剖包括腋窝的境界和腋窝的内容。

①腋窝的境界：包括一尖、一底和 4 个壁。a. 腋窝的尖是开放的，向上通往颈部，向内通往胸腔，腋窝尖部的前方为锁骨中段，后方为肩胛骨上缘，内侧为第一肋骨的外缘，整体构成一个窄小三角形。b. 腋窝的底是变动的，由腋筋膜和腋窝皮肤组成，是可以随上肢的运动而发生动态改变的。c. 腋窝的前壁由胸大肌、胸小肌、锁骨下肌等从前方覆盖，胸大肌覆盖腋窝整个前壁，锁骨下肌和胸小肌分别在腋窝前上方和内侧补充，后两者之间有胸锁筋膜充填。d. 腋窝的后壁上有肩胛骨、肩胛下肌和大圆肌，下有背阔肌，外展上肢时可触摸到前壁和后壁的下缘。e. 腋窝的内侧壁即胸壁，由 2~6 肋骨、肋间肌和前锯肌等组成；f. 腋窝的外侧壁最为狭窄，也可以看作是前壁和后壁在外侧的汇合处。由肱骨结节间沟和沟内的肱二头肌长头腱及沟两侧的肱骨大小结节嵴构成。因此，故腋窝与其说是四壁，不如说是由前、后、内侧 3 个壁构成的三角形。

②腋窝的内容主要包括腋动脉、腋静脉、臂丛神经和乳腺腋尾。此外在腋窝内脂肪体中还有肋间神经外侧支、淋巴结和其他小血管等。以腋动脉为中心可以归纳腋动脉、腋静脉和臂丛神经之间的解剖关系。腋动脉自第 1 肋骨外缘至背阔肌肌腱下缘为止，全长为 $11.4 \pm 0.9cm$。其近侧为锁骨下动脉，远侧为肱动脉。以胸小肌为解剖标志可将腋动脉分为 3 段。a. 第 1 段自第 1 肋骨外缘至胸小肌上缘，长约 1.3cm。此段位置最深，前为胸大肌的锁骨部、锁胸筋膜以及穿越此筋膜的神经和血管，内侧为第 1 肋间隙、肋间肌、前锯肌等。此段腋动脉与腋静脉、臂丛神经内侧束伴行，上外侧为臂丛的后束和外侧束。b. 第 2 段被胸小肌覆盖，长约 2.7cm。前方为胸大肌和胸小肌，后方为臂丛后束，内侧为臂丛内侧束和腋静脉，外侧为臂丛外侧束。c. 第 3 段自胸小肌下缘至背阔肌下缘，长约 7.4cm。前方为正中神经内侧根和胸大肌。后方为腋神经、桡神经、肩胛下肌下部、背阔肌和大圆肌肌腱。内侧为腋静脉和尺神经。外侧为喙肱肌和正中神经外侧根。

CT/MRI 建议观察平面：

①横断面图像可以准确地观察腋窝的四壁和内容。
②冠状面和矢状面图像可补充观察腋窝的整体形态、范围和毗邻解剖。

CT/MRI 观察要点提示：

腋窝的 CT/MRI 观察重点是 3 段腋动脉划分及其毗邻的解剖结构。

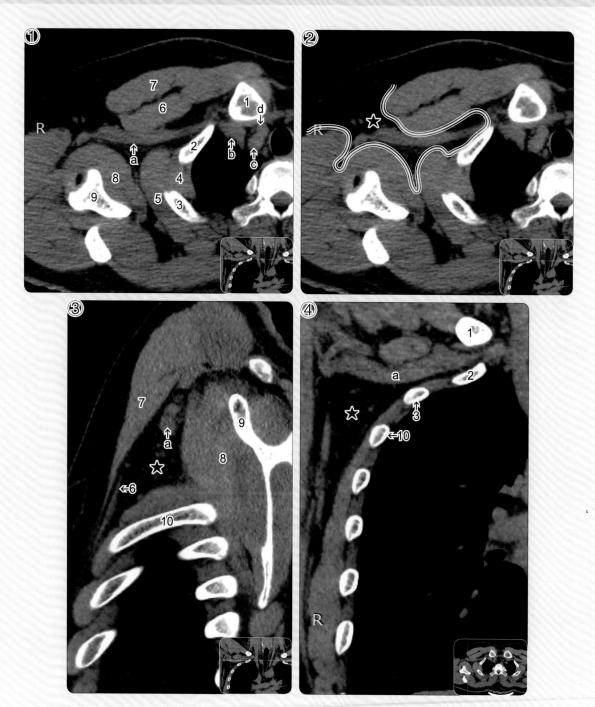

1. 锁骨胸骨端；2. 第 1 肋骨；3. 第 2 肋骨；4. 肋间肌；5. 前锯肌；6. 胸小肌；7. 胸大肌；8. 大圆肌 + 肩胛下肌；9. 肩胛骨；10. 第 3 肋骨；a. 腋静脉；b. 锁骨下静脉；c. 颈内静脉；d. 颈总动脉；★. 腋窝；▬. 腋窝境界线

图 4.6-2a　腋窝的境界和形态

　　图①和图②为同一层面的横断面 CT 图像，图③和图④分别为腋窝的矢状面和冠状面重建 CT 图像。

　　●观察腋窝的境界和形态。○腋窝的境界：腋窝内界为胸廓的肋骨、肋间肌和前锯肌，为界开放与皮肤和皮下，前界为胸大肌和胸小肌，后界为肩胛骨、肩胛下肌和大圆肌。其尖向内上方通往颈部和锁骨上窝和胸腔。○腋窝的形状：呈三角形或尖向上的圆锥形。严格讲，腋窝不是一个密闭的空间，也不是一般规则的某种形状，而是位于两侧肩关节下方的一个充满脂肪对外四通八达且形态不规则的软组织间隙。

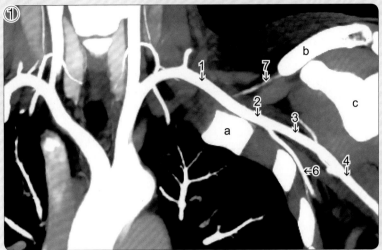
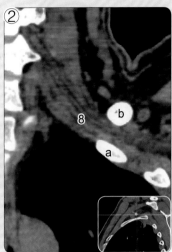
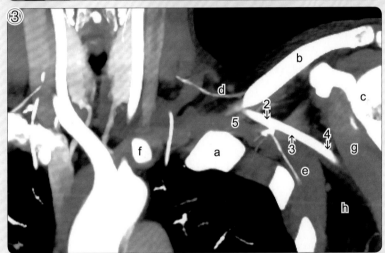
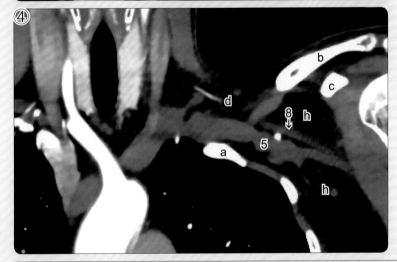

1. 锁骨下动脉
2. 腋动脉胸小肌前段
3. 腋动脉胸小肌段
4. 腋动脉胸小肌后段
5. 腋静脉
6. 胸上动脉
7. 胸肩峰动脉、
8. 臂丛
a. 第 1 肋骨
b. 锁骨
c. 肩胛骨
d. 锁骨上窝
e. 胸小肌
f. 锁骨胸骨端
g. 大圆肌
h. 腋窝

图 4.6-2b　腋窝的主要内容

图①、图③和图④为 CTA 腋窝冠状面 CT 图像，图②另 1 病例臂丛层面冠状面 CT 图像。

●观察腋窝的主要内容：腋窝内主要解剖内容有 3 个，即腋动脉、腋静脉和臂丛。○腋动脉自第 1 肋骨外缘至背阔肌肌腱下缘续为肱动脉，以胸小肌为标志可以分为胸小肌上段、胸小肌段和胸小肌下段。○腋静脉在腋动脉前方，走行和分部与腋动脉一致。○臂丛神经在最后方，其自颈部颈斜角肌间隙进入上肢，其走行角度与腋动脉和腋静脉不同，呈明显的陡直状。

4.6.3 膈肌

膈肌（diaphragm）位于胸腔和腹腔之间，整体呈穹隆状突向胸腔并封闭胸廓的下口。膈肌的上面有胸膜覆盖，与胸膜腔和心包腔密切毗邻。膈肌的下面衬有腹膜，与肝脏、胃、脾等上腹部的脏器密切毗邻。

● Point-03：膈肌

区域解剖简析：

膈肌（diaphragm）为分隔胸腔和腹腔的圆顶形宽阔扁片状薄肌，既是胸腔的底，也是腹腔的顶。膈肌原属颈部的躯干肌，随着心肺等的胚胎发育过程而逐渐下降至胸廓下口并转换至横轴位。此肌起自前方的胸骨剑突、两侧肋骨和肋软骨、腰方肌和后方的腰椎，向上并集中移行于中心腱（central tendon）。主动脉、下腔静脉、食管、交感神经干和迷走神经等穿经膈肌进入腹腔。

①膈肌的右膈顶高度约在第 4 肋软骨或乳头水平，高于左侧约 1~2cm。前肋膈角约在第 5 肋间水平，后肋膈角可低至第 10 肋水平。膈肌的高度可达 6~7 个椎间隙的高度，此高度随年龄、呼吸、体位、体型和腹内脏器充盈度等因素而不同。深吸气时膈顶可下降 10cm 左右而接近水平分布。仰卧位时膈顶水平高于直立位，侧卧时下方侧膈肌明显高于上方侧膈肌。

②膈肌起自腰椎表面、腰大肌筋膜、腰方肌筋膜、肋骨、肋软骨和胸骨，向上集中并终止于中心腱。上述膈肌起点自后往前依次称为内侧脚、中间脚、外侧脚、肋骨部和胸骨部。a. 内侧脚也称膈脚，最长、最厚，也最坚韧。右膈脚起自 L_1~L_4 椎体前面右侧，左膈脚起自 L_1~L_3 椎体前面左侧。两侧膈脚融于前纵韧带，膈脚在 L_2 以上移行为肌肉并在 L_1 至 T_{12} 水平处围绕腹主动脉形成主动脉裂孔（aortic hiatus），其内有主动脉及胸导管通过。膈脚在孔边缘部肌腱化，不会对主动脉产生压迫。b. 中间脚相对薄弱而不明显，起自 L_2 椎体侧面部分。c. 外侧脚范围宽而薄弱，包括腰大肌和腰方肌的筋膜，形成内侧弓状韧带和外侧弓状韧带，内侧弓状韧带由腰大肌筋膜增厚形成，位于腰大肌的前面，附着于 L_1 椎体的侧方至 L_2 的横突尖。外侧弓状韧带由腰方肌筋膜增厚形成，位于腰方肌的前面，附着于 L_2 的横突尖至第 12 肋骨中部。中间脚与内侧脚间的裂隙通过内脏大神经、奇静脉和半奇静脉，与外侧脚之间通过交感干。d. 肋骨部以众多肌齿起自下方 6 个肋骨和肋软骨的内侧面，其肌齿与腹横肌的肌齿相互交错并从侧方和前缘向中心腱集中。肋骨部范围可占全部膈肌的 2/3 左右。e. 胸骨部仅有两个胸骨后肌的小肌束，起自剑突后面，其间常有不明显的裂隙，缺如时则间隙明显增大。f. 起自上述所有膈肌的终点，在膈肌穹隆部形成品字状或三叶状膈肌中心腱，分前叶、左叶和右叶。下腔静脉孔位于右叶和前叶的交界处，左叶和右叶的腱纤维在食管裂孔前方形成十字交叉结。

CT/MRI 建议观察平面：

任何平面图像均可观察膈肌但又都无法观察其全貌。

CT/MRI 观察要点提示：

观察膈肌应注意以下两点：a. 借助毗邻解剖结构识别膈肌；b. 膈肌起点分布、膈肌孔道和薄弱间隙与膈疝形成之间的关系应侧重观察。

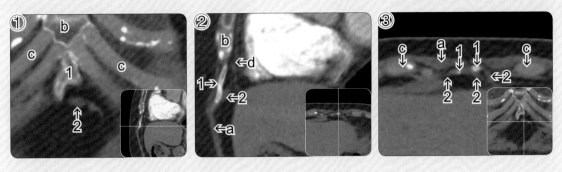

1. 胸骨剑突；2. 胸骨后肌；a. 腹直肌；b. 胸骨；c. 肋软骨；d. 心包膜

图 4.6-3a　膈肌 - 胸骨部起点

图①至图③为膈肌胸骨部的多平面 CT 重建图像。

●观察膈肌胸骨部的 CT 表现：膈肌的胸骨部大致呈 "八" 字形，起自胸骨剑突，又称胸骨后肌，呈细薄的扁片状，是膈肌薄弱点之一。

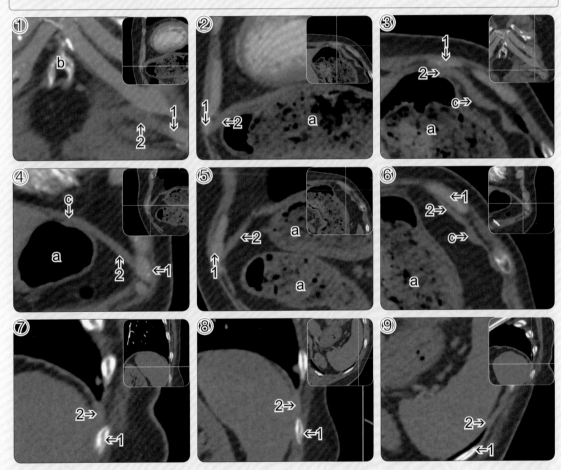

1. 肋骨或肋软骨；2. 膈肌在肋骨或肋软骨的起点；a. 胃；b. 胸骨；c. 脾脏

图 4.6-3b　膈肌 - 肋骨部起点

图①至图⑥和图⑦至图⑨分别为膈肌前肋骨部起点和膈肌后肋骨部起点的多平面 CT 图像。

●观察膈肌肋骨部起点的 CT 表现：膈肌的肋骨部起点分别起自肋骨弓前部的肋软骨和后部的肋骨向上走向膈肌顶部的膈肌中心腱。

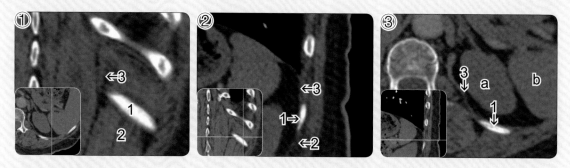

1. 左侧第 12 肋；2. 左侧腰方肌筋膜；3. 外侧脚起点；a. 左侧肾脏；b. 脾脏

图 4.6-3c：膈肌 - 外侧脚

图①至图③为膈肌起点外侧脚部的多平面 CT 重建图像。

●观察膈肌起点外侧脚部的 CT 表现：○膈肌起点外侧脚部起自第 12 肋骨下方的腰方肌筋膜，向上走行在肋间肌前面并续于膈肌（中心腱）。

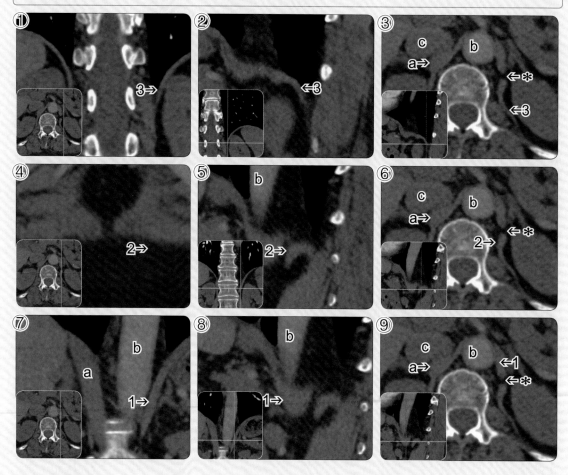

1. 左侧膈脚起点；2. 左侧膈脚中段；3. 左侧膈脚末段；a. 右侧膈脚；b. 主动脉；c. 下腔静脉；*. 膈肌间隙

图 4.6-3d　膈脚

图①至图⑨依次为左侧膈脚各段的多平面 CT 重建图像。

●观察左侧膈脚各段的 CT 表现：○膈脚肌纤维主要起自两侧 $L_{1\sim3}$ 的椎体前面和侧面以及部分腰大肌筋膜，越往前肌束越厚，膈脚厚度增加，可在降主动脉两侧形成结节状。○膈脚在降主动脉前方与主动脉外膜融合，在肌束分离处可见间隙形成。

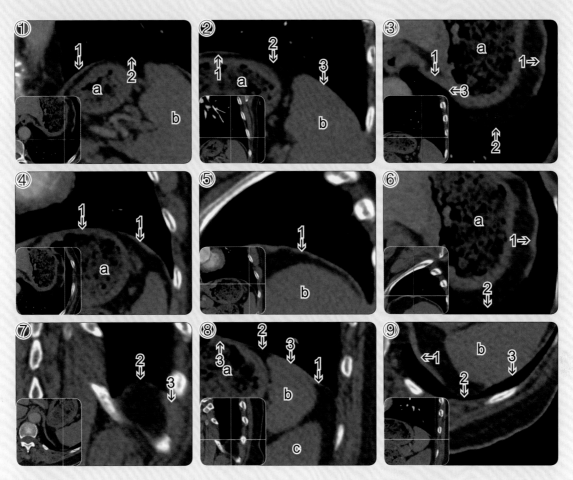

1. 膈肌；2. 中心腱；3. 膈肌未能显示（看不见）；a. 胃；b. 脾脏；c. 肾脏

图 4.6-3e　膈肌 - 中心腱

图①至图⑨分别显示膈肌、中心腱和膈肌未显示的多平面 CT 图像。

●观察膈肌、中心腱和膈肌未显示的 CT 表现：膈肌和中心腱的显示需要在其两侧有低于软组织密度解剖结构的对比以及与扫描平面垂直角度等条件。膈肌呈波浪状或带状，而中心腱则呈线状，一侧或两侧有软组织密度结构时就可能无法显示和识别。

a present：膈肌的孔道、薄弱区和膈疝

膈肌的孔道和薄弱区与各种先天性和后天性膈疝的发生有密切关系，了解相关的解剖知识对于各种膈疝的诊断、治疗具有十分重要的临床意义。

①膈肌孔道有 3 个，分别是主动脉裂孔、食管裂孔和腔静脉孔。a. 主动脉裂孔由两侧膈肌脚与椎体包围形成，大致在 T_{12} 椎体的前面，呈倾斜的长椭圆形孔道，主动脉和胸导管上下通过其中。b. 食管裂孔较主动脉裂孔略高并位于其前方，多偏右，偶尔居中或偏左。裂孔前缘为中心腱，食管周围由膈肌脚的部分纤维环绕，形成膈食管韧带以固定食管。食管与迷走神经伴行经此裂孔向左下方倾斜穿过膈肌到达贲门。c. 颈静脉孔在 3 个孔道中位置最高，大多在脊柱中线的右侧。中心腱与下腔静脉外膜紧密融合，形成横椭圆形的颈静脉孔。

②因发育缺欠而产生的膈肌薄弱区出现在膈肌各部起点之间。a. 胸骨后区由胸骨剑突与其后方两侧的胸骨后肌之间形成三角形间隙，当此肌缺如时此处就成为更薄弱和空虚的区域，被称为 "Morgagni 氏孔"；b. 腰肋交界区是指膈肌的腰椎部起点和肋骨部起点之间的间隙或薄弱区，位于膈肌两侧的后外侧区域，又称腰肋三角区或 Bochdalek 氏孔；c. 奇静脉间隙和交感干间隙：前者位于膈肌腰椎部起点的中间脚与内侧脚之间，通过奇静脉和半奇静脉。后者则在外侧脚与中间脚之间，通过两侧的交感干。这两者均在脊柱旁区域。

③膈疝：上述膈肌孔道和膈肌薄弱区中，除了腔静脉孔和主动脉裂孔外都有可能发生膈疝。常见的膈疝有食管裂孔疝、胸腹裂孔疝、胸骨旁疝和膈肌圆顶疝等等。**a.** 食管裂孔疝：是最常见的膈疝，包括滑动性食管裂孔疝、食管旁疝、先天性短食管等；**b.** 胸腹裂孔疝：在 Bochdalek 氏孔发生，因为其并非食管裂孔和主动脉裂孔，故称之为"胸腹裂孔疝"；**c.** 胸骨旁疝：在 Morgagni 氏孔发生的膈疝；**d.** 膈肌膨出和膈肌圆顶疝：两者均与膈肌圆顶的膈肌中心腱发育不全有关，区别是有否腹部脏器等疝入胸腔。前者为膈肌圆顶部比较薄弱而被向上方推挤，后者显示膈肌顶部的中心腱局部已发生缺损致腹腔脏器等解剖结构疝入胸腔。

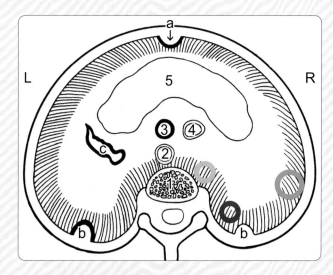

1. 椎体
2. 降主动脉
3. 食管
4. 下腔静脉
5. 膈肌中心腱
a. Morgagni 氏孔
b. Bochdalek 氏孔
c. 外伤性裂口
. 奇静脉半奇静脉区
. 两侧交感干区
. 腰肋三角区

上图为膈肌裂孔和膈疝好发部位的示意图。原图在腰椎部只标记了 Bochdalek 氏孔（图中 b）的位置。实际上，据解剖文献记载，在腰椎部发生胸腹裂孔疝的位置会有更丰富的变化。在膈肌起点的腰椎部，自脊柱向外依次有介于膈肌脚与内侧弓状韧带之间的奇静脉和半奇静脉区（●）、介于内侧弓状韧带和外侧弓状韧带之间的两侧交感干区（●）和介于外侧弓状韧带与肋骨部之间腰肋三角区（●）等多处膈肌薄弱区域。这比池田贞雄书中仅仅描述的在膈肌腰椎附着点的 Bochdalek 氏孔（b）的范围要更大一些。当然解剖文献中所记载的这些内容尚有赖于在今后的临床实践中进行进行进一步探索。

本图系对池田贞雄所著《肺部的异常阴影》（《肺部の異常陰影》）中原图进行修改。

参考文献

[01] 池田貞雄．胸部の異常陰影．京都：金芳堂 1983

[02] Godwi JD, Vock P, Osborn DR. CT of the Pulmonary Ligament. AJR. 1983, 141：231-236.

[03] 西脇裕．肺癌Ｘ線診断ハンドブック．東京：恊和企画通信，1984.

[04] Heitzman ER. The lung, radiologic-pathologic correlations (2-nd Ed) The C.V. Mosby, 1984.

[05] 江口研二，土屋了介．胸部Ｘ線寫真の診かた．東京：恊和企画通信，1985.

[06] Micklos TJ, Proto AV. CT Demonstration of the coronary Sinus. J Comput Assist Tomogr.1985, 9:60-64 .

[07] 郭光文，王序．人体解剖彩色图谱．北京：人民卫生出版社，1986.

[08] 今井豊，曽根修輔，酒井文和，他．縦隔の正常ＣＴ像とバリエーション．臨床放射線．1986, 31：1165~1200.

[09] 森雅樹，森裕二，加藤誠也．肺の解剖．臨床放射線．1986, 31:1201~1214.

[10] Kellman GM, Kneeland JB, Middleton WD. MR Imaging of the Supraclavicular Region: Normal Anatomy. AJR. 1987, 148：77-82.

[11] 苏济豪，盧鹏．中国正常成人横断解剖、Ｘ线、超声与ＣＴ图像．郑州：河南科学技术出版社，1988.

[12] Wechsler RJ, Rao VM, Newman LM. The Subclavian Triangle: CT Analysis. AJR. 1989, 152：313-317.

[11] 前原忠行．画像診断のための正常解剖図譜．東京：新興医学出版社，1990.

[10] 王玮，杨广夫，张建军等．人体三维断面解剖图谱．西安：陕西科学技术出版社，1991.

[10] 伊藤春海。肺の高分解能ＣＴ. 呼吸．1991, 10：122-137.

[12] Wegener OH. Whole Body Computed Tomography (2-nd Ed). Blackwell Scientific Publications, 1992.

[13] 平方敬子，江頭完治，中村克嗣，他．胸郭入口部．画像診断．1992, 12:136-141.

[14] 谢宝玙．ＣＴ临床实用读片手册．天津：天津科技翻译出版公司，1993.

[15] 陈兴荣，沈天真，段承祥等．全身ＣＴ和 MRI．上海：上海医科大学出版社，1994.

[16] 正田聡，中村陽市，中村治彦，他．ヒト横隔胸膜．縦隔胸膜におけるリンパ管の分布と構造．肺癌．1995, 35:875-882.

[17] 韩玉成．实用ＣＴ解剖图谱．西安：陕西科学技术出版社，1998.

[18] 张朝佑．人体解剖学．2版．北京：人民卫生出版社，1998.

[19] 河野敦，柚木雅至，国松奈津子．リンパ節の正常解剖．臨床画像 1998, 14:1044-1047.

[20] 姜树学，马述盛．ＣＴ与 MRI 影像解剖学图谱．沈阳：辽宁科学技术出版社，2000.

[21] 张雪林．影像断层解剖学．北京：人民卫生出版社，2000.

[22] Ko JP, Drucker EA, Shepard JAO. CT Depiction of Regional Nodal Stations for Lung-Cancer Staging：AJR. 2000, 174：775-782.

[23] 秦登友，王震寰，赵莉．实用断层影像解剖学．北京：人民军医出版社，2001.

[24] 张兆琪．心血管疾病64排ＣＴ诊断学．北京：人民卫生出版社，2002.

[25] 刘树伟．人体断层解剖学图谱．济南：山东科学技术出版社，2003.

[26] Mylene T. Truong MT, Erasmus JJ, Gregory W. Gladish GW, et al. Anatomy of Pericardial Recesses on Multidetector CT: Implications for Oncologic Imaging

AJR. 2003, 181：1109 − 1113.

[27] Harpreet KP, Thomas GF, Frank MC. Current Concepts in Multi−Detector Row CT valuation of the Coronary Arteries: Principles, Techniques, and Anatomy. RadioGraphics. 2003, 23：S111 − S125.

[28] 王斌全．耳鼻咽喉 - 头颈应用解剖学．北京：人民卫生出版社，2003.

[29] Weir J, Abrahams PH. Imaging Atlas of Human Anatomy (3-rd Ed) Mosby：Elsevier, 2003.

[30] 朱杭军．耳鼻咽喉临床解剖彩色图谱．南京：江苏科学技术出版社，2004.

[31] Benjamin MY, Fergus VC, Henry C S. Azygos Arch Valves: Prevalence and Appearance at Contrast-enhanced CT Radiograph 2004, 230：111-115.

[32] Suga K, Yuan Y, Okada M. Breast Sentinel Lymph Node Mapping at CT Lymphography with Iopamidol: Preliminary Experience. Radiograph. 2004, 230：543 − 552.

[33] Mastora I, Jardin MR, Delannoy V, et al. Multi−Detector Row Spiral CT Angiography of the Thoracic Outlet: Dose Reduction with Anatomically Adapted Online Tube Current Modulation and Preset Dose Savings. Radiograph 2004, 230：116 − 124.

[34] Ohno Y, Hatabu H, Takenaka D. Metastases in Mediastinal and Hilar Lymph Nodes in Patients with Non−Small Cell Lung Cancer: Quantitative and Qualitative Assessment with STIR Turbo Spin-Echo MR Imaging. Radiology 2004, 231：872-879.

[35] 王怀经．局部解剖学．北京：人民卫生出版社，2005.

[36] Putz R, Pabst R.Sobotta Atlas of Human Anatomy. 董大翠，宋本才．Sobotta 人体解剖学图谱．北京：北京大学医学出版社，2005.

[37] Martin JK, Volker D, Stephan Z et al. Functional Analysis of Lungs, Lung Lobes, and Bronchopulmonary Segments. RadioGraphics 2005, 25：525−536

[38] 巫北海，韩丹，唐振等．活体形态学 - 面颈卷．北京：科学出版社，2006.

[39] 巫北海，王健，邹利光等．活体形态学 - 胸心卷．北京：科学出版社，2006.

[40] Lee JKT, Sagal SS, Stanley RJ, et al. Computed body tomography with MRI correlation (4-th Ed). Lippincott-Raven: Philadelphia, 2006.

[41] Sunil K, Kostaki GB, Leroy W. Normal and Variant Coronary Arterial and Venous Anatomy on High-Resolution CT Angiography. AJR. 2007, 188：1165-1174.

[42] 李占全，金元哲．冠状动脉造影与临床．沈阳：辽宁科学技术出版社，2007.

[43] Kraus GJ. The Split Pleura Sign. Radiology. 2007, 243：297-298.

[44] 胡春洪，彭卫斌，李敏．医学影像解剖学．苏州：苏州大学出版社，2007.

[45] 靳激扬，滕皋军．影像诊断应用解剖基础．北京：人民军医出版社，2007.

[46] 鲜军舫，王振常，罗德红等．头颈部影像诊断必读．北京：人民军医出版社，2007.

[47] 孟庆学，柳澄，田军．实用 CT 诊断学．北京：人民卫生出版社，2009.

[48] Tank PW, Gest TR（原著）．钟世镇，欧阳钧（主译）．LWW 解剖图谱．北京：北京科学技术出版社，2010.

[49] 王启华．实用耳鼻咽喉头颈外科解剖学．2 版．北京：人民卫生出版社，2010.

[50] 许庚，王跃建．耳鼻咽喉科临床解剖学．济南：山东科学技术出版社，2010.

[51] 隋鸿锦．人体解剖学彩色图谱．北京：人民军医出版社，2010.

[52] 汪文胜，胡春洪．颅脑与头颈部影像图解．北京：人民军医出版社，2011.

[53] 坂井建雄，橋本尚詞．唐晓艳．3D 人体解剖图．沈阳：辽宁科学技术出版社 2013.

[54] 汪华侨，金昌洙．局部解剖学．北京：北京大学医学出版社，2013.

[55] 刘秀平，赵江民．医学影像解剖学．北京：人民卫生出版社，2015.

[56] Netter FH. Atlas of Human Anatomy. 张卫光．奈特人体解剖学彩色图谱．第 6 版．

北京：人民卫生出版社，2015.

[57] Kelley LL, Petersen CM. Sectional Anatomy for Imaging Professionals. 高艳 . 断层影像解剖学（第 3 版）. 北京：北京科学技术出版社，2019.

[58] 崔慧先，李瑞锡 . 局部解剖学 . 第 9 版 . 北京：人民卫生出版社，2019.